神农本草经临床常用中药三期汇录

李 浩 吕冰清◎主编

科学技术文献出版社
SCIENTIFIC AND TECHNICAL DOCUMENTATION PRESS

·北京·

图书在版编目（CIP）数据

神农本草经临床常用中药三期汇录 / 李浩，吕冰清主编. —北京：科学技术文献出版社，2024.8

ISBN 978-7-5235-0664-6

Ⅰ.①神… Ⅱ.①李… ②吕… Ⅲ.①《神农本草经》—中草药 Ⅳ.① R281.2

中国国家版本馆 CIP 数据核字（2023）第 161508 号

神农本草经临床常用中药三期汇录

策划编辑：薛士兵 责任编辑：郭 蓉 樊梦玉 责任校对：张吲哚 责任出版：张志平

出 版 者	科学技术文献出版社
地 址	北京市复兴路15号 邮编 100038
编 务 部	（010）58882938，58882087（传真）
发 行 部	（010）58882868，58882870（传真）
邮 购 部	（010）58882873
官方网址	www.stdp.com.cn
发 行 者	科学技术文献出版社发行 全国各地新华书店经销
印 刷 者	北京虎彩文化传播有限公司
版 次	2024 年 8 月第 1 版 2024 年 8 月第 1 次印刷
开 本	710×1000 1/16
字 数	385千
印 张	24.5
书 号	ISBN 978-7-5235-0664-6
定 价	88.00元

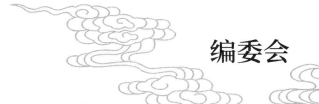

编委会

主　编：李　浩（贵州中医药大学）
　　　　吕冰清（贵州中医药大学）

副主编：杨胜强（印江土家族苗族自治县中医医院）
　　　　吴筱枫（贵州中医药大学）
　　　　周雪丰（贵州中医药大学）
　　　　董正平（贵州中医药大学）
　　　　龚雪敏（贵州中医药大学）
　　　　薛　蕾（贵州中医药大学）

编　委：李　霞（贵州中医药大学）
　　　　余欣然（贵州中医药大学）
　　　　丁　然（贵州中医药大学）
　　　　黄英华（北京中医药大学）
　　　　任梅荣（贵州中医药大学）
　　　　王云霞（贵州中医药大学）
　　　　张　弦（贵州中医药大学）
　　　　亢　淼（中国盲文出版社）
　　　　张远哲（贵州中医药大学）

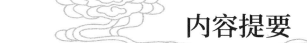

内容提要

　　《神农本草经临床常用中药三期汇录》兼具临床常用中药手册、中药发生学、医家用药经验集三个特征。书中选录的200余味药均为临床常用中药，便于中医师深入掌握和应用。书籍编撰体例明确区分中药学史的三个典型时期，使读者不得不注意到这种前后传承的一致性和差异性，在一定程度上引发读者对现代中药学学术体系建立过程的思考；【专题发挥】部分多为清代张璐的用药心得和相似药物鉴别，可帮助中医师增进用药的深度和广度。本书可为广大的临床医师、中医药研究者、中医爱好者提供参考。

《神农本草经》序

上药一百二十种为君，主养命，以应天。无毒，多服、久服不伤人。欲轻身益气，不老延年者，本上经。

中药一百二十种为臣，主养性，以应人。无毒、有毒，斟酌其宜。欲遏病，补虚赢者，本中经。

下药一百二十五种为佐、使，主治病，以应地。多毒，不可久服。欲除寒热邪气，破积聚，愈疾者，本下经。

三品合三百六十五种，法三百六十五度，一度应一日，以成一岁。

药有君、臣、佐、使，以相宣摄。合和者，宜用：一君、二臣、三佐、五使，又可一君，三臣，九佐、使也。

药有阴阳配合，子、母、兄、弟，根、叶、花、实，草、石、骨、肉。

有单行者，有相须者，有相使者，有相畏者，有相恶者，有相反者，有相杀者。凡此七情，合和视之，当用相须、相使者良。勿用相恶、相反者。若有毒宜制，可用相畏、相杀者，不尔，勿合用也。

药有酸、咸、甘、苦、辛五味，又有寒、热、温、凉四气，及有毒、无毒，阴干、曝干，采造时月生熟，土地所出，真伪陈新，并各有法。

药有宜丸者，宜散者，宜水煮者，宜酒渍者，宜膏煎者，亦有一物兼宜者，亦有不可入汤酒者，并随药性，不得违越。

凡欲治病，先察其源，候其病机，五藏未虚，六府未竭，血脉未乱，精神未散，服药必活。若病已成，可得半愈。病势已过，命将难全。

若用毒药治病，先起如黍、粟，病去即止，不去倍之，不去十之，取去为度。

治寒以热药，治热以寒药，饮食不消以吐下药，鬼疰、蛊毒以毒药，痈肿、疮瘤以疮药，风湿以风湿药，各随其所宜。

病在胸膈以上者，先食后服药。病在心腹以下者，先服药而后食。病在四肢、血脉者，宜空腹而在旦。病在骨髓者，宜饱满而在夜。

夫大病之主，有中风，伤寒，寒热，温疟，中恶，霍乱，大腹水肿，肠澼下利，大小便不通，奔豚上气，咳逆，呕吐，黄疸，消渴，留饮，癖食，坚积，癥瘕，惊邪，癫痫，鬼疰、喉痹，齿痛，耳聋，目盲，金疮，踒折，痈肿，恶疮，痔瘘，瘿瘤，男子五劳、七伤、虚乏、羸瘦，女子带下、崩中、血闭、阴蚀、虫蛇、蛊毒所伤，此大略宗兆，其间变动枝叶，各宜依端绪以取之。

《本经逢原》序

　　医之有《本经》也，犹匠氏之有绳墨也。有绳墨而后有规矩，有规矩而后能变通。变通生乎智巧，又必本诸绳墨也。原夫炎帝《本经》，绳墨之创始也。《大观》《证类》，规矩之成则也。濒湖《纲目》，成则中之集大成，未能达乎变通也。譬诸大匠能与人规矩，不能与人智巧。能以智巧与人达乎变通之道者，黄帝《灵》《素》之文也。能以炎黄之道随机应用，不为绳墨所拘者，汉长沙一人而已。长沙以天纵之能，一脉相承炎黄之道，信手皆绳墨也。未闻炎黄而外别有绳墨也。

　　尝思医林学术，非不代有名人，求其端本澄源，宗乎《本经》主治者，《玉函金匮》而外未之闻也。长沙已往，唐逸士《备急千金要方》独得其髓，其立方之峻，有过于长沙者，后世未由宗之。以故集本草者，咸以上古逆顺反激之用，概置不录，专事坦夷，以适时宜。其间琐琐，固无足论。即濒湖之博洽今古者，尚尔舍本逐末，仅以《本经》主治冠列诸首，以为存羊之意。惟仲淳缪子开凿经义，迥出诸方，而于委婉难明处，则旁引《名医别录》等说，疏作经言，朱紫之混，能无戾乎？昔三余乔子有《本经注疏》一册，三十五年前，于念莪先生斋头曾一寓目，惜乎，未经刊布，不可复睹。因不自揣，聊陈鄙见，略疏《本经》之大义，并系诸家治法，庶使学人左右逢原，不逾炎黄绳墨，足以为上工也。上工十全六，不能尽起白骨而生之。吾愿天下医师，慎勿妄恃己长，以希苟得之利。天下苍生确遵"有病不治，常得中医"之戒，跳出时师圈缋，何绳墨之可限哉！

康熙乙亥春王石顽张璐书于隽永堂

时年七十有九

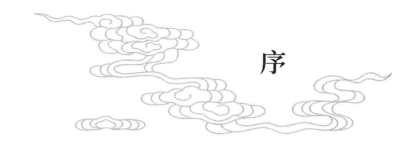

序

　　《神农本草经》是我国最早的中药学著作，全书分为 3 卷，载药 365 种，分为上、中、下三品，文字简练古朴，奠定了中药学的理论基础，是中药理论的精髓。《神农本草经》的问世，对中国药学的发展影响很大，后世几部著名的本草著作，如《本草经集注》《新修本草》《证类本草》等，都是由《神农本草经》发展而来。时至今日，《神农本草经》中的药物多数仍是临床常用药，对于中医药的研究有着重要的参考价值。

　　本书编者从《神农本草经》历代发展的角度，展示药物临床使用的演变，编写了《神农本草经临床常用中药三期汇录》。全书以《神农本草经》为主体，汇编了清代张璐的《本经逢原》、汪昂的《本草备要》和现代周凤梧的《实用中药学》、颜正华的《临床实用中药学》，贴合临床，深入浅出，内容具有较强的临床实用性，在理论和临床方面都具有一定的参考意义。

　　此书的编写有助于中医药学子在学习中药过程中了解中药的源流、发展及临床应用，亦为广大临床中医师、临床中药师、中医药研究者、中医爱好者更好地了解和使用药物提供参考。

陈云志

2023 年春

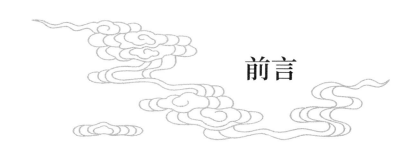

前言

  《神农本草经》简称《本经》，是我国最早的中药学著作，其文字简练古朴，是中药理论的精髓。但在中医临床的实践中，大家对作为四大经典之一的《神农本草经》似乎不够重视。

  在中医临证治疗的道路上，不论是人格之熏陶，抑或是理论之学习，《名老中医之路》一书的影响，润物无声。印象中，任应秋老先生阐述自己背诵《本经》时的情景，我至今记忆犹新。他说："……《神农本草经》，都是在二十岁以前读背的……以后，临证的机会渐渐增多，感到《神农本草经》不够熟习……总是在每天晚上就寝前三十分钟编一味药的诗诀，写上纸条，先读十余遍后，把它贴在墙上，就枕后再闭目凝神默诵五六遍，就入睡了。第二天早晨起床，再朗读若干遍，如是坚持了半年多……我的药性基础，完全是从《神农本草经》打下的。"后来《任应秋医学论文集·经典的背诵》说道"通过《神农本草经》的背诵，我的临床水平大有提高"，使我对学习《本经》的信心建立了起来，于是我亦步亦趋地进行《本经》的背诵整理。时至今日，经过几次整理，我虽然没有背过，但对《本经》的原文确实熟识了起来，也逐渐明白了《本经》的发展脉络。

  临床实践上，我也是"学样"岳美中老先生"为了体察药性，就攒钱买药回来品尝体验，能尝的药大都尝试过"，只是没有老一辈的魄力，仅能小剂量地尝试，但对药性的理解和历代中药论述所指的实际有了体会。不论是各位名老中医的教诲，还是我个人的实践，都强调了《本经》对中医药学的奠基作用。

  后来我在贵州中医药大学工作，临证工作逐渐多了起来，和教研室的各位老师多有交流，就萌生了进行《本经》的整理研学工作的想法。大家在讨论之余，选取《本经》中临床较为常用的中药 200 余味，根据中医学三期发展史① 理论，将撰于战国时期的《本经》（包含其后的《名医别录》、陶弘景注文）作为中药学史第一期的代表，将 1695 年初刊行的清代张璐撰写的《本经逢原》作为第二期的代表，将中华人民共和国成立后颜正华《临床实用中药学》、周凤梧《实用中药学》及同时期诸先辈确立的《中药学》《临床中药学》教材（包含理论框架和具体内容在内的中药学理论）作为第三期的代表。

时至今日，《本经》中的药物大多数仍是临床常用药。为此我们编写了《神农本草经临床常用中药三期汇录》，力图从《本经》历代发展的角度，展示药物认识的演变和临床使用方法的变化，以便在《本经》的学习过程中能够进一步认识中药的源流、发展及临床使用。

《神农本草经临床常用中药三期汇录》可以看作是我们科研及学习经典的一个阶段性总结。我们都是贵州中医药大学第一期中医经典研修班的学员，旨在强化传承《神农本草经》《黄帝内经》等四大经典，研究中医对人体的认知方法和实践理论，增强其学术研究和临床应用。这项工作从形式上反映中药的发展脉络，强调了历代的继承发展，在理论和临床方面都具有较好的参考意义，进一步深化提高临床水平。

本书出版得到了 2022 年研究生教育改革发展与质量提升资金项目（3411–41100012405）、贵州省教育厅滚动支持省属高校科研平台团队项目黔教技基金项目（2022–023）、陕西省教育厅专项科学研究计划项目"岳美中老年病防治经验研究"（17JK0965）、"中医基础理论临床教学案例共享资源库建设及应用研究"项目（2022160）、"中医人体开放复杂巨系统构型研究"（贵中医博士启动［2019］106 号）资金的支持，在此一并感谢。

由于时间和水平有限，本书难免存在不足之处，恳请广大读者批评指正，提出宝贵意见，以期再版时进一步提高完善！

李 浩

---

① 中医学三期发展史，指中国医学发展的三个大的阶段，其中唐代以前为第一期，宋金元至清代为第二期，近现代为第三期。

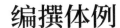

编撰体例

　　选取《神农本草经》临床较为常用的中药200余味，根据中医学三期发展史理论，将《神农本草经》（包含其后的《名医别录》、陶弘景注文）作为中药学史第一期的代表，将清代张璐撰写的《本经逢原》作为第二期的代表，将现代颜正华《临床实用中药学》、周凤梧《实用中药学》及同时期诸先辈确立的《中药学》《临床中药学》教材（包含理论框架和具体内容在内的中药学理论）作为第三期的代表。在此基础上，确定编撰原则，明确区分三期内容，并依据时间先后将各期中药内容分列于【本经释难】【功能特性】【配伍应用】三个部分之中，是名《神农本草经临床常用中药三期汇录》。

一、关于整理此书的指导思想

　　《神农本草经》是我国现存最早的中药学专著，大约初步形成于战国时期，即公元前4—3世纪，成书于东汉。在中国医学史上，《本经》对于中医药学的发展起到了巨大的奠基作用。在一定程度上，我们可以将《本经》的成书及注解的演变作为中医学历史，尤其是中药学史的缩影，因此，提纲挈领地选择各期《本经》的典范，将其前后贯穿以见其演变的研究方式，既可以标明不同时期《本经》的特点，又可以见到其前后演变的规律。在这一方面，《本草经集注》以红字表示《本经》原文、以黑字表示《名医别录》、以黑色小字表示陶弘景注文的方式，值得我们继承发扬。

二、具体汇录条例

　　1.《神农本草经临床常用中药三期汇录》，其药物先后按照《本经》上、中、下三品，以及草、木、谷、石、虫的次序排列。

　　2.作为中药学史第一期代表的《本经》以楷体标识，作为中药学史第二期代表的《本经逢原》以微软雅黑字体标识，作为中药学史第三期代表的《临床中药学》以宋体标识。

3. 每一味中药，首列《神农本草经》原文，以明中药发生之源；次取清代张璐《本经逢原》所录《本经》原文阐释，名之曰【本经释难】，以见《本经》继承发展之流；最后，参考现行《临床中药学》，按照【功能特性】【配伍应用】体例，将《本经逢原》中除【本经释难】部分之外的内容和《临床中药学》药物性味归经、功能主治等内容，依类归入各体例之中，以明现代中药学之成。

4.【本经释难】是张璐在继承李时珍《本草纲目》、缪希雍《本经疏证》的基础上，结合自己临床实践的内容，从藏象、气血、经络的角度来阐释中药的功能和配伍，切合临床的实践。诚如《本经逢原》序："医之有《本经》也，犹匠氏之有绳墨也……濒湖《纲目》，成则中之集大成……惟仲淳缪子开凿经义，迥出诸方，而于委婉难明处，则旁引《名医别录》等说，疏作经言……聊陈鄙见，略疏《本经》之大义，并系诸家治法，庶使学人左右逢原。"

5.【配伍应用】是中药进入方剂的阶梯，能够由简单到复杂地梳理并选择药物配伍的示例，不论对中药的深入理解，还是对方剂的进一步把握，都有重要意义。因此，在配伍应用中，编者适当增加了二三味药物组成的方剂，以增进对药物配伍的理解。各方剂出处的医籍用下标注明，同时，以数字下标的形式，标注各味药物剂量的相对比例，因此药物剂量没有加单位。

6.【汇要学按】总结《本经》原文中【本经释难】【功能特性】【配伍应用】等部分的内容，扼要阐释每味药的功能和古今临床应用范围，以便概括性地把握相应中药。

7.【范式开合】依据中药发展三期模式，隐约于其中可见一种中药范式。既然贯穿整个中药发展史，则其他诸家中药论述，自然也要具备这种范式。也就是说，这种范式要经得起历代文献实践的检验。故而将清代汪昂《本草备要》作为一个检验标识来阐释，故名【范式开合】。需要强调说明的是，目前这种范式仅能隐约体会到，还需要进一步研究提炼。

8.【专题发挥】多为清代张璐的用药心得和临床类似中药鉴别，可帮助中医师拓宽用药的深度和广度。

本书中《本经》《本经逢原》《临床中药学》采取不同的字体来区分，使临床中药发展的三个阶段明显可别，突出中药学前后一脉相承的特征，也提示读者注重三期论述的差异之处，在一定程度上，凸显了现代中药学学术体系的建立过程。但从一般临床中药应用来看，颇有突兀之感，若能于差异处见其一贯之理，则于临床用药更有帮助。在整个编撰过程中，我们始终秉承着尊敬之心，向《神农本草经》诸位先辈、《本经逢原》的张璐先生、确立现代中药框架的颜正华先生等学习。学习是一个持续不断的过程，由于我们学识水平有限，不足之处在所难免，敬请诸家不吝指正。

目　录

菖蒲［石菖蒲］

菖蒲，一名昌阳。味辛，温，无毒。主风寒湿痹，咳逆上气。开心孔，补五藏，通九窍，明耳目，出音声。久服轻身，不忘，不迷惑，延年。痈疮，温肠胃，止小便利，小儿温疟，身积热不解，可作浴汤。生池泽。五月、十二月采根，阴干。一寸九节者良，露根不可用。秦皮、秦艽为之使。恶地胆、麻黄。

【本经释难】

《本经》主风寒湿痹，咳逆上气。开心孔，补五脏，通九窍，明耳目，出音声。主耳聋、痈疮，温肠胃，止小便，久服轻身，不忘，不惑，延年，益心智，高志不老。

《本经》言补五脏者，心为君主，五脏系焉。首言治风寒湿痹，是取其辛温开发脾气之力。治咳逆上气者，痰湿壅滞之喘咳，故宜搜涤。若肺胃虚燥之喘咳，非菖蒲可治也。其开心孔，通九窍，明耳目，出音声，总取辛温利窍之力。心孔开，九窍利，则痈疮之毒可解。肠胃喜温恶寒，肠胃既温，则膀胱之虚寒小便不禁自止。久服轻身者，除湿之验也。不忘不惑，延年益智，高志不老，皆补五脏、通九窍之力也。

【功能特性】

菖蒲，辛，温，无毒，手少阴、厥阴之药，心气不足者宜之。辛温开发脾气之力而治风寒湿痹，搜涤痰湿壅滞之喘咳，温肠胃。辛温利窍，开心孔，通九窍，明耳目，出音声。味辛、苦，性温，归心、胃经。本品芳香燥散，有除痰开窍作用，适用于痰浊壅闭或高热引起的神昏，以及癫狂、健忘、耳鸣、耳聋等；又有祛湿开胃之功，可治湿阻脾胃、胸脘胀闷、苔腻不饥，或下痢噤口等；外治皮肤湿疮，有祛湿止痒之效。本品善祛痰浊，主要适用于痰浊蒙蔽清窍之证，其开窍作用较弱。一般除痰开窍可用九节菖蒲；热病神昏当用鲜菖蒲；祛湿开胃宜用石菖蒲。

【配伍应用】

1. 通心脾痰湿：主肝虚，心腹痛，霍乱转筋，消伏梁癫痫，善通心脾痰湿可知。《千金》治胎动不安，半产漏下，或抢心下血，及产后崩中不止，

1

并以菖蒲一味煎服。

2. 除痰开窍，行气安神：适用于痰浊蒙蔽清窍，心气不畅，心神不宁，以本品内服或外用均可治耳鸣或耳聋。如菖蒲、远志等份，治久心痛的远志汤《圣济总录》；石菖蒲、当归等份，治妇人血气垂死并败血不尽的活血饮子《朱氏集验方》；胆南星、石菖蒲等份，治小儿惊风已退，但声哑无音的通关散《医部全录》；桂枝 $_2$ 菖蒲 $_1$，治伤寒邪气伤肺、失音不语的桂心汤《圣济总录》；石菖蒲、桂枝等份，治肺寒不能发声，兼治心痛的石菖蒲丸《医方类聚》；煅龙齿 $_3$ 石菖蒲 $_1$，宁心安神，治心经病的安神代茶饮《慈禧光绪医方选议》；菖蒲、炮附子等份，治耳聋耳痛的菖蒲散《外台秘要》引《备急千金要方》；菖蒲 $_2$ 苍术 $_1$，治耳聋的菖蒲散《普济方》。

3. 祛湿开胃：用于湿阻脾胃而见胸脘胀闷、苔腻不饥之症，并可用于噤口痢。如益智仁、石菖蒲等份，治小便不禁的缩泉饮《何氏济生论》；菖蒲 $_3$ 炮姜 $_{1.5}$，治水谷痢及冷气腹肚虚鸣的菖蒲丸《太平圣惠方》；菖蒲、制苍术等份，补元气、强力益志的菖蒲丸《圣济总录》。

解巴豆、大戟毒。凡阳亢阴虚、嫠寡失合者禁用，以其性温，善鼓心包之火，与远志之助相火不殊。观《本经》之止小便利，其助阳之力可知。凡阴亏血虚及精滑多汗者，均不宜服。

【汇要学按】

菖蒲，辛，温，无毒，手少阴、厥阴之药，心气不足者宜之。辛温开发脾气之力，温肠胃，善鼓心包之火，辛温利窍，搜涤痰湿壅滞之喘咳，治风寒湿痹，明耳目，出音声。入心、胃两经，**善通心脾痰湿**，祛湿开胃，治胸闷不饥、健忘耳鸣、神昏癫狂、胎漏下血等疾病。

【范式开合】

石菖蒲，宣，通窍，补心。辛苦而温，芳香而散。补肝益心，开心孔，利九窍，明耳目，发音声。祛湿逐风，除痰消积，开胃宽中。疗噤口毒痢 [杨士瀛曰：噤口虽属脾虚，亦热闭胸膈所致。用木香失之温，山药失之闭，唯参苓白术散加菖蒲，米饮下，胸次一开，自然思食。菖蒲黍米酸酒，治一切风]，**风痹惊痫，崩带胎漏，消肿止痛，解毒杀虫** [李士材曰：《仙经》称为水草之精英，神仙之灵药，用泔浸饭上蒸之，借谷气而臻于中和，真有殊常之效。又曰：芳香利窍，心脾良药，能佐地黄、天冬之属，资其宣导，若多用、独用，亦耗气血而为殃。李士材，著《药性解》《本草通玄》]。**根瘦节密，一寸九节者良。去皮，微炒用。秦艽为使。恶麻黄。忌饴糖、羊肉、铁器。**《本草备要》

［处方用名］石菖蒲、鲜菖蒲、九节菖蒲。

菊花

菊花，一名节华。味苦，平，无毒。主风，头眩，肿痛，目欲脱，泪出，皮肤死肌，恶风湿痹。久服利血气，轻身耐老，延年。除胸中烦热，安肠胃。生川泽及田野。正月采根，三月采叶，五月采茎，九月采花，十一月采实，皆阴干。术、枸杞根、桑根白皮为之使。

【本经释难】

《本经》主诸风，头眩，肿痛，目欲脱，泪出，皮肤死肌，恶风湿痹。久服利血气，轻身耐老，延年。

《本经》专主头目风热诸病，取其味甘气清，有补阴养目之功。盖益金则肝木平而风自息，补水则心火制而热自除矣。其治恶风湿痹者，以其能清利血脉之邪，而痹湿得以开泄也。

【功能特性】

菊得金水之精英，补水以制火，益金以平木，为祛风热之要药。黄者苦、甘，平，入金水阴分；白者苦、辛，平，入金水阳分；野生者名苦薏，可捣涂痈肿疔毒，服之伤人脑。又黄者、白者入气分，紫者入妇人血分。

味甘、苦，性微寒。归肺、肝、肾经。本品清芳疏泄，善祛风热之邪，故常用于感冒风热，头痛目赤，疏散风热多用黄菊花（杭菊花）；甘凉益阴，苦可泄热，所以又有平肝明目的功效，可治肝阳上升，头晕目昏，平肝明目多用白菊花（滁菊花）；此外，还有清热解毒作用，用治疗疮肿毒，也有良效，解疗疮肿毒多用野菊花（味苦性平）。

【配伍应用】

1. 治诸头目：观《金匮》侯氏黑散，《千金》秦艽散，俱用菊花为君，时珍所谓治诸头目，其旨深矣。

2. 疏散风热：用于外感风热、发热头痛等，可配伍桑叶、薄荷、连翘等的桑菊饮；甘菊花、川芎等份，治疗头风头痛、风毒昏晕的菊花散《太平圣惠方》；桑叶、菊花等份，清热散风、平肝明目的明目延龄丸《慈禧光绪医方选议》。

3. 明目：用于风热引起的目赤肿痛，常与蝉蜕、决明子等同用；如用于肝阴不足之眼目昏花等症，多与滋阴药地黄、山萸肉、枸杞子等配伍，如杞菊地黄丸。如甘菊花、枸杞子等份，使终身无目疾，兼不中风，不生疔毒的杞菊丸《集验良方》；枸杞子 3 菊花 1，久服青盲可以复明的杞菊散《仙拈集》；菟丝子、甘菊花等份，明目、进饮食、益精、壮下元的菟丝子丸《圣济总录》。

4.平降肝阳：用于肝阳上亢的头晕、目眩、头胀、头痛等症，常配伍生地黄、白芍、珍珠母、钩藤等。如松子、菊花等份，益精补脑延年，令人身轻悦泽的松子丸《千金翼方》。

5.清热解毒：用于疗疮肿毒等症。如白菊花 10 生甘草 1，治肿毒、疔疮的二妙汤《仙拈集》；紫花地丁、甘菊花等份，消毒泻火以治疗疮的拔疔散《辨证录》。

【汇要学按】

菊得金水之精英，补水以制火，益金以平木，为祛风热之要药，专主头目风热、目赤肿痛、头晕目眩诸病，取其味甘气清，有补阴养目之功。甘、苦，微寒，入肺、肝、肾经，盖益金则肝木平而风自息，补水则心火制而热自除矣。其治恶风湿痹者，以其能清利血脉之邪，而痹湿得以开泄也。

【范式开合】

菊花，祛风温，补肺肾，明目。味兼甘苦，性禀平和，备受四气[冬苗、春叶、夏蕊、秋英]，饱经霜露，得金、水之精居多。能益金、水二脏[肺肾]，以制火而平木[心肝]。木平则风息，火降则热除。故能养目血，去翳膜[与枸杞相对，蜜丸久服，永无目疾]。治头目眩晕[风热]，散湿痹游风。以单瓣味甘者入药[花小味苦者，名苦薏，非真菊也。《牧署闲谈》云：真菊延龄，野菊泻人]。术、枸杞、地骨皮为使。黄者入阴分，白者入阳分。紫者入血分。可药可饵，可酿可枕，《仙经》重之。《本草备要》

【专题发挥】

桑叶与菊花皆入肺、肝二经，同具轻清疏散之性，都能散头目风热，又能平肝明目，常同用以治外感风热、头痛目赤、肝阳上升、头晕目昏之症。但桑叶疏散之力较菊花为强，又可润肺止咳，兼能凉血止血；菊花平肝明目作用较桑叶为胜，又善解毒，多用治疗疮肿毒。

［处方用名］白菊花、黄菊花、滁菊花、杭菊花、野菊花。

人参

人参，一名人衔，一名鬼盖。味甘，微寒，无毒。主补五藏，安精神，定魂魄，止惊悸，除邪气，明目，开心益智。久服轻身延年。肠胃中冷，心腹鼓痛，胸胁逆满，霍乱吐逆，破坚积。生山谷。二月、四月、八月上旬采根。竹刀刮，曝干，无令见风。如人形者有神。茯苓为之使。恶溲疏。反藜芦。

【本经释难】

《本经》补五脏，安精神，定魂魄，止惊悸，除邪气，明目，开心益智。久服轻身延年。

《本经》言安五脏，定魂魄，止惊悸，明目开心益智者，以脏气安和，心神宁定，当无惊悸昏昧之虑矣。其除邪气者，以甘温之力协诸表药，助胃祛邪，譬诸坐有君子，则小人无容身之地矣。

【功能特性】

人参，古作葠，甘、苦，微温，气薄味浓，阳中微阴，能补肺中元气，肺气旺，四脏之气皆旺，精自生而形自盛，肺主诸气故也。味甘、微苦，性微温。归肺、脾经。本品具有大补元气的功能。古人说"元气起于肾，上及于肺"，是人身最根本之气，如元气衰微，体虚欲脱，用之可以益气固脱。脾为生化之源，肺为主气之脏，元气旺盛则脾肺之气自足，故又补脾肺之气，为治脾肺气虚之主药。元气充沛，可以益血生津液，安神增智慧，所以又适用于血虚津亏、精神不安及健忘等症。总之，人参为治虚劳内伤第一要药，凡一切气、血、津液不足之症，皆可应用。

【配伍应用】

1. 助胃祛邪气：古今诸方，表汗用参苏饮、败毒散，和解用小柴胡，解热用白虎加人参汤、竹叶石膏汤，攻下用黄龙汤，领人参深入祛邪，即热退神清。从仲景至今，明贤方书无不用人参，何为今日医家屏绝不用，以阿谀求容，全失一脉相传宗旨。

2. 补脾肺肾气：《博爱心鉴》治痘以保元汤为要药，人参得升麻，补上焦之气，泻中州之火；得茯苓，补下焦之气，泻肾中之火。东垣交泰丸用人参、皂荚，是恶而不恶也；治月闭用四物加人参、五灵脂，是畏而不畏也；痰在胸膈，以人参、藜芦同用，而取涌越，是激其怒性也。

3. 补脾气：适用于脾胃气虚、生化无力、精神倦怠、食欲缺乏及吐泻等症，常配伍白术、茯苓、炙甘草等药，如四君子汤。

4. 益肺气：适用于肺气不足、气短喘促、脉虚自汗等，可与蛤蚧同用，如人参蛤蚧散。

5. 补气固脱：适用于大失血、大吐泻及因元气虚衰而出现的体虚欲脱、脉微欲绝之症。可单用本品大量浓煎服，即独参汤。如兼汗出肢冷等亡阳现象，可加附子，以增强回阳作用，如参附汤。

6. 生津止渴：适用于热病气津两伤，身热而渴、汗多、脉大无力，多与石膏、知母、甘草、粳米同用（白虎加人参汤），以清热益气，生津止渴。如热伤气阴，口渴多汗，气虚脉弱，又可与麦冬、五味子配伍（生脉散），以益气养阴而止汗。又治消渴证口渴多尿，常配伍生地黄、玄参、麦冬、山药等养阴生津药。

7. 安神益智：适用于气血亏虚引起的心神不安、失眠多梦、惊悸健忘之症。常配伍当归、龙眼肉、酸枣仁、茯神、远志等养血安神药，如归脾汤。

此外，还可用于血虚、阳痿之症。治疗血虚，当配伍熟地黄、当归、白芍等补血药，可以益气生血，增强疗效；治疗阳痿，多与鹿茸、胎盘等补阳药同用，可以起到益气壮阳的效果。其他对体虚外感或里实正虚之证，可与解表、攻里药同用，以扶正祛邪。

服人参防其太热助火，可配生地黄、天冬等凉润药；防其碍气作胀，可配陈皮、砂仁等理气药。

产山西太行山者，名上党人参，虽无甘温峻补之功，却有甘平清肺之力，亦不似沙参之性寒专泄肺气也。野山参，以年代久远者为佳，补力较大。园参补力较差。因加工方法不同，有生晒参、红参、白参、参须（须根）等规格。作用也稍有差异，以生晒参、红参质量为好。白参较差，参须更次。生晒参适用于气阴不足者，白参功同生晒参，作用较弱，红参性偏温，适用于气弱阳虚者。人参产于朝鲜者名"别直参"，功同红参，作用较强。

反藜芦，畏卤盐。畏五灵脂、恶皂荚，忌同用。**阴虚火炎，咳嗽喘逆者，青盐制之。**阴虚阳亢而骨蒸潮热、咳嗽吐衄，肺有实热或痰气塞滞的咳嗽，肝阳上升、目赤头晕，以及一切火郁内实之证均忌服。服人参时不宜喝茶和吃萝卜，以免影响药力。服人参腹胀者，用莱菔子煎汤服可解。

【汇要学按】

人参，甘、苦，微温，气薄味浓，阳中微阴，能补肺中元气。肺气旺，四脏之气皆旺，精自生而形自盛，肺主诸气故也。人参本补五脏真阳之气者也，以脏气安和，心神宁定，当无惊悸昏昧之虑矣。其除邪气者，以甘温之力协诸表药，助胃祛邪。味甘、微苦，性微温。归肺、脾经，具有大补元气的功能。

【范式开合】

人参，大补元气，泻火。生甘苦微凉 [甘补阳，微苦微寒，又能补阴]，熟甘温。大补肺中元气 [东垣曰：肺主气，肺气旺，则四脏之气皆旺，精自生而形自盛。十剂曰补可去弱，人参羊肉之属是也。人参补气，羊肉补形]，泻火 [得升麻补上焦，泻肺火；得茯苓补下焦，泻肾火；得麦冬泻火而生脉；得黄、甘草，乃甘温退大热。东垣曰：参、芪、甘草，泻火之圣药，合用名黄芪汤。按烦劳则虚而生热，得甘温以益元气，而邪热自退，故亦谓之泻]，益土 [健脾]，生金 [补肺]。明目，开心益智，添精神，定惊悸 [邪火退，正气旺，则心肝宁而惊悸定]，除烦渴 [泻火故除烦、生津故止渴]，通血脉 [气行则血行，贺汝瞻曰：生脉散用之者，以其通经活血，则脉自生也，古方解散药、行表药多用之，皆取其通经而走表也]，破坚积 [气运则积化]，消痰水 [气旺则痰行水消]。治虚劳内伤 [伤于七情、六欲、饮食、作劳为内伤；伤于风寒、暑、湿为外感。如内伤发热，时热时止；外感发热，热甚无休。内伤恶寒，得暖便解；外感恶寒，絮火不除。内伤头痛，乍痛乍歇；外感头痛，连痛无停。内伤则手心热，外感则手背热。内伤则口淡无味，外感则鼻塞不通。内伤则气口脉盛，多属不足，宜温、宜补、宜和；外感则人迎脉盛，多属有余，宜汗、宜吐、宜下。盖左人迎主表，右气口主里也！昂按：东垣辨内伤外感最详，恐人以治外感者治内伤也。今人缘东垣之言，凡外伤风寒发热咳嗽者，概不轻易表散，每用润肺退热药，间附秦艽、苏梗、柴胡、前胡一二味，而羌活、防风等绝不敢用。不思秦艽阳明药，柴胡少阳药，于太阳何有涉乎？以致风寒久郁，嗽热不止，变成虚损，杀人多矣。此又以内伤治外感之误也，附此正之]，发热自汗 [自汗属阳虚，盗汗属阴虚，亦有过服参、芪而汗反盛者，以阳盛阴虚，阳愈补而阴愈亏也，又宜清热养血，而汗自止]，多梦纷纭，呕哕反胃，虚咳喘促 [《蒙筌》曰：歌有肺热还伤肺之句，惟言寒热，不辨虚实，若肺中实热者忌之，虚热者服之何害？又曰：诸痛无补法，不用参。若久病虚痛，何尝忌此耶]，疟痢滑泻 [始痢宜下，久痢宜补，治疟意同。丹溪曰：叶先生患痢，后甚逼迫，正合承气证，予曰气口脉虚，形虽实而面黄白，必过饱伤胃，与参、术、陈、芍十余帖，三日后胃气稍完，再与承气汤二帖而安。又曰：补未至而下，则病者不能当；补已至而弗下，则药仍添药。匪急匪徐，其间间不容发，噫，微哉！昂按：此先补后下法之变者也，非胸有定见者，不可轻用，然后学亦宜知之。大承气汤，大黄、芒硝、枳实、厚朴]，淋沥胀满 [《发明》云：胸胁逆满，由中气不足作胀者宜补之，而胀自除，经所谓塞因塞用也。俗医泥于作饱不敢用，不知少服反滋壅，多服则宣通，补之，正所以导之也。皇甫嵩，着《本草发明》]，中暑、中风及一切血证 [东垣曰：古人治大吐血，脉芤洪者，并用人参。脱血者先益其气，盖血不自生，须得生阳气之药乃生，阳生则阴长之义也。若单用补血药，血无由而生矣。凡虚劳吐血，能受补者易治，不能受补者难治]。黄润紧实，似人形者良。去芦用。补剂用熟，泻火用生。炼膏服，能回元气于无何有之乡 [有火者，天冬膏对服]。参生时背阳向阴，不喜风日，宜焙用，忌铁。茯苓为使。畏五灵脂。

恶皂荚、黑豆、紫石英、人溲、咸卤。反藜芦[言闻曰：东垣理脾胃，泻阴火，交泰丸内用人参、皂荚，是恶而不恶也；古方疗月闭，四物汤加人参、五灵脂，是畏而不畏也。又疗痰在胸膈，人参、藜芦同用，而取其涌越，是激其怒性也。非洞奥达权者不能知]。**人参芦能涌吐痰涎，体虚人用之，以代瓜蒂**[丹溪曰：人参入手太阴，补阳中之阴。芦反能泻太阴之阳，亦犹麻黄根、苗不同。痰在膈，在经络，非此不可，吐中就有发散之义。一妇性躁味浓，暑月因怒而病呃，作则举身跳动，昏不知人。其人形气俱实，乃痰因怒郁，气不得降，非吐不可。以参芦半两，逆流水煎服，吐顽痰数碗，大汗昏睡而安]。《本草备要》

【专题发挥】

1. 肺气旺，四脏之气皆旺，精自生而形自盛，肺主诸气故也。古人血脱益气，盖血不自生，须得补阳气之药乃生，阳生则阴长，血乃旺耳。若单用补血药，血无由而生也。《素问》言：无阳则阴无以生，无阴则阳无以化，故补气必用人参，补血须兼用之。仲景言：病人汗后，身热亡血，脉沉迟，下利，身凉，脉微血虚，并加人参。盖有形之血，未能即生，希微之气，所当急固，无形生有形也。丹溪言：虚火可补，参、芪之属；实火可泻，芩、连之属，后世不察，概谓人参补火，谬矣。夫火与元气势不两立，正气胜则邪气退。人参既补元气又补邪火，是反复之小人矣，又何与甘草、茯苓、白术为四君子耶。

2. 缪子《经疏》云：人参论其功能之广，如《本经》所说，信非虚语，第其性亦有所不宜。世之录其长者，或遗其短；摘其瑕者，并弃其瑜，是以或当用而后时，或非宜而罔投，或蒙其利，反见其害，二者之误，其失则一，使良药不见信于世。粗工互腾其口说，岂知人参本补五脏真阳之气者也。若夫虚羸怯惙、劳役饥饱所伤，努力失血，以致阳气短乏，陷入阴分，发热倦怠，四肢无力；或中暑伤气，气无以动；或呕吐泄泻，霍乱转筋，胃弱不食，脾虚不磨；或真阳衰少，肾气乏绝，阳道不举；或中风失音，产后气喘，小儿慢惊，痘后气虚，溃疡长肉等证，投之靡不立效。惟不利于肺家有热，咳嗽吐痰，吐血衄血，骨蒸劳瘵，阴虚火动之候。

盖肺者，清肃之脏，真气无亏，则宁谧清净，以受生气之熏蒸，而朝百脉，苟纵恣情欲，亏损真阴，火空则发，热起于下，火烁乎上，则肺先受之，火乃肺之贼邪，邪气胜则实，实则肺热郁结，为痰嗽痒，而血热妄行，溢出上窍。王好古所谓肺热还伤肺是也。若误投之，鲜克免者，此皆实实之误，于人参何咎哉？

3. 凡人面白、面黄、面青黧悴者，皆脾肺肾气不足，可用也；面赤、面黑者，气壮神强，不可用也。

脉浮而芤濡虚大，迟缓无力，沉而迟涩，弦细微弱结代，或右手关部无力，皆可用也；若弦强紧实，滑数洪盛，长大有力，或右手独见脉实，皆火郁内实，不可用也。

惟右手独见脉实者，为肺经本有火故不宜用。若右手虚大而嗽者，虽有火邪，此为虚火上炎，肾水不足，乃刑金之火，非肺金之火，正当以人参救肺，但须多用方始得力，若少用必增胀满。

洁古谓喘嗽勿用者，痰实气壅之喘也；若肾虚气短喘促者，必用也。

仲景谓肺寒而嗽勿用者，寒束热邪、壅滞在肺之嗽也；若自汗恶寒而嗽者，必用也。

东垣谓久病郁热在肺勿用者，乃火郁于内，宜发不宜补也；若肺虚火旺，气短自汗者，必用也。

丹溪言诸痛不可骤用者，乃邪气方锐，宜散不宜补也；若里虚吐利，及久病胃弱，虚痛喜按者，必用也。

节斋谓阴虚火旺吐血勿用者，乃血虚火亢，能食脉强，服人参则阳愈旺，阴愈消，未有不引血大脱也；若自汗气短，肢寒脉虚者，必用也。

古今治劳，莫过于葛可久，其独参汤、保真汤，未尝废人参而不用。惟麻疹初发，身发热而斑点未形，伤寒始作，证未定而热邪方炽，不可用耳。

又痘疹不宜轻用人参者，青干紫黑陷，血热毒盛也；若气虚顶陷，色白皮薄，泄泻浆清，必用也。

4. 喻嘉言曰：伤寒有宜用人参入药者，发汗时元气大旺，外邪乘势而出。若元气素弱之人，药虽外行，气从中馁，轻者半出不出，留连致困，重者随元气缩入，发热无休，所以虚弱之人必用人参入表药中，使药得力，一涌而出，全非补养之意。即和解药中，有人参之大力居间，外邪遇正，自不争而退舍，亦非偏补一边之意。而不知者，谓伤寒无补，邪得补弥炽，断不敢用。而市井愚夫，乃交口劝病患不宜服参，医者又避嫌远谤，一切可生之机，悉置之不理，殊失《本经》除邪气之旨矣。

殊不知误用人参杀人者，皆是与白术、干姜、当归、肉桂、附子，同行温补之误所致；不与羌、独、柴、前、芎、半、枳、桔等，同行汗和之法所致也。安得视人参为砒鸩刀刃，固执不用耶？

5. 参芦能耗气，专入吐剂，涌虚人膈上清饮宜之，盐哮用参芦涌吐最妙。参芦涌吐，参须下泄，与当归、紫菀之头止血，身和血，尾破血之意不殊。参须价廉，贫乏之人往往用之，其治胃虚呕逆、咳嗽失血等证，亦能获效，以其性专下行也。若治久痢滑精、崩中下血之证，每致增剧，以其味苦降泄也。其芦世罕知用，惟江右人称为竹节参。近日吾吴亦有用之者，其治泻利脓血、崩带、精滑等证，俱无妨碍。如气虚火炎喘呕嗽血，误用转剧。昔人用以涌吐者，取其性升而于补中寓泻也，此义前人未发，因屡验而笔之。

［处方用名］人参、野山参、吉林参、红参、白参、别直参、人参须。

天门冬［天冬］

天门冬，一名颠勒。味苦，平，无毒。主诸暴风湿偏痹。强骨髓，杀三虫，去伏尸。久服轻身，益气，延年。保定肺气，去寒热，小便冷而能补，不饥。生山谷。二月、三月、七月、八月采根，曝干。垣衣、地黄为之使。畏曾青。

【本经释难】

《本经》主诸暴风湿偏痹。强骨髓，杀三虫，去伏尸。久服轻身，益气，延年，不饥。

《本经》治诸暴风湿偏痹，盖热则生风，暴则属火，偏痹者湿热所致，故治风先清火，清火在养阴也。其三虫伏尸，皆脾肾湿热所化，清二经湿热，则无三虫伏尸之患矣。又能延年不饥，故辟谷方多用之。

【功能特性】

天门冬即天棘根，甘寒，手太阴肺经气分药，兼通肾气，其性寒润能滋肺，肺气热而燥者宜之。肺为清虚之脏，凉则气宁，热则气腾。天门冬能保肺，使气不受火扰。味甘、苦，性大寒。归肺、肾经。本品功能清肺火，滋肾阴，润燥滑肠。适用于肺、肾阴虚有热之症，如劳热咳嗽、咯血吐血，可以清热滋阴，润燥止咳；用于热病伤阴、舌干口渴或津亏消渴，可以清热滋阴，生津止渴；用于肠燥津枯，大便秘结，可以滋阴润燥，滑肠通便。

【配伍应用】

1.肺气热而燥：咳逆喘促，肺痿肺痈，吐血衄血，干咳痰结，其性寒润能滋肺，肺气热而燥者宜之。肺为清虚之脏，凉则气宁，热则气腾。天门冬能保肺，使气不受火扰。合地黄、麦门冬主心肺虚热，咳吐脓血，又能治热淋。同参、芪定虚喘，盖肺肃则气化，乃能出。时珍云，天门冬清金降火，益水之上源，故能下通肾气，入滋补方用之有效。

2. 清肺火，滋肾阴：用于劳热咳嗽、咯血、吐血等。天冬、麦冬等份，治燥咳痰黏、劳嗽吐血等症的二冬膏《张氏医通》；天冬₂熟地黄₁，治心肾阴虚而见心烦喜冷、口干咽燥、怔忡恍惚、咯血吐血衄血、疮疡的天地丸《医方类聚》；天门冬₇生地黄₃₀，治思虑伤心所致癫证、口吐涎沫、不省人事的天门冬煎《圣济总录》；天冬、生地黄、人参等份，用于热病伤阴、舌干口渴或津亏消渴的三才汤《温病条辨》；天冬₃五味子₁，治阴虚火动生痰的五味天冬丸《杂病源流犀烛》，黄芩、天冬等份，降痰清肺火的青金丸《丹溪心法附余》；天门冬、百部等份，久服延年轻身，齿落更生，发白变黑，主治五脏六腑大风、洞泄虚弱、劳伤、癫痫、历节耳聋等病的天门冬酒《备急千金要方》。

3. 润燥滑肠：适用于肠燥津枯，大便秘结。如六成汤，以本品配伍麦冬、生地黄、肉苁蓉、当归、白芍，可以润肠通便；黑牵牛、天门冬等份，治胸膈痞满、心腹坚胀、气积气块及大小便不通的黑丸子《杨氏家藏方》。

若脾虚而泄泻恶食者，虽有前证，亦莫轻投，以其降泄太过也。时珍云，若脾胃虚寒人久服，必致滑肠，反成痼疾，以性寒能利大肠故也。脾胃虚寒，食少便溏者忌服。忌鲤鱼。

【汇要学按】

天门冬即天棘根，甘寒，手太阴肺经气分药，兼通肾气，其性寒润能滋肺，肺气热而燥者宜之。肺为清虚之脏，凉则气宁，热则气腾。天门冬能保肺，使气不受火扰。时珍云，天门冬清金降火，益水之上源，故能下通肾气，入滋补方用之有效。甘苦寒，入肺肾经，清肺火而滋肾阴，润燥滑肠，治劳热咳嗽、干咳痰结、大便秘结、热淋等疾病。

【范式开合】

天门冬，泻肺火，补肾水，润燥痰。甘苦大寒，入手太阴[肺]气分，清金降火，益水之上源[肺为肾母]，下通足少阴肾[苦能坚肾，寒能去肾家湿热，故亦治骨痿]。滋肾润燥，止渴消痰[《蒙筌》曰：肾主津液，燥则凝而为痰，得润剂则痰化，所谓治痰之本也]，泽肌肤，利二便。治肺痿肿痈[肺痿者，属于风寒咳嗽，短气鼻塞胸胀，久而成痿，有寒痿、热痿二证。肺痈者，热毒蕴结，咳吐脓血，胸中隐痛。痿重而痈稍轻。治痿宜养血、补气、保肺、清火；治痈宜泻热、豁痰、开提、升散。痈为邪实，痿为正虚，不可误治]，吐脓吐血[苦泄血滞，甘益元气，寒止血妄行]，痰嗽喘促，消渴嗌干[烦渴引饮，多食善饥，为消渴，由火盛津枯]，足下热痛，虚劳骨蒸，阴虚有火之证。然性冷利，胃虚无热及泻者忌用。取肥大明亮者，去心皮，酒蒸。地黄、贝母为使，恶鲤鱼。二冬熬膏并良[天冬滋阴助元消肾痰，麦冬清心降火止肺咳]。《本草备要》

［处方用名］天门冬、天冬、明天冬。

甘草

甘草，一名美草，一名密甘。味甘，平，无毒。治五藏六府寒热邪气。坚筋骨，长肌肉。倍力，金疮，尰，解毒。久服轻身，延年。温中，下气，烦满，短气，伤脏咳嗽，止渴。生川谷。二月、八月除日采根，曝干，十日成。术、干漆、苦参为之使。恶远志。反大戟、芫花、甘遂、海藻四物。

【本经释难】

《本经》主五脏六腑寒热邪气。坚筋骨，长肌肉。倍气力，解金疮肿毒。

《本经》治脏腑寒热邪气，总不出调和胃气之义。生用则气平，调脾胃虚热，大泻心火，解痛肿金疮诸毒；炙之则气温，补三焦元气，治脏腑寒热，而散表邪，去咽痛，缓正气，养阴血，长肌肉，坚筋骨，能和冲脉之逆，缓带脉之急。

【功能特性】

甘草，甘平，气薄味浓，升降阴阳，大缓诸火。补中散表炙用，炙之则气温，补三焦元气，治脏腑寒热，而散表邪；泻火解毒生用，生用则气平，调脾胃虚热，大泻心火。味甘，性平。归十二经。本品有补脾、润肺、解毒、缓急、和药等作用。用治脾胃虚弱、中气不足，能补脾而益气；用治肺失肃降、咳嗽气喘，能润肺而祛痰；用治痈疽疮毒、食物或药物中毒，能解疮毒、食毒和百药毒；用治腹痛挛急、脚挛急不伸等症，能缓解拘挛而止疼痛。还可缓和药性，如与热药同用能缓和其热，以防燥烈伤阴；与寒药同用能缓和其寒，以防伤及脾胃阳气；与寒热药同用，能调和药性以得其平；与峻烈药同用又能缓和药物的作用等，所以甘草的应用最为广泛。

【配伍应用】

1. 缓急：**凡心火乘脾，腹中急痛，腹皮急缩者宜倍用之，其性能缓急。**适用于脘腹或四肢挛急作痛。如配桂枝、白芍、生姜、大枣、饴糖（小建中汤）治脾胃虚寒，脘腹挛急作痛；配白芍（芍药甘草汤）治营血受伤，四肢拘挛作痛，或脚挛急不伸。

2. 和药：**协和诸药，故热药用之缓其热，寒药用之缓其寒，寒热相兼者**

用之得其平。可以缓和药性，调和百药，如与附子、干姜同用，能缓和附子、干姜之热，以防伤阴；与石膏、知母同用，能缓和石膏、知母之寒，以防伤胃；与大黄、芒硝同用，能缓和大黄、芒硝的泻下作用，使泻而不速；与党参、黄芪、熟地黄、当归等同用，能缓和补力，使作用缓慢而持久；与半夏、干姜、黄芩、黄连等寒热药同用，又能起协调作用。

3. 调和胃气：仲景附子理中用甘草，恐僭上也。调胃承气用甘草，恐速下也，皆缓之之意。小柴胡有黄芩之寒，人参、半夏之温，而用甘草则有调和之意；炙甘草汤治伤寒脉结代，心动悸，浑是表里津血不调，故用甘草以和诸药之性而复其脉，深得攻补兼该之妙用。

4. 补脾：脾虚胀满者必用，盖脾温则健运也。适用于脾胃虚弱，中气不足，气短乏力，食少便溏。常与党参、白术、茯苓等同用，如四君子汤。

5. 润肺：适用于咳嗽、气喘。如配伍麻黄、杏仁（三拗汤）治风寒犯肺之喘咳；上方加生石膏（麻杏石甘汤）治肺有郁热之喘咳。

6. 解毒：其梢去茎中痛，节解痈疽毒，条草生用解百药毒。凡毒遇土则化，甘草为九土之精，故能解诸毒也。《千金方》云：甘草解百药毒，如汤沃雪。有中乌头、巴豆毒，甘草入腹即定，验如反掌。方称大豆解百药毒，予每试之不效，加甘草为甘豆汤，其验甚捷。岭南人解蛊，凡饮食时，先用炙甘草一寸嚼之，其中毒随即吐出。适用于痈疽疮毒等外症，如配桔梗（甘桔汤）治咽喉肿痛；配金银花（金银花甘草汤）治疮疡肿毒等。也适用于食物中毒、药物中毒及农药中毒等，可单用本品煎汤服，或与绿豆同用，以加强疗效。

惟土实胀满者禁用。世俗不辨虚实，一见胀满便禁甘草，何不思之甚耶！凡中满呕吐、诸湿肿满、酒客之病，不喜其甘，藻、戟、遂、芫与之相反，亦迂缓不可救昏昧耳。而胡洽治痰，以十枣汤加甘草、大戟，乃痰在膈上，欲令通泄，以拔病根也。古方有相恶相反并用，非妙达精微者，不知此理。甘缓壅气，能令人中满，故湿盛而胸腹胀满及呕吐者忌服。反大戟、芫花、甘遂、海藻，均忌同用。久服较大剂量的甘草，每易引起浮肿，使用时也当注意。

【汇要学按】

甘草，甘平，气薄味浓，升降阴阳，大缓诸火。补中散表炙用，炙之则气温，补三焦元气，治脏腑寒热，而散表邪；泻火解毒生用，生用则气平，调脾胃虚热，大泻心火。补脾润肺，调和胃气，和药缓急解毒，治挛急痛、食少便溏、咳嗽气逆等疾病，重在和缓调中。

【范式开合】

甘草，有补有泻，能表能里，可升可降。味甘。生用气平，补脾胃不足而泻心火[火急甚者，必以此缓之]。炙用气温，补三焦元气而散表寒。入和剂则补益，入汗剂则解肌[解退肌表之热]，入凉剂则泻邪热[白虎汤、泻心汤之类]，入峻剂则缓正气[姜、附加之，恐其僭上；硝、黄加之，恐其峻下，皆缓之之意]，入润剂则养阴血[炙甘草汤之类]。能协和诸药，使之不争。生肌止痛[土主肌肉，甘能缓痛]，通行十二经，解百药毒[凡解毒药，并须冷冻饮，热则不效。小儿初生，拭去口中恶血，绵渍汁令咂之，能解胎毒]，故有国老之称。中满证忌之[甘令人满。亦有生用为泻者，以其能引诸药至于满所。经云：以甘补之，以甘泻之是已。故《别录》、甄权并云除满，脾健运则满除也。仲景治痞满，有甘草泻心汤。又甘草得茯苓，则不资满，而反泄满。陶弘景，著《明医别录》，发明药性]。

大而结者良。补中炙用，泻火生用，达茎中[肾茎]用梢[梢止茎中痛，淋浊证用之]。白术、苦参、干漆为使。恶远志，反大戟、芫花、甘遂、海藻。然亦有并用者[胡洽治痰癖，十枣汤加甘草；东垣治结核，与海藻同用；丹溪治劳瘵，莲心饮与芫花同行，非妙达精微者，不知此理。十枣汤，芫花、甘遂、大戟等分，枣十枚，仲景治伤寒表已解，心下有水气、喘咳之剂。时珍曰：甘草外赤中黄，色兼坤离，味浓气薄，资全土德。协和群品，有元老之功，普治百邪，得王道之化。赞帝力而人不知，参神功而己不与，可谓药中之良相也。昂按：甘草之功用如是，故仲景有甘草汤、甘草芍药汤、甘草茯苓汤、炙甘草汤，以及桂枝、麻黄、葛根、青龙、理中、四逆、调胃、建中、柴胡、白虎等汤，无不重用甘草，赞助成功。即如后人益气、补中、泻火、解毒诸剂，皆倚甘草为君，必须重用，方能见效，此古法也。奈何时师每用甘草不过二三分而止，不知始自何人，相习成风，牢不可破，殊属可笑。附记于此，以正其失]。《本草备要》

[处方用名] 甘草、生甘草、粉甘草、炙甘草、甘草梢。

干地黄 [熟地黄　生地黄]

干地黄，一名地髓。味甘，寒，无毒。治折跌绝筋，伤中。逐血痹，填骨髓，长肌肉。作汤，除寒热、积聚。除痹。利大小肠，去胃中宿食，饱力断绝，利耳目。生者，尤良。大寒。久服轻身，不老。主妇人崩中，血不止及产后血上薄心，闷绝，伤身，胎动下血，胎不落，堕坠踠折，瘀血留血，衄鼻，吐血。生川泽。二月、八月采根，阴干。皆捣饮之（生地黄）。得麦门冬、清酒良。恶贝母。畏芜荑。

熟地黄

【本经释难】

功专于填骨髓，长肌肉，生精血，补五脏内伤不足，通血脉，利耳目，黑须发，男子五劳七伤，女子伤中胞漏下血，经候不调，胎产百病，滋肾水真阴，疗脐腹急痛，病后胫股酸痛，坐而欲起，目䀮䀮如无所见。盖脐下痛，属肾脏精伤；胫股酸痛，系下元不足；目䀮䀮如无所见，乃水亏不能鉴物，皆肾所主之病，非熟地黄不除。

【功能特性】

熟地黄，甘，温，无毒，假火力蒸晒，转苦为甘，为阴中之阳，故能补肾中元气。必须蒸晒多次，得太阳真火，确有坎离交济之妙用，功专于填骨髓，长肌肉，生精血，补五脏内伤不足，滋肾水真阴。甘、微温。归肝、肾经。本品为补益肝肾的要药，不仅滋阴养血，且可生精补髓。精血是人体最根本的物质基础，所以熟地黄能培补下元而有固本的作用。常用于肾阴不足、腰酸脚软、瘦弱、遗精、潮热盗汗、消渴，肝血亏虚、萎黄、目眩、心悸、妇女崩漏、月经不调，以及精血两虚、头晕目花、耳鸣耳聋、须发早白等症。

【配伍应用】

好古曰：生地黄治心热，手心热，益肾水，凉心血，其脉洪实者宜之；若脉虚者，则宜熟地黄。钱氏六味丸以之为君，天一所生之源也。若命门真火素弱者，必须崔氏八味丸，得桂、附共襄之力，方得阴阳兼济之功。汤液四物汤以之为主，乙癸同源之治也。

直入肾脏，填补真阴，兼培黄庭后土，土厚载物，诸脏皆受其荫，是以崔氏八味、钱氏六味为培养真阴真阳之总司。后人藉此，各随所禀之偏而为增减，无往非受其益。如阴气不固，则加鳔胶、蒺藜；阳气不充，则加鹿茸、河车；中气不舒，则加沉香、缩砂；下气不吸，则加牛膝、车前；上气不津，则加门冬、五味；肝气内盛，则减萸倍泽；精气下脱，则减泽倍萸，各得补偏救弊之妙用。其阴火旺者，加知、柏于六味方中，此与鸩酒止渴无异。他

15

如四物汤中之芎、归，即六味丸中山萸之义；十全大补中之芪、桂，则八味丸中桂、附之义，方得阴阳相济之妙用。须知八味、十全，平调血气，且汤液性味易过，地黄与参并用，略无妨碍。盖地黄性泥，得砂仁之香窜，而通调五脏冲和之气，归宿丹田也。

六味丸中切不可杂一味中焦药，如人参、白术、甘草之类，咸非所宜，昔人有以六味丸加参而服，下咽少顷，辄作迷迷不爽。或令增麦冬、五味，功力倍常，深得金水相生之妙用，非专工药性者之可与讨论也。

滋阴养血，生精补髓：适用于一切阴虚、血少、精亏之症。如《小儿药证直诀》六味地黄丸，为补阴的主要方剂，即以熟地黄为主药，配伍山药、山萸肉、牡丹皮、茯苓、泽泻等，治疗肝肾阴虚、虚火上炎所致腰膝酸软、头目眩晕，耳鸣耳聋，盗汗遗精，或潮热，或手足心热，或虚火牙痛，以及须发早白等症。又如《太平惠民和剂局方》四物汤，为补血调经的主要方剂，也以熟地黄为主药，配伍当归、白芍、川芎，治疗血虚萎黄、头晕、目眩、心悸，以及妇女月经不调、痛经、崩漏等症，都可随症加减应用。如兼气虚可加党参、黄芪，兼瘀血可加桃仁、红花，兼崩漏可加阿胶、艾叶炭等。

用量 10 ～ 30 g，大剂量可用 30 ～ 60 g。宜与健脾胃药如砂仁、陈皮等同用。熟地黄炭用于止血。本品性质滋腻，较生地黄更甚，有碍消化，凡气滞痰多、脘腹胀满、食少便溏者忌服。

【汇要学按】

熟地黄，甘，温，无毒，为阴中之阳，故能补肾中元气，确有坎离交济之妙用，功专于填骨髓，长肌肉，生精血，补五脏内伤不足，滋肾水真阴。归肝、肾经，为补益肝肾的要药，不仅滋阴养血，且可生精补髓。

【范式开合】

熟地黄，平补肝肾，养血滋阴。甘而微温。入手足少阴、厥阴经。滋肾水，补真阴，填骨髓，生精血，聪耳明目[耳为肾窍，目为肝窍。目得血而能视。耳得血而能聪]，黑发乌髭。治劳伤风痹，胎产百病，为补血之上剂[丹溪曰：产前当清热养血为主，产后宜大补气血为主，虽有杂证，从末治之。昂按：丹溪产后大补气血一语，诚至当不易之论。后人不善用之，多有风寒未解，瘀血未尽，妄施峻补，反致大害者，不可不察。王硕云：男子多阴虚，宜熟地黄；女子多血热，宜生地]。

以好酒拌砂仁末，浸蒸晒九次用[地黄性寒，得酒与火与日则温。性泥，得砂仁则和气，且能引入丹田。六味丸用之为君，尺脉弱者加桂、附，所谓益火之原，以消阴翳也。尺脉旺者加知、柏，所谓壮水之主，以制阳光也]。

《本草备要》

【专题发挥】

制地黄法，择取原株重六七钱者，以好酒浸，入缩砂仁末拌，木甑瓦锅，九蒸九晒，得太阳真火入剂，方始得力。

今人治目翳内障，往往用六味丸配磁朱丸服，良非所宜，地黄禁铁，磁为铁之母，安得不忌。予尝用当归代地黄，借其辛温以助焌发之势；火盛则用芍药代山茱萸，借其酸寒以收耗散之阴，药虽异而功不殊也。愚按：地黄本手少阴经药，功专清热散血，非经蒸曝，不能入足少阴经，得水火既济之功，转苦成甘，变紫为黑。

［处方用名］熟地黄、大熟地、熟地、熟地炭。

干地黄［生地黄］

【功能特性】

《本经》主伤中，逐血痹，填骨髓，长肌肉，作汤除寒热积聚，疗折跌伤筋，久服轻身不老。生者尤良。

干地黄，苦、微甘，寒。干地黄心紫通心，中黄入脾，皮黑归肾，味浓气薄，内专凉血滋阴，外润皮肤荣泽。病患虚而有热者，宜加用之。本品甘寒质润、苦以泄热。入心、肝、肾经，而为滋阴凉血之要药。阴亏则火旺，血热则妄行，本品滋阴凉血，血凉则静，所以又有凉血止血的功效。故适用于热病伤阴、舌绛烦渴、便秘尿赤、阴亏血虚、心烦内热、骨蒸、消渴，以及阴虚血热之吐衄下血、发斑发疹等。

【配伍应用】

戴元礼曰：阴微阳盛，相火炽强，来乘阴位，日渐煎熬，阴虚火旺之证，宜生地黄以滋阴退阳，同人参、茯苓、石蜜，名琼玉膏，治虚劳咳嗽唾血；同天麦门冬、熟地黄、人参，名固本丸，治老人精血枯槁。于固本丸中加枸杞熬膏，名集灵膏，治虚羸喘嗽乏力。其琼玉膏虽用鲜者捣汁，桑火熬膏，散中寓止，与干者无异。固本丸、集灵膏并用干者，而集灵变丸作膏，较之固本差胜。

1. 滋阴清热：适用于外感热病、热入营血、身热、口干、舌红或绛者，多与玄参、金银花等凉血养阴散热药配伍，如清营汤；用治热甚伤阴、津亏便秘者，可与玄参、麦冬合用，以增水行舟，如《温病条辨》增液汤；治内热消渴，每与天冬、枸杞子、山药等滋阴生津之品配伍，如滋膵饮；用于热病后期，低热不退及骨蒸劳热，多与青蒿、鳖甲同用，如青蒿鳖甲汤；又如常用的六味地黄丸、知柏地黄丸、大补阴丸均以本品为滋阴除蒸之主药。

2. 凉血止血：适用于血热妄行的吐衄下血等症，常与侧柏叶、茜草等凉血止血药配伍，如四生丸。用治热入营血、血热毒盛的斑疹紫黑，可与犀角、牡丹皮、赤芍同用，如犀角地黄汤。

用量15～30 g，鲜品用量加倍。炒炭用于止血。脾虚腹满便溏者，不宜用。

【汇要学按】

干地黄，苦、微甘，寒，味浓气薄，内专凉血滋阴，外润皮肤荣泽。病患虚而有热者，宜加用之。治心热，手心热，益肾水，凉心血，其脉洪实者宜之。

甘寒质润、苦以泄热。入心经、肝经、肾经，而为滋阴凉血之要药。阴亏则火旺，血热则妄行，本品滋阴凉血，血凉则静，所以又有凉血止血的功效。

【范式开合】

生地黄，大泻火。甘苦大寒，入心肾。泻丙火[小肠为丙火，心与小肠相表里，导赤散与木通同用]，清燥金[胃、大肠火]，消瘀通经，平诸血逆。治吐衄崩中[唾血者，血随唾出；咯血者，随咯咯出，或带血丝，出肾经及肺经。自两胁逆上吐出者，属肝经。衄血者，血溢于脑，从鼻而出；咳血者，咳出痰内有血，并属肺经。吐出呕出成盆成碗者，属胃经。经漏不止曰崩，血热则妄行，宜此凉之。虚人忌用，用干地黄可也]，伤寒阳强，痘症大热[痘症用之甚多，本草未载]。多服损胃。

生掘鲜者，捣汁饮之，或用酒制，则不伤胃。生则寒，干则凉，热则温[故分为三条，以便施用]。《本草备要》

【专题发挥】

《易简方》曰：男子多阴虚，宜熟地黄；女子多血热，宜生地黄。虞抟云：生地黄凉血，而胃气弱者恐妨食；熟地黄补血，而痰饮多者恐泥膈。或言生地黄酒炒则不妨胃，熟地黄姜制则不泥膈，然须详病人元气、病气之浅深而用之。若产后恶食泄泻，小腹结痛，虚劳脾胃薄弱，大便不实，胸腹多痰，气道不利，升降窒塞者，咸须远之。浙产者专于凉血润燥，病患元气本亏，因热邪闭结而舌干焦黑，大小便秘，不胜攻下者，用此于清热药中，通其秘结最妙，以其有润燥之功，而无滋润之患也。

愚按：《本经》地黄虽列上品，而实性禀阴柔，与乡愿不异。譬诸宵人，内藏隐隙，外示优容，是以举世名家，靡不藉为滋阴上药，止血神丹。虽或用非其宜，得以稍清旺气，服之仍得暂安。非若人参之性禀阳明，象类君子，苟有过，人皆知之，是以师家敛手不敢用，病家缄口不敢尝，直至濒危，不得已而用之，每至下咽即毙，是以左右之人，靡不交口归咎于人参，曷知其为从前误药所致。夫药之遗患于病，比比有之，莫如地黄、门冬之属，阴柔最甚，至死不觉其非，故不惮琐屑，特表而出之。

生地黄、犀角皆为凉血清热之品，常同用于血分实热证，然犀角以解毒为优，生地黄则以滋阴为胜，故血热毒盛者宜用犀角，而阴血不足者则宜用生地黄。

［处方用名］干地黄、生地黄、大生地、细生地、鲜生地。

术［白术　苍术］

术，一名山蓟。味苦，温，无毒。治风寒湿痹，死肌，痉，疸。止汗，除热，消食。作煎饵，久服轻身，延年，不饥。风眩，头痛，目泪出。消痰水，除心下急满及霍乱吐下不止，腰脐间血。生山谷。二月、三月、八月、九月采根，曝干。防风、地榆为之使。

白术

【本经释难】

《本经》主风寒湿痹，死肌，痉，疸。止汗，除热，消食。作煎饵，久服轻身，延年，不饥。

《本经》主风寒湿痹，死肌，痉，疸者，正以风、寒、湿三者合而成痹，痹者，拘挛而痛是也。《本经》曰：地之湿气感则害人皮肉筋骨。死肌者，湿毒侵肌肉也；痉者，风寒乘虚客于肝脾肾经所致也；疸者，脾胃虚而湿热瘀滞也。如上诸证，莫不由风寒湿而成，术有除此三者之功，故能祛其所致之疾也。止汗、除热、进食者，湿热盛则自汗，湿邪客则发热，湿去则脾胃燥，燥则食自消、汗自止、热自除矣。又主大风在身，而风眩头痛，目泪出，消痰水，逐皮肤间风水结肿，除心下急满及霍乱吐下不止，利腰脐间血。《本经》言消食作煎饵，留其滓以健运脾气，食自化矣。

【功能特性】

白术—名山姜，甘温味厚，阳中之阴，可升可降，入脾、胃二经。生用则有除湿益燥、消痰利水，治风寒湿痹、死肌、痉、疸，散腰脐间血及冲脉为病，逆气里急之功；制熟则有和中补气，止渴生津，止汗除热，进饮食，安胎之效。味甘、苦，性温。归脾、胃经。本品有补脾益气、燥湿利水作用。脾司运化，喜燥恶湿，脾虚气弱则不能健运，本品补益脾气而去水湿，故为健脾要药；脾不健运则水湿停聚，而为痰饮水肿，本品健脾燥湿利水，故可消痰饮，去水肿；脾虚气弱，肌表不固则自汗，本品补气健脾，故可固表止汗；脾为生化之源，孕妇脾虚气弱，生化无力，可以引起胎气不安，本品补气健脾，故又有安胎之效。

【配伍应用】

1. 补中气健运饮食，健脾益气：益津暖胃，消谷嗜食，得参、苓大补中气，得枳、橘健运饮食。本品既补脾气，又祛水湿，最适用于气弱脾虚、运化失常所致的食少便溏、脘腹胀满、倦怠无力等症，常与党参、茯苓、炙甘草同用，如四君子汤。倘脾胃虚寒，脘腹冷痛，大便泄泻，可配党参、干姜、炙甘草，如理中汤。如脾胃虚而有积滞，食欲不振，脘腹痞满，也可用白术健脾，配枳实消除痞满，以攻补兼施，如枳术丸。

2. 健脾运水，燥湿利水：仲景五苓散，祖《素问》泽术麋衔汤，并用生者，但彼兼麋衔以统血，则汗自止；此兼桂枝以通津，则渴自除。洁古枳术丸，祖《金匮》枳实汤，彼用生者以健胃，则逆满自愈；此用熟者以助脾，则饮食自强，且以荷叶裹饭为丸，取清振之气，以鼓克运之力也。盖白术得中宫冲和之气，补脾胃药以之为君，脾土旺则清气升而精微上，浊气降而糟粕输。适用于脾虚不能运化，水湿停留而为痰饮水肿等症。如配伍桂枝、茯苓、甘草（苓桂术甘汤）消痰饮，配伍陈皮、大腹皮、茯苓皮等去水肿。

3. 固表止汗：适用于气弱脾虚、肌表不固的自汗。多配伍黄芪、五味子、浮小麦等补气止汗药。

4. 安胎：适用于妊娠气弱脾虚、胎气不安之症。多配伍黄芩，可起到益气健脾、清热安胎的效果。如兼气滞、胸腹胀满者，可加苏梗、陈皮、砂仁、大腹皮等理气药；兼气虚、少气无力者，可加党参、茯苓、炙甘草等补气药；兼血虚、头晕心慌者，可加熟地黄、当归、白芍等补血药；兼胎元不固、腰酸腹痛者，可加杜仲、续断、阿胶、艾叶等以增强保胎作用。

5.入诸补气药，饭上蒸数次用；入肺胃久嗽药，蜜水拌蒸；入脾胃痰湿药，姜汁拌晒；入健脾药，土炒；入泻痢虚脱药，炒存性用；入风痹痰湿、利水破血药，俱生用。补气健脾宜炒用，燥湿利水宜生用。

仲淳有云：白术禀纯阳之土气，除邪之功胜，而益阴之效亏。故病属阴虚血少、精不足、内热骨蒸、口干唇燥、咳嗽吐痰吐血、鼻衄齿衄、便闭滞下者，法咸忌之。术燥肾而闭气，肝肾有动气者勿服。刘涓子云：痈疽忌白术，以其燥肾而闭气，故反生脓作痛也。凡脏皆属阴，世人但知白术能健脾，宁知脾虚而无湿邪者用之，反燥脾家津液，是损脾阴也，何补之有？此最易误，故特表而出之。本品燥湿伤阴，故只适用于中虚有湿之证，如属阴虚内热或津液亏耗，燥渴便秘，均不宜服。

【汇要学按】

白术，甘温味厚，阳中之阴，可升可降，入脾、胃二经，健运饮食，健脾运水。生用则有除湿益燥、消痰利水，治风寒湿痹、死肌、痉、疸，散腰脐间血及冲脉为病，逆气里急之功；制熟则有和中补气，止渴生津，止汗除热，进饮食，安胎之效。归脾、胃经，有补脾益气、燥湿利水作用。

【范式开合】

白术，补脾燥湿。苦燥湿[经曰：脾苦湿，急食苦以燥之]，甘补脾，温和中。在血补血，在气补气[同血药则补血，同气药则补气]，无汗能发，有汗能止[湿从汗出，湿祛汗止。止汗同芪、芍之类，发汗加辛散之味]。燥湿则能利小便，生津液[既燥湿而又生津何也？汪机曰：脾恶湿，湿胜则气不得施化，津何由生？用白术以除其湿，则气得周流，而津液生矣。汪机，著《本草会编》]。止泄泻[凡水泻，湿也。腹痛肠鸣而泄，火也。水火相激则肠鸣。痛甚而泻，泻而痛减者食也。完谷不化气虚也。在伤寒下利，则为邪热不杀谷也。久泻名脾泄，肾虚而命火衰，不能生土也。有积痰壅滞，肺气不能下降，大肠虚而作泻者宜豁痰。有伤风泄泻者宜散风。如脾虚湿泻者宜白术。凡治泻，丸散优于汤剂]，消痰水肿满，黄疸湿痹。补脾则能进饮食，祛劳倦[脾主四肢，虚则四肢倦怠]，止肌热[脾主肌肉]，化癥癖[同枳实则消痞，一消一补，名枳术丸。荷叶烧饭为丸，脾运则积化也]。和中则能已呕吐，定痛安胎[同黄芩则安胎，黄芩除胃热，白术补脾，亦除胃热，利腰脐间血。盖胎气系于脾，脾虚则蒂无所附，故易落。利腰脐血者，湿除则血气流行也]。血燥无湿者禁用。能生脓作痛，溃疡忌之[补气故也，凡胀满者忌用，白术闭气，然亦有塞因塞用者]。

肥白者出浙地，名云头术；燥白者出宣、歙，名狗头术，差胜于浙。用糯米泔浸[借谷气以和脾]，陈壁土炒[借土气以助脾]，或蜜水炒，人乳拌用[润以制其燥，《千金方》曰：有人病牙齿退场门，艰于饮食者，名髑溢，单用白术愈]。《本草备要》

【专题发挥】

白术、苍术一类二种，古时通用，《本经》未分，《名医别录》指出有赤、白两种，《本草纲目》列为两条，今已分别应用。二术作用比较：均能燥湿健脾，但白术又能补气、止汗、安胎，而苍术燥湿作用较白术强，且可散邪发汗。所以脾弱的虚证多用白术，湿盛的实证多用苍术，止汗安胎用白术，发汗散邪用苍术。

[处方用名] 白术、生白术、炒白术、野于术、冬术。

苍术

【本经释难】

《本经》主风寒湿痹，死肌，痉，疸。

《本经》治风寒湿痹、死肌、痉、疸等证，总取性专开腠，故能发汗而祛风寒湿气，祛湿而去死肌、痉、疸，下气而消痰食饮澼。

【功能特性】

苍术，苦、辛，温。辛烈，性温而燥。可升可降，能径入诸经，疏泄阳明之湿而安太阴，辟时行恶气，总取性专开腠，故能发汗而祛风寒湿气。味辛、苦，性温。归脾、胃经。本品芳香燥烈，外可散风湿之邪，内能化湿浊之郁，故为祛风除湿、燥湿健脾之药。凡湿邪为病，不论表里上下，皆可应用，如风寒湿痹、寒湿吐泻及湿热下注所致的脚膝肿痛、痿软无力等症，均可用之。

【配伍应用】

1. 散寒解表：白露后以泔水净，置屋上晒露一月，谓之神术。其神术已经露制，转燥为清，用以发散上部头风痰湿诸证，故治时行头痛，有神术汤，此得制度之妙也。用于外感风寒、头痛无汗者，可与藁本、白芷等同用，如神术散。

2. 祛风除湿：制用糯米泔浸，刮去皮，切片，同芝麻炒或麻油炒通黄，去焦末。因经泔浸炒，故能除上湿发汗，与白术止汗则异，腹中窄狭者须之。若用于风湿或寒湿引起的关节肢体疼痛，可与防风、羌活、桂枝、秦艽等药配用；若用于热痹，或湿热下注、足膝肿痛、痿软无力及带下秽浊之证，又常与黄柏相伍为用，如二妙散、三妙丸、四妙丸；若用于湿温多汗、一身尽痛之证，又常与清热泻火药生石膏、知母等配用，如苍术白虎汤。

3. 又能总解诸郁，佐以香附快气之药，下气最速，一升一降则郁散而气平也。

4. 燥湿健脾：脾精不禁，淋浊不止，腰背酸痛，用以敛脾津，津生于谷气也。同黄柏为二妙，治下部湿热痛肿。又苍术一味，麻油制过为末，煮大枣肉为丸，治胁下饮澼。用于湿阻脾胃、脘闷呕恶、吐泻不食、舌苔白腻之证，常与厚朴、陈皮、甘草配伍，如平胃散。对夜盲、青盲等目疾也有一定疗效。

然惟素禀肥盛多湿者为宜，若形瘦多火者禁用。本品苦温燥烈，故阴虚内热、气虚多汗者忌用。

【汇要学按】

苍术，苦、辛，温。辛烈，性温而燥。可升可降，能径入诸经，疏泄阳明之湿而安太阴，辟时行恶气，总取性专开腠，故能发汗而祛风寒湿气。归脾、胃经，芳香燥烈，外可散风湿之邪，内能化湿浊之郁，故为祛风除湿、燥湿健脾之药。

【范式开合】

苍术，补脾燥湿，宣，升阳散郁。甘温辛烈。燥胃强脾，发汗除湿，能升发胃中阳气[东垣曰：雄壮上行，能除湿，下安太阴，使邪气不传入脾]，止吐泻，逐痰水[许叔微云：苍术能治水饮之囊，盖燥脾以祛湿，崇土以填科日。日用苍术一斤，大枣五十枚，去皮捣，麻油半两，水二盏研，滤汁和丸，名神术丸。丹溪曰：实脾土，燥脾湿，是治痰之本]，消肿满，辟恶气[辟一切岚瘴、邪恶、鬼气。暑湿月，焚之佳。《夷坚志》曰：有士人游西湖，遇一女子，明艳动人，重币求之不得。又五年重寻旧游，怅然空返，忽遇女子，士欣然并行，过旅馆，留半岁，将议偕逝。女曰：向自君去，忆念之苦，感疾而亡，今非人也，但君漫阴气深，当暴泻，宜服平胃散，以补安精血。士惊惋曰：药味皆平，何得取效？女曰：中有苍术除邪气，乃为上品也]。散风寒湿，为治痿要药[阳明虚则宗筋纵弛，带脉不引故痿蹶。苍术阳明经药。经曰：治痿独取阳明。合黄柏为二妙散，加牛膝名三妙散]。又能总解痰、火、气、血、湿、食六郁[丹溪曰：诸郁皆因传化失常，气不得升降。病在中焦，将欲升之，必先降之，将欲降之，必先升之。越鞠丸用苍术、香附。苍术能径入诸经，疏泄阳明之湿，通行敛涩，香附乃阴中快气之药，一升一降，故郁散而平]，及脾湿下流，肠风带浊[带浊赤者湿伤血分，从心、小肠来。白者湿伤气分，从肺、大肠来。并有寒热二证，亦有因痰而带浊者，宜二陈加二术、升、柴]。燥结多汗者忌用[南阳文氏值乱，逃往壶山，饥困，有人教以饵术，遂不饥。数十年后归家，颜色更少，气力转健。术，一名山精，一名山姜。《导仙录》曰：子欲长生，当服山精；子欲轻翔，当服山姜。昂按：苍术善发汗，安能长远服食？文氏仙录之说，要亦方书名张之言也]。

出茅山，坚小有朱砂点者良。糯米泔浸，焙干，同芝麻炒，以制其燥。二术皆防风、地榆为使，主治略同，第有止汗、发汗之异。古文本草不分苍、白，陶隐君[陶弘景]言有两种，始各施用。《本草备要》

【专题发挥】

又苍术一味，麻油制过为末，煮大枣肉为丸，治胁下饮澼。许叔微患饮澼三十年，始因少年夜坐写文，左向伏几，是以饮食多坠左边，饮酒止从左下有声，胁痛食减嘈杂，饮酒半杯即止，十数日必呕酸水，暑月左半身绝无汗，服雄、附、矾石、牵牛、遂、戟等皆无效，自揣必有澼囊，如水之有窠臼，不盈科不行，乃悉屏诸药，以前丸服三月而疾除，暑月汗亦周身，灯下能书细字，皆苍术之力也。

[处方用名]苍术、茅苍术、制苍术、炒苍术。

菟丝子

菟丝子，一名菟芦。味辛，平，无毒。主续绝伤，补不足，益气力，肥健。汁，去面皯。久服明目，轻身，延年。_{口苦燥渴，寒血为积。}生川泽田野，蔓延草木之上。_{九月采实曝干。色黄而细为赤纲。色浅而大为菟蔂。得酒良。薯蓣、松脂为之使。恶萑菌。}

【本经释难】

《本经》续绝伤，补不足，益气力，肥健人。

《本经》言续绝伤、补不足、益气力、肥健人者，三经俱实而绝伤续、不足补、气力长，令人肥健矣。

【功能特性】

菟丝子，辛、甘，平，祛风明目，肝肾气分药也，其性味辛温质黏，与杜仲之壮筋暖腰膝无异，此补脾、肾、肝三经要药。味辛、甘，性平。归肝、肾、脾经。本品既能助阳，又能益精，不燥不腻，为平补肝、肾、脾三经的良药，且有固精、缩尿、明目、止泻的作用。适用于肝肾不足、腰膝酸痛、阳痿、滑精、白浊、小便不禁、尿有余沥、目暗不明，以及脾虚的便溏或泄泻等症。

【配伍应用】

1.功专于益精髓、坚筋骨、止遗泄，主茎寒精出，溺有余沥，去膝胫酸软、老人肝肾气虚腰痛膝冷，合补骨脂、杜仲用之，诸经膜皆属于肝也。气虚瞳子无神者，以麦门冬佐之，蜜丸服效。可用于肝肾不足、胎元不固及阴亏消渴等。如《医学衷中参西录》寿胎饮，即以本品与续断、桑寄生、阿胶等配伍，治胎漏下血，胎动欲坠；《全生指迷方》单用本品研末蜜丸或作散服治消渴。

2. 补肝肾、助阳益精、固精、缩尿、明目：适用于腰膝酸痛、阳痿、滑精、小便不禁或尿有余沥、白浊、目暗不明等症。如《是斋百一选方》菟丝子、杜仲等份，山药糊丸服，治腰膝酸痛；《本草衍义补遗》五子衍宗丸，以本品配伍枸杞子、覆盆子、五味子、车前子，治阳痿遗精；《世医得效方》菟丝子丸，以本品配伍鹿茸、附子、肉苁蓉、桑螵蛸、五味子、鸡内金、煅牡蛎等，治小便不禁；《太平惠民和剂局方》茯菟丸，以本品配伍白茯苓、石莲子，治遗精、白浊或尿有余沥；《证治准绳》驻景丸，由菟丝子、熟地黄、车前子组成，治肝肾不足，目暗不明。

3. 补脾止泻：适用于脾虚便溏或泄泻。如《方氏脉症正宗》方，以本品配黄芪、党参、白术、木香、补骨脂、小茴香等。治脾气不足，饮食减少，大便不实。

凡阳强不痿、大便燥结、小水赤涩者勿用，以其性偏助阳也。本品虽为平补之药，但仍偏于补阳，所以阴虚火旺、大便燥结、小便短赤者，均不宜服。

【汇要学按】

菟丝子，辛、甘，平，祛风明目，肝肾气分药也，其性味辛温质黏，与杜仲之壮筋暖腰膝无异，此补脾、肾、肝三经要药。本品既能助阳，又能益精，不燥不腻，为平补肝、肾、脾三经的良药，且有固精、缩尿、明目、止泻的作用。

【范式开合】

菟丝子，平补三阴。甘辛和平。凝正阳之气，入足三阴[脾、肝、肾]。强阴益精，温而不燥，不助相火。治五劳七伤，精寒淋沥，口苦燥渴[脾虚肾燥而生内热，菟丝益阴清热]。祛风明目，补卫气，助筋脉，益气力，肥健人[补肝肾之效。《老学庵笔记》：予族弟，少服菟丝子凡数年，饮食倍常，血气充盛。忽因浴见背肿，随视随长，乃大疽也。适值金银花开，饮至数斤，肿遂消。菟丝过服，尚能作疽，以此知金石药，不可不戒。昂按：此人或感他毒，未可尽归咎于菟丝也]。

无根，蔓延草上，子黄如黍粒。得酒良。淘去泥沙，酒浸一宿，曝干捣末。山药为使。《本草备要》

【专题发挥】

五味之中，惟辛通四气，复兼四味。《经》曰：肾苦燥，急食辛以润之。菟丝子、五味子之属是也。与辛香燥热之辛迥乎不同，此补脾、肾、肝三经要药。

［处方用名］菟丝子、菟丝饼。

牛膝［川牛膝］

牛膝，一名百倍。味苦，平，无毒。治寒湿痿痹，四肢拘挛，膝痛不可屈伸。逐血气，伤热，火烂，堕胎。久服轻身、耐老。伤中，少气，男子阴消，老人失溺，填骨髓，除脑中痛及腰脊痛。生川谷。二月、八月、十月采根，阴干。恶萤火、陆英、龟甲。畏白前。

【本经释难】

《本经》主寒湿痿痹，四肢拘挛，膝痛不可屈伸。逐血气，伤热，火烂，坠胎。

《本经》专主寒湿痿痹、四肢拘挛等病，不及补养下元之功，岂圣法有所未尽欤？丹溪言：牛膝能引诸药下行筋骨，痛风在下者宜加用之，其性虽下行走筋，然滑利之品，精气不固者，终非所宜。得酒蒸则能养筋，生用则去恶血。其治腰膝痛不可屈伸、足痿之病，非取其养血营筋之力欤？其治痈肿恶疮、金疮折伤、尿血淋痛、妇人经秘不通，非取其活血破瘀之力欤？

【功能特性】

牛膝，苦、酸，平，气薄味厚，性沉降泄，乃足厥阴之药。味苦、酸，性平。归肝、肾经。本品性善下行，直达肝、肾二经。生用逐瘀血、通经脉。可治妇女瘀血不行、经闭癥瘕、难产或胞衣不下。又治风湿痹痛、关节拘挛、扭伤闪挫、瘀血作痛，既可逐瘀通经，又可疗伤止痛。本品又能引血下行，以降上炎之虚火，有导热下泄之功，还可用治血热妄行的吐血衄血；阴虚火旺的喉痹、齿痛、口疮；阴虚阳亢的眩晕头痛。本品除活血祛瘀外兼能利尿通淋，还可用治血淋尿血、尿道涩痛。酒制能补肝肾、强筋骨，又能用治肝肾不足、腰膝酸痛、筋骨无力。朱丹溪谓其"能引诸药下行"，故临床用药欲下行者，也常用本品作引经药。

【配伍应用】

1. 性滑利窍，消血解毒：《外台》以生牛膝一味浓煎，治积久劳疟；《肘后》以二斤浸酒，治卒暴癥疾，延年；以之同葵子煎服，下胞衣；《卫生》以之捣罨折伤；《梅师》以之捣涂金疮；《千金》以之捣敷毒肿；《集验》以之通利溺闭，皆取其性滑利窍、消血解毒之功。

2.逐瘀血，通经脉：适用于妇女瘀血不行、经闭癥瘕，常用本品配干漆、生地黄，如《济生拔萃方》万病丸；本品与川芎、当归、红花、车前子等同用，还可用治难产、胞衣不下，如脱花煎；用治关节痹痛、筋脉拘挛偏于湿热下注者，常与苍术、黄柏同用，如三妙丸；属于风寒湿痹、腰膝酸痛者，又常与桑寄生、杜仲、独活等同用，如独活寄生汤，总以下半身关节痹痛为宜；用治扭伤闪挫、瘀血肿痛，常与当归、桃仁、红花、延胡索等同用，以祛瘀疗伤；用治血热吐衄，常与侧柏叶、白茅根、小蓟等凉血止血药同用。用治阴虚火旺、口舌糜烂、牙龈肿痛，常与石膏、熟地黄、麦冬等同用，如玉女煎，共收滋阴降火之效；用治肝阳上亢，气血并走于上，头痛眩晕，常与代赭石、龙骨、牡蛎、玄参等同用，如镇肝熄风汤，均取本品引血下行、导热下泄之功；用治湿热下注、血淋尿血、尿道涩痛，常与瞿麦、滑石、冬葵子等同用，如《备急千金要方》牛膝汤，本品能化瘀通淋而止痛。

3.补肝肾，强筋骨：适用于肝肾不足，腰膝酸痛，筋骨无力，常与熟地黄、龟板、虎骨等同用，如虎潜丸。

虽强阴强筋，而气虚下陷，大便易泄，梦泄遗精，妊娠崩漏，俱禁用。 用量6～15g。逐瘀血及引火下行当生用，补肝肾当制用。本品以宣导下行为主，又能堕胎，故脾虚泄泻、梦遗滑精、妇女月经过多及孕妇均当忌用。

【汇要学按】

牛膝，苦、酸，平，气薄味厚，性沉降泄，乃足厥阴之药。牛膝能引诸药下行筋骨，痛风在下者宜加用之，得酒蒸则能养筋，取其养血营筋之力；生用则去恶血，取其活血破瘀之力。

【范式开合】

牛膝，补肝肾，泻恶血。苦酸而平。足厥阴、少阴经药[肝肾]，能引诸药下行。酒蒸则甘酸而温，益肝肾，强筋骨[肝主筋，肾主骨]，治腰膝骨痛，足痿筋挛[下行故理足，补肝则筋舒，血行则痛止]，阴痿失溺[筋衰则阴痿，肾虚则失溺]，久疟下痢，伤中少气[以上皆补肝肾之功]。生用，则散恶血，破癥结[血行则结散]，治心腹诸痛，淋痛尿血[热蓄膀胱、便涩而痛曰淋。气淋便涩余沥，劳淋房劳即发，冷淋寒战后溲，膏淋便出如膏，石淋精结成石，尿血即血淋也。色鲜者，心与小肠实热；色瘀者，肾与膀胱虚冷。张子和曰：石淋乃肝经移热于胞中，日久熬煎成石，非肾与小肠病也。大法治淋宜通气、清心、平火、利湿。不宜用补，恐湿热得补增剧也。牛膝，淋证要药，血淋尤宜用之，杜牛膝亦可。又有中气不足致小便不利者，宜补中益气，经所谓气化则能出是也，忌用淋药通之]，经闭产难[下行之效，误用堕胎]，喉痹齿痛[引火下行]，痈肿恶疮，金疮伤折[以上皆散恶血之功]，出竹木刺[捣烂罨之即出；纵疮口合，刺犹自出]。**然性下行而滑窍，梦遗失精及脾虚下陷，因而腿膝肿痛者禁用。**

出西川及怀庆府，长大肥润者良。下行生用，入滋补药酒浸蒸。恶龟甲。畏白前，忌羊肉。《本草备要》

【专题发挥】

牛膝，怀产者长而无傍须，水道涩渗者宜之。川产者细而微黑，精气不固者宜之。忌牛肉。惟川产者，气味形质与续断仿佛，庶无精滑之虞。盖肾司闭藏，肝司疏泄，此味专司疏泄，而无固蛰之功，世俗妄谓益肾，而培养下元药中往往用之，与延盗入室何异？

其土牛膝亦能解毒利窍，专治血鼓，一味浓煎，恣意服之；又锁喉风，诸治不效，以土牛膝和醋捣，绞取汁，蘸鸡翎探吐稠痰，不过二三次，神验。

本品又有川、怀之分，逐瘀通经、通利关节、消肿止痛，宜用川牛膝；补益肝肾、强壮筋骨，宜用怀牛膝。

［处方用名］牛膝、怀牛膝、淮牛膝、川牛膝。

茺蔚子［益母草］

茺蔚子，一名益母，一名益明，一名大札。味辛，微温，无毒。主明目，益精，除水气。久服轻身。<small>血逆，大热，头痛，心烦。</small>

茎，治瘾疹痒，可作浴汤。生海滨、池泽。<small>五月采。</small>

【本经释难】

《本经》茺蔚子明目，益精，除水气。茎治瘾疹，可作浴汤。

茺蔚入手少阴、足厥阴血分，活血行气，有补阴之功。凡胎前产后，所恃者血气也，胎前无滞，产后无虚，以其行中有补也。然所谓补者，是散其瘀而营血受荫，非补养血气之谓。

【功能特性】

茺蔚<small>俗名益母</small>，辛、甘，微温，无毒。茺蔚入手少阴、足厥阴血分，活血行气，有补阴之功。凡胎前产后，所恃者血气也，胎前无滞，产后无虚，以其行中有补也。然所谓补者，是散其瘀而营血受荫，非补养血气之谓。味辛、甘，性微寒。归肝、心包经。本品辛散苦泄，微寒清热，主入心、肝二经血分，有活血祛瘀之功。妇科经产最为适用，故有益母之名。兼能利水退肿、消肿解毒。临床主要用于妇女经行不畅、经行腹痛，以及产后瘀阻等证，还可用治跌打损伤、瘀血肿痛，也属祛瘀之功。此外兼可用治浮肿、小便不利、痈肿疮毒等证，多作辅药使用。

【配伍应用】

《丹方》以益母之叶阴干，拌童便、陈酒九蒸九晒，入四物汤料为丸，治产后诸证。但功专行血，故崩漏下血，若脾胃不实，大肠不固者勿用，为其性下行也。近世治番痧腹痛呕逆，用以浓煎，少加生蜜，放温恣饮，有效，取其能散恶血也。

1. 活血祛瘀：适用于妇女血热有瘀、经行不畅，痛经、经闭、产后瘀阻等症。可单用益母草$_5$加赤砂糖$_2$熬膏，即益母膏冲服。或用本品配当归、赤芍、木香，如《医学入门》益母丸。若难产胞衣不下，可配麝香、当归、川芎、乳香、没药、黑荆芥，如《傅青主女科》送胞汤。又用治跌打损伤，可单用本品，可服可敷，或与其他化瘀止痛药同用。

2. 利水退肿：适用于浮肿、小便不利，常配伍白茅根、车前子、桑白皮及白术、茯苓等药。目前使用本品治疗肾炎水肿，取得一定疗效。

3. 消肿解毒：可用治乳痈、疔肿。常单用鲜品捣汁内服，渣敷患处。

用量 10 ～ 30 g，外用适量。凡血虚无瘀者不宜服。

【汇要学按】

茺蔚，味辛、甘，性微温。归肝、心包经。入手少阴、足厥阴血分，活血行气，有补阴之功。凡胎前产后，所恃者血气也，胎前无滞，产后无虚，以其行中有补也。然所谓补者，是散其瘀而营血受荫，非补养血气之谓。辛散苦泄，微寒清热，主入心、肝二经血分，有活血祛瘀之功。

【范式开合】

益母草，一名茺蔚，通行瘀血，生新血。辛微苦寒。入手足厥阴[心包、肝]。消水行血，去瘀生新，调经解毒[瘀血去则经调]。治血风血晕，血痛血淋，胎漏产难，崩中带下[带脉横于腰间，病生于此，故名为带。赤属血，白属气。气虚者，补中益气而兼升降。血虚者，养血滋阴而兼调气]。为经产良药，消疔肿乳痈[亦取其散瘀解毒]，通大小便。然辛散之药，瞳子散大者忌服。

益母子主治略同，调经益精，明目[血滞病目者则宜之]活血，顺气逐风[气行则血行，血活则风散]，行中有补。治心烦头痛[血虚血热之候]，胎产带崩，令人有子[有补阴之功。

时珍曰：益母根茎花叶实，皆可同用。若治疮肿胎产，消水行血，则宜并用；若治血分风热，明目调经，用子为良。盖根茎花叶专于行，子则行中有补也。《产宝》济阴返魂丹，小暑端午或六月六日，采益母茎叶花实，为末蜜丸，治胎产百病。《近效方》：捣汁熬膏亦良]。

忌铁。子微炒用。《本草备要》

【专题发挥】

茺蔚俗名益母，忌犯铁器。其子微炒香，蒸熟，烈日曝燥，杵，去壳用。其子能明目，功专益精利水，水亏而瞳子收小者宜之。若火盛瞳子散大者切忌，为其辛散能助火邪也。白花者名錾菜，嫩苗可食，故谓之菜。藏器主产后腹痛，今人治白带用一味为末，服之大效。

［处方用名］益母草、茺蔚草、坤草。

女萎［玉竹］

女萎，一名左眄，一名玉竹。味甘，平，无毒。治中风暴热，不能动摇，跌筋结肉，诸不足。久服去面黑皯，好颜色，润泽，轻身，不老。心腹结气，虚热，湿毒，腰痛，茎中寒及目痛，眦烂，泪出。生川谷及丘陵。立春后采，阴干。畏卤咸。

【本经释难】

《本经》主中风暴热，不能动摇，跌筋结肉，诸不足。久服去面黑皯，好颜色，润泽，轻身，不老。

葳蕤，甘润性平，滋肺益肾，补而不壅，善调厥阴久袭之风，故《本经》治中风暴热等病，皆取其养正祛邪之力也。《别录》主心腹结气，虚热腰痛，茎中寒，目痛眦烂泪出。甄权主内补不足，去虚劳客热，头痛不安。《千金》治风温，自汗身重，语言难出。

【功能特性】

葳蕤《本经》名女萎，又名玉竹，甘、平，无毒，滋肺益肾，补而不壅，善调厥阴久袭之风。味甘，性平。归肺、胃经。本品有补阴润燥，生津止渴作用。善治肺胃阴虚燥热之证，如燥热咳嗽、阴虚劳嗽，以及热病伤阴之烦渴或平素胃阴不足之舌干口渴等症。但药力缓慢，久服方能见效。

【配伍应用】

葳蕤汤以之为君，其源本诸麻黄升麻汤，深得仲景之奥。时珍用治虚劳寒热，痁疟不足之证，用代参芪，不寒不燥，大有殊功，不止于祛风热温毒而已。又主小便卒淋，发热口干，眼黑头眩，目赤涩痛，其性虽润，而无伤犯脾胃、夺食泄泻之虞。但其性之缓耳。

养阴润燥，生津止渴：适用于肺胃阴伤、燥热咳嗽、舌干口渴。如《通俗伤寒论》加减葳蕤汤，以本品配伍葱白、豆豉、薄荷、桔梗、白薇、甘草，有滋阴解表作用，可治阴虚之体、感冒风热、发热咳嗽、咽干口渴等症；《温病条辨》玉竹麦冬汤，以本品配伍麦冬、沙参、生甘草，治肺胃阴伤、燥热咳嗽、舌干少津；《温病条辨》益胃汤，以本品配伍沙参、麦冬、生地黄、冰糖，治温病后期、损伤胃阴、口干咽燥、食欲缺乏等。

用量 10～15 g。肥白者良。入发散风热药生用，入补药蜜水拌，饭上蒸熟用。本品虽性质和平，作用缓慢，但毕竟为滋阴润燥的药物，故脾虚而有痰湿者忌服。

【汇要学按】

葳蕤，甘、平，甘润性平，滋肺益肾，补而不壅，善调厥阴久袭之风。归肺、胃经，有补阴润燥、生津止渴作用。

【范式开合】

葳蕤，平补而润，祛风湿。甘平。补中益气，润心肺，悦颜色，除烦渴。治风淫湿毒，目痛眦烂[风湿]，寒热痁疟[痁，诗廉切，亦疟也]，中风暴热，不能动摇，头痛腰痛[凡头痛不止者属外感，宜发散。乍痛乍止者属内伤，宜补虚。又有偏头痛者，左属风与血虚，右属痰热与气虚。腰痛亦有肾虚、气滞、痰积、血瘀、风寒、湿热之不同。凡挟虚、挟风湿者，宜葳蕤]，茎寒自汗，一切不足之证。用代参、芪，不寒不燥，大有殊功[昂按：葳蕤温润甘平，中和之品。若蜜制作丸，服之数斤，自有殊功。与服何首乌、地黄者，同一理也。若仅加数分于煎剂，以为可代参、芪，则失之远矣。大抵此药性缓，久服方能见功。而所主者，多风湿、虚劳之症。故瞿仙以之服食，南阳用治风温，《千金》《外台》亦间用之，未尝恃之重剂也。若急虚之证，必须参、芪，方能复脉回阳，斯时即用葳蕤斤许，亦不能敌参、芪数分也。时医因李时珍有可代参、芪之语，凡遇虚证，辄加用之，曾何益于病者之分毫哉？拙著《方解》，欲采葳蕤古方可以入补剂者，终不可得，则古人之罕用，亦可见矣]。

似黄精而差小，黄白多须[二药功用相近，而葳蕤更胜]，竹刀刮去皮、节，蜜水或酒浸蒸用。畏咸卤[陶弘景曰：《本经》有女萎，无葳蕤，《别录》有葳蕤，无女萎。功用正同，疑名异尔]。

《本草备要》

【专题发挥】

石斛、玉竹均有养阴生津作用，但石斛养胃阴、生津液之力较强，且可益肾阴，清虚热，玉竹甘平柔润，养肺胃之阴而除燥热，作用缓慢。

[处方用名] 女萎、玉竹、肥玉竹、葳蕤。

防葵［前胡］

防葵，一名梨盖。味辛，寒，无毒。治疝瘕，肠泄，膀胱热结，溺不下，咳逆，温疟，癫痫，惊邪，狂走。久服坚骨髓，益气，轻身。五藏虚气，口干，除肾邪。生川谷。三月三日采根，曝干。中火者不可服，令人恍惚见鬼。

【本经释难】

《本经》主疝瘕，肠泄，膀胱热结，溺不下，咳逆，瘟疟，癫痫，惊邪，狂走，久服坚骨髓，益气，轻身。

防葵辛寒，性善走散，能治疝瘕肠泄、膀胱热结等证，而《别录》又言疗五脏虚气，小腹支满，胪胀口干，除肾邪，强志，中有火者不可久服，令人恍惚见鬼，二说各有主见。一以治浊邪支塞，惊邪狂走，故须久服，开除积垢，自然髓充骨坚，正气自复；一以疗五脏虚气，肾邪逆满，故不可久服，久服恐正气愈虚，不能制五志之火，引领痰湿上侮君主，令人恍惚见鬼。同一防葵，而有治惊邪狂走与久服见鬼之不同也。

【功能特性】

防葵，辛，寒，有毒，性善走散，能治疝瘕肠泄、膀胱热结等证。味苦、辛，性微寒。归肺经。本品苦能下气祛痰，辛能宣肺散风，微寒可以清热，为疏散风热、祛痰治咳常用药。凡风热外感所致的咳嗽、头痛及肺有郁热、肺气不得宣降所致的痰稠喘咳胀满，皆为主治；对咳喘上气、痰黄难咳而兼有表证者，用之最宜。

【配伍应用】

尝考《千金方》，防葵为治风虚、通血脉之上药，每与参、术、钟乳、石英并用，取其祛逐风虚，通利血脉，而正气得复，肾志自强，当无助火为虐之虑矣。降气祛痰，散风清热，用于肺热咳嗽、痰黄黏稠、胸闷不舒，可与杏仁、桑白皮、贝母等配伍，如《证治准绳》前胡散；用于风热外感、咳嗽痰多、气急咽痛，可与白前、桑叶、桔梗、薄荷、牛蒡子等配伍，如二前汤。

用量 3～10g。阴虚火炽及寒饮咳嗽均不宜应用。

【汇要学按】

防葵，辛，寒，有毒，性善走散，能治疝瘕肠泄，膀胱热结等证。归肺经，苦能下气祛痰，辛能宣肺散风，微寒可以清热，为疏散风热、祛痰治咳常用药。

【范式开合】

前胡，宣，解表，泻，下气，治风痰。辛以畅肺解风寒，甘以悦脾理胸腹，苦泻厥阴[肝]之热，寒散太阳[膀胱]之邪。[微寒，一云微温]。性阴而降，功专下气，气下则火降而痰消[气有余便是火，火则生痰]。能除实热。治痰热哮喘，咳嗽呕逆，痞膈霍乱，小儿疳气，有推陈致新之绩。明目安胎。无外感者忌用[按：柴胡、前胡均是风药。但柴胡性升、前胡性降，为不同。肝胆经风痰，非前胡不能除]。

皮白肉黑，味甘气香者良。半夏为使。恶皂角。忌火。《本草备要》

【专题发挥】

前胡与杏仁，两药归肺经均以降气为主，且都有疏散之性。然前胡性凉，偏于降气消痰、散风清热，以治风热或肺热所致的咳喘痰稠为主，杏仁性温，偏于降气止咳、定喘散寒，适用于风寒束肺所致的咳嗽喘促多痰之证。

［处方用名］防葵、前胡、嫩前胡、粉前胡。

柴胡

柴胡，一名地熏。味苦，平，无毒。治心腹，去肠胃中结气，饮食积聚，寒热邪气，推陈致新。久服轻身，明目，益精。诸痰热结实，胸中邪逆，五藏间游气，水胀及湿痹，拘挛。生川谷。二月、八月采根，曝干。亦可作浴汤。得茯苓、桔梗、大黄、石膏、麻子仁、甘草、桂，以水一斗，煮取四升，入硝石三方寸匕，疗伤寒寒热头痛，心下烦满。半夏为之使。恶皂荚。畏女菀、藜芦。

【本经释难】

《本经》主心腹肠胃中结气，饮食积聚，寒热邪气，推陈致新，明目益精。

《本经》治心腹肠胃结气、饮食积聚、寒热邪气，使清阳之气上升，而胃中留结宿滞亦得解散矣。

【功能特性】

柴胡[即茈胡]，苦，平，无毒。柴胡能引清阳之气，从左上升，足少阳胆经之药。胆为清净之府，无出无入，禁汗吐下，惟宜和解，以其经居半表半里。味苦，性平。归肝、胆经。本品芳香疏泄，可升可散，善于疏散少阳半表半里之邪，又能升举清阳之气，且可疏泄肝气而解郁结。常用治邪在少阳，寒热往来；阳气下陷，泄泻脱肛；肝气郁结，胸胁胀痛；妇女月经不调诸证。

【配伍应用】

仲景治伤寒寒热往来，胁痛耳聋，妇人热入血室，皆为必用。小儿五疳羸热，诸疟寒热，咸宜用之。痘疹见点后有寒热，或胁下疼热，于透表药内用之，不使热留少阳经中，则将来无切牙之患。虚劳寒热，多有可用者。劳有五劳，病在五脏，若劳在肝胆心包络有热，或少阳经寒热，则柴胡为必用药。劳在脾胃有热，或阳气下陷，则柴胡乃引清气、退热之药。惟劳在肺肾者，不可用。东垣补中益气用之者，乃引肝胆清阳之气上行，兼升达参、芪之力耳。疮疽用之者，散诸经血结气聚也。

1. 疏散退热：用于邪在少阳、寒热往来、口苦咽干、心烦喜呕等，常与黄芩、半夏等配伍，如小柴胡汤；又可与常山、草果等配伍，用治疟疾。此外，对于感冒发热，或外感表邪未解、阳明肌热已盛之证，也均可用本品疏散退热；也可配伍葛根、黄芩等，如柴葛解肌汤。

2. 疏肝解郁：用于肝气郁滞、胁肋胀痛、月经不调等，常与当归、芍药、薄荷、白术、茯苓等配伍，如逍遥散。

3. 升举阳气：用于气虚下陷、久泻脱肛、子宫下垂等，常配伍党参、黄芪、升麻等，如补中益气汤。

用量 3～10 g。入解表药生用，清肝炒熟用。醋炒用减低散性，鳖血炒用可退虚热。其性升发，病患虚而气升者忌之。呕吐及阴火炎上者勿服。若阴虚骨蒸服之，助其虚阳上逆，势必耗尽真阴而后已。奈何操司命之权者，多所未悟也。本品具有升发之性，故凡患者虚而气逆不降，或阴虚火旺、虚阳上升者，均宜慎用。

【汇要学按】

柴胡，苦，平，无毒。柴胡能引清阳之气，从左上升，足少阳胆经之药。胆为清净之府，无出无入，禁汗吐下，惟宜和解，以其经居半表半里。使清阳之气上升，而胃中留结宿滞亦得解散矣。归肝、胆经，芳香疏泄，可升可散，善于疏散少阳半表半里之邪，又能升举清阳之气，且可疏泄肝气而解郁结。

【范式开合】

柴胡，宣，发表、和里、退热、升阳。苦平微寒，味薄气升为阳。主阳气下陷，能引清气上行，而平少阳、厥阴之邪热 [肝、胆、心包、三焦相火。时珍曰：行少阳，黄芩为佐；行厥阴，黄连为佐]，**宣畅气血，散结调经** [昂按：人第知柴胡能发表，而不知柴胡最能和里。故劳药、血药，往往用之。补中益气汤、逍遥散，皆用柴胡，取其和中，皆非解表]。为足少阳[胆经]表药[胆为清净之府，无出无入，其经在半表半里，法当和解，小柴胡汤之属是也。若病在太阳，服之太早，则引贼入门；若病入阴经，复服柴胡，则重虚其表。最宜详慎]。治伤寒邪热[仲景有大、小柴胡汤]，痰热结实，虚劳肌热[寇宗奭曰：柴胡，《本经》并无一字治劳，《药性论》《日华子》皆言补劳伤，医家执而用之，贻误无穷。时珍曰：劳有五，若劳在肝、胆、心、心包有热，则柴胡乃手足厥阴、少阳必用之药；劳在脾胃有热，或阳气下陷，则柴胡为升清退热必用之药。惟劳在肺肾者，不可用耳，寇氏一概摈斥，殊非通论。昂按：杨氏秦艽扶羸汤，治肺痿成劳，咳嗽声嘎，体虚自汗，用柴胡为君，则肺劳亦有用之者矣。《药性论》甄权著]，呕吐心烦[邪在半表半里，则多呕吐]，诸疟寒热[东垣曰：诸疟以柴胡为君，佐以引经之药。李士材曰：疟非少阳经慎用。喻嘉言曰：疟发必有寒有热，盖外邪伏于半表半里，适在少阳所主之界。入与阴争，阳胜则热；出与阳争，阴胜则寒。既纯热无寒，为瘅疟温疟，纯寒无热，为牝疟，要皆自少阳而造其极偏。补偏救弊，亦必返还少阳之界，使阴阳协和而后愈也。谓少阳而兼他经则有之，谓他经而不涉少阳，则不成其为疟矣，脉纵屡迁，而弦之一字，实贯彻之也。昂按：疟之不离少阳，犹咳之不离于肺也。谈薮云：张知阁久病疟，热时如火，年余骨立。医用茸、附诸药，热益甚。孙琳投以小柴胡汤，三服脱然。琳曰：此名劳疟，热从髓出，加以刚剂，气血愈亏。热有在皮肤、在脏腑、在骨髓，在骨髓者，非柴胡不可，若得银柴胡，只须一服，南方者力减，故三服乃效也。时珍曰：观此则得用药之妙之矣。昂按：据孙氏之说，是柴胡亦能退骨蒸也]，头眩目赤，胸痞胁痛[凡胁痛，多是肝木有余，宜小柴胡汤加青皮、川芎、白芍。又左胁痛，宜活血行气；右胁痛，宜消食行痰]，口苦耳聋[皆肝胆之邪]，妇人热入血室[冲为血海，即血室也，男女皆有之。柴胡在脏主血，在经主气]，胎前产后诸热，小儿痘疹，五疳羸热，散十二经疮疽，血凝气聚，功同连翘[连翘治血热，柴胡治气热，为少异]。阴虚，火炎气升者禁用。

银州者根长尺余，微白，治劳疳良。北产者如前胡而软者良，南产者强硬不堪用。外感生用，内伤升气酒炒用根，中及下降用梢，有汗、咳者蜜水炒。前胡、半夏为使。恶皂角。《本草备要》

【专题发挥】

今人以细者名小柴胡，不知小柴胡乃汤名也，若大柴胡汤而用银州者，可乎？按：柴胡为少阳经药，病在太阳，服之太早则引寇入门。病在阴经，用之则重伤其表，误人不可胜数。

[处方用名]柴胡、北柴胡、春柴胡、软柴胡、醋炒柴胡、鳖血柴胡、炒柴胡。

麦门冬［麦冬］

麦门冬，秦名羊韭，齐名麦韭，楚名马韭，越名羊蓍。味甘，平，无毒。

治心腹结气，伤中，伤饱，胃络脉绝，羸瘦，短气，久服轻身，不老，不饥。

身重、目黄，虚劳客热，口干，燥渴，止呕吐，愈痿蹷，强阴，益精，安五藏，令人肥健，有子。生川谷及堤坂，肥土，石间久废处。二月、三月、八月、十月采，阴干。地黄、车前为之使。恶款冬、苦瓠。畏苦参、青蘘。

【本经释难】

《本经》主心腹结气，伤中伤饱，胃络脉绝，羸瘦短气，久服轻身，不老不饥。

《本经》主心腹结气，伤中伤饱，胃络脉绝，羸瘦短气，一气贯下，言因过饱伤胃而致心腹气结，脉绝不通，羸瘦短气，故宜以此滋其津液，通其肺胃，殊非开豁痰气，消克饮食之谓。

【功能特性】

麦门冬_{本作䔄冬}，甘，寒，无毒。麦门冬阳中微阴，入心肺肾及足阳明之经，定心热惊烦，疗肺痿吐脓。盖专泄而不专收，寒多人禁服。味甘、微苦，性微寒。归肺、心、胃经。本品功能清养肺、胃之阴而润燥生津，且可清心而除烦热。适用于肺阴亏损，燥咳痰黏，或劳热喘咳，吐血，咯血，胃阴不足，舌干口渴，以及心阴虚、心火旺，而致心烦不安等症。此外，还可用于热病伤阴，肠燥便秘，有滋阴、润肠、通便作用。

【配伍应用】

肺中伏火，脉气欲绝者，加五味子、人参，为生脉散，专补脉中元气不足。时珍曰：麦门冬以地黄为使，服之令人头不白，添精补髓，通肾气，定喘促，令人肌体滑泽。

1. 清肺养阴：适用于燥咳痰黏、劳热喘咳、吐血、咯血。如清燥救肺汤（《医门法律》）以本品配伍桑叶、杏仁、胡麻仁、阿胶、枇杷叶、生石膏、人参、甘草等药，治温燥伤肺、干咳气逆、咽干鼻燥等症；二冬膏（《张氏医通》）麦冬、天冬等份加蜂蜜收膏，治燥咳痰黏、劳热喘咳、吐血、咯血。

2. 益胃生津：适用于胃阴不足，舌干口渴。多配伍沙参、生地黄、玉竹等，如益胃汤。

3. 清心除烦：适用于心烦不安。如清营汤以本品配伍生地黄、玄参、丹参、竹叶心、黄连等，治热病，热邪入营，身热夜甚，烦躁不安；补心丹以本品配伍丹参、茯神、五味子、酸枣仁、柏子仁、远志、生地黄、玄参等，治阴虚有热，心烦失眠。

4. 润肠通便：适用于肠燥便秘。如增液汤（《温病条辨》）以本品与生地黄、玄参同用，治阴虚肠燥，大便秘结。

用量 8 ～ 25 g。**去心用即不烦心**。清养肺胃之阴多去心用，滋阴清心火多连心用。其阴虚羸瘦，喘咳上气，失音失血，及风热暴嗽，咸非所宜；恐寒郁热邪，牢不可破，多成虚损之疾。麻疹咳嗽不可误用，以其性寒助阴，固敛阳邪不能发越也。凡脾胃虚寒泄泻及痘疮虚寒作泻，产后血虚泻渴，皆非所宜。感冒风寒或有痰饮湿浊的咳嗽，以及脾胃虚寒泄泻均忌服。

【汇要学按】

麦门冬，甘，寒，无毒，阳中微阴，入心肺肾及足阳明之经，定心热惊烦，疗肺痿吐脓，滋其津液，通其肺胃。归肺、心、胃经。本品功能清养肺、胃之阴而润燥生津，且可清心而除烦热。

【范式开合】

麦门冬，补肺清心，泻热润燥。甘微苦寒。清心润肺 [东垣曰：入手太阴气分]，强阴益精，泻热除烦 [微寒能泻肺火，火退则金清，金旺则水生，阴得水养，则火降心宁而精益]，消痰止嗽 [午前嗽多属胃火，宜芩、连、栀、柏、知母、石膏；午后嗽及日轻夜重者，多属阴虚，宜五味、麦冬、知母、四物]，行水生津 [肺清则水道下行，故治浮肿；火降则肾气上腾，故又治消渴]。治呕吐 [胃火上冲则呕，宜麦冬。又有因寒、因食、因痰、因虚之不同]，痿蹶 [手足缓纵曰痿蹶。阳明湿热上蒸于肺，故肺热叶焦，发为痿蹶。《经疏》曰：麦冬实足阳明胃经之正药]，客热虚劳，脉绝短气 [同人参、五味，名生脉散。盖心主脉，肺朝百脉，补肺清心，则气充而脉复。又有脉将绝死者，服此能复生之。夏月火旺灼金，服之尤宜。东垣曰：人参甘寒，泻火热而益元气；麦冬苦寒，滋燥金而清水源；五味酸温，泻丙火而补庚金，益五脏之气也。丙火小肠，庚金大肠，并主津液]，肺痿吐脓，血热妄行，经枯乳闭。明目悦颜 [益水清火]。但性寒而泄，气弱胃寒人禁用。

肥大者良，去心用。入滋补药酒浸 [制其寒]。地黄、车前为使。恶款冬，畏苦参、青葙、木耳。《本草备要》

【专题发挥】

东垣云：六七月间湿热方盛，人病骨乏无力，身重气短，头旋眼黑，甚则痿软。故孙真人以生脉散补其天元真气。脉者，人之元气也。人参之甘温，泻阴火而益元气；麦门冬甘寒，滋燥金而清水源；五味子之酸咸，泻丙火而补庚金，兼益五脏之气也。

天冬、麦门冬均能滋阴清肺，都可用于燥咳、咯血、阴伤口渴、肠燥便秘之症。但天冬大寒，清火润燥之力较麦冬大，且滋肾阴；麦门冬微寒，滋阴润燥之力较天冬为差，然滋腻之性亦较小，且清心除烦，益胃生津。

［处方用名］麦冬、麦门冬、寸麦冬。

独活

独活，一名羌活，一名羌青，一名护羌使者。味苦，平，无毒。治风寒所击，金疮，止痛，奔豚，痫痉，女子疝瘕，久服轻身，耐老。生川谷。二月、八月采根曝干。此草得风不摇，无风自动。豚实为之使。

【本经释难】

《本经》主风寒所击，金疮，止痛，奔豚，痫痉，女子疝瘕。

独活不摇风而治风，浮萍不沉水而治水，因其所胜而为制也。《本经》治金疮为风寒所击而痛，及奔豚痫痉、女子疝瘕，皆邪气内贼之候。独活生益州，较羌活其气稍细。

【功能特性】

独活，辛、苦，微温，无毒。独活不摇风而治风，浮萍不沉水而治水，因其所胜而为制也。升中有降，能通达周身，而散风胜湿。味辛、苦，性微温。归肾经。辛散苦燥，主散在里之伏风，且可祛湿，而止疼痛。善治少阴经伏风头痛；又治风寒湿痹，尤宜腰膝痹痛。

【配伍应用】

升中有降，能通达周身，而散风胜湿。与细辛同用，治厥阴头痛目眩，又足少阴经伏风头痛，两足湿痹不能动止者，非此不治。甄权以独活治诸风湿冷，奔喘逆气，皮肤苦痒，手足挛痛，劳损风毒齿痛，皆风湿相搏之病也。

散风祛湿止痛：用于风寒湿痹腰膝较重者，常与桑寄生、防风、细辛、川芎、当归、杜仲、牛膝等药同用，如独活寄生汤；用于伏风头痛，可与细辛、川芎同用；也可与荆芥、防风、羌活、川芎等药配伍，治外感风寒湿邪、恶寒发热、无汗、头身疼痛较重者，如荆防败毒散。

用量 3～10g。独活生益州，较羌活其气稍细。香而紫黑者真。但气血虚而遍身痛，及阴虚下体痿弱者禁用。南方无刚猛之风，一切虚风类中，咸非独活所宜。本品为辛散温燥之品，凡非风寒湿邪而属气血不足之证忌用。

【汇要学按】

独活，辛、苦，微温。独活不摇风而治风，浮萍不沉水而治水，因其所胜而为制也。升中有降，能通达周身，而散风胜湿。足少阴经伏风头痛，两足湿痹不能动止者，非此不治。归肾经，辛散苦燥，主散在里之伏风，且可祛湿，而止疼痛。

【范式开合】

独活，宣，搜风，祛湿。辛苦微温。气缓善搜，入足少阴[肾]气分，以理伏风。治本经伤风头痛，头晕目眩[宜与细辛同用]，风热齿痛[文潞公《药准》用独活、地黄等分为末，每服三钱]，痉痫湿痹[项背强直，手足反张曰痉；湿流关节，痛而烦曰湿痹。风胜湿，故二活兼能去湿]，奔豚疝瘕[肾积曰奔豚，风寒湿客于肾家所致。瘕疝亦然]。

有风不动，无风反摇，又名独摇草[故治风]。《本经》云：独活一名羌活。古方惟用独活，后人云是一类二种，遂分用。以形虚大有臼如鬼眼，节疏色黄者为独活；色紫节密，气猛烈者为羌活。并出蜀汉。又云自西羌来者名羌活[故名胡王使者，今采诸家所分经络、主治各证，以便施用]。《本草备要》

【专题发挥】

羌活、独活古时不分，实为二物，作用亦异，前者辛温燥烈，发散力强，主散肌表之游风及寒湿，故风寒在表之头痛、身痛及人体上部之风寒湿痹多用之；后者微温，辛散力缓，善祛在里之伏风，又可除湿，故多用于人体下部腰膝筋骨间风湿痹痛，兼治伏风头痛。

[处方用名]独活、川独活。

羌活

【本经释难】

羌活，甄权以羌活治贼风，失音不语，多痒，手足不遂，口面㖞斜，群痹血癞，皆风中血脉之病也。苏恭曰：疗风宜用独活，兼水宜用羌活，风能胜湿，故羌活能治水湿。

【功能特性】

羌活，苦、辛，温，无毒。治足太阳风湿相搏，一身尽痛，头痛，肢节痛，目赤，肤痒，乃却乱反正之主帅。督脉为病，脊强而厥者，非此不能除。味辛、苦，性温。归膀胱、肝、肾经。本品上升发散，作用强烈，故有"气雄而散"之说。主散肌表游风及寒湿之邪，又可通利关节而止疼痛。故可用治外感风寒或风湿而致头痛、脊强、一身尽痛，或风寒湿痹、关节疼痛等症。而对上半身风寒湿邪尤为适用。

【配伍应用】

与川芎同用，治太阳、厥阴头痛，发汗散表，透关利节，非时感冒之仙药也。但内伤元气，血虚头痛，及遍身肢节痛，皆非所宜。昔人治劳力感寒，于补中益气汤中用之，深得补中寓泻之意。

散风寒湿，止痛：用于外感风寒湿邪、恶寒、发热、头痛、身痛，多与防风、川芎、细辛、白芷等同用，如九味羌活汤；用于风湿痹痛，可与独活、秦艽、桂枝、海风藤、桑枝等祛风湿药同用，如蠲痹汤。

用量 3 ～ 10 g。**香而色紫者良。**凡非风寒湿邪而属气血不足之证忌用。

【汇要学按】

羌活，苦、辛，温，治足太阳风湿相搏，一身尽痛，头痛，肢节痛，目赤，肤痒，乃却乱反正之主帅，督脉为病，脊强而厥者，非此不能除。归膀胱、肝、肾经。

【范式开合】

羌活，宣，搜风，发表，胜湿。辛苦性湿，气雄而散，味薄上升。入足太阳[膀胱]以理游风，兼入足少阴、厥阴[肾、肝]气分。泻肝气，搜肝风，小无不入，大无不通。治风湿相搏，本经头痛[同川芎，治太阳、少阴头痛。凡头痛多用风药者，以巅顶之上，唯风药可到也]，督脉为病，脊强而厥[督脉并太阳经]，刚痉柔痉[脊强而厥，即痉证也。伤寒无汗为刚痉；伤风有汗为柔痉。亦有血虚发痉者。大约风证宜二活，血虚忌用]，中风不语[按：古人治中风，多主外感，率用续命、愈风等汤以发表，用三化汤、麻仁丸以攻里。至河间出，始云中风非外来之风，良由心火暴甚，肾水虚衰。东垣则以为本气自病。丹溪以为湿生痰、痰生热、热生风。世人复分北方风劲、质浓，为真中；南方地卑、质弱，为类中。不思岐伯云：中风大法有四。一偏枯，半身不遂也；二风痱，四肢不收也；三风懿，奄忽不知人也；四风痹，诸风类痹状也。风证尽矣，何尝有真中、类中之说乎？此证皆由气血亏虚，医者不知养血益气以固本，徒用乌、附、羌、独以祛风，命曰虚虚，误人多矣。真中定重于类中。焉有类中既属内伤，真中单属外感乎！河间、东垣皆北人，安能尽舍北人而专治南人乎]，头旋目赤[目赤要药]。散肌表八风之邪，利周身百节之痛，为却乱反正之主药。若血虚头痛、遍身痛者[此属内证]，二活并禁用。《本草备要》

【专题发挥】

羌活生于羌胡，雍州、陇西、西川皆有之。

[处方用名]羌活、川羌活、西羌活。

车前子

车前子，一名当道。味甘，寒，无毒。治气癃，止痛，利水道小便，除湿痹。久服轻身，耐老。不欲食，养肺，强阴，益精，令人有子，明目，疗目赤痛。生平泽、丘陵、坂道中。五月五日采，阴干。

【本经释难】

《本经》主气癃，止痛，利水道，除湿痹，久服轻身耐老。

《本经》治气癃，止痛，通肾气也；小便利则湿去，湿去则痹除。《别录》治女子淋沥等病，专取清热利窍之功也。男女阴中有二窍，一窍通精，一窍通水，二窍不兼开，水窍得气化乃出，精窍得火动乃泄。

【功能特性】

车前子，甘、咸，寒，无毒。车前子入足太阳、少阴，能利小便而不走气，与茯苓同功，通肾气，小便利，专取清热利窍。味甘，性寒。归肝、肾、小肠、肺经。本品甘寒滑利，能清热利尿，渗湿止泻，兼可清肝明目，止咳化痰。适用于淋病尿闭，暑湿泄泻，目赤昏花，痰热咳嗽。

【配伍应用】

车前子专通气化，行水道，疏利膀胱湿热，不致扰动真火，而精气宁谧矣；故凡泻利暴下病，小便不利而痛者，用车前子为末，米饮服二钱，利水道，厘清浊，而谷藏止矣。又治目疾，水轮不清，取其降火而不伤肾也。时珍用以导小肠热，止暑湿泻，取甘平润下之用耳。

1. 清热利尿：适用于湿热内郁之水肿、小便不利或赤涩热痛及白带等症，常配伍木通、栀子、滑石等，如八正散。

2. 渗湿止泻：用于暑热泄泻，小便不利，常配伍香薷、茯苓、猪苓等，如车前子散。

3. 清肝明目：用于肝热所致的目赤肿痛，可与菊花、密蒙花、黄芩、龙胆草等同用，如车前散；用于肝肾不足所致的目暗不明，可与熟地黄、菟丝子等同用，如驻景丸。

4. 化痰止咳：用于肺热咳嗽、痰多之症，可与桔梗、杏仁、紫菀等同用。

用量 10 ～ 15 g。布包入煎剂。**酒浸焙用。阳气下陷，肾气虚脱者勿服。无湿热者及孕妇忌用。**

【汇要学按】

车前子，甘、咸，寒，入足太阳、少阴，能利小便而不走气，与茯苓同功，通肾气，专取清热利窍。归肝、肾、小肠、肺经。适用于淋病尿闭，暑湿泄泻，目赤昏花，痰热咳嗽。

【范式开合】

车前草，通，行水，泻热，凉血。甘寒。凉血去热，止吐衄，消瘕瘀，明目通淋 [凡利水之剂，多损于目。惟此能解肝与小肠之热，湿热退而目清矣。雷敩曰：使叶，勿使茎、蕊]。

子，甘寒。清肺肝风热，渗膀胱湿热，利小便而不走气，与茯苓同功，强阴益精，令人有子 [肾有二窍，车前子能利水窍而固精窍。精盛则有子，五子衍宗丸用之，枸杞、菟丝各八两，五味、覆盆各四两，车前二两，蜜丸。惯遗泄者，车前易莲子。时珍曰：入服食，须佐他药，如六味丸之用泽泻可也，若单用则过泻]。治湿痹五淋，暑湿泻痢 [欧阳文忠患暴下，国医不能愈。夫人云：市有药，三文一贴甚效。公不肯服，夫人杂他药进之，一服而愈。问其方，乃车前子为末，米饮下二钱。一云此药利水而不动气，水道利则清浊分，谷脏自止矣]，目赤障翳 [能除肝热]，催生下胎。

酒蒸捣饼，焙研 [酒蒸捣饼，入滋补药；炒研，入利水泄泻药]。《本草备要》

【专题发挥】

车前子，其叶捣汁温服，疗火盛泄精甚验。若虚滑精气不固者禁用。

[处方用名] 车前子、车前实。

木香

木香，一名蜜香。味辛，温，无毒。治邪气，辟毒疫、温鬼，强志，主淋露。久服不梦寤魇寐。行药之精 生山谷。

【本经释难】

《本经》主邪气，辟毒疫，强志，主淋露。

《本经》辟疫毒邪气，强志，主淋露，以其辛燥助阳，善开阴经伏匿之邪。《大明》治心腹一切气，膀胱冷痛，呕逆反胃，霍乱泻痢，健脾消食安胎。甄权治九种心痛，积年冷气痃癖，癥块胀痛，壅气上冲，烦闷，羸劣，女人血气刺痛不可忍。

【功能特性】

木香，辛、苦，温，无毒。木香气香味浓，不独沉而下降，盖能理胃以下气滞，乃三焦气分之药，兼入肺、脾、肝三经，能升降诸气，故上焦气滞膪郁宜之者，金郁则泄之也。然虽入肺，而肺燥气上者，良非所宜。其中焦气滞不运宜之者，以脾胃喜芳香也；下焦气滞后重宜之者，塞者通之也。味辛、苦，性温。归肺、肝、脾、胃、大肠经。本品辛散，苦降，温通，芳香而燥，可升可降，通理三焦，尤善行脾胃之气滞，为行气止痛的要药，兼能健脾消食。主治胸腹气滞胀痛，呕吐泻痢，里急后重，食积不消或不思饮食等。又本品常用于补剂之中，能疏通气机，以免滋腻重滞，窒而不灵，可以收到补而不滞的效果。

【配伍应用】

若治中脘气滞不运、心腹疼痛，以槟榔佐之，使气下则结痛下散矣。

1. 行气止痛：适用于湿热或食积泻痢，胃肠气滞，脘腹疼痛，里急后重等。如与黄连同用，治湿热泻痢，即香连丸；与青皮、枳实、槟榔等同用，如木香槟榔丸，治食积泻痢。由于本品善于宣通胃肠气机，故为泄痢腹痛、里急后重必用之品。又常与香附、陈皮、砂仁等同用，如木香调气散，适用于肝胃气滞，胸腹胀痛。此外，本品还可用治肝郁气滞、湿热交蒸所致的胁肋胀痛，甚则攻窜剧痛，口苦苔黄或黄疸，常与疏肝理气的柴胡、赤芍、川楝子及清热利湿的茵陈、大黄、金钱草等药同用。

2. 健脾消食：适用于中虚气滞、脾失运化、胃失和降所致的脘腹满闷、呕恶食少、消化不良等，常与砂仁、党参、白术等同用，如香砂六君子汤。若食积不消，脘腹胀痛，还可与砂仁、枳实、白术同用，如香砂枳术丸，以健脾开胃，消食化滞。

用量 3～10 g，水煎服或入丸散。**形如枯骨，味苦，色淡黄者良；味咸，色黑勿用。生用理气，煨熟止泻。生用专行气滞，煨热能实肠止泻。然香燥而偏于阳，肺经有热，血枯而燥，及阴火冲上者勿服。**因性味香燥，故阴虚津亏火旺者慎用。

【汇要学按】

木香，辛、苦，温，气香味浓，不独沉而下降，盖能理胃以下气滞，乃三焦气分之药，兼入肺、脾、肝三经，辛燥助阳，能升降诸气，善开阴经伏匿之邪，故上焦气滞膪郁宜之者，金郁则泄之也；其中焦气滞不运宜之者，以脾胃喜芳香也；下焦气滞后重宜之者，塞者通之也。归肺、肝、脾、胃、大肠经，尤善行脾胃之气滞，为行气止痛的要药，兼能健脾消食。用于补剂之中，能疏通气机，以免滋腻重滞，窒而不灵，可以收到补而不滞的效果。

【范式开合】

木香，宣，行气。辛苦而温。三焦气分之药，能升降诸气，泄肺气，疏肝气，和脾气[怒则肝气上。肺气调，则金能制木而肝平，木不克土而脾和]。治一切气痛，九种心痛[痛属胃脘，曰寒痛、热痛、气痛、血痛、湿痛、痰痛、食痛、蛔痛、悸痛。盖君心不易受邪，真心痛者，手足冷过腕节，朝发夕死]，呕逆反胃，霍乱泻痢，后重[同槟榔用。刘河间曰：痢疾行血则脓血自愈，调气则后重自除]，癃闭，痰壅气结，症癖癥块，肿毒蛊毒，冲脉为病，气逆里急。杀鬼物，御瘴雾，去腋臭，宽大肠，消食安胎[气逆则胎不安]。过服损真气[丹溪曰：味辛气升，若阴火冲上者，反助火邪，当用黄柏、知母，少以木香佐之。王好古曰：《本草》主气劣、气不足，补也；通壅导气，破也；安胎健胃，补也；除痰癖癥块，破也，不同如此。汪机曰：与补药为佐则补，与泻药为君则泻。李时珍曰：诸气膹郁，皆属于肺，上焦气滞用之者，金郁泄之也；中气不运，皆属于脾，中焦气滞用之者，脾胃喜芳香也；大肠气滞则后重，膀胱气不化则癃闭，肝气郁则为痛，下焦气滞用之者，塞者通之也]。

番舶上来，形如枯骨，味苦黏舌者良，名青木香[今所用者，皆广木香、土木香]。磨汁用。东垣用黄连制，亦有蒸用，面裹煨用者[煨用实肠止泻]。畏火。《本草备要》

[处方用名] 木香、广木香、云木香、煨木香。

薯蓣［山药］

薯蓣，一名山芋，秦、楚名玉延，郑、越名土薯，齐、赵名山芋。味甘，温，无毒。治伤中，补虚羸，除寒热邪气，补中，益气力，长肌肉。久服耳目聪明，轻身不饥，延年。头面游风，风头，眼眩，下气，止腰痛。生山谷。二月、八月采根，曝干。紫芝为之使。恶甘遂。

【本经释难】

《本经》治伤中，补虚羸，除寒热邪气，补中益气力，长肌肉强阴。久服耳目聪明，轻身不饥延年。

治气不足而清虚热，故《本经》治伤中、寒热邪气，补而不滞，温而不热。又能益气力，长肌肉，强阴固肾，止泄精、小便频数。肺为肾之上源，源既有滋，流岂无益，《金匮》八味丸用以强阴也。

【功能特性】

薯蓣 即山药，因唐代宗名蓣，宋英宗名薯，改名山药，甘，平，无毒。山药入手足太阴，色白归肺，味甘归脾，大补黄庭，治气不足而清虚热。味甘，性平。归脾、肺、肾经。既能补气，又可养阴，为平补脾、肺、肾三经之药，适用于气阴不足之证。且兼涩性，故带有轻微的收敛作用。凡脾虚气弱、食少体倦、大便泄泻或溏薄，用之可以补脾而止泻；肺虚气阴不足、气短、口渴、多汗、久咳或虚喘，用之可以补肺而治喘咳；肾虚腰酸、腿软、遗精、小便频数、妇女白带过多等，用之可以补肾固精、缩尿、止带。此外，还可用于消渴病，也属于补气养阴的效果。

【配伍应用】

肺为肾之上源，源既有滋，流岂无益，《金匮》八味丸用以强阴也。薯蓣丸以之为君，而主虚劳不足，风气百病，甘温平补，而不碍久积之邪也。其鲜者，和生鲫鱼脑捣敷肿；又捣烂和川芎末、白糖霜，涂乳癖结块，及诸痛日久、坚硬不溃。但涂上奇痒不可忍，忍之良久渐止，不过数次即愈。

1. 补脾止泻：适用于脾虚便溏或泄泻，常与党参、白术、茯苓、炙甘草、莲子、扁豆、薏苡仁等同用，如参苓白术散。

2. 补肺治咳：适用于肺虚久咳或虚喘。可配伍党参、麦冬、五味子等。

3. 补肾固精、缩尿、止带：用于肾虚遗精，常与熟地黄、山药、山萸肉、知母、黄柏等配伍，如知柏地黄丸。用于肾虚尿频，配伍益智仁、乌药，即为缩泉丸。用于妇女脾虚有湿或肾虚不固的白带过多，脾虚有湿者多配伍党参、苍术、车前子等健脾利湿药；白带发黄为有湿热，当加黄柏；肾虚不固者多配伍熟地黄、山萸肉、菟丝子、五味子等补肾收摄药。

此外用治消渴病有效，可以补气养阴而止渴，多用大量（每日 250 g）水煎代茶饮，也可与生地黄、天花粉、麦冬、黄芪等养阴补气药同用。

用量 10～30 g，大剂量 60～250 g。入补阴药宜生用，入补脾药宜炒黄用。**同面食发动气，微焙用。**本品养阴能助湿，故湿盛或中满及有积滞者不宜服。

【汇要学按】

薯蓣_{即山药}，甘，平，入手足太阴，色白归肺，味甘归脾，大补黄庭，治气不足而清虚热。归脾、肺、肾经，补气养阴，为平补脾、肺、肾三经之药，适用于气阴不足之证，且兼涩性，有轻微的收敛作用。

【范式开合】

山药，古名薯蓣，补脾肺，涩精气。色白入肺，味甘归脾。入脾、肺二经，补其不足，清其虚热[阴不足则内热，补阴故能清热]。固肠胃，润皮毛，化痰涎，止泻痢[渗湿故化痰止泻。《百一方》：山药半生半炒，米饮下。治噤口痢]。**肺为肾母，故又益肾强阴，治虚损劳伤**[王履云：八味丸用之以强阴]；**脾为心子，故又益心气**[子能令母实]，**治健忘遗精**[昂按：山药性涩，故治遗精泄泻，而诸家俱未言涩]。**生捣，敷痈疮，消肿硬**[山药能消热肿，益补其气，则邪滞自行。丹溪云：补阳气，生者能消肿硬是也]。

色白而坚者入药。《本草备要》

【专题发挥】

山药，子名零余子，补虚损，强腰脚，益肾。

一种曰甘薯，色较薯蓣稍紫，味较薯蓣稍甜，质较薯蓣稍腻，性较薯蓣稍温，补脾强肾之功较薯蓣稍胜。广人以之代粮，今徽宁亦多种之，名曰薯，音糯，与薯字形切音并相类，传久之讹耳。

山药、白术均能补脾止泻，常同用以治脾虚泄泻。但山药甘平，既补气，又养阴，兼可补益肺肾，且有涩性，故还可用治肺虚喘咳消渴、遗精、带下等；白术苦温，为补中益气、燥湿健脾之品，除可治脾虚吐泻外，还可用治痰饮水肿及表虚自汗等。湿盛中满者忌用山药，阴虚津亏者忌用白术。

[处方用名] 山药、怀山药、淮山药、炒山药。

薏苡仁

薏苡仁，一名解蠡。味甘，微寒，无毒。治筋急拘挛，不可屈伸，风湿痹，下气。久服轻身，益气。利肠胃，消水肿，令人能食。

其根，微寒。下三虫。生平泽及田野。八月采实。采根无时。

【本经释难】

《本经》主筋急拘挛，不可屈伸，久风湿痹，下气，久服轻身益气。根下三虫。

能利筋去湿，故《本经》治久风湿痹、拘急不可屈伸之病，盖治筋必取阳明，治湿必扶土气，其功专于利水，湿去则脾胃健而筋骨利，痹愈则拘挛退而脚膝安矣。然痹湿须分寒热，盖寒则筋急，热则筋缓，大筋受热弛纵，则小筋缩短而挛急不伸，故宜用此。若因寒筋急而痛者，不可用也。取根捣汁，治蛔攻心痛。生根下三虫。

【功能特性】

薏苡仁（即米仁），甘，微寒，无毒。薏苡甘寒，升少降多，能清脾湿、祛肺热及虚劳咳嗽。肺痿肺痈，虚火上乘，皆宜用为下引。又能利筋祛湿，功专于利水。味甘、淡，性微寒。归脾、胃、肺经。本品甘淡利湿，微寒清热，故可清利湿热，且具有健脾补肺作用。常用于脾虚湿困，食少泄泻，水肿腹胀，脚气浮肿，小便不利，风湿痹痛，经脉拘挛等。又治肺痈、肠痈，有祛湿热、消肿排脓之效。但药力和缓，用量应酌情加大。且补益之功甚小，主要为清利湿热。

【配伍应用】

其治虚人小便不利，独用数两，水煎数沸服之即通。又肺痈，以根汁冲无灰酒服，初起可消，已溃可敛，屡效。

清利湿热，健脾补肺：适用于脾虚湿困证。如配伍党参、白术、茯苓、山药等，治脾虚有湿、食少泄泻、浮肿脚气等，如参苓白术散；配伍苍术、黄柏、牛膝治湿痹，如四妙丸。

此外，配伍苇茎、桃仁、冬瓜仁治肺痈，如千金苇茎汤；配伍附子、败酱草治肠痈，如薏苡附子败酱散。

用量 6 ～ 30 g。入理脾肺药，姜汁拌炒。入利水祛湿药生用。健脾止泻宜炒用，清利湿热宜生用。若津枯便秘，阴寒转筋及妊娠禁用，以其性专下泄也。津液不足者及孕妇忌用。

【汇要学按】

薏苡仁，甘，微寒。薏苡甘寒，升少降多，能清脾湿、祛肺热及虚劳咳嗽。肺痿肺痈，虚火上乘，皆宜用为下引。又能利筋祛湿，功专于利水。归脾、胃、肺经，可清利湿热，有健脾补肺作用，可治肺痈、肠痈。

【范式开合】

薏苡仁，补脾胃，通，行水。甘淡。微寒而属土，阳明[胃]药也。甘益胃，土胜水，淡渗湿。泻水所以益土，故健脾。治水肿湿痹，脚气疝气，泻痢热淋。益土所以生金，故补肺清热[色白入肺，微寒清热]，治肺痿肺痛，咳吐脓血[以猪肺沾苡仁米服]。扶土所以抑木，故治风热筋急拘挛[厥阴风木主筋，然治筋骨之病，以阳明为末。阳明主润宗筋，宗筋主束骨而利机关者也。阳明虚则宗筋纵弛，故《经》曰：治痿独取阳明，又曰：肺热叶焦，发为痿。盖肺者相傅之官，治节出焉。阳明湿热上蒸于肺，则肺热叶焦，气无所主而失其治节，故痿躄。薏苡理脾，而兼清热补肺，筋寒则急，热则缩，湿则纵。然寒湿久留，亦变为热。又有热气熏蒸，水液不行，久而成湿者。薏苡去湿要药，因寒因热，皆可用也。《衍义》云：因寒筋急者不可用，恐不然]。但其力和缓，用之须倍于他药。杀蛔堕胎。《本草备要》

【专题发挥】

茯苓、猪苓、薏苡仁，均为淡渗利湿之品，同可用治水湿内停、小便不利、水肿胀满等症。然利尿之功，猪苓为胜。茯苓、薏苡仁均能健脾，同可用治脾虚湿盛、水肿泄泻，然薏苡仁药性偏凉，又可清热排脓，可治肺痈、肠痈，而茯苓又可宁心安神，还可用治惊悸、失眠、健忘等症。

［处方用名］薏苡仁、薏米、生苡仁、炒苡仁。

泽泻

泽泻，一名水泻，一名芒芋，一名鹄泻。味甘，寒，无毒。治风寒湿痹，乳难，消水，养五藏，益气力，肥健。久服耳目聪明，不饥，延年，轻身，面生光，能行水上。《扁鹊》云："多服，病人眼。"生池泽。五月、六月、八月采根，阴干。畏海蛤、文蛤。

【本经释难】

《本经》主风寒湿痹，乳难，养五藏，益气力，肥健消水，久服耳目聪明，不饥延年。

《本经》主风寒湿痹，言风寒湿邪着不得去，则为肿胀，为癃闭，用此疏利水道，则诸证自除。盖邪干空窍，则为乳难，为水闭。泽泻性专利窍，窍利则邪热自通，内无热郁则脏气安和，而形体肥健矣。所以素多湿热之人，久服耳目聪明，然亦不可过用。

【功能特性】

泽泻，甘、咸，微寒，无毒，白者良。泽泻甘咸沉降，阴中之阳，入足太阳气分，疏利水道。泽泻性专利窍，窍利则邪热自通，内无热郁则脏气安和，而形体肥健矣。味甘、淡，性寒。归肾、膀胱经。本品性寒，味甘而淡，寒可清热，淡能渗湿。功能泻肾经之虚火，除膀胱之湿热，故为利水渗湿泄热之品。适用于小便不利、水肿胀满、湿热下注、淋沥尿闭、停饮眩晕、泄泻、小便短赤等症。

【配伍应用】

《素问》治酒风身热汗出，用泽泻、生白术、麋衔，以其利膀胱湿热也。《金匮》治支饮冒眩，用泽泻汤，以逐心下痰气也。治水蓄烦渴，小便不利，或吐，或泻，用五苓散，以泄太阳邪热也，其功长于行水。若湿热上盛而目肿，相火妄动而精泄，得泽泻清之，则目肿退而精自藏矣，何禁之有。仲景八味丸用之者，乃取以泻膀胱之邪，非接引也。古人用补药，必兼泻邪，邪去则补药得力矣。

利水渗湿泄热：适用于水湿停滞、小便不利、水肿等症，常配伍猪苓、茯苓等利水渗湿药，如四苓散。用于痰饮停留胸膈而致头目眩晕，以及泄泻、小便短赤之症，常与白术配伍应用，如《金匮要略》泽泻汤。还可用治阴虚火旺，本品只泻肾火，无补益之功，常与地黄、山药、山萸肉等补阴药同用，如六味地黄丸。

用量 6～10 g。利小便生用，入补剂盐酒炒，油者伐胃伤脾，不可用。若水道过利则肾气虚。故扁鹊云，多服病人眼。今人治泄精，多不敢用，盖为肾与膀胱虚寒，而失闭藏之令，得泽泻降之，而精愈滑矣。当知肾虚精滑，虚阳上乘而目时赤者，诚为禁剂。肾虚精滑者慎用。

【汇要学按】

泽泻，甘、咸，微寒，甘咸沉降，阴中之阳，入足太阳气分，疏利水道，性专利窍，窍利则邪热自通，内无热郁则脏气安和。归肾、膀胱经，功能泻肾经之虚火，除膀胱之湿热，故为利水渗湿泄热之品。

【范式开合】

泽泻，通，利水，泻膀胱火。甘淡微咸。入膀胱，利小便，泻肾经之火邪，功专利湿行水。治消渴痰饮，呕吐泻痢，肿胀水痞，脚气疝痛，淋沥阴汗[阴间有汗]，尿血泄精[既利水而又止泄精，何也？此乃湿热为病。不为虚滑者言也，虚滑则当用补涩之药]，湿热之病。湿热既除，则清气上行。又能养五脏，益气力，起阴气，补虚损，止头旋，有聪耳、明目之功[脾胃有湿热，则头重耳鸣目昏。渗去其湿，则热亦随去，土乃得令，而精气上行。故《本经》列之上品，云聪耳明目，而六味丸用之，今人多以昏目疑之]。多服昏目[小便过利，而肾水虚故也。眼中有水，属膀胱，过利则水涸而火生。张仲景八味丸用泽泻，寇宗奭谓其接引桂、附入肾经。李时珍曰：非接引也，乃取其泻膀胱之邪气也。古人用补药，必兼泻邪，邪去则补药得力，一阖一辟，此乃玄妙。后人不知此理，专一于补，必致偏胜之患矣。王履曰：地黄、山茱、茯苓、牡丹皮，皆肾经药，桂、附右肾命门之药，何待接引乎？钱仲阳谓：肾为真水，有补无泻。或云脾虚肾旺，故泻肾扶脾，不知肾之真水不可泻，泻其伏留之邪耳！脾喜燥，肾恶燥，故兼补以难。易老云：去脬中留垢，以其微咸能泻伏水故也。昂按：六味丸有熟地黄之温，牡丹皮之凉，山药之涩，茯苓之渗，山茱之收，泽泻之泻，补肾而兼补脾，有补而必有泻，相和相济，以成平补之功，乃平淡之神奇，所以为古今不易之良方也。即有加减，加五味、麦冬、杜仲、牛膝之类，不过一二味，极三四味而止。今人或疑泽泻之泻而减之，多拣本草补药，恣意加入，有补无泻。且客倍于主，责成不专，而六味之功，反退处于虚位，失制方配合之本旨矣，此近世庸师之误也]。盐水拌，或酒浸用。忌铁。《本草备要》

[处方用名]泽泻、建泽泻。

远志

远志，一名棘菀，一名葽绕，一名细草。味苦，温，无毒。治咳逆，伤中，补不足，除邪气，利九窍，益智慧，耳目聪明，不忘，强志，倍力。久服，轻身，不老。去心下膈气，皮肤中热，面目黄。

叶名小草。主益精，补阴气，止虚损，梦泄。生川谷。四月采根、叶，阴干。得茯苓、冬葵子、龙骨良。畏天雄、附子毒。畏真珠、藜芦、蜚蠊、齐蛤。

【本经释难】

《本经》主咳逆伤中，补不足，除邪气，利九窍，益智慧，耳目聪明，不忘强志，倍力，久服轻身不老。

《本经》言治咳逆伤中，详远志性温助火，非咳逆所宜，当是呕逆之误，以其性禀纯阳，善通诸窍，窍利则耳目聪明，强志不忘，皆益肾气之验。《别录》云去心下膈气，非呕吐之类乎！一切阴虚火旺，便浊遗精，喉痹肿痛慎用。苗名小草，亦能利窍，兼散少阴风气之结也。

【功能特性】

远志苗名小草，辛、苦，温，无毒。远志入足少阴肾经气分，非心经药也，性禀纯阳，善通诸窍，专于强志益精，主梦泄。盖精与志皆肾所藏，肾气充，九窍利，智慧生，耳目聪明，邪气不能为害。肾气不足则志气衰，不能上通于心，故迷惑善忘。不能闭蛰封藏，故精气不固也。味辛、苦，性温。归心、肾、肺经。本品辛散、苦泄、温通，能助心阳、益心气，又能使肾气上交于心，以交通心肾，所以有安神益智之效，可治惊悸失眠、迷惑善忘之症，且有散郁化痰的作用。又治肺有寒邪痰饮的咳嗽，而对寒凝气滞、痰湿入络所致的痈疽肿毒，不论内服外敷，均有消肿止痛的功效。

【配伍应用】

小便赤浊，用远志、甘草、茯神、益智为丸，枣汤服效，取其为阴火之向导也。昔人治喉痹失音作痛，远志末吹之，涎出为度，取其通肾气而开窍也。又治妇人血噤失音，及一切痈疽。搐鼻，治脑风，杀乌、附毒。

1. 安神益智：用于惊悸失眠，迷惑善忘，如《医学心悟》安神定志丸，以本品配伍菖蒲、龙齿、茯苓、茯神、人参、朱砂等，制丸剂服，治惊悸失眠；《证治准绳》不忘散，以本品与菖蒲、茯苓、茯神、人参同用，治迷惑善忘。

2. 散郁化痰：用于寒痰咳嗽，多配伍半夏、陈皮、杏仁、桔梗、紫菀等。

3. 消肿止痛：用于痈疽肿毒，如《三因极一病证方论》远志酒，以本品为末，浸酒服，渣敷患处，有效。

用量 3～10 g。甘草汤泡去骨，制过不可陈久，久则油气戟入喉。惟水亏相火旺者禁服，以其善鼓龙雷之性也。阴虚火旺及有实热证忌服。

【汇要学按】

远志，辛、苦，温，入足少阴肾经气分，性禀纯阳，善通诸窍，专于强志益精，主梦泄。盖精与志皆肾所藏，肾气充，九窍利，智慧生，耳目聪明，邪气不能为害。肾气不足则志气衰，不能上通于心，故迷惑善忘。不能闭蛰封藏，故精气不固也。归心、肾、肺经。辛散苦泄温通，能助心阳、益心气，又能使肾气上交于心，以交通心肾，可治惊悸失眠、迷惑善忘之症，且有散郁化痰的作用。又治肺有寒邪痰饮的咳嗽，而对寒凝气滞、痰湿入络所致的痈疽肿毒，不论内服外敷，均有消肿止痛的功效。

【范式开合】

远志，补心肾。苦泄热，温壮气，辛散郁。主手少阴[心]，能通肾气上达于心。强志益智，补精壮阳，聪耳明目，利九窍，长肌肉，助筋骨。治迷惑善忘，惊悸梦泄[能交心肾。时珍曰：远志入足少阴肾经，非心经药也。强志益精，故治健忘。盖精与志，皆藏于肾，肾精不足，则志气衰，不能上通于心，故健忘梦泄也]，肾积奔豚，一切痈疽[酒煎服。《经疏》曰：痈疽皆属七情忧郁恼怒而得，远志辛能散郁。昂按：辛能散郁者多矣，何独远志？《三因》云：盖亦补肾之力耳。缪希雍著《本草经疏》]。

去心，甘草水浸一宿用。畏真珠、藜芦，得茯苓、龙骨良。《本草备要》

[处方用名] 远志、远志肉、炙远志。

龙胆

龙胆，一名陵游。味苦，寒，无毒。治骨间寒热，惊痫，邪气，续绝伤，定五藏，杀蛊毒。久服益智，不忘，轻身，耐老。除胃中伏热，时气，温热，热泄，下痢。益肝胆气，止惊惕。生山谷。二月、八月、十一月、十二月采根，阴干。贯众为之使。恶防葵、地黄。

【本经释难】

《本经》主骨间寒热,惊痫邪气,续绝伤,定五脏,杀蛊毒。

《本经》主骨间寒热,是指热伤肾水而言,热极生风,则发惊搐,重则变为痫病,湿热邪气之在中下二焦者,非此不除,以其专伐肝胆之邪也。肝胆之邪去,而五脏安和,经脉之绝伤续矣。杀蛊毒者,去湿热之患也。

【功能特性】

草龙胆,苦、涩,大寒,小毒。草龙胆苦寒沉降,主肝经邪热,下焦湿热,酒疸黄肿,目病赤肿瘀肉,小儿肝气,去肠中小虫。湿热邪气之在中下二焦者,非此不除,以其专伐肝胆之邪也。盖肝胆湿热,取苦寒以泻之。时珍曰:相火寄在肝胆,有泻无补。故泻肝胆之热,正益肝胆之气。但大苦大寒,过伤胃中生发之气,反助火邪,亦如久服黄连反从火化之义。味苦,性寒。归肝、胆、膀胱经。本品苦寒沉降,燥湿清热,主清肝胆实火与下焦湿热。用于目赤头晕、耳聋耳肿、胁痛口苦、咽喉肿痛及惊痫抽搐等肝胆实火上逆之症,疗效颇著;用治湿热疮毒、阴肿阴痒、小便滞涩或尿血等下焦湿热之症,功效亦佳。

【配伍应用】

1. 清湿热:适用于肝经湿热郁火所致的目赤肿痛、胸胁刺痛、阴囊肿痛,或耳聋耳肿,或肝经湿热下注、小便淋浊、阴肿阴痒等症,可与栀子、黄芩、车前子、木通等清利肝经湿热之品配伍,如《太平惠民和剂局方》龙胆泻肝汤。《世医得效方》以龙胆汁合黄连浸汁,外用点眼,治目赤目肿。

2. 泻肝火:适用于肝经热盛生风,高热不退,急惊抽搐,可与黄连、牛黄、钩藤、青黛、麝香、冰片等配伍,如《小儿药证直诀》的凉惊丸及《宣明论方》的当归龙荟丸。

用量3～10g。去芦,或酒炒,或甘草汤浸一宿用。凡用勿空腹服,令人小便不禁。凡胃气虚人服之必呕,脾虚人服之必泻。虽有湿热,慎勿轻用。脾胃虚寒者忌服。

【汇要学按】

草龙胆,苦、涩,大寒,苦寒沉降,主肝经邪热,下焦湿热,酒疸黄肿,目病赤肿瘀肉,小儿肝气,去肠中小虫。湿热邪气之在中下二焦者,非此不除,以其专伐肝胆之邪也。盖肝胆湿热,取苦寒以泻之。归肝、胆、膀胱经,主清肝胆实火与下焦湿热。

【范式开合】

龙胆草，泻肝胆火，下焦湿热。大苦大寒，沉阴下行。益肝胆而泻火[相火寄于肝胆，有泻无补，泻其邪热，即所以补之也]，兼入膀胱、肾经。除下焦之湿热，与防己同功。酒浸亦能外行、上行。治骨间寒热[肾主骨]，惊痫邪气[肝经风火]，时气温热，热痢疸黄，寒湿脚气[足伤湿热，则成脚气。肿而痛者，为湿脚气，宜清热利湿搜风。又有挛缩枯细，痛而不肿者，名干脚气，宜养血润燥]，咽喉风热，赤睛胬肉[泻肝胆火，能明目。元素曰：柴胡为主，龙胆为使，目疾要药。昂按：若目疾初起，宜发散，忌用寒凉]，痈疽疮疥。过服损胃。

甘草水浸一宿，曝用。小豆、贯众为使。忌地黄。《本草备要》

［处方用名］龙胆、龙胆草。

细辛

细辛，一名小辛。味辛，温，无毒。治咳逆，头痛，百节拘挛，风湿痹痛，死肌。久服明目，利九窍，轻身，长年。利水道，开胸中，除喉痹，齆鼻，风痫，癫疾，下乳汁，结汗不出，血不行，安五藏，益肝胆，通精气。生山谷。二月、八月采根，阴干。曾青、枣根为之使。得当归、芍药、白芷、川芎、牡丹、藁本、甘草共疗妇人。得决明、鲤鱼胆、青羊肝共疗目痛。恶狼毒、山茱萸、黄芪。畏消石、滑石。

【本经释难】

《本经》主咳逆头痛，百节拘挛，风湿痹痛，死肌，明目，利九窍。

《本经》治咳逆头痛脑痛，善搜厥阴伏匿之邪也。独活为使，治少阴头痛如神，亦主诸阳头痛。诸风药用之，治风湿痹痛、百节拘挛。去死肌、明目者，取辛以散结，而开经脉窍隧之邪也。

【功能特性】

细辛，辛，温，无毒。细辛辛温上升，入手足厥阴、少阴血分，善搜厥阴伏匿之邪也，辛以散结，而开经脉窍隧之邪，治督脉为病，脊强而厥。味辛，性温。归心、肺、肾经。本品芳香走窜，气盛味烈，能散风寒，化寒饮，通鼻窍，且有较好的止痛作用。故凡外感风寒，头痛、身痛、鼻塞；风寒湿痹，关节拘挛疼痛；寒饮内停，痰多咳喘；阳虚外感，寒犯少阴，发热脉沉，均适用。对于外感风寒而兼有寒饮者，更是两得其宜。此外，经过适当配伍，又治喉痹齿痛，口舌生疮。

【配伍应用】

味辛而热，温少阴之经，故仲景少阴证用麻黄附子细辛汤。辛温能散，故凡风寒风湿、头痛、口疮、喉痹、蟹齿诸病用之，取其能散浮热，亦火郁发之之义也；辛能泄肺，故风寒咳嗽上气者宜之；辛能补肝，故胆气不足则肝气有余，惊痫、眼目诸病宜之；辛能润燥，故通少阴，诸经及耳窍闭塞者宜之。又主痰结湿火，鼻塞不利，凡口舌生疮者，用细辛、黄连末掺之。

1. 解表散寒：用于外感风寒、发热恶寒、头痛身痛、鼻塞等症，常与防风、羌活等同用，如九味羌活汤。对于阳虚外感、寒邪入里而见恶寒、发热、脉沉者，须配伍麻黄、附子，如麻黄附子细辛汤。

2. 温肺化饮：用于外感风寒或肺寒所致的咳嗽气喘、痰多清稀等症，常配伍干姜、五味子等，如小青龙汤。

3. 祛风止痛：用于治疗头痛、齿痛与风湿痹痛等。头痛常与白芷、羌活、川芎等配伍，如川芎茶调散；齿痛常配伍白芷、石膏；风湿痹痛常配伍羌活、川乌、草乌等。

本品能通鼻窍，用于鼻渊，常配合白芷等应用。

用量1.5～3.0 g。**细辛，辛之极者，用不过五分。**蜜炙用可减少温散之性，增加润肺止咳作用。古有单用细辛研末服用不可过一钱之说，过多则令人气闷塞不通而死，故用时宜慎。**产华阴及辽东者良。反藜芦。反藜芦。凡血虚内热、火郁头痛、发热咳嗽者戒用，以其辛烈，耗散真气也。**本品能耗散正气，故凡气虚多汗、阴虚火旺、血虚内热及干咳无痰之证，均应忌用。

【汇要学按】

细辛，辛，温，辛温上升，入手足厥阴、少阴血分，善搜厥阴伏匿之邪也，辛以散结，而开经脉窍隧之邪，治督脉为病，脊强而厥。归心、肺、肾经，芳香走窜，气盛味烈，能散风寒，化寒饮，通鼻窍，且有较好的止痛作用。

【范式开合】

细辛，宣散风湿，补肝润肾。辛温散风邪，故诸风痹痛、咳嗽上气、头痛脊强者宜之[专治少阴头痛，独活为使]。辛散浮热，故口疮喉痹[少阴火]、鼻渊齿蟹者[虫蚀脓烂]宜之。辛益肝胆，故胆虚惊痫、风眼泪下者宜之。水停心下则肾燥，细辛之辛，能行水气以润之[肾燥者，心亦燥，火屈于水故燥也。经曰：肾苦燥，急食辛以润之]。虽手少阴[心]引经，乃足少阴[肾]本药，能通精气，利九窍，故耳聋鼻齆[音瓮，鼻塞不闻香臭也。风寒入脑，故气不宣通。寒宜表，热宜清，有息肉者，为末吹鼻]、倒睫、便涩者宜之。散结温经，破痰下乳，行血发汗[能发少阴之汗。仲景治少阴证反发热，麻黄附子细辛汤，乃治邪在里之表剂]。

然味浓性烈，不可过用 [不可过一钱，多则气不通，闷绝而死，虽死无伤可验，开平狱尝治此，不可不知]。

味极辛，产华阴者真 [杜蘅、鬼督邮、徐长卿皆可乱之]，拣去双叶者用。恶黄芪、山茱，畏硝石、滑石，反藜芦。《本草备要》

【专题发挥】

细辛作用强烈，既能散表寒，又能散少阴经风寒，所以与麻黄、桂枝专散太阳经风寒不同，且能通窍止痛，下气除痰。

[处方用名] 细辛、北细辛、炙细辛。

石斛

石斛，一名林兰。味甘，平，无毒。治伤中，除痹，下气，补五藏虚劳，羸瘦，强阴。久服厚肠胃，轻身，延年。长肌肉，逐皮肤邪热，痫气，定志，除惊。生山谷、水旁石上。七月、八月采茎，阴干。陆英为之使。恶凝水石、巴豆。畏僵蚕、雷丸。

【本经释难】

《本经》主伤中除痹下气，补五藏虚劳羸瘦，强阴益精，久服厚肠胃。

石斛足太阴、少阴脾肾之药。甘可悦脾，故厚肠胃而治伤中。咸能益肾，故益精气而补虚羸。为治胃中虚热之专药；又能坚筋骨，强腰膝，骨痿痹弱，囊湿精少，小便余沥者宜之。

【功能特性】

石斛，甘、淡、微苦、咸，平，无毒，酒浸用。石斛足太阴、少阴脾肾之药。甘可悦脾，故厚肠胃而治伤中，咸能益肾，故益精气而补虚羸。为治胃中虚热之专药；又能坚筋骨，强腰膝，骨痿痹弱，囊湿精少，小便余沥者宜之。味甘，性微寒。归胃、肾经。本品为养胃阴、生津液、滋肾阴、除虚热之药。多用于热病伤津，舌绛烦渴，或消渴，以及阴虚津亏而有虚热的病证。因能滋肾阴，所以又有明目、强腰膝等作用，可治肾阴亏损、视力减退，或腰膝软弱之症。

【配伍应用】

1. 养胃生津：适用于热病伤津、舌绛苔黑、口干烦渴或消渴。如《时病论》清热保津方，用鲜石斛配伍鲜生地黄、麦冬、天花粉等养阴清热生津药，治热病伤津烦渴；《医醇賸义》祛烦养胃汤，以本品配伍石膏、天花粉、沙参、麦冬、山药、玉竹等药，治津亏消渴。

2.滋阴除热：适用于阴虚津亏、虚热不退。多配伍沙参、麦冬、玉竹、白薇、生地黄等药。

此外，配伍菊花、菟丝子、青葙子、枸杞子、生地黄、熟地黄、决明子等药，可治视力减退，如石斛夜光丸；配伍熟地黄、山药、山萸肉、枸杞子、牛膝等药，可治肾阴亏损，腰膝软弱。

用量 6～15 g，鲜用 15～30 g，入汤剂宜先煎。能敛邪，使邪不外达，所以温热病不宜早用；又能助湿，湿温、湿热尚未化燥者忌服。

【汇要学按】

石斛，甘、淡、微苦、咸，平，足太阴、少阴脾肾之药。甘可悦脾，故厚肠胃而治伤中，咸能益肾，故益精气而补虚羸。为治胃中虚热之专药；又能坚筋骨，强腰膝，骨痿痹弱，囊湿精少，小便余沥者宜之。归胃、肾经，养胃阴、生津液、滋肾阴、除虚热。

【范式开合】

石斛，平补脾肾，涩元气。甘淡入脾，而除虚热；咸平入肾，而涩元气。益精，强阴，暖水脏，平胃气，补虚劳，壮筋骨。疗风痹脚弱，发热自汗，梦遗滑精，囊涩余沥 [雷敩曰：石斛镇涎。昂按：石斛石生之草，体瘦无汁，味淡难出。置之煎剂，猝难见功，必须熬膏，用之为良]。

光泽如金钗，股短而中实，生石上者良，名金钗石斛。长而虚者名木斛，不堪用。去头、根，酒浸用。恶巴豆。畏僵蚕。细锉水浸，熬膏更良。《本草备要》

【专题发挥】

石斛，种类最多，惟川者味甘淡、色黄无岐，可无伤胃之虞。古称金钗者为最，以其色黄如金，旁枝如钗，故有是名。近世绝无此种，川者差堪代用。其余杂产、味苦色晦、中虚多岐者，味皆极苦，误用损人。凡入汤药酒浸晒干，入丸剂薄切，米饮浆晒干磨之。

鲜石斛清热生津之力较干石斛大，所以热病伤津、舌绛烦渴当用鲜石斛；一般阴虚舌干可用干石斛。石斛又有不同的品种，茎圆、外皮铁绿色者称为"铁皮石斛"，作用最好；茎扁、外皮黄绿色者称为"金钗石斛"，作用较差；产于安徽霍山者名"霍山石斛"，适用于老人虚人津液不足、不宜大寒者；以石斛的嫩尖加工，称为"耳环石斛"，生津而不寒凉，可以代茶。

［处方用名］川石斛、细石斛、金钗石斛、鲜石斛、鲜铁皮石斛、霍山石斛、耳环石斛。

巴戟天

巴戟天，味辛，微温，无毒。治大风邪气，阴痿不起，强筋骨，安五藏，补中，增志，益气。生山谷。二月、八月采根，阴干。覆盆子为之使。恶朝生、雷丸、丹参。

【本经释难】

《本经》主大风邪气，阴痿不起，强筋骨，安五藏，补中，增志，益气。肾经血分及冲脉药也，故守真地黄饮子用之，即《本经》治大风邪气之谓，以其性补元阳而兼散邪，真元得补，邪安所留，是以可愈大风邪气也。主阴痿不起，强筋骨，安五藏，补中、增志、益气者，脾胃二经得所养，而诸虚自瘳矣。

【功能特性】

巴戟天，辛、甘，微温，无毒，酒浸去心，焙用，川产者良。巴戟天严冬不凋，肾经血分及冲脉药也，其性补元阳而兼散邪，主阴痿不起，强筋骨，安五脏，脾胃二经得所养，补中。味辛、甘，性微温。归肾经。本品功能补肾阳，强筋骨，祛风湿。所以适用于男子肾阳不足、阳痿、尿频，女子宫冷不孕、月经不调，下焦虚寒、少腹冷痛，以及肾虚兼风湿之腰膝疼痛或软弱无力等症。

【配伍应用】

守真地黄饮子用之。又治脚气，补血海，病患虚寒加用之。有人嗜酒患脚气甚危，或教以巴戟半两、糯米同炒，去米，大黄一两炒为末，熟蜜丸，温水下七十丸，仍禁酒遂愈。

1. 补肾阳，益肾精：适用于男子阳痿、尿频，女子宫冷不孕、月经不调、少腹冷痛等症。如《验方》毓麟丸，即以本品配伍覆盆子、怀山药、人参等药，治阳痿、不孕；《奇效良方》以本品配伍益智仁、桑螵蛸、菟丝子等，治小便不禁；《太平惠民和剂局方》巴戟丸，以本品配伍高良姜、肉桂、吴茱萸、紫金藤等，治月经不调、少腹冷痛。

2. 强筋骨，祛风湿：适用于肾虚兼有风湿之腰膝疼痛或软弱无力。如《张氏医通》金刚丸，即以本品与萆薢、肉苁蓉、杜仲、菟丝子等组成，用治上述病证。

　　用量 10 ～ 15 g。**惟阴虚相火炽盛者禁用。本品补肾助阳，性质柔润，不若淫羊藿之燥散，但只适用于阳虚有寒之证，阴虚火旺或湿热证均忌。**

　　【汇要学按】

　　巴戟天，辛、甘，微温，肾经血分及冲脉药也，其性补元阳而兼散邪，主阴痿不起，强筋骨，安五脏，补中。归肾经，功能补肾阳，强筋骨，祛风湿。

　　【范式开合】

　　巴戟天，补肾，祛风。甘辛微温。入肾经血分、强阴益精，治五劳七伤。辛温散风湿，治风气、脚气、水肿。

　　根如连珠，击破中紫而鲜洁者，伪也。中虽紫，微有白糁粉色而理小暗者，真也。蜀产佳[山菅根似巴戟，但色白，人或醋煮以乱之]。**去心，酒浸焙用。覆盆子为使，恶丹参。**《本草备要》

　　【专题发挥】

　　本品作用虽与淫羊藿相近，然辛散壮阳之力不及淫羊藿，温燥之性亦较淫羊藿为逊，故用于妇女宫冷不孕、月经不调、少腹冷痛等症。

　　［处方用名］巴戟天、巴戟肉。

赤箭［天麻］

　　赤箭，一名离母，一名鬼督邮。味辛，温。主杀鬼精物，蛊毒，恶气，久服益气力，长阴，肥健，轻身，增年。消痈肿，下支满，疝，下血。生川谷。三月、四月采根，曝干。

　　【本经释难】

　　《本经》主杀鬼精物，蛊毒恶气。久服益气力，长阴肥健。

　　《本经》言杀鬼精物、蛊毒恶气者，以其能定风、镇八方之邪气也。久服益气力、长阴肥健者，其性属阳，阳生则阴长也。

　　【功能特性】

　　天麻《本经》名离母，一名定风草，茎名赤箭，辛、平，微温，无毒，湿纸裹煨熟，切片用。天麻味辛浓厚，性升，属阳，为肝家气分药。味甘，性平，归肝经。肝藏血主风，肝血不足则虚风内动。本品甘平柔润入肝经，而有平肝息风定惊之效，为治虚风眩晕头痛、惊痫抽搐等症的良药。此外，亦有用治风湿痹着、麻木酸疼、中风瘫痪等症者，但只有平息内风之功，而无疏散外风之力。又古有"风药多燥"之说，认为天麻能耗血伤津，然实际甘润息风，并无燥烈之弊，故虽血虚津伤之证，亦可应用。

【配伍应用】

故肝虚不足，风从内生者，天麻、芎劳以补之。诸风掉眩，眼黑头眩，风虚内作，非天麻不治。小儿惊痰风热，服天麻即消。天麻乃定风草，久服则遍身发出红斑，是祛风之验也。

平肝息风定惊：用于肝阳上升，眩晕头痛，常以本品配伍钩藤、生石决明、黄芪、栀子等药，如天麻钩藤饮；痰多者当配伍半夏、白术、茯苓等药，如《医学心悟》半夏白术天麻汤；用于惊痫抽搐，可配伍僵蚕、全蝎等药，如《魏氏家藏方》天麻丸。

此外亦有用治风湿痹着，肢体酸疼或麻木，以及中风瘫痪等症者。如《医学心悟》秦艽天麻汤，即以本品配伍秦艽、羌活、当归、川芎、桑枝等药，治风湿肩背作痛。

天麻性虽不燥，毕竟风剂，若血虚无风，火炎头痛，口干、便闭者，不可妄投。

【汇要学按】

天麻，辛、平，微温，味辛浓厚，性升，属阳，为肝家气分药。风虚内作，非天麻不治，小儿惊痰风热，服天麻即消。归肝经，甘平柔润入肝经，养肝阴而有平肝息风定惊之效，为治虚风眩晕头痛、惊痫抽搐等症的良药。此外，亦有用治风湿痹着、麻木酸疼、中风瘫痪等症者，但只有平息内风之功，而无疏散外风之力。

【范式开合】

天麻，宣，祛风。辛温，入肝经气分。益气强阴，通血脉，强筋力，疏痰气。治诸风掉眩，头旋眼黑，语言不遂，风湿顽痹，小儿惊痫[诸风掉眩，皆属肝木。肝病不能荣筋，故见前症。天麻入厥阴而治诸疾，肝气和平，诸疾自瘳]。血液衰少及类中风者忌用[风药能燥血故也。昂按：风药中须兼养血药，制其燥也。养血药或兼搜风药，宣其滞也。古云：治风先治血，血行风自灭]。

根类黄瓜，茎名赤箭，有风不动，无风反摇，一名定风草。明亮坚实者佳，湿纸包煨熟，切片，酒浸一宿焙用。《本草备要》

[处方用名] 赤箭、天麻、明天麻、煨天麻。

丹参

丹参，一名郄蝉草。味苦，微寒，无毒。治心腹邪气，肠鸣幽幽如走水，寒热积聚，破癥，除瘕，止烦满，益气。养血，腰脊强，脚痹，除风邪，留热。生川谷。五月采根，曝干。畏咸水。反藜芦。

【本经释难】

《本经》主心腹邪气，肠鸣幽幽如走水，寒热积聚，破癥除瘕，止烦满，益气。

《本经》治心腹邪气、肠鸣幽幽如走水等疾，皆瘀血内滞而化为水之候。止烦满、益气者，瘀积去而烦满愈，正气复也。按：四物汤治妇人病，不问胎前产后，经水多少，皆可通用。唯一味丹参散，主治与之相同。盖丹参能破宿血，生新血，安生胎，落死胎，止崩中带下，调经脉之神品。

【功能特性】

丹参，苦、平，微温，无毒。丹参气平而降，心与包络血分药也，能破宿血，生新血，安生胎，落死胎，止崩中带下，调经脉，去瘀血内滞。味苦，性微寒。归心、肝经。本品苦能泄降，微寒清热，归心、肝二经血分，功能活血通经、凉血消肿、清心除烦。《妇人明理论》云："一味丹参散，功同四物汤"，后世也誉之为妇科要药。然终究属凉血活血通经之品，以血热瘀滞所致的月经不调、经闭痛经、癥瘕积聚、产后瘀阻用之为宜。兼可用治瘀血阻滞、心腹刺痛、肝郁胁痛。此外还可用治痈肿疮毒、热痹疼痛，可收凉血消肿、通络止痛之效，若用治热入营血、心烦不寐，又可奏清心除烦、安神定志之功。

【配伍应用】

1.活血通经：适用于血热瘀滞、月经不调、痛经经闭、癥瘕积聚、产后瘀血、恶露不尽等症。可单用本品研末白酒调服，如《妇人大全良方》丹参散，也可与当归、益母草、泽兰、赤芍、香附等同用。近代用本品与乳香、没药、当归、桃仁、红花、三棱、莪术等同用，治疗宫外孕，如宫外孕方。也取本品能活血通经，消癥散结，用治瘀血阻滞、心腹刺痛，常用本品与檀香、砂仁同用，如《医宗金鉴》丹参饮。近代用治心脉瘀阻所致冠心病、心绞痛的冠心Ⅱ号，也取本品活血化瘀之力。又本品配降香所制成的复方丹参注射液，用治冠心病，也取得良好效果。用治肝郁气滞、血瘀胁痛，常与当归、郁金、香附等同用。近代还用本品治疗肝脾大，常与柴胡、当归、牡丹皮、赤芍、桃仁、红花、鳖甲、牡蛎、昆布、鸡内金、三棱、莪术等药同用。本品又有软化肝脾，改善肝功能的作用。

2. 凉血消肿：适用于痈肿疮毒，如常用本品配金银花、连翘、蒲公英及瓜蒌、乳香等，即《医学衷中参西录》消乳汤，用治乳痈肿痛；用治风湿热痹、关节肌肉红肿热痛，常配苍术、黄柏、牛膝、牡丹皮、赤芍、金银花等。

3. 清心除烦：常用于热病伤营、心烦不寐，多与犀角、生地黄、玄参等同用，如清营汤。又单用本品制成酊剂，也有很好的镇静安神作用。

用量 3～45 g。然其性长于行血，妊娠无故勿服。大便不实者忌之。

【汇要学按】

丹参，苦、平，微温，气平而降，心与包络血分药也，能破宿血，生新血，安生胎，落死胎，止崩中带下，调经脉，去瘀血内滞。归心、肝经，苦能泄降，微寒清热，入心、肝二经血分，功能活血通经、凉血消肿、清心除烦，以血热瘀滞用之为宜。

【范式开合】

丹参，补心，生血，去瘀。气平而降[《本经》：微寒。弘景曰：性应热]。味苦色赤，入心与包络。破宿血，生新血[瘀去然后新生]，安生胎[养血]，堕死胎[去瘀]，调经脉[风寒湿热，袭伤营血，则经水不调。先期属热，后期属寒。又有血虚、血瘀、气滞、痰阻之不同。大抵妇人之病，首重调经，经调则百病散]，除烦热，功兼四物[一味丹参散，功同四物汤]，为女科要药。治冷热劳，骨节痛，风痹不随[手足缓散，不随人用。经曰：足受血而能步，掌受血而能握]，肠鸣腹痛，崩带癥瘕[癥者有块可征，瘕者假也，移动聚散无常，皆血病]，血虚血瘀之候。又治目赤、疝痛、疮疥、肿毒，排脓生肌[郑奠一曰：丹参养神定志，通利血脉，实有神验]。

畏咸水，忌醋。反藜芦。《本草备要》

【专题发挥】

丹参、川芎均为常用活血调经之品，同可用治瘀血诸痛、痈肿疮毒、关节痹痛。然川芎辛温，活血行气，散寒止痛，以寒凝气滞血瘀用之为好；丹参苦寒，凉血活血，通经止痛，以血热瘀滞用之为佳。且川芎能祛风止痛，善治头痛；丹参清心安神，还可用治烦热神昏。

［处方用名］丹参、紫丹参。

蒺藜子［蒺藜］

蒺藜子，一名旁通，一名屈人，一名止行，一名升推，一名豺羽。味苦，温，无毒。治恶血，破癥结积聚，喉痹，乳难。久服长肌肉，明目，轻身。身体风痒，头痛，咳逆，伤肺，肺痿，止烦，下气，小儿头疮，痈肿，阴癀。生平泽或道旁。七月、八月采实，曝干。可作摩粉。可煮以浴。乌头为之使。

【本经释难】

《本经》主恶血，破癥结积聚，喉痹，乳难。久服长肌肉，明目，轻身。

《本经》专破恶血积聚，治喉痹，乳难，以苦能泄，温能宣，辛能润也，此言刺蒺藜之功用耳，其治痰、消痈肿，搜肾脏风气，又须刺者，为破敌之先锋。

【功能特性】

白蒺藜，苦、辛，温，无毒，酒浸焙焦，去刺研用。白蒺藜，以苦能泄，温能宣，辛能润，性升而散，入肝肾经，专破恶血积聚，搜肾脏风气，为治风明目要药。风入少阴、厥阴经者，为向导。目病，为风木之邪，风盛则目病，风去则目明矣。味辛、苦，性微温。归肝经。本品辛散苦泄，轻扬疏散，善散肝经风热，又能疏肝解郁，行气破血。常用于肝经风热，头痛眩晕，目赤多泪，风疹瘙痒，肝气郁结，胸胁不舒或疼痛，以及气滞血瘀而致经闭、乳难、癥瘕等。

【配伍应用】

《千金方》治白癜风，以一味为末，汤服二钱，日二服，服至半月，白处见红点，至一月效。

1. 疏散风热：适用于肝经风热，头痛眩晕，目赤多泪，风疹瘙痒。常与菊花、蔓荆子、钩藤、稆豆衣、苦丁茶等药配伍治肝风头痛眩晕。《张氏医通》白蒺藜散，以本品配伍菊花、连翘、决明子、青葙子等药治目赤多泪。配伍蝉蜕、荆芥、豨莶草、地肤子等药治风疹瘙痒。

2. 疏肝解郁：用于胸胁不舒或疼痛，常与香附、郁金、青皮、橘叶等药同用。

3.行气破血：适用于经闭、乳难、癥瘕等证。如《儒门事亲》方，以本品与当归同用治经闭；《方龙潭家秘》方，单用本品研末服，治乳汁不下，乳房胀痛；又《方龙潭家秘》方，以本品配伍小茴香、乳香、没药治疝瘕。

用量5～10g。气血虚弱及孕妇慎服。

【汇要学按】

白蒺藜，苦、辛，温，苦泄温宣辛润，性升而散，入肝肾经，专破恶血积聚，搜肾脏风气，为治风明目要药。风入少阴、厥阴经者，为向导。目病，为风木之邪，风盛则目病，风去则目明矣。归肝经，辛散苦泄，轻扬疏散，善散肝经风热，又能疏肝解郁，行气破血。

【范式开合】

蒺藜子，平补肝肾。苦温补肾，辛温泻肺气而散肝风，益精明目[肝以散为补，凡补肝肾药，皆能明目]。治虚劳腰痛，遗精带下，咳逆肺痿，乳闭癥瘕，痔漏阴㿗[音颓]，肾、肝、肺三经之病，催生堕胎[刺蒺藜主恶血，故能破癥下胎]。

沙苑蒺藜，绿色似肾[故补肾]。炒用[亦可代茶]。

刺蒺藜，三角有刺。去刺，酒拌蒸[风家宜刺蒺藜，补肾则沙苑者为优]。余功略同[《瑞竹堂方》：齿牙打动者，蒺藜根烧灰敷之]。《本草备要》

【专题发挥】

《本经》久服长肌肉，明目，轻身，以其入肾益精气也，此则专主沙苑蒺藜而言。

沙苑蒺藜，甘，温，无毒。产沙苑者，色微黑而形似羊肾。若色微绿，虽产秦中，非沙苑也。酒蒸捣用。药肆中以一种野田开红花之土蒺藜伪充，咬之亦生豆气，但缺处有尖钩，稍异耳。

沙苑蒺藜产于潼关，得漠北之气，性降而补，益肾，治腰痛，为泄精虚劳要药，最能固精，故聚精丸用此佐鳔胶，大有殊功。以之点汤代茶，亦甚甘美益人；但肾与膀胱偏热者禁用，以其性温助火也。

蒺藜子有两种，一为白蒺藜，即刺蒺藜，为蒺藜科植物的果实；一为沙苑蒺藜，即潼蒺藜，又名沙苑子，为豆科植物扁茎黄芪的种子。沙苑蒺藜味甘性温，为补益肝肾、明目固精之品，与白蒺藜功效不同，用当区别。

[处方用名]蒺藜、白蒺藜、刺蒺藜。

肉苁蓉

肉苁蓉，味甘，微温，无毒。治五劳七伤，补中，除茎中寒热痛，养五藏，强阴，益精气，多子。妇人癥瘕。久服轻身。除膀胱邪气，腰痛，止痢。生山谷。五月五日采，阴干。

【本经释难】

《本经》主五劳七伤，补中，除茎中寒热痛，养五藏，强阴益精气，多子，妇人癥瘕。

《本经》主劳伤补中者，是火衰不能生土，非中气之本虚也。治妇人癥瘕者，咸能软坚而走血分也。

【功能特性】

肉苁蓉，甘、咸，微温，无毒，酒洗去甲及腐，切片焙用。肉苁蓉与锁阳，总是一类，味厚性降，主火衰不能生土，命门相火不足者宜之。咸能软坚而走血分，峻补精血，骤用反动大便滑泄。又苁蓉止泄精遗沥，除茎中寒热痛，以其能下导虚火也。锁阳治腰膝软弱，以其能温补精血也。总皆滋益相火之验。味甘、咸，性温。归肾、大肠经。本品为滋补药，因补力缓慢，故名苁蓉。能补肾阳，益精血，且可润燥滑肠。可治肾阳不足、精血亏虚引起的阳痿、不孕、腰膝冷痛、筋骨软弱等；并可用于肠燥津枯的大便秘结。

【配伍应用】

老人燥结，宜煮粥食之，但胃气虚者，服之令人呕吐泄泻。

1. 补肾阳，益精血：适用于阳痿、不孕。如《证治准绳》肉苁蓉丸，以本品配伍熟地黄、五味子、菟丝子治肾虚精亏、肾阳不足而致阳痿；配鹿角胶、当归、熟地黄治精血亏虚不能怀孕；又可用于腰膝冷痛，筋骨无力，多与巴戟天、草薢、杜仲、菟丝子等同用，如金刚丸。

2. 润燥滑肠：适用于肠燥津枯的大便秘结，可与火麻仁、沉香同用，如《济生方》润肠丸。

用量 10 ~ 20 g。本品补阳不燥，药力和缓，入药少则不效，故用量宜大。强阳易兴而精不固者忌之。因能补阳滑肠，故阴虚火旺及大便泄泻者忌服。

肠胃有实热之大便秘结亦不宜用。

【汇要学按】

肉苁蓉，甘、咸，微温，味厚性降，主火衰不能生土，命门相火不足者宜之。咸能软坚而走血分，能下导虚火也，峻补精血，骤用反动大便滑泄，止泄精遗沥，除茎中寒热痛。锁阳治腰膝软弱，以其能温补精血也。归肾、大肠经，能补肾阳，益精血，且可润燥滑肠。

【范式开合】

肉苁蓉，补肾命，滑肠。甘酸咸温。入肾经血分。补命门相火，滋润五脏。益髓强筋。治五劳七伤，绝阳不兴，绝阴不产，腰膝冷痛，崩带遗精，峻补精血 [时珍曰：补而不峻，故有苁蓉之号]。骤用恐妨心，滑大便。

长大如臂，重至斤许。有松子鳞甲者良。酒浸一宿，刷去浮甲，劈破，除内筋膜。酒蒸半日。又酥炙用。忌铁 [苏恭曰：今日所用，多草苁蓉，功力稍劣]。《本草备要》

[处方用名] 肉苁蓉、淡苁蓉、甜苁蓉、淡大芸。

防风

防风，一名铜芸。味甘，温，无毒。治大风，头眩痛，恶风，风邪，目盲无所见，风行周身，骨节疼痹，烦满。久服轻身。胁痛，胁风，头面去来，四肢挛急，字乳，金疮，内痉。生川泽。二月、十月采根，曝干。得泽泻、薰本疗风。得当归、芍药、阳起石、禹余粮疗妇人子脏风。杀附子毒。恶干姜、藜芦、白蔹、芫花。

【本经释难】

《本经》主大风头眩痛，恶风风邪，目盲无所见，风行周身骨节疼痛。

其治大风头眩痛，恶风风邪等病，其性上行，故治上盛风邪，泻肺实喘满，及周身痹痛，四肢挛急，目盲无所见，风眼冷泪，总不出《本经》主治也。

【功能特性】

防风，甘、辛，温，无毒。防风浮而升阳也。入手太阳、阳明、少阳、厥阴，兼通足太阳，治风去湿之仙药，以风能胜湿也。防风治一身尽痛，乃卒伍卑贱之职，随所引而至，风药中润剂也。若补脾胃非此引用不能行，盖于土中泻水也。凡脊痛项强、不可回顾，腰似折，项似拔者，乃手足太阳证，正当用之。凡疮在胸膈以上者，虽无手足太阳证，亦当用防风，为能散结去上部风热也。味甘、辛，性温。归膀胱、肝、脾经。本品辛温散风，甘缓不峻，为治风通用之药，且能胜湿。常用于外感风寒或风热、恶寒发热、头痛身疼、目赤咽痛，以及风寒湿痹、关节酸痛等症。因能散风，又有解痉作用，可治破伤风证。此外，炒炭兼可止泻、止血，可治泄泻、便血、崩漏。

【配伍应用】

防风治一身尽痛，乃卒伍卑贱之职，随所引而至，风药中润剂也。若补脾胃非此引用不能行，盖于土中泻水也。凡脊痛项强、不可回顾，腰似折，项似拔者，乃手足太阳证，正当用之。凡疮在胸膈以上者，虽无手足太阳证，亦当用防风，为能散结去上部风热也。《经验方》治妇人风入胞门，崩中不止，独圣散用一味防风，面糊酒调丸服。然惟血色清稀而脉浮弦者为宜。如血色浓赤、脉来数者，又属一味子芩丸证，不可混也。

1. 发表散风胜湿：用于风寒或风热或风湿表证，如配伍紫苏、荆芥、白芷等药，治风寒感冒，头痛身疼；配伍荆芥、薄荷、连翘、桔梗可治风热感冒，目赤咽痛；倘感冒风寒湿邪，又当配伍羌活、独活等祛风寒湿药，如荆防败毒散。用于风寒湿痹，如《是斋百一选方》蠲痹汤，即以本品与羌活、姜黄、当归、赤芍、黄芪、甘草同用。

2. 解痉：用于破伤风证，如《普济本事方》玉真散，即以防风、天南星等份研末，敷伤口，并以温酒调服一至二钱。

此外，炒炭止泻、止血。如痛泻要方，以本品配伍陈皮、白芍、白术，用治腹痛泄泻；《经验后方》单用本品炙赤研末，每服二钱，治妇女血崩。

用量 5～10 g。叉头者令人烦喘，叉尾者发人痼疾。惟肺虚有汗喘乏，及气升作呕、火升发嗽、阴虚盗汗、阳虚自汗者，勿服。妇人产后血虚发痉，婴儿泻后脾虚发搐，咸为切禁。阴虚火旺，无风寒湿邪者不宜服。

【汇要学按】

防风，甘、辛，温，浮而升阳也，入手太阳、阳明、少阳、厥阴，兼通足太阳，治风去湿之仙药，以风能胜湿也。防风治一身尽痛，乃卒伍卑贱之职，随所引而至，风药中润剂也。若补脾胃非此引用不能行，盖于土中泻水也。凡脊痛项强、不可回顾，腰似折，项似拔者，乃手足太阳证，正当用之。凡疮在胸膈以上者，虽无手足太阳证，亦当用防风，为能散结去上部风热也。归膀胱、肝、脾经，辛温散风，甘缓不峻，为治风通用之药，且能胜湿。

【范式开合】

防风，宣，发表，胜湿。辛苦性温，升浮为阳。搜肝泻肺，散头目滞气、经络留湿。主上部见血[用之为使，亦能治崩]，上焦风邪，头痛目眩，脊痛项强，周身尽痛，太阳[膀胱]经证[徐之才曰：得葱白，能行周身]。又行脾、胃二经，为祛风胜湿之要药[凡风药皆能胜湿。东垣曰：辛伍卑贱之职，随所引而止，乃风药中润剂。若补脾胃，非此引用不能行]，散目赤、疮疡。若血虚痉急、头痛不因风寒[内伤头痛]、泄泻不因寒湿、火升发嗽、阴虚盗汗、阳虚自汗者并禁用[同黄芪、芍药，又能实表止汗；合黄芪、白术，名玉屏风散，固表圣药。黄芪得防风而功益大，取其相畏而相使也]。黄润者良。上部用身，下部用梢。畏萆薢。恶干姜、白蔹、芫花。杀附子毒。《本草备要》

【专题发挥】

荆芥、防风均有散风解表作用，药力和缓，不及麻黄、桂枝峻烈，二药常同用以治风邪表证。发汗之力，荆芥较防风强，而防风又能胜湿，故常用于风湿痹痛。

[处方用名]防风、青防风、炒防风、防风炭。

蒲黄

蒲黄，味甘，平，无毒。治心腹膀胱寒热，利小便，止血，消瘀血。久服轻身，益气力，延年，神仙。生池泽。四月采。

【本经释难】

《本经》主心腹膀胱寒热，利小便，止血，消瘀血。

《本经》主心腹膀胱寒热，良由血结其处、营卫不和故也。又言止血、消瘀血者，以生则能行，熟则能止。

【功能特性】

蒲黄，甘，微寒，无毒，筋能行血，罗去粗筋，取粉用。蒲黄，手足厥阴血分药也，生则能行，熟则能止，能治血、治痛。味甘，性平。归肝、心包经。本品甘缓不峻，性平，无寒热偏胜，入肝、心包二经血分，功能止血散瘀，兼利小便。用治吐血、衄血、崩漏下血、外伤出血，有良好的止血之效；又治经闭痛经、产后瘀阻、瘀血阻滞、心腹刺痛，而为活血散瘀之佳品。

又因本品既能止血化瘀，又能利尿通淋，还善治血淋涩痛。

【配伍应用】

与五灵脂同用，名失笑散，治一切心腹疼痛。能破瘀积，消痈肿，去产妇儿枕痛。然胃气虚者，入口必吐，下咽则利，以五灵脂性味浊恶也。宋度宗一夜忽舌胀满口，用蒲黄、干姜末干掺而愈，以蒲黄之凉血活血，干姜之引火外散，深得逆从兼济之妙也。然舌根胀痛，亦有属阴虚火旺者，误用前法，转伤津液，每致燥涩愈甚，不可不审。

1. 止血：用治肺热衄血，《简便单方俗论》用本品配青黛为散服或与血余炭为散、地黄汁送服。一般血热吐衄，又常与生地黄、白茅根、栀子、黄芩同用。本品配栀子、血竭、京墨等份为末，合莲房炭、血余炭、黄绢炭、棕榈炭，共为散剂，即《沈氏尊生书》五灰散，用治妇女崩漏下血；又本品配莲房炭为散服，体虚的加党参、黄芪同用，治崩漏下血，效果亦佳。由于本品有收缩子宫作用，近代临床用治功能失调性子宫出血效果良好。又蒲黄炭、乌贼骨等份，共研细粉，加压包扎，可用治外伤出血。

2. 散瘀：用治瘀血经闭痛经，产后瘀阻腹痛，常用生蒲黄配五灵脂，如《太平惠民和剂局方》失笑散。又本品生用，与干荷叶、牡丹皮、延胡索、生地黄同用，加蜜煎服，还可用治产后血晕，如《太平惠民和剂局方》蒲黄散。用治跌打损伤、瘀血肿痛，可用蒲黄末空心温酒服，也可与桃仁、当归、川芎、红花同用，水煎服。又本品单用研末（或加乌贼骨同研）搽敷，或配露蜂房、白鱼为散，用酒调敷（《太平圣惠方》蒲黄散），均可用治重舌、口疮、舌衄等症，也取散瘀消肿止血之效。

本品既能散瘀止血，又可利尿通淋，还可用治血淋涩痛。

常用生蒲黄配冬葵子、生地黄，如《证治准绳》蒲黄散。

用量 5 ～ 10 g，包煎。冲服每次 3 g。本品能收缩子宫，孕妇忌服。

【汇要学按】

蒲黄，甘，微寒，手足厥阴血分药也，生则能行，熟则能止，能治血、治痛。归肝、心包经，甘缓不峻，性平，无寒热偏胜，入肝、心包二经血分，功能止血散瘀，兼利小便。

【范式开合】

蒲黄，生滑，行血；炒涩，止血。甘平。厥阴[心包、肝]血分药。生用性滑，行血消瘀，通经脉，利小便，祛心、腹、膀胱寒、热[同五灵脂，治心腹血气痛，名失笑散]。疗扑打损伤，疮疖诸肿[一妇舌胀满口，以蒲黄频掺，比晓乃愈。宋度宗舌胀满口，御医用蒲黄、干姜末等分，搽之愈。时珍曰：观此则蒲黄之凉血、活血可知矣。盖舌为心苗，心包相火。乃其臣使，得干姜，是阴阳相济也]。**炒黑性涩，止一切血，崩带泄精。香蒲，花中蕊屑，汤成入药。**《本草备要》

【专题发挥】

《本经》上说蒲黄"利小便，止血，散瘀血"，认为蒲黄既有止血的作用，又有活血功效，但没有明确指出它生用行血、炒用止血。至宋代《日华子诸家本草》始有"破血消肿生用，补血止血炒用"的记载。明代《本草纲目》也有同样的叙述。因此，一般认为蒲黄生用性滑，行血消肿；炒黑性涩，功专止血。然而根据临床实践及近人报道，生蒲黄也被认为具有一定止血作用，不必拘泥于炒炭使用。至于炒炭后是增强还是降低止血作用有待研究。

［处方用名］蒲黄、生蒲黄、蒲黄炭、炒蒲黄。

续断

续断，一名龙豆，一名属折。味苦，微温，无毒。治伤寒，补不足，金疮，痈伤，折跌，续筋骨，妇人乳难，崩中，漏血，久服益气力。生山谷。

七月、八月采，阴干。地黄为之使。恶雷丸。

【本经释难】

《本经》主伤中补不足，金疮痈疡，折跌，续筋骨。妇人乳难，久服益气力。

《本经》治伤中补不足等病，总取和血通经之义。又能止小便多，治遗泄，为妇人胎产崩漏之首药，又主带脉为病。

【功能特性】

续断《本经》名属折，《别录》名接骨，苦，微温，无毒，去根尾，酒炒用。续断入肝，主续筋骨，和血通经，为妇人胎产崩漏之首药。又主带脉为病，久服益气力，利关节，治腰痛，暖子宫，疗金疮折伤，散痈肿瘀血，疗妇人乳难。味苦、甘、辛，性微温。归肝、肾经。本品功能补肝肾、行血脉、续筋骨。因能补肝肾，又能行血脉，有补而不滞的好处，所以可用于腰痛脚弱、遗精、崩漏等，也常用于妇女胎漏下血，或胎动欲坠，可起到安胎作用。因能行血脉、续筋骨，可治跌扑损伤、金疮、痈疽溃疡等，有续筋接骨、消肿止痛生肌等作用，所以又为伤科、外科所常用。

【配伍应用】

古方血痢用平胃散一两、续断三钱为末，每服三钱，水煎服即愈，宁无顾名思义之实乎？

1. 补肝肾、行血脉：适用于腰痛脚弱、遗精崩漏等。如《扶寿精方》续断丸，以本品配杜仲、牛膝、补骨脂、萆薢、木瓜治腰痛脚弱；《妇人大全良方》续断丸，以本品配黄芪、地黄、当归、五味子、龙骨、赤石脂等治崩漏经多。

2. 安胎：适用于胎漏下血，胎动欲坠。如《医学衷中参西录》寿胎丸，即为续断、菟丝子、桑寄生、阿胶所组成，可治上述证候，也治频惯堕胎。

3. 通血脉、续筋骨：适用于跌仆损伤、金疮及痈疽溃疡等。如接骨散（新方）即本品配伍骨碎补、自然铜、地鳖虫、血竭等药，治跌扑损伤、骨折、金疮等。可内服，也可外敷。又如《本草汇言》方治乳痈，即以本品八两、蒲公英四两研末，早晚各服三钱，温开水送服。

用量 10 ～ 20 g。崩漏下血宜炒用，外用适量研末敷患处。

【汇要学按】

续断，苦，微温，入肝，主续筋骨，和血通经，为妇人胎产崩漏之首药，止小便多，治遗泄。又主带脉为病，久服益气力，利关节，治腰痛，暖子宫，疗金疮折伤，散痈肿瘀血，疗妇人乳难。归肝、肾经，补肝肾而行血脉，补而不滞。

【范式开合】

续断，补肝肾，理筋骨。苦温补肾、辛温补肝。能宣通血脉而理筋骨。主伤中，补不足 [《经疏》曰：味甘故然]，暖子宫，缩小便，破瘀血。治腰痛胎漏 [怀妊沥血]，崩带遗精，肠风血痢 [《是斋方》：平胃散一两，川续断二钱半，每服二钱，米饮下，治时痢亦验]，痈痔肿毒。又主金疮折跌 [以功命名]，止痛生肌。女科外科，需为上剂。川产良。状如鸡脚，皮黄皱节节断者真。去向里硬筋，酒浸用。地黄为使。《本草备要》

【专题发挥】

杜仲、续断均能补肝肾、安胎，常同用治腰痛、脚弱、胎动不安。然杜仲补益之功较续断为胜，且可强筋骨，故对肾虚腰痛，筋骨无力，功效最好；续断兼能通血脉，续筋骨，所以又治崩漏、关节不利、痈疽溃疡、筋骨折伤等。

［处方用名］续断、川续断、川断肉。

漏芦

漏芦，一名野兰。味苦，寒。无毒。治皮肤热毒，恶疮，疽，痔，湿痹，下乳汁。久服轻身，益气，耳目聪明，不老，延年。止遗溺。生山谷。八月采根，阴干。可作浴汤。

【本经释难】

《本经》主皮肤热毒恶疮，疽痔湿痹，下乳汁。

《本经》治热毒恶疮、下乳汁，以其能利窍也，为消毒、排脓、杀虫要药。古方治痈疽发背，以漏芦汤为首称。盖咸能软坚，寒能解毒，故服之必大便作泻，使邪从下而出也。

【功能特性】

漏芦《本经》名野兰，苦、咸，寒，有毒。苦寒解毒，咸能软坚，乃足阳明经药，为消毒、排脓、杀虫要药。味苦，性寒；入胃经。本品苦寒泄降，而有清热解毒、消痈肿、下乳汁功效。适用于热毒亢盛，疮痈红肿作痛及邪热壅滞，乳房肿痛，乳汁不下。

【配伍应用】

古方治痈疽发背，以漏芦汤为首称。盖咸能软坚，寒能解毒，故服之必大便作泻，使邪从下而出也。

清热解毒，消痈下乳：治痈疮红肿疼痛，多与连翘、大黄、蒲公英配合使用。治乳房红肿胀痛、乳汁不下、欲成痈者，可同天花粉、浙贝母、牡丹皮等凉血解毒散结药配伍应用，与王不留行配合，还可用治气血郁滞，乳胀乳少，均取本品行血下乳之功。

用量 3～12 g。昔人治婴儿疮毒，令母服此，使药性从乳中过之，每致乳子利下白沫，大损元气，故气虚及疮疡不起发者，咸非所宜，而妊妇尤为切禁。

【汇要学按】

漏芦，苦、咸，寒，苦寒解毒，咸能软坚，乃足阳明经药，为消毒、排脓、杀虫要药。入胃经，清热解毒，消痈肿，下乳汁。

【范式开合】

漏芦，泻热，解毒。咸软坚，苦下泄，寒胜热。入胃、大肠，通肺、小肠。散热解毒，通经下乳，排脓止血，生肌杀虫。治遗精尿血，痈疽发背[古方以漏芦汤为称首]，及预解时行痘疹毒[取其寒胜热，又能入阳明故也]。出闽中，茎如油麻，枯黑如漆者真。甘草拌蒸。连翘为使。《本草备要》

［处方用名］漏芦。

天名精［鹤虱］

天名精，一名麦句姜，一名虾蟆蓝，一名豕首。味甘，寒，无毒。治瘀血，血瘕欲死，下血，止血，利小便，除小虫，去痹，除胸中结热，止烦渴。久服轻身，耐老。逐水，大吐下。生平原，川泽。五月采。垣衣为之使。

【本经释难】

《本经》主瘀血血瘕欲死，下血止血，利小便。

天名精功专散血，有破宿生新之功，故《本经》言下血止血，又能涌吐风痰，杀虫解毒。

【功能特性】

天名精《本经》名虾蟆蓝，一名地菘，子名鹤虱，甘，寒，无毒，功专散血，有破宿生新之功。味苦、辛，性平，有小毒。归脾、胃经，功能杀虫，可用于治疗蛔虫、蛲虫、绦虫等多种肠寄生虫所引起的虫积腹痛。

【配伍应用】

擂汁服之，能止痰疟；漱之止牙痛；捣之敷蛇伤；煎服除淫秽邪毒，从小便泄出。凡乳蛾喉咙肿痛，及小儿急慢惊风、牙关紧急、不省人事者，捣绞和酒灌之。咽喉肿塞，痰涎壅滞，捣汁鹅翎扫入，去痰立效。亦治猪瘟。

杀虫：治蛔虫腹痛时作时止、口吐清水者，可以本品配伍川楝子、胡粉、槟榔、白矾等药，如《小儿药证直诀》安虫散；治绦虫症，可与槟榔、鹤草芽、南瓜子等同用。

用量 3～10 g。

【汇要学按】

天名精，甘，寒，功专散血，有破宿生新之功。味苦、辛，性平，归脾、胃经，功能杀虫，可用于蛔虫、蛲虫、绦虫等多种肠寄生虫所引起的虫积腹痛。

【范式开合】

天名精，泻，杀虫。苦辛，有小毒。杀五脏虫，治蛔啮腹痛[面白唇红，时发时止者，为虫痛，肥肉汁调末服]。

《沈存中笔记》云：是杜牛膝子[或曰非也，别是一种]。最黏人衣。有狐气，炒热则香。

[处方用名] 鹤虱、北鹤虱。

决明子

决明子，一名草决明，一名羊明。味咸，平，无毒。治青盲，目淫，肤赤，白膜，眼赤痛，泪出。久服益精光，轻身。唇口青。生川泽。十月十日采，阴干百日。蓍实为之使。恶大麻子。

【本经释难】

《本经》主青盲目淫，肤赤白膜，眼赤痛泪出，久服益精光，轻身。

入药明目，《本经》治青盲目淫，眼赤泪出，取其苦寒清热也。以水调末涂肿毒，贴心止鼻衄，贴太阳穴治头疼，作枕治头风。《别录》疗口青，是主肝经蓄热之验也。不宜久服，久服令人患风。伐肝搜风太过，反招风热也。《本经》言久服益精光，轻身，是指目疾人、肝热内滞者而言。

【功能特性】

决明子，咸，平，无毒。《别录》云：苦甘微寒，无毒，炒研用。苦寒清热，入药明目，主肝经蓄热。味甘、苦、咸，性微寒，归肝、肾经。本品功能清泻肝火，兼益肾阴，目为肝窍，瞳子属肾，故为明目之佳品。凡肝经郁火，头痛目赤，或肝肾阴亏，目暗不明，均可用之。又能润肠通便，用于内热便秘，功效亦良。

【配伍应用】

《相感志》言：园中种决明，蛇不敢入。丹溪言：决明解蛇毒，本此。

1.清肝明目：适用于肝胆郁热而致目赤涩痛、羞明多泪，如《证治准绳》方，单用本品内服，治目赤多泪。也可与菊花、黄芩、石决明等同用，如菊花决明散。治疗肝胃阴亏、目暗不明者，常与枸杞子、沙苑子、女贞子等同用。

2.润肠通便：适用于内热肠燥、大便秘结，或习惯性便秘，可单用本品煎服。

用量 10～15 g，用于通便不宜久煎。**若肝虚血弱者过用，虚风内扰，在所必致耳。**

【汇要学按】

决明子，咸，平，《别录》云：苦甘微寒，苦寒清热，入药明目，主肝经蓄热。归肝、肾经，能清泻肝火，兼益肾阴，为明目之佳品。

【范式开合】

决明子泻肝、明目，甘、苦、咸、平。人肝经，除风热。治一切目疾，故有决明之名。又曰益肾精。[瞳子神光属肾。日华曰：明目甚于黑豆，作枕治头风。]**状如马蹄，俗呼马蹄决明。捣碎煎。恶大麻仁。**

【专题发挥】

夏枯草、决明子均能清肝明目，同可用治肝热目疾。夏枯草兼养肝血，决明子能益肾阴，若肝肾不足，头痛、眩晕、目暗不明，两药也常同用。然夏枯草善降肝火，散结气，为治瘰疬、瘿瘤之要药；决明子又能滑肠通便，为治疗内热便秘之佳品。

［处方用名］决明子、草决明。

兰草［佩兰］

兰草，一名水香。味辛，平，无毒。主利水道，杀蛊毒，辟不祥。久服益气，轻身，不老，通神明。除胸中痰癖。生池泽。四月、五月采。

【本经释难】

《本经》利水道，杀虫毒，辟不祥。久服益气，轻身不老，通神明。

兰香性辛温，专走气道，故能利水调肝和脾，其功倍于藿香。善调呕逆，散积久陈郁之气。近世误以幽兰为兰香者，大可喷饭。观《本经》利水，杀虫毒，辟不祥之治，岂幽兰能之乎。

【功能特性】

兰香，辛，温，无毒。气芳香，能辟疫毒恶气。楚人以之为佩。又能辟汗湿之气，故又名辟汗香。入手足太阴、阳明，专走气道，故能利水调肝和脾，散积久陈郁之气，力能调中消食，去恶气，治哕呕脾瘅、口中时时溢出甜水者，非此不除。味辛，性平。归脾、胃经。辛平发散，药力平和，其气芬芳清香，长于醒脾，宣湿化浊，善能祛除中州秽浊陈腐之气。常用于夏伤暑湿所致的头胀、胸闷、身重、寒热等症。此外，又多用于湿热困脾，胃呆不饥，或口中甜腻、多涎、口气腐臭等症。鲜兰草香气更浓，作用更佳。

【配伍应用】

《素问》云：五味入口，藏于胃，以行其津气，津液在脾，令人口甘，此肥美所发也，其气上溢，转为消渴，治之以兰，除陈气也。东垣治消渴，生津饮用兰叶，盖本于此。又治牙痛、口臭，有神功丸，亦用兰草。云：如无，以藿香代之。

古方治疬风兰香散，取其散肺胃中之湿热虫毒也。《普济方》治反胃，兰草和甘蔗汁服之。钱氏治小儿鼻疮赤烂，兰叶烧灰二钱、铜绿半钱、轻粉二钱，为末，日敷三次即愈。

1. 芳香化湿：用于湿阻脾胃所致的胸脘胀闷、食少体倦、恶心呕吐、泄泻、舌苔白腻及口中甜腻等症，可单用，也可与藿香、半夏、厚朴、白豆蔻等配伍。

2. 解暑辟秽：用于外感暑湿或湿温初起、恶寒发热、头胀胸闷等。治暑湿证，常与鲜藿香、鲜荷叶、厚朴等同用；治湿温多与滑石、薏苡仁等同用。

用量 6～9 g。

【汇要学按】

兰香，辛，温，芳香辛温，能辟疫毒恶气，辟汗湿之气。入手足太阴、阳明，专走气道，能利水调肝和脾，散积久陈郁之气，力能调中消食，去恶气，治哕呕脾瘅、口中时时溢出甜水者，非此不除。归脾、胃经，其气芬芳清香，长于醒脾，宣湿化浊，善能祛除中州秽浊陈腐之气。鲜兰草香气更浓，作用更佳。

【专题发挥】

兰香，菜部移此。濒湖《纲目》芳草部有兰草，菜部有兰香，名曰罗勒，种类不同，因考正之。按：兰有三种：一种曰兰草，其气浓浊，即今之有头草也。一种曰兰香，植之庭砌，二十步内即闻香，俗名香草，以子能去目翳，故又名翳子草。一种名罗勒，茎叶较兰香稍粗大，形虽极类，而气荤浊，以嫩时可食，仅入菜部，不堪入药。

时珍曰：兰香须三月枣叶生时种之乃生，否则不生。常以鱼腥水、泥沟水、冷泥水浇之则香而茂，不宜粪水，著粪则萎。其子大如虿而褐色不光，七月收之，种时妨蚁，湿则有脂浮胀，须以榉炭末掩之。

子治目翳及尘物入目，以三五颗内目中，少顷其子湿胀，与物俱出。又主暴得赤眼，后生翳膜，用兰香子一粒入眦内，闭目少顷，连膜俱出。盖此子得湿即胀，故能染惹眵泪浮膜尔，然目中不可着一尘，而此可内三五颗亦不妨碍。又小儿食肥甘口臭齿黑，名曰崩砂。渐至龈烂，名曰溃槽。又或出血，名曰息露。重则齿落，名曰腐根。用兰香子末、轻粉各一钱，密陀僧煅赤，醋淬，研末半两，和匀，每以少许敷齿及龈上，内服甘露饮，立效。

藿香、佩兰、香薷三药皆有解暑发表作用，治暑月形寒饮冷、脘腹痞闷、吐泻等症，常相须为用。然藿香善于理气止呕，为治湿郁气滞呕逆之要药。佩兰芳香性平，长于去陈腐，辟秽浊，为治脾湿口甜口臭之良药。香薷和中兼利小便，且有较强的发汗之力。

［处方用名］兰草、佩兰、佩兰叶、鲜佩兰、佩兰梗。

蛇床子

蛇床子，一名蛇粟，一名蛇米。味苦，平，无毒。治妇人阴中肿痛，男子阴痿，湿痒，除痹气，利关节，癫痫，恶疮。久服轻身。好颜色，令人有子。生山谷及田野。五月采实，阴干。恶牡丹、巴豆、贝母。

【本经释难】

《本经》主男子阴痿湿痒，妇人阴中肿痛，除痹气，利关节，癫痫恶疮。

《本经》列之上品，不独助男子壮火，且能散妇人郁抑，非妙达《本经》精义，不能得从治之法也。

【功能特性】

蛇床子，苦、辛，温，无毒。蛇床辛香性温，专入右肾命门、少阳三焦气分，助男子壮火，散妇人郁抑。味辛、苦，性温。归肾经。本品有温肾壮阳，散寒祛风，燥湿杀虫的作用。内服可治男子阳痿，女子宫冷不孕，寒湿带下，湿痹腰痛。外用可治阴囊湿疹，女子阴痒，疥癣湿疮及一切皮肤风湿瘙痒之症。

【配伍应用】

1. 温肾壮阳：适用于男子阳痿或妇女宫冷不孕。如《备急千金要方》三子丸，即以本品配伍五味子、菟丝子等份研末蜜丸服，用治上述病证。

2. 散寒祛风，燥湿杀虫：内服治寒湿带下，湿痹腰痛。如《方氏脉症正宗》治寒湿带下方，用本品配伍山萸肉、南五味子、车前子、香附、枯白矾等；治湿痹腰痛，可配伍桑寄生、杜仲、牛膝、独活、秦艽等益肾祛风湿药。外用有燥湿杀虫止痒的功效，如单用本品水煎汤洗，治阴囊湿疹；《濒湖集简方》以本品一两加白矾二钱，煎汤熏洗，治妇人阴痒；又《金匮要略》蛇床子散，用本品研末加白粉少许，和匀为丸如枣大，绵裹纳阴道中，治妇人阴寒；现用本品五钱水煎，灌洗阴道，或用本品一两，黄柏三钱，以甘油明胶为基质做成2g重的栓剂，每日用1枚置放阴道内（内蒙古《中草药新医疗法资料选编》），治滴虫性阴道炎有效。

内服3～10g，煎汤服，或入丸散；外用15～30g，水煎洗或研末敷，也可研末作为坐药（栓剂）。**但肾火易动，阳强精不固者勿服。阴虚火旺或下焦有湿热者不宜内服。**

【汇要学按】

蛇床子，苦、辛，温，辛香性温，专入右肾命门、少阳三焦气分，助男子壮火，散妇人郁抑。归肾经，有温肾壮阳、散寒祛风、燥湿杀虫的作用。

【范式开合】

蛇床子，补肾命，祛风湿。辛苦而温。强阳益阴，补肾祛寒，祛风燥湿。治瘘囊湿，女子阴痛阴痒［湿生虫，同矾煎汤洗］，子脏虚寒，产门不闭［炒热熨之］，肾命之病。及腰酸体痛，带下脱肛，喉痹齿痛，湿癣恶疮［杀虫止痒］，风湿诸病。煎汤浴，止风痒［时珍曰：肾命、三焦气分之药，不独补助男子，而且有益妇人，世人舍此而求补药于远域，岂非贵耳贱目乎］。

似小茴而细。微妙，杀毒则不辣［以地黄汁拌蒸三遍佳］。恶牡丹皮、贝母、巴豆。

《本草备要》

［处方用名］蛇床子。

地肤子

地肤子，一名地葵。味苦，寒，无毒。治膀胱热，利小便，补中，益精气。久服耳目聪明，轻身，耐老。去皮肤中热气，散恶疮，疝瘕。生平泽及田野。八月、十月采实，阴干。

【本经释难】

《本经》主膀胱热，利小便，补中益气。

众病皆起于虚，虚而多热，则小便不利，精气日燔，故《本经》主以清利膀胱热邪，中气自复，耳目聪明矣。其能祛热，利小便，去阴火，治客热丹肿。

【功能特性】

地肤子一名落帚，又名黄蒿，甘，寒，无毒。其能祛热，利小便，去阴火，治客热丹肿，清利膀胱热邪，中气自复，耳目聪明矣。味辛、苦，性寒。入肾、膀胱经。为清湿热、利小便之品，兼有祛风止痒的功能。适用于湿热蕴积膀胱所致的小便不爽，赤涩疼痛；风湿之邪外袭所致的皮肤湿疹、瘙痒等症。

【配伍应用】

男子白浊用地肤子、白敛为丸滚汤下。妇人白带，地肤子为末，热酒服之，屡效。

1.清湿热，利小便：用于膀胱湿热，小便热痛不利，常与瞿麦、猪苓、滑石、石韦等清热利尿通淋药配伍应用。

2.祛风止痒：用于皮肤瘙痒、疥癣等症，常与白鲜皮、蝉蜕、薄荷、荆芥等清热燥湿、散风止痒药配伍应用。用于男女阴部湿痒，可与蛇床子、苦参、白矾、川椒等燥湿杀虫药配伍，煎汤熏洗患部。

用量 3～15 g，外用适量。

【汇要学按】

地肤子，甘，寒，清利膀胱热邪，祛热，利小便，去阴火，治客热丹肿。入肾、膀胱经，清湿热，利小便，兼能祛风止痒。

【范式开合】

地肤子，通，利水，补阴。甘苦气寒。益精强阴，入膀胱，除虚热，利

小便而通淋［时珍曰：无阴则阳无以化，亦犹东垣治小便不通，用知、柏滋肾之意。王节斋曰：小便不禁或频数，古方多以为寒，而用温涩之药。殊不知属热者多，盖膀胱火邪妄动，水不得宁，故不能禁而频数也。故老人多频数，是膀胱血少，阳火偏旺也。治法当补膀胱阴血、泻火邪为主，而佐以收涩之剂，如牡蛎、山茱、五味之类，不可独用。病本属热，故宜泻火。因水不足，故火动而致便数，小便既多，水益虚矣，故宜补血。补血泻火，治其本也。收之涩之，治其标也］。**治疝，散恶疮**［煎汤，洗疮疥良］。

叶作浴汤，去皮肤风热丹肿，洗眼除雀盲涩痛。叶如蒿，茎赤，子类蚕沙。恶螵蛸。《本草备要》

【专题发挥】

地肤子，叶主老人夏秋间热淋，用此捣自然汁，服之即通。苗叶烧灰煎霜，制砒石粉霜、水银、硫黄、雄黄、硇砂毒。

［处方用名］地肤子。

茵陈蒿［茵陈］

茵陈蒿，味苦，平，无毒。治风湿寒热邪气，热结，黄疸。久服轻身，益气，耐老。除头热，去伏瘕。生丘陵、坡岸上。五月及立秋采，阴干。

【本经释难】

《本经》主风湿寒热邪气，热结黄疸。

《本经》主风湿寒热、热结黄疸、湿伏阳明所生之病，皆指绵茵陈而言。

【功能特性】

茵陈蒿，名绵茵陈，专于利水，为湿热黄疸要药，苦、平、微寒，无毒。按：茵陈专走气分而利湿热，若蓄血发黄，非此能治也。味苦，性微寒。归脾、胃、肝、胆经。本品苦能燥湿，寒能清热，并善渗泄而利小便。故可祛湿热，利黄疸，为治黄疸之要药。适用于湿热薰蒸，小便短赤，身目皆黄的黄疸证。适当配伍，还可用治寒湿郁滞、胆汁外溢、色黄晦暗的阴黄证。此外，还治湿疮瘙痒等。

【配伍应用】

仲景茵陈蒿汤以之为君，治湿热发黄。栀子柏皮汤以之为佐，治燥热发黄。如苗涝则湿黄，旱则燥黄。其麻黄连翘赤小豆汤以之为使，治瘀热在里而身黄。此三方分治阳黄也。其治阴黄则有茵陈附子汤，各随燥湿寒热而为主治。

按：茵陈专走气分而利湿热，若蓄血发黄，非此能治也。《外台》治齿龈宣露，《千金》治口疮齿蚀，并用烧灰涂之，有汁吐去，一宿即效。

1. 祛湿热，退黄疸：凡湿热黄疸、身黄如橘子色、小便不利、腹微满者，属阳黄，可与栀子、大黄等药配伍，如茵陈蒿汤。凡黄疸色黄而晦暗者，为阴黄，属寒湿，可配伍附子、干姜等应用，如茵陈四逆汤。

2. 治湿疮瘙痒：用于湿热内蕴所致的湿疮、瘙痒或流水等症，可配伍黄柏、土茯苓等药应用。亦可单味煎汤外洗。

内服 10 ～ 30 g，外用适量。

【汇要学按】

茵陈蒿，名绵茵陈，专于利水，为湿热黄疸要药，苦、平、微寒，无毒。按：茵陈专走气分而利湿热，若蓄血发黄，非此能治也。味苦，性微寒。归脾、胃、肝、胆经。本品苦能燥湿，寒能清热，并善渗泄而利小便。故可祛湿热，利黄疸，为治黄疸之要药。适用于湿热薰蒸，小便短赤，身目皆黄的黄疸证。适当配伍，还可用治寒湿郁滞、胆汁外溢、色黄晦暗的阴黄证。此外，还治湿疮瘙痒等。

【范式开合】

茵陈蒿，通，利湿热，治诸黄。苦燥湿，寒胜热。入足太阳[膀胱]经。发汗利水，以泄太阴、阳明[脾、胃]之湿热。为治黄疸之君药[脾胃有湿热则发黄，黄者，脾之色也。热甚者，身如桔色，汗如柏汁。亦有寒湿发黄、身熏黄而色暗。大抵治以茵陈为主，阳黄加大黄、栀子，阴黄加附子、干姜，各随寒热治之]。又治伤寒时疾，狂热瘴疟，头痛头旋，女人瘕疝[皆湿热为病]。

《本草备要》

【专题发挥】

茵陈有二种：一种叶细如青蒿者，名绵茵陈，专于利水，为湿热黄疸要药；一种生子如铃者，名山茵陈，又名角蒿，其味辛、苦，小毒，专于杀虫，治口齿疮绝胜，并入足太阳。而杀虫方中，一味煎汤，内服外洗，皆用角蒿，专取逐湿化热之功也。

［处方用名］茵陈、茵陈蒿、绵茵陈。

王不留行

王不留行，一名王不流行。味苦，平，无毒。治金疮，止血，逐痛，出刺，除风痹，内寒。久服轻身，耐老，增寿。止心烦，鼻衄，痈疽，恶疮，瘘乳，妇人难产。生山谷。二月、八月采。

【本经释难】

王不留行专行血分，乃阳明、厥阴、冲任之药，能通乳利窍，其性走而不守，故妊妇禁服。一妇患淋卧久，用此煎服，再剂而愈。其利小便，出竹木刺与瞿麦同功。

【功能特性】

王不留行即剪金花，俗名金盏银台，苦、甘，平，无毒。王不留行专行血分，乃阳明、厥阴、冲任之药，能通乳利窍，其性走而不守，故妊妇禁服。一妇患淋卧久，用此煎服，再剂而愈。其利小便，出竹木刺与瞿麦同功。味苦，性平。归肝、胃经。本品苦泄宣通入血分，善于通利血脉，行而不止，走而不守，故有活血通经的功效，上能通乳汁，下可通经闭。兼可利尿通淋，还可用治淋病涩痛，小便不利，亦属泄降之功。

【配伍应用】

1.通经下乳：适用于血滞经闭、经行腹痛，常与川芎、桃仁、红花等同用。用治乳汁不下，常与通草等同用，等份为散，温酒或猪蹄煎汤送下。若气血衰少，当配合黄芪、党参、当归、白芍、地黄等补气补血药同用。此外，本品配蒲公英、夏枯草、瓜蒌等而用，可治乳痈肿痛，也取活血通经、消肿止痛之效。

2.利尿通淋：用治诸淋，小便不利，尿道涩痛，常与石韦、滑石、瞿麦、冬葵子同用（《外台秘要》方）。

用量3～10 g，煎服。孕妇忌用。

【汇要学按】

王不留行，苦、甘，平，专行血分，乃阳明、厥阴、冲任之药，能通乳利窍，其性走而不守，故妊妇禁服。其利小便，出竹木刺与瞿麦同功。归肝、胃经，善于通利血脉，行而不止，走而不守，故有活血通经的功效，上能通乳汁，下可通经闭，兼可利尿通淋。

【范式开合】

王不留行，通，行血。甘苦而平。其性行而不住，能走血分、通血脉，乃阳明、冲、任之药[阳明多气多血]。除风去痹，止血定痛，通经利便，下乳，催生。治金疮[止血]痈疮[散血]，出竹木刺。孕妇忌之。《本草备要》

【专题发挥】

王不留行，亦名禁宫花、剪金花、金盏银台，此物性走而不住，虽有王命不能留其行，故名，为通经下乳要药，兼可利尿通淋。按王执中资生经云，一妇人患淋卧久，诸药不效。其夫夜告予。予按既效方治诸淋，用剪金花十余叶煎汤，遂令服之。明早来云：病减八分矣。再服而愈。

［处方用名］王不留行、留行子。

升麻

升麻，一名周麻。味甘、辛，平，无毒。主解百毒，杀百精、老物、殃鬼，辟温疫、瘴气、邪气、蛊毒。久服不夭。入口皆吐出，中恶，腹痛，时气，毒疠，头痛，寒热，风肿，诸毒，喉痛，口疮，轻身，长年。生山谷。二月、八月采根，日干。

【本经释难】

《本经》辟温疫瘴气，邪气蛊毒，入口皆吐出，中恶腹痛，时气毒疠，头痛寒热，风肿诸毒，喉痛口疮。

《本经》治疫瘴蛊毒，取性升上行也。治中恶腹痛，取开发胃气也。治喉痛口疮者，取升散少阳、阳明火热也。

【功能特性】

升麻，甘、苦、平，无毒。升麻能引清气右升，足阳明本药也，开发胃气，升散少阳、阳明火热。味甘、辛，性微寒。归脾、胃、肺、大肠经。本品轻浮上行，既升散，又清泄。升散解表，可治阳明头痛及肌表风邪，又长于升举清阳之气，善治久泻、久痢、脱肛、子宫下垂等气虚下陷之症，且能泄热透疹解毒，可用治痘毒斑疹不透及疮疡肿毒等症。

【配伍应用】

同葛根则发散阳明风邪，同柴胡则升提胃中清气，引甘温之药上升，故元气下陷者，用此于阴中升阳，以缓带脉之缩急。凡胃虚伤冷，郁遏阳气于脾土，宜升麻、葛根以升散其火郁。故补脾胃药非此引用不效，脾痹非此不除。升麻葛根汤乃阳明发散药，若初病太阳便服之，发动其邪，必传阳明，反成其害也。又升麻、葛根能发痘，惟初发热时可用，见点后忌服，为其气升，发动热毒于上，为害莫测，而麻疹尤为切禁，误投喘满立至。按：升麻属阳性升，力能扶助阳气，捍御阴邪，故于淋带泻痢脱肛方用之，取其升举清阳于上也。古方治噤口痢，用醋炒升麻，引人参、莲肉扶胃进食，大有神效。

1. 发表透疹：用于麻疹透发不畅，常与葛根同用，如升麻葛根汤；用于阳明风热头痛，可配伍白芷、生石膏等药。

2. 清热解毒：用于多种热毒证，如治胃火亢盛的齿龈腐烂、口舌生疮，常配伍黄连、石膏等，如清胃散；用治咽喉肿痛，可与桔梗、牛蒡子、玄参等配伍；对热病发斑及疮疡肿毒，可配伍金银花、连翘、大青叶、赤芍等。

3. 升举阳气：用于气虚下陷所致的脱肛、子宫下垂等症，常配伍黄芪、党参、柴胡等，如补中益气汤。

用量3～6g。发表透疹解毒宜生用，升举中气宜炙用。忌见火。解莨菪毒。凡上盛下虚、吐血衄血、咳嗽多痰、阴虚火动、气逆呕吐、怔忡癫狂诸证，皆在所禁。本品升散力强，凡阴虚火旺、麻疹已透、肝阳上亢，以及气逆不降等证，均当忌用。

【汇要学按】

升麻，甘、苦，平，能引清气右升，足阳明本药也，开发胃气，升散少阳、阳明火热。归脾、胃、肺、大肠经，升散清泄，升举清阳之气，泄热透疹，升散解表。

【范式开合】

升麻，轻，宣，升阳，解毒。甘辛微苦。足阳明、太阴 [胃、脾] 引经药 [参、芪上行，须此引之]，亦入手阳明、太阴 [大肠、肺]。表散风邪 [引葱白，散手阳明风邪；同葛根，能发阳明之汗；引石膏，止阳明头痛齿痛]，升发火郁，能升阳气于至阴之下。引甘温之药上行，以补卫气之散而实其表 [柴胡引少阳清气上行，升麻引阳明清气上行，故补中汤用为佐使。若下元虚者，用此升之。则下元愈虚，又当慎用]。治时气毒疠，头痛 [阳明头痛，痛连齿颊] 寒热，肺痿吐脓，下痢后重 [后重者，气滞也。气滞于中，必上行而后能下降。有病大小便秘者，用通利药而周效，重加升麻而反通。丹溪曰：气升则水自降。经曰：地气上为云，天气下为雨。天地不交，则万物不通也]，久泄 [经曰：清气在下，则生飧泄] 脱肛，

崩中带下[能缓带脉之缩急]，足寒阴痿，目赤口疮，痘疮[升葛汤，初发热时可用，痘出后气弱或

泄泻者可少用，否则见点之后，必不可用，为其解散也]斑疹[成朵如锦纹者为斑，隐隐见红点者为疹。盖胃热失下，冲入少

阳，则助相火而成斑；冲入少阴，则助君火而成疹]，风热疮痈。解百药毒，吐蛊毒，杀精鬼[性阳、

气升、味甘故也]。阴虚火动者忌用[朱肱《活人书》言瘀血入里吐衄血者，犀角地黄汤，乃阳明圣药，如无犀角，

代以升麻。二药性味相远，何以为代？盖以升麻能引诸药同入阳明也。朱二允曰：升麻性升，犀角性降，用犀角止血，乃借其下

降之气，清心肝之火，使血下行归经耳。倘误用升麻，血随气升，不愈涌出不止乎？古方未可尽泥也]。

里白外黑，紧实者良，名鬼脸升麻，去须芦用[或有参、芪补剂，须用升、柴，而又恐

其太升发者，升麻、柴胡并用，蜜水炒之。别有一种绿升麻，缪仲醇用治滞下，每每有验]。《本草备要》

【专题发挥】

葛根、升麻、柴胡都有发表升阳作用。但葛根为阳明经之主药，既能解肌退热，又能鼓舞胃气上升而生津止渴，煨熟能升阳止泻；升麻能散肌表风邪，去阳明头痛，又善升脾胃之阳气，主治阳气下陷所致的久泻、脱肛、子宫下垂等症；柴胡主散少阳之邪，善治往来寒热，又能升举阳气，常与升麻同用，治气虚下陷，然升提之力不及升麻。升麻、葛根均能透发斑疹，升麻可解毒，柴胡能疏肝，为其不同之处。

[处方用名]升麻、绿升麻、炙升麻。

牡桂 [桂枝]

牡桂，味辛，温，无毒。治上气咳逆，结气，喉痹，吐吸，利关节，补中益气。久服通神，轻身，不老。心痛，胁风，胁痛，止烦，出汗。生南海，山谷。

【本经释难】

《本经》主上气咳逆，结气，喉痹吐吸，利关节，补中益气，久服通神，轻身不老。

牡桂辛胜于甘而微带苦，性偏温散而能上行。故《本经》治上气咳逆，成无己利肺气，皆取辛散上行之力。《本经》言：治上气咳逆，导下焦之阴火逆上也；治结气，辛温开结也；喉痹吐吸，同气相招，以引浮游之火下泄也，然必兼苦寒降泄之味用之；利关节，从内而达于表也；补中益气，久服通神，轻身不老，补助真元，阳生阴长也。

【功能特性】

桂枝，辛、甘，微温，无毒。麻黄外发而祛寒，遍彻皮毛，故专于发汗；桂枝上行而散表，透达营卫，故能解肌。元素云：伤风头痛，开腠理，解肌发汗，去皮肤风湿，此皆桂枝所治。然须详素禀丰腴、湿胜火衰者为宜，若瘦人精血不充，火气用事，非可例以为然也。其至心腹冷痛、癥瘕血痹、筋脉拘挛、冷痰霍乱，其功不减肉桂。但治相火不归、下元虚冷，力不能直达下焦，为稍逊耳。味辛、甘，性温。归心、肺、膀胱经。本品辛温发散，甘温助阳，可行里达表，有温通一身之阳气、流畅血脉的功效。向上向外，透达营卫，解肌发汗而散风寒；温通胸阳而解胸痹；温通心、脾、肾之阳气而消除痰饮水湿；温通经络而蠲痹；温通血脉而调经；温中散寒而治中焦虚寒证。

【配伍应用】

仲景治中风，解表皆用桂枝汤，又云无汗不得用桂枝，其义云何？夫太阳中风，阳浮阴弱，阳浮者热自发，阴弱者汗自出，卫实营虚，故发热汗出，桂枝汤为专药；又太阳病发热汗出者，此为营弱卫强，阴虚阳必凑之，皆用桂枝发汗。此调其营，则卫气自和，风邪无所容，遂从汗解，非桂枝能发汗也。汗多用桂枝汤者，以之与芍药调和营卫，则邪从汗去，而汗自止，非桂枝能止汗也。世俗以伤寒无汗不得用桂者，非也。详桂枝本手少阴血分药，以其兼走阳维，凡伤寒之邪无不由阳维传次，故此方为太阳首剂。昔人以桂枝汤为太阳经风伤卫之专药，他经皆非所宜，而仲景三阴例中，阴尽复阳靡不用之，即厥阴当归四逆，未尝不本桂枝汤也。

桂枝辛甘发散为阳，寒伤营血，亦不可少之药。麻黄汤、葛根汤未尝缺此，但不可用桂枝汤，以中有芍药酸寒，收敛表腠，为禁耳。若夫伤寒尺脉不至，是中焦营气之虚，不能下通于卫，故需胶饴加入桂枝汤方，取稼穑之甘，引入胃中，遂名之曰建中。更加黄芪，则为黄芪建中，借表药为里药，以治男子虚劳不足。《千金》又以黄芪建中换入当归，为内补建中，以治妇人产后虚羸不足，不特无余邪内伏之虞，并可杜阳邪内陷之患，非洞达长沙妙用，难以体此。

1. 解肌：用于感冒风寒、发热恶寒、头痛等症。若表实无汗，常与麻黄配伍，以增强发汗之力；若表虚有汗，则与白芍同用，可调和营卫，如桂枝汤。

2. 温通胸阳：用于胸阳不振之胸痹心痛，常与薤白配伍，如枳实薤白桂枝汤；心气不足，心血亏虚，症见脉结代、心动悸者，可配伍炙甘草、党参、生地黄、阿胶、麦冬等，以益气养血而复脉，如炙甘草汤。

3.温阳利水：用于脾肾阳虚所致的痰饮内停、心悸水肿等症，常与茯苓、白术等配伍，如苓桂术甘汤、五苓散。

4.温通经络：用于风寒湿痹，关节疼痛，常与附子、生姜等配伍，如桂枝附子汤。

5.温通血脉：用于妇女经寒血滞、月经不调、痛经、经闭或少腹痛等，可配牡丹皮、桃仁、赤芍、茯苓等，如桂枝茯苓丸。

6.温中散寒：用于中焦虚寒之腹痛，常与白芍、饴糖等配伍，如小建中汤。

桂枝温通、助阳，而易伤阴，故风热血证、阴虚火旺、孕妇及月经过多者均忌服。

【汇要学按】

桂枝，辛、甘、微温，上行而散表，透达营卫，故能解肌。伤风头痛，开腠理，解肌发汗，去皮肤风湿，此皆桂枝所治。归心、肺、膀胱经，辛温发散，甘温助阳，可行里达表，温通一身之阳气，流畅血脉。向上向外，透达营卫，解肌发汗而散风寒；温通胸阳而解胸痹；温通心、脾、肾之阳气而消除痰饮水湿；温通经络而蠲痹；温通血脉而调经；温中散寒而治中焦虚寒证。

【范式开合】

桂枝，轻，解肌，调营卫。辛甘而温，气薄升浮。入太阴肺、太阳膀胱经。温经通脉，发汗解肌[能利肺气。经曰：辛甘发散为阳]。治伤风头痛[无汗能发]，中风自汗[有汗能止。中，犹伤也，古文通用，自汗属阳虚。桂枝为君，芍药、甘草为佐。加姜、枣名桂枝汤，能和营实表]，调和营卫，使邪从汗出，而汗自止。亦治手足痛风、胁风[痛风有痰瘀、风湿、湿痰、瘀血、气虚、血虚之异。

桂枝用作引经。胁风属肝，桂能平肝。东垣曰：桂枝横行手臂，以其为枝也。又曰：气薄则发泄，桂枝上行而解表。气浓则发热，肉桂下行而补肾。王好古曰：或问桂枝止烦出汗，仲景治伤寒发汗，数处皆用桂枝汤。又曰无汗不得用桂枝，汗多者桂枝甘草汤，此又能闭汗也，二义相通否乎？曰：仲景云太阳病发热汗出者，此为营弱卫强。阴虚，阳必凑之，故以桂枝发其汗，此乃调其营气，则卫气自和，风邪无所容，遂自汗而解，非若麻黄能开腠理，发出其汗也。汗多用桂枝者，以之调和营卫，则邪从汗出，而汗自止，非桂枝能闭汗孔也，亦惟有汗者宜之。若伤寒无汗，则当以发汗为主，而不独调其营卫矣！故曰无汗不得服桂枝，有汗不得服麻黄也。

《伤寒例》曰：桂枝下咽，阳盛则毙；承气入胃，阴盛则亡]。《本草备要》

【专题发挥】

牡桂，时珍不察，乃与桂枝同列，非智者一失欤？盖桂枝是最上枝条，亦名柳桂，言如柳条之嫩小也。盖牡者，阳也，牡桂是禀离火纯阳之气，故味带苦，且大且浓，与桂枝绝不相类，何可混言。

桂心，辛、甘，大温，无毒。即肉桂之去外色淡，但存中心深紫，切之油润者是。桂心既去外层苦燥之性，独取中心甘润之味，专温营分之里药。故治九种心痛，腹内冷痛。破痃癖等病，与经络躯壳之病无预，非若肉桂之兼通经脉、和营卫、坚筋骨，有寒湿风痹等治也。

麻黄、桂枝均散太阳经风寒，发汗力麻黄大于桂枝，故麻黄适用于无汗之表实证，而桂枝不论有汗无汗均可应用。此外，麻黄能开宣肺气，通利小便，尚可用治外邪犯肺、肺气不宣的喘咳症，以及表证兼有水肿之风水证。而桂枝可温通血脉，助阳化气，善治风寒湿痹、妇女经寒血滞，以及阳气不振或不得流通引起的胸痹、痰饮水肿、蓄水诸证。

〔处方用名〕桂枝、嫩桂枝、桂枝尖。

桂〔肉桂〕

桂，味辛、甘，大热，有小毒。主温中，利肝肺气，心腹寒热冷疾，霍乱转筋，头痛，腰痛，出汗，止烦，止唾，咳嗽，鼻齆。能堕胎，坚骨节，通血脉，理疏不足，宣导百药，无所畏。久服神仙不老。

【本经释难】

肉桂辛热下行，入足太阴、少阴，通阴跷、督脉，气味俱厚，益火消阴，大补阳气，下焦火不足者宜之。其性下行，导火之源，利肝肾，止腰腹寒痛，冷痰，霍乱转筋，坚筋骨，通血脉。沉寒痼冷之病，下部腹痛，非此不能止。寒痹风湿、阴盛失血、泻痢、惊痫，皆取辛温散结之力也。

【功能特性】

肉桂，辛、甘，大温，无毒。肉桂辛热下行，入足太阴、少阴，通阴跷、督脉。气味俱厚，益火消阴，大补阳气，下焦火不足者宜之。其性下行，导火之源，所谓肾苦燥，急食辛以润之。利肝肾，止腰腹寒痛，冷痰，霍乱转筋，坚筋骨，通血脉。元素言：补下焦不足，沉寒痼冷之病，下部腹痛，非此不能止。时珍治寒痹风湿、阴盛失血、泻痢、惊痫，皆取辛温散结之力也。味辛、甘，性大热。归肝、肾经。本品为纯阳之品，能补命门之火，有引火归元、益阳消阴之功。可用治命火不足、下元虚冷、阳不化气所致之水湿停留、小便不利，或虚阳上浮、上热下寒，以及由肾阳不足导致的脾阳不振、恶食泄泻等。又能温通经脉，活血行瘀，可用治妇女经寒血滞、经闭不行、腹痛癥瘕等。因善补阳活血，散寒止痛，能消沉寒痼冷，故又可用治心腹冷痛、寒疝作痛、腰膝寒痹、阴疽流注等。

【配伍应用】

古方治小儿惊痫及泄泻病，宜五苓散以泻丙火、渗土湿，内有桂抑肝风而扶脾土，引利水药入膀胱也。赤眼肿痛，脾虚不能饮食，肝脉盛，脾脉弱，用凉药治肝则脾愈虚，用暖药助脾则肝愈盛，但于温脾药中倍加肉桂，杀肝益脾，一治而两得之。同丁香治痘疮灰塌，以其能温托化脓也。又桂辛散，能通子宫而破血调经、消癥瘕、破瘀堕胎。内脱阴疽，痈痛久不敛，及虚阳上乘，面赤戴阳，吐血衄血，而脉瞥瞥虚大无力者，皆不可缺。有胎息虚寒下坠，服黄芩、白术辈安之不应，小腹愈痛愈坠，脉来弦细或浮革者，非参、芪、桂、附十全大补温之不效。昔人又以亡血虚家不可用桂，时珍以之治阴盛失血，非妙达阴阳之理，不能知此。今人以之同石灰等分为末，掺黑膏上，贴癖块效，亦取辛温散结之力，然惟藜藿之人、皮肤粗厚者宜之。

1. 补火助阳：用治肾阳不足、命门火衰所致的畏寒肢冷、腰膝软弱、阳痿、尿频等症，常与温补肝肾药附子、熟地黄、山萸肉等配伍，如桂附八味丸；用治脾肾阳虚之脘腹冷痛、食少、便溏泄泻等症，常与温补脾肾药附子、干姜、白术等配伍，如桂附理中汤。

2. 散寒止痛：用治心腹冷痛，可单味研末冲服，也可配伍其他祛寒药，如附子、干姜、吴茱萸等；用治妇女虚寒痛经，常与熟地黄、当归、干姜等配伍，如理阴煎；用治寒痹腰痛，常与独活、桑寄生、杜仲、狗脊等配合使用。

3. 温通经脉：用治阴疽白陷，漫肿不溃，常与熟地黄、白芥子、鹿角胶等配伍，如阳和汤。用治经寒血滞所致经闭癥瘕等症，多与川芎、当归、红花、桃仁等同用。

此外，对气血衰弱之证，常以少量肉桂配伍补气、补血药，以温化阳气，有鼓舞气血生长功效，如十全大补汤。

凡桂皆忌葱，勿见火，以辛香得火转烈，恐动阴血也。色深紫而甘胜于辛，其形狭长，半卷而松厚者良。用量 1.5 ～ 4.5 g，后下，不宜久煎。惟阴虚失血而脉弦细数者切忌。本品能助阳动血，故凡阳盛阴虚、一切血证及孕妇均当忌用。

【汇要学按】

肉桂，辛、甘、大温，辛热下行，入足太阴、少阴，通阴蹻、督脉。益火消阴，大补阳气，下焦火不足者宜之。其性下行，导火之源，利肝肾，止腰腹寒痛，冷痰，霍乱转筋，坚筋骨，通血脉。辛、甘，大热。归肝、肾经。纯阳之品，能补命门之火，有引火归元、益阳消阴之功。用治命火不足，下元虚冷；能温通经脉，活血行瘀，能消沉寒痼冷。

【范式开合】

肉桂，大燥，补肾命火。辛甘大热，气浓纯阳。入肝、肾血分 [平肝、补肾]，补命门相火之不足 [两肾中间，先天祖气，乃真火也。人非此火，不能有生，无此真阳之火，则无以蒸糟粕而化精微，脾胃衰败，气尽而亡矣]，益阳消阴。治痼冷沉寒，能发汗疏通血脉，宣导百药 [辛则善散，热则通行]。去营卫风寒，表虚自汗 [阳虚]，腹中冷痛，咳逆结气 [咳逆亦由气不归元，桂能引火，归宿丹田]。木得桂而枯 [削桂钉木根，其木即死]，又能抑肝风而扶脾土 [肝木盛则克土，辛散肝风，甘益脾土]，从治目赤肿痛 [以热攻热，名曰从治]，及脾虚恶食 [命火不足]，湿盛泄泻 [土为木克，不能防水。古行水方中，亦多用桂，如五苓散、滋肾丸之类]，补劳明目，通经堕胎 [辛热能动血故也]。出岭南桂州者良 [州因桂名]。色紫肉浓，味辛甘者，为肉桂 [入肝、肾、命门]。去粗皮用 [其毒在皮]，去里外皮，当中心者，为桂心 [入心]，枝上嫩皮，为桂枝 [入肺、膀胱及手足]。得人参、甘草、麦冬良。忌生葱、石脂 [本草有菌桂、筒桂、牡桂、版桂之殊。今用者亦罕分别，惟以肉浓气香者良]。《本草备要》

【专题发挥】

桂、附各具五体，各有攸宜。肉桂虽主下元，而总理中外血气；桂心专温脏腑营血，不行经络气分；牡桂性兼上行，统治表里虚寒；薄桂善走胸胁，不能直达下焦；桂枝调和营卫，解散风邪，而无过汗伤表之厄，真药中之良品，允为汤液之祖也。《本经》之言牡桂，兼肉桂、桂心而言；言筒桂，兼桂枝而言也。其他板桂、木桂仅供香料、食料，不入汤药。

官桂功效与肉桂相似，而力薄，官桂用量加倍。桂心入心、脾经，补阳活血，善治心腹冷痛，外科也常作内托痈疽痘疮之用。

肉桂与桂枝同出于桂树，肉桂为桂树的皮，桂枝为桂树的嫩枝。二者皆有温营血、助气化、散寒凝的作用。但肉桂辛甘大热，作用较强，长于温里止痛，入下焦补肾阳，引火归元，而桂枝辛甘温，作用较缓，长于发表散寒。

肉桂、附子作用相近，二药常相须为用。然附子辛热燥烈，为回阳救逆之要药，且可补火助阳，治肾阳不足，又能通行十二经，散风寒湿邪，凡阴寒内盛，心腹冷痛，或阳虚外感，或风寒湿痹疼痛较重者均可用之；肉桂作用较附子为缓，主补火助阳，散寒止痛，且可引火归元，多用于肾阳不足、心腹冷痛及冷痹作痛，且入血分，破血通经，可治经寒血滞的经闭癥瘕，此外常与补气血药同用，有鼓舞气血生长之效。

若坚厚味淡者曰板桂，今名西桂，不入汤药。近世舶上人每以丁皮混充，不可不辨。

［处方用名］肉桂、上玉桂、桂心、官桂。

槐实［槐角］

槐实，味苦，寒，无毒。治五内邪气热，止涎唾，补绝伤，五痔，火疮，妇人乳瘕，子藏急痛。久服明目，益气，头不白，延年。生平泽。以七月七日取之，捣取汁，铜器盛之，日煎，令可作丸，大如鼠屎，内窍中，三易乃愈。景天为之使。

【本经释难】

《本经》主五内邪气热，止涎唾，补绝伤，五痔火疮，妇人乳瘕，子脏急痛。

观《本经》主治，皆脾胃有热、阴津不足之病；止涎唾，肾司闭藏之职也。下焦痔瘘肠风，风热便血，年久不止者，用此一味熬膏，炼蜜收服。妇人乳瘕、子脏急痛，皆肝家血热之患，用以清热滋燥，诸证自安。上皆指槐角而言。

其角中核子专主明目，久服须发不白，益肾之功可知。

【功能特性】

槐实俗名槐角，苦、酸、咸，寒，无毒。槐者，虚星之精，益肾清火，与黄柏同类异治。盖黄柏专滋肾经血燥，此则专滋肾家津枯。槐角，味苦，性寒，归肝、胆、大肠经。本品功似槐花，虽止血作用较槐花为逊，但清热降火之力较强。且药性阴寒沉降，善止痔血、血便。

【配伍应用】

取子入牛胆中，阴干，日服七枚，久服有明目通神、白发还黑之功。有痔及便血者，尤宜服之。槐枝烧灰涂炉精疮，有清火润燥之功，《千金方》也。

善止痔血、血便，常与地榆、黄芩、当归等同用，如《太平惠民和剂局方》槐角丸。又能清肝泻火，兼降血压，还可用治肝火上炎、头痛眩晕目赤及高血压，常与黄芩、赤芍、决明子等同用。

惟胃虚少食及孕妇勿服。

【汇要学按】

槐实，苦、酸、咸，寒，益肾清火，与黄柏同类异治。盖黄柏专滋肾经血燥，此则专滋肾家津枯。归肝、胆、大肠经，止血，清热降火，善止痔血、血便。

【范式开合】

槐实，泻风热，凉大肠。苦寒纯阴。入肝经气分。疏风热，润肝燥，凉大肠。治烦闷风眩，痔血肠风[粪前有血名外痔，粪后有血名内痔，谷道肉名举痔，头上有孔名痔，疮内有虫名虫痔。大法用槐角、地榆、生地黄以凉血，芩、连、栀、柏以清热，防风、秦艽以祛风湿，芎、归、人参以和血生血，枳壳以宽肠，升麻以升提。治肠风略同，不宜专用寒凉，须兼补剂收功]，阴疮湿痒，明目止泪[清肝，泪为肝热]，固齿乌髭[十月上巳采，渍牛胆中，阴干百日。食后吞一枚，明目补脑，发白还黑，肠风痔血，尤宜服之]，杀虫[根、皮皆能洗痔]堕胎。

去单子及五子者，铜槌槌碎，牛乳拌蒸[槐乃虚星之精]。《本草备要》

［处方用名］槐实、槐子、槐荚、槐豆。

槐花

【功能特性】

槐花，苦，寒，无毒。槐花苦凉，阳明、厥阴血分药也。故大小便血及目赤肿痛皆用之。味苦，性微寒。归肝、大肠经。本品善清肝与大肠之火，有凉血之效。适用于大肠火盛或湿热瘀结所引起的大便下血，痔疮出血，以及血热妄行引起的吐血衄血、崩漏、血痢等多种出血证。还可用治肝火上升引起的目赤头痛、心胸烦闷等症。近几年还用治高血压，有良好的降压作用。

【配伍应用】

目得血而能视，赤肿乃血热之病也。肠血、痔血同柏叶微炒为末，乌梅汤服。肠风脏毒，淘净炒香为末，肠风荆芥汤服，脏毒蘸猪脏日日服之。

1. 凉血止血：适用于大肠火盛、湿热郁结引起的便血、痔血，偏于火盛者《经验良方》以之与栀子同用，或与黄连同用；偏于风盛者《经验方》以之配荆芥同用；《袖珍方》以本品与枳壳合用，适于气滞者；临床常与侧柏叶、荆芥、枳壳复方使用，如《濒湖集简方》槐花散。本品除用治便血、痔血外，还广泛用治多种血热出血，如《沈氏尊生书》以本品配草霜为末服，治吐血；

《良朋汇集经验神方》以槐花散治便血；《证治准绳》以之配蒲黄治衄血；《本草汇言》治赤白痢，用本品配伍芍药、枳壳、甘草，故为止血佳品。

2. 清肝降火：用治肝热目赤、烦热胸闷及高血压，头痛目赤、肝火偏旺者，可单用水煎代茶或与黄芩、菊花、夏枯草等同用。

温水涤去灰，焙香用。但性纯阴，阴寒无实火禁用。

【汇要学按】

槐花，苦，寒，苦凉，阳明、厥阴血分药也。故大小便血及目赤肿痛皆用之。归肝、大肠经，善清肝与大肠之火，有凉血之效。

【范式开合】

槐花苦凉，入肝、大肠血分而凉血 [血凉则阴自足]。治风热目赤，赤白泻痢，五痔肠风，吐崩诸血 [舌上无故出血如线者，名血衄，炒研掺之]。陈者良。《本草备要》

［处方用名］槐花、生槐花、槐花炭、槐米、生槐米、槐米炭。

枸杞［枸杞子］

枸杞，一名杞根，一名地骨，一名枸忌，一名地辅。味苦，寒，无毒。治五内邪气，热中，消渴，周痹。久服坚筋骨，轻身，不老。 风湿，下胸胁气，客热，头痛，补内伤，大劳嘘吸，利大小肠。生平泽及诸丘陵坂岸。冬采根，春夏采叶，秋采茎实，阴干。

【本经释难】

《本经》主热中消渴，久服坚筋骨、耐寒暑。

《本经》所言主热中消渴、坚筋骨、耐寒暑，是指其子而言，质润味厚，峻补肝肾冲督之精血，精得补益，水旺骨强，而肾虚火炎、热中消渴、血虚目昏、腰膝疼痛悉愈，而无寒暑之患矣。所谓精不足者，补之以味也。古谚有云：去家千里，勿食枸杞。甚言补益精气之速耳。

【功能特性】

枸杞，甘，平，无毒。质润味厚，峻补肝肾冲督之精血。枸杞子味甘色赤，性温无疑，根味微苦，性必微寒。味甘，性平。归肝、肾、肺经。本品为滋补肝肾、明目之药。适用于肝肾阴虚所致头晕目眩，视力减退，腰膝酸软，消渴，遗精等症。兼有润肺作用，可治肺肾阴虚的虚劳咳嗽。

【配伍应用】

1. 滋补肝肾、明目：适用于肝肾阴虚的病证。如杞菊地黄丸以本品配伍菊花、熟地黄、山药、山萸肉、牡丹皮、茯苓、泽泻，治肝肾阴虚，头晕目眩，视力减退；枸杞丸（《古今录验方》）以本品配伍干地黄、天门冬，治肝肾阴虚，腰膝酸软，遗精；民间验方单用本品蒸熟嚼食，每次 1 g，每日 2 ~ 3 次，治消渴。

2. 润肺：适用于阴虚劳嗽。可配伍麦冬、五味子、知母、贝母等药。

河西及甘州者良。然无阳气衰、阴虚精滑，及妇人失合、劳嗽蒸热之人慎用，以能益精血，精旺则思偶，理固然也。

【汇要学按】

枸杞，甘，平，质润味厚，峻补肝肾冲督之精血。归肝、肾、肺经，滋补肝肾、明目之药。

【范式开合】

枸杞，平补而润。甘平[《本草》苦寒]。润肺清肝，滋肾益气，生精助阳，补虚劳，强筋骨[肝主筋，肾主骨]，祛风明目[目为肝窍，瞳子属肾]，利大小肠。治嗌干消渴[昂按：古谚有云，出家千里，勿食枸杞。其色赤属火，能补精壮阳。然气味甘寒而性润，仍是补水之药，所以能滋肾、益肝、明目而治消渴也]。南方树高数尺，北方并是大树。以甘州所产、红润少核者良。酒浸捣用。根名地骨皮[见下]。叶名天精草，苦甘而凉。清上焦心、肺客热，代茶止消渴[时珍曰：皆三焦气分之药]。《本草备要》

【专题发挥】

枸杞味甘色赤，性温无疑，根味微苦，性必微寒。缘《本经》根子合论无分，以致后人或言子性微寒，根性大寒；或言子性大温，根性苦寒。盖有惑于一，本无寒热两殊之理。夫天之生物不齐，都有丰于此而涩于彼者，如山茱萸之肉涩精、核滑精，当归之头止血、尾破血，橘实之皮涤痰、膜聚痰，不一而足。即炎帝之尝药，不过详气、味、形、色，安有味甘色赤、形质滋腴之物性寒之理？

［处方用名］甘杞子、枸杞子。

柏实［柏子仁］

柏实，味甘，平，无毒。治惊悸，安五藏，益气，除湿痹。久服令人润泽，美色，耳目聪明，不饥，不老，轻身，延年。疗恍惚，虚损吸吸，历节，腰中重痛，益血，止汗。生山谷。四时各依方面采，阴干。柏叶尤良。牡蛎及桂、瓜子为之使。畏菊花、羊蹄、诸石及面曲。

【本经释难】

《本经》主惊悸，益气，除风湿，安五脏。久服令人润泽美色，耳目聪明，不饥不老，轻身延年。

《本经》言除风湿者，以其性燥也。《别录》疗恍惚及历节腰中重痛，即《本经》主惊悸、除风湿也。《经疏》以为除风湿痹之功非润药所能，当是叶之能事，岂知其质虽润，而性却燥，未有香药之性不燥者也。好古以为肝经气分药。时珍言：养心气，润肾燥，安魂定魄，益智宁神，即《本经》之安五脏也。昔人以其多油而滑、痰多作泻忌服，盖不知其性燥，而无伤中泥痰之患。久服每致大便燥结，以芳香走气而无益血之功也。

【功能特性】

柏子仁，甘，平，无毒。柏子仁性平而补，味甘而辛。其气清香，其性燥，能通心肾、益脾胃，宜乎滋养之剂用之。味甘，性平。归心、脾、肝、肾经。本品味甘、质润，能补心脾、滋肝肾，但其主要作用为补心。心主血、藏神，汗为心液，因能补心益血，所以有安神止汗等功效，适用于惊悸失眠、阴虚盗汗等症。因能润燥滑肠，所以又治血枯津伤之肠燥便秘。

【配伍应用】

1. 补心安神：用于惊悸失眠，可配伍酸枣仁、远志、五味子、茯神等药，如《证治准绳》养心汤。

2. 止汗：用于阴虚盗汗，可配伍煅牡蛎、五味子、麻黄根等药，如《普济本事方》柏子仁丸。

3. 润肠：用于肠燥便秘，常与桃仁、杏仁、松子仁、郁李仁等药同用，如《世医得效方》五仁丸。

用量 10 ～ 20 g。便清及痰多者忌服。

【汇要学按】

柏子仁，甘，平，性平而补，味甘而辛，其气清香，其性燥，能通心肾、益脾胃，宜乎滋养之剂用之。归心、脾、肝、肾经，能补心脾、滋肝肾。补心益血，润燥滑肠。

【范式开合】

柏子仁，补心脾，润肝肾。辛甘而润。其气清香，能透心肾而悦脾[昂按：凡补脾药多燥，此润药而香能舒脾，燥脾药中兼用最良]。养心气，润肾燥，助脾滋肝[王好古曰：肝经气分药]，益智宁神[养心]，聪耳明目[甘益血，香通窍]，益血止汗[心生血，汗为心液]，除风湿。愈惊痫，泽皮肤，辟鬼魅。炒研去油，油透者勿用。畏菊花。《本草备要》

【专题发挥】

柏子仁，蒸熟曝干自裂，入药炒研用。色黄油透者勿用。

柏子仁与酸枣仁均能安神止汗，但柏子仁补心，酸枣仁补肝，作用稍有不同。又润燥之功柏子仁为胜，故可用于润肠通便。

柏叶节、油，苦，微寒，无毒。酒浸焙熟用。

柏叶性寒而燥，大能伐胃。虽有止衄之功，而无阳生之力，故亡血虚家不宜擅服。然配合之力，功过悬殊。如《金匮》柏叶汤，同姜、艾治吐血不止，当无此虑矣。若《济急方》同黄连治小便血，《圣济总录》同芍药治月水不断，纵藉酒之辛温，以行苦寒之势，但酒力易过，苦寒长留，每致减食作泻，瘀积不散，是岂柏叶之过欤？

柏节坚劲，用以煮汁、酿酒，祛风痹、历节风，烧取储油，疗瘑疮疥癞。柏脂治身面疣，同松脂研匀涂之，数日自落。根白皮以腊猪脂调涂，火灼热油烫疮，能凉血生毛发。

［处方用名］柏子仁、侧柏仁。

茯苓

茯苓，一名茯菟。味甘，平，无毒。治胸胁逆气，忧恚，惊邪，恐悸，心下结痛，寒热，烦满，咳逆，口焦，舌干，利小便。久服安魂，养神，不饥，延年。止消渴，好睡，大腹，淋沥，膈中痰水，开胸腑，调脏气，伐肾邪。生山谷大松下。二月、八月采，阴干。马间为之使。得甘草、防风、芍药、紫石英、麦门冬共疗五藏。恶白蔹。畏牡蒙、地榆、雄黄、秦艽、龟甲。

【本经释难】

《本经》主胸胁逆气，忧恚惊邪恐悸，心下结痛，寒热烦满，咳逆，口焦舌干，利小便，久服安魂养神，不饥延年。

开胃化痰，利水定悸，止呕逆泄泻，除湿气，散虚热。《本经》治胸胁逆气，以其降泄也；忧恚惊悸、心下结痛，以其上通心气也；寒热烦满、咳逆、口焦舌干、利小便，以其导热滋干、流通津液也。

【功能特性】

茯苓，甘、淡，平，无毒。茯苓得松之余气而成，甘淡性平，能守五脏真气；其性先升后降，入手足太阴、少阴，足太阳、阳明，开胃化痰，利水定悸，止呕逆泄泻，除湿气，散虚热。盖茯苓淡渗，上行生津液、开腠理，滋水之源而下降利小便。味甘、淡，性平。归心、脾、胃、肺、肾经。本品淡渗利水去湿，甘平补脾益胃，且能宁心安神。适用于小便不利、水肿、脾虚食少便泄、水湿痰饮、心虚惊悸、健忘等。

【配伍应用】

此物有行水之功，久服损人。八味丸用之，不过接引他药归就肾经，去胞中久陈积垢，为搬运之功耳。

1. 利水渗湿：用于水湿停滞的小便不利、水肿胀满等症，常与白术、猪苓、泽泻等利水药同用，如五苓散。

2. 补脾益胃：用于脾胃虚弱、不能运化水湿所致的神倦食少、腹胀肠鸣、大便泄泻等症，常与健脾益气的党参、白术、山药、莲子肉等药配伍应用，如参苓白术散。又可用于脾失运化、水湿停留形成的痰饮眩悸等症，常与温阳健脾、燥湿化痰的桂枝、白术、茯苓、甘草及陈皮、半夏等同用，如苓桂术甘汤或二陈汤。

3. 宁心安神：适用于心脾不足所致的惊悸失眠，常配伍党参、龙眼肉、酸枣仁，如归脾汤。若属心气不足或心肾不交的惊悸失眠，又常配伍安神镇惊的人参、龙齿及宁神开窍、交通心肾的菖蒲、远志等，如安神定志丸。

用量6～10g。入补气药，人乳润蒸；入利水药，桂酒拌晒；入补阴药，童便浸切。宁心安神用朱砂拌。阴虚不宜用，阴虚精滑而不觉，及小便不禁者，皆不可服，以其走津也。

【汇要学按】

茯苓，甘淡性平，淡渗，上行生津液、开腠理，滋水之源而下降利小便。能守五脏真气；其性先升后降，入手足太阴、少阴，足太阳、阳明，开胃化痰，利水定悸，止呕逆泄泻，除湿气，散虚热。归心、脾、胃、肺、肾经，淡渗利水去湿，甘平补脾益胃，且能宁心安神。

【范式开合】

茯苓，补心脾，通，行水。甘温益脾助阳，淡渗利窍除湿。色白入肺泻热，而下通膀胱[能通心气于肾，使热从小便出，然必其上行入肺，能清化源，而后能下降利水也]，宁心益气，调营理卫，定魄安魂[营主血，卫主气，肺藏魄，肝藏魂]。治忧恚惊悸[心肝不足]，心下结痛，寒热烦满，口焦舌干[口为脾窍，舌为心苗。火下降则热除]，咳逆[肺火]呕哕[胃火]，膈中痰水[脾虚]，水肿淋沥，泄泻[渗湿]遗精[益心肾。若虚寒遗溺、泄精者，又当用温热之剂峻补其下。忌用茯苓淡渗之药]。小便结者能通，多者能止[湿除则便自止]，生津止渴[湿热去则津生]，退热安胎。松根灵气结成，以大块、坚白者良。去皮，乳拌蒸，多拌良。白者入肺、膀胱气分，赤者入心、小肠气分[时珍曰：白入气，赤入血]，补心脾白胜，利湿热赤胜。恶白蔹。畏地榆、秦艽、龟甲、雄黄。忌醋。皮，专能行水，治水肿肤胀[以皮行皮之义，五皮散用之。凡水而烦渴，便秘溺赤，属阳水，宜五皮散、疏凿饮；不烦渴，大便溏，小便数，属阴水，宜实脾饮、流气饮。腰以上肿，宜汗；腰以下肿，宜利小便]。《本草备要》

【专题发挥】

一种栽莳而成者曰莳苓，出浙中，但白不坚，入药少力。凡用须去尽皮膜，则不伤真气，以皮能泄利津液、膜能阻滞经络也。

本草言其利小便，伐胃邪；东垣云小便多者能止，涩者能通，又大便泻者可止，大便约者可通；丹溪言阴虚者不宜用，义似相反者，何哉？盖茯苓淡渗，上行生津液、开腠理，滋水之源而下降利小便。

洁古谓其属阳，浮而升，言其性也；东垣言其阳中之阴，降而下，言其功也。《经》言：饮食入胃，游溢精气，上输于脾，脾气散精，上归于肺，通调水道，下输膀胱。则知淡渗之性，必先上升而后下降，膀胱气化而小便利矣。若肺气盛，则上盛下虚，上盛则烦满喘乏，下虚则痿躄软弱而小便频，茯苓先升后降，引热下渗，故小便多者能止也；大便泻者，胃气不和，不能分利水谷，偏渗大肠而泄注也，茯苓分利阴阳，则泻自止矣；大便约者，以膀胱之水不行，膀胱硬满，上撑大肠，故大便不能下通也，宜茯苓先利小便，则大便随出也。

至若肺虚则遗溺，心虚则少气遗溺，下焦虚则遗溺，胞遗热于膀胱则遗溺，膀胱不约为遗溺，厥阴病则遗溺，皆虚热也，必上热下寒，当用升阳之药，非茯苓辈淡渗所宜，故阴虚不宜用也。

其赤者入丙丁，但主导赤而已。其皮治水肿、肤肿，通水道，开腠理胜于大腹皮之耗气也。

茯神，甘、淡、平，无毒。即茯苓中之抱根而生者。《神农本经》只言茯苓，《名医别录》始添茯神，而主治皆同。后人治心病必用茯神，故洁古云，风眩心虚，非茯神不能除，然茯苓未尝不治心病也。陶弘景始言茯苓赤泻、白补，此发前人之秘。时珍谓：茯苓、茯神，只当云赤入血分、白入气分，如牡丹、芍药之义。茯神中所抱之木，治风湿筋骨挛缩，与松节同功。

茯神功能宁心安神，专用于心神不安、惊悸健忘等症，常配伍远志、龙齿、朱砂等，如远志丸。用量与茯苓同。

［处方用名］茯苓、白茯苓、云苓。

酸枣［酸枣仁］

酸枣，味酸，平，无毒。治心腹寒热，邪结气聚，四肢酸疼，湿痹。久服安五藏，轻身，延年。烦心，不得眠，脐上下痛。血转久泄，虚汗，烦渴，令人肥健。生川泽。八月采实，阴干，四十日成。恶防己。

【本经释难】

《本经》主心腹寒热邪结气聚，四肢酸痛湿痹，久服安五脏。

足厥阴、少阳本药，兼入足太阴脾经。酸枣本酸而性收，其仁则甘润而性温，能散肝、胆二经之滞。故《本经》治心腹寒热、邪气结聚、酸痛血痹等证，皆生用，以疏利肝脾之血脉也。盖肝虚则阴伤而烦心，不能藏魂，故不得眠也。

【功能特性】

酸枣仁，实酸，平；仁甘，平，无毒。酸枣仁味甘而润，熟则收敛津液，故疗胆虚不得眠、烦渴虚汗之证；生则导虚热，故疗胆热好眠、神昏倦怠之证。足厥阴、少阳本药，兼入足太阴脾经。酸枣本酸而性收，其仁则甘润而性温，能散肝、胆二经之滞。味甘、酸，性平。归肝、胆、心经。本品甘酸收敛津液，善补肝胆，兼可宁心，为安神良药，且有敛汗生津功效。适用于虚烦不眠，惊悸多梦，体虚多汗，津少口渴等症。生用熟用均可，熟用兼有醒脾之功。

【配伍应用】

伤寒虚烦多汗，及虚人盗汗，皆炒熟用之，总取收敛肝脾之津液也。归脾汤用以滋养营气，则脾热自除。单用煮粥，除烦益胆气，胆气宁而魂梦安矣。今人专以为心家药，殊昧此理。

1. 补肝宁心：用于虚烦不眠，惊悸多梦，如《金匮要略》酸枣仁汤，以本品为主药，配伍川芎、知母、甘草、茯苓，治血不养肝、虚火扰心引起的上述各症。

2. 敛汗生津：用于体虚多汗，津亏口渴，可以本品配伍人参、麦冬、五味子等药。

用量 10～20 g，治失眠，睡前服。有实邪郁火者不宜服。

【汇要学按】

酸枣仁，甘，平，甘润而性温，能散肝、胆二经之滞。熟则收敛津液，故疗胆虚不得眠、烦渴虚汗之证；生则导虚热，故疗胆热好眠、神昏倦怠之证。足厥阴、少阳本药，兼入足太阴脾经。归肝、胆、心经，收敛津液，善补肝胆，兼可宁心，为安神良药，且有敛汗生津功效。

【范式开合】

酸枣仁，补而润，敛汗，宁心。甘酸而润[凡仁皆润]。专补肝胆。炒熟酸温而香，亦能醒脾[故归脾汤用之]。助阴气，坚筋骨，除烦止渴[敛阴生津]，敛汗[《经疏》曰：凡服固表药，而汗不止者，用枣仁炒研，同生地黄、白芍、五味、麦冬、竹叶、龙眼肉煎服多效。汗为心液故也]宁心[心君易动，皆由胆怯所致。经曰：凡十一官皆取决于胆也]。疗胆虚不眠[温胆汤中或用之。肝虚则胆亦虚，肝不藏魂，故不寐。血不归脾，卧亦不安。《金匮》治虚劳烦不眠，用酸枣仁汤。枣仁二升，甘草一两炙，知母、茯苓、芎各二两，深师加生姜二两，此补肝之剂。经曰：卧则血归于肝。苏颂曰：一方加桂一两，二方枣仁并生用，治不得眠，岂得以属过便为熟乎]。酸痹久泻[酸收涩，香舒脾]。生用酸平，疗胆热好眠。[时珍曰：今人专以为心家药，殊昧此理。昂按：胆热必有心烦口苦之证，何以反能好眠乎？温胆汤治不眠，用二陈加竹茹、枳实，二味皆凉药，乃以凉肺、胃之热，非以温胆经之寒也。其以温胆名汤者，以胆欲不寒不燥，当温为候耳。胆热好眠四字，不能无疑也]。炒，研用。恶防己。

《本草备要》

[处方用名] 酸枣仁、生枣仁、炒枣仁。

蔓荆实 [蔓荆子]

蔓荆实，味苦，微寒，无毒。治筋骨间寒热痹，拘挛，明目，坚齿，利九窍，去白虫。久服轻身，耐老。风头痛，脑鸣。

小荆实亦等。恶乌头、石膏。

【本经释难】

《本经》主筋骨间寒热湿痹，拘挛，明目坚齿，利九窍，去白虫。

蔓荆子入足太阳，体轻而浮，故治筋骨间寒热湿痹拘急。上行而散，故能明目坚齿、利九窍、去白虫，及风寒目痛、头面风虚之证。

【功能特性】

蔓荆子，苦、辛，温，无毒。蔓荆子入足太阳，体轻而浮，故治筋骨间寒热湿痹拘急。上行而散，故能明目坚齿、利九窍、去白虫，及风寒目痛、头面风虚之证。味辛、苦，性微寒。归膀胱、肝、胃经。本品辛能散风，微寒清热，轻浮上行，主散头面之邪，所以常用于外感风热引起的头痛、眩晕、目赤肿痛、齿龈肿痛及头风作痛等症。此外，还可用于湿痹拘挛，有散风除湿的作用。

【配伍应用】

1. 疏散头面风热：常用于头痛、眩晕、目赤肿痛、齿龈肿痛、头风作痛等症。如配伍菊花、白蒺藜、川芎、薄荷等治风热头痛或头风作痛；配伍菊花、决明子、龙胆草等治目赤肿痛；配伍生地黄、生石膏、黄连等治齿龈肿痛。

2. 祛风除湿：用于风湿痹痛，筋脉拘挛，多与羌活、独活、川芎、防风等同用，如羌活胜湿汤。

然胃虚人不可服，恐助痰湿为患也。凡头痛目痛，不因风邪而血虚有火者禁用；瞳神散大尤忌。

【汇要学按】

蔓荆子，苦、辛，温，入足太阳，体轻而浮，故治筋骨间寒热湿痹拘急。上行而散，故能明目坚齿、利九窍、去白虫，及风寒目痛、头面风虚之证。归膀胱、肝、胃经，轻浮上行，主散头面之邪。

【范式开合】

蔓荆子，轻宣，散上部风热。辛苦微寒、轻浮升散。入足太阳、阳明、厥阴[膀胱、胃、肝]经。搜风凉血，通利九窍。治湿痹拘挛，头痛脑鸣[太阳脉络于脑]，目赤齿痛[齿虽属肾，为骨之余。而上龈属足阳明，下龈属手阳明。阳明风热上攻，则动摇肿痛]，头面风虚之证。明目固齿，长发泽肌。去膜，打碎用，亦有酒蒸、炒用者。恶石膏、乌头。

《本草备要》

[处方用名] 蔓荆子。

辛夷

辛夷，一名辛矧，一名侯桃，一名房木。味辛，温，无毒。治五藏，身体寒风，头脑痛，面皯。久服下气，轻身，明目，增年，耐老。温中，解肌，利九窍，通鼻塞，涕出，治面肿引齿痛，眩冒，身兀兀如在车船之上者，生须发，去白虫。生川谷。九月采实，曝干。可作膏药，用之去中心及外毛，毛射人肺，令人咳。芎䓖为之使。恶五石脂。畏菖蒲、蒲黄、黄连、石膏、黄环。

【本经释难】

《本经》主五脏身体寒热，头风脑痛，面皯。

开胃中清阳，上行通于天。故《本经》治阳气郁遏，身体寒热，头风脑痛，面皯，辛温能解肌表，芳香上窜头目，逐阳分之风邪，则诸证自愈。轩岐之后，能达此理者，东垣一人而已。

【功能特性】

辛夷即木笔花，辛，温，无毒。辛温能解肌表，芳香上窜头目，逐阳分之风邪。鼻气通于天，肺开窍于鼻，辛夷之辛温，走气而入肺利窍，其体轻浮，能开胃中清阳，上行通于天。味辛，性温。归肺、胃经。本品芳香质轻，气味俱薄。其解表之力较差，然可入肺经，善散肺部风邪而通鼻窍，入胃经而能引胃中清阳之气上达头脑以止头痛。故适用于鼻渊、鼻塞和风邪所致的头痛等症。

【配伍应用】

凡鼻䶊、鼻渊、鼻塞及痘后鼻疮，并研末，入麝香少许，以葱白蘸入甚良，脑鼻中有湿气、久窒不通者宜之。但辛香走窜，虚人血虚火炽而鼻塞，及偶感风寒、鼻塞不闻香臭者禁用。

散风邪，通鼻窍：主要用于风寒头痛，鼻塞或鼻渊，鼻流腥涕等。常与苍耳子、白芷配伍，如苍耳子散。若属风热，也可配伍清热之品，如黄芩、桑叶、金银花等。

剥去毛瓣，取仁用，忌火焙。内服 3 ～ 10 g。外用适量烘干，研细粉吹鼻。辛香走窜，虚人血虚火炽而鼻塞，及偶感风寒、鼻塞不闻香臭者禁用。

【汇要学按】

辛夷，辛温能解肌表，芳香上窜头目，逐阳分之风邪。鼻气通于天，肺开窍于鼻，辛夷之辛温，走气而入肺利窍，其体轻浮，能开胃中清阳，上行通于天。归肺、胃经，善散肺部风邪而通鼻窍，入胃经而能引胃中清阳之气上达头脑以止头痛。

【范式开合】

辛夷，宣，散上焦风热。辛温轻浮。入肺、胃气分，能助胃中清阳上行，通于头脑。温中解肌，通九窍，利关节。主治鼻渊鼻塞 [肺主鼻。胆移热于脑，则鼻多浊涕而渊，风寒客于脑则鼻塞。经曰：脑渗为涕。王冰曰：胆液不澄，则为浊涕，如泉不已，故曰鼻渊]，及头痛面黚 [音旱，黑斑。可作面脂]，目眩齿痛，九窍风热之病。然性走窜，气虚火盛者忌服 [时珍曰：肺开窍于鼻，阳明胃脉环鼻上行。脑为元神之府，鼻为命门之窍。人之中气不足，清阳不升，则头为之倾，九窍为之不利。吾乡金正希先生尝语余曰：人之记性，皆在脑中。小儿善忘者，脑未满也；老人健忘者，脑渐空也。凡人外见一物，必有一形影留于脑中。昂按：今人每记忆往事，必闭目上瞪而思索之，此即凝神于脑之意也。不经先生道破，人皆习焉而不察矣。李时珍曰：脑为元气之府，其于此义，殆暗符欤]。去外皮毛 [毛射肺，令人咳]，微炒用。芎为使。恶石脂。畏黄、菖蒲、石膏。《本草备要》

［处方用名］辛夷、辛夷花、木笔花。

五加皮

五加皮，一名豺漆。味辛，温，无毒。治心腹疝气，腹痛，益气，疗躄，小儿不能行，疽疮，阴蚀。[男子阴痿，囊下湿，小便余沥，女人阴痒及腰脊痛，两脚疼痹，风弱，五缓，虚羸，补中，益精，坚筋骨，强志意。久服轻身，耐老。] 生汉中及冤句。[五月、七月采茎，十月采根，阴干。五叶者良。远志为之使。畏蛇皮、玄参。]

【本经释难】

《本经》主心腹疝气腹痛，益气疗躄，小儿三岁不能行，疽疮阴蚀。

《本经》治心腹疝气腹痛，益气疗躄，小儿三岁不能行，其温补下元、壮筋除湿可知。《别录》治男子阴痿，囊下湿，小便余沥，女人阴痒，腰脊痛，脚痹风弱；《大明》治骨节拘挛；苏恭主四肢挛急，种种皆须酿酒，则力势易行，非汤药中所宜。

【功能特性】

五加根皮，辛，温，无毒。五加者，五车星之精也，为风湿痿痹、壮筋骨、助阳气之要药。味辛、苦，性温。归肝、肾经。本品能祛风寒湿邪，兼可补肝肾、强筋骨。故可用治风湿痹痛，筋骨拘挛，腰膝酸疼，软弱无力之症。肝肾不足而有风湿者最为适用，浸酒服之，功效更好。又有利水去湿作用，可治皮肤水肿，脚气浮肿。此外还治皮肤湿痒，内服外用均可。

【配伍应用】

1. 祛风湿，补肝肾，强筋骨：用于风湿痹痛，筋骨拘挛，可以单用浸酒服，也可配成复方应用，如《沈氏尊生书》五加皮散，即以本品与松节、木瓜同用。又治肝肾不足、腰膝酸疼、软弱无力，如《全幼心鉴》方，以本品配牛膝、木瓜治小儿足膝软弱、行迟。

2. 利水祛湿：适用于皮肤水肿，脚气浮肿。如《麻科活人全书》五皮饮，即以本品配伍陈皮、大腹皮、生姜皮、茯苓皮治皮肤水肿。《瑞竹堂经验方》五加皮丸，以本品配伍远志治脚气浮肿疼痛。

内服 5～10 g。外用适量，煎汤洗或研末敷。阴虚火旺、舌干口苦者忌服。

【汇要学按】

五加根皮，辛，温，为风湿痿痹、壮筋骨、助阳气之要药。归肝、肾经，祛风寒湿邪，兼可补肝肾、强筋骨。利水去湿，可治皮肤水肿，脚气浮肿，皮肤湿痒。

【范式开合】

五加根皮，宣，去风湿，补，壮筋骨。辛顺气而化痰，苦坚骨而益精，温祛风而胜湿。逐肌肤之瘀血，疗筋骨之拘挛 [肾得其养，则妄水去而骨壮；肝得其养，则邪风去而筋强]。治五缓虚羸 [五脏筋脉缓纵。《千金方》补云：五月五日采茎，七月七日采叶，九月九日采根，合为末，治五劳]，阴痿囊湿，女子阴痒 [湿生虫]，小儿脚弱，明目愈疮。酿酒尤良 [王纶曰：风病饮酒，能生痰火，惟五加浸酒益人]。茎青，节白，花赤，皮黄，根黑，上应五车之精。芬香、五叶者佳。远志为使。恶玄参。《本草备要》

【专题发挥】

五加皮有南北之分，一般认为南五加皮为正品，祛风寒湿、补肝肾、强筋骨的作用较好，北五加皮利水祛湿的作用较好，但有一定毒性，不能过量应用，以防中毒。

［处方用名］五加皮。

杜仲

杜仲，一名思仙。味辛，平，无毒。治腰脊痛，补中，益精气，坚筋骨，强志，除阴下痒湿，小便余沥。久服轻身，耐老。生山谷。二月、五月、六月、九月采皮。恶蛇蜕皮、玄参。

【本经释难】

《本经》主腰脊痛，补中益精气，坚筋骨，强志，除阴下痒湿，小有余沥。

杜仲，古方但知补肾，而《本经》主腰脊痛、补中益精气等病，是补火以生土也。王好古言是肝经气分药。盖肝主筋，肾主骨，肾充则骨强，肝充则筋健。屈伸利用，皆属于筋，故入肝而补肾，子能令母实也。

【功能特性】

杜仲，辛、甘，温，无毒。盐酒炒断丝用，补火以生土，入肝而补肾。味甘，性温。归肝、肾经。本品有补肝肾、强筋骨作用，常用于肾虚腰脊疼痛、足膝痿弱之症。也可用于肝肾虚寒，阴下湿痒，小便余沥等症。肝肾不足则胎元不固，本品能补益肝肾，所以又有安胎作用，可治胎动不安或胎漏下血等。

【配伍应用】

1. 补肝肾、强筋骨：用于肾虚腰痛或足膝痿弱，可与胡桃肉、补骨脂等同用，如青娥丸。用于阴下湿痒、小便余沥，如《本草汇言》方，以本品配小茴香、车前子、山萸肉研末为丸服。

2. 安胎：适用于胎动腰痛，或频惯堕胎。如《证治准绳》杜仲丸，即以本品与续断等份研末枣肉为丸服，可治上证。

但肾虚火炽、梦泄遗精而痛者勿用，以其辛温，引领虚阳下走也。温补之品，阴虚火旺者不宜服。

【汇要学按】

杜仲，辛、甘，温，补火以生土，入肝而补肾。归肝、肾经，补肝肾、强筋骨、固胎元。

【范式开合】

杜仲，补腰膝。甘温能补，微辛能润。色紫入肝经气分。润肝燥，补肝虚。子能令母实，故兼补肾。肝充则筋健，肾充则骨强，能使筋骨相着［皮中有丝，有筋骨相着之象］。治腰膝酸痛［经曰：腰者肾之府，转移不能，肾将惫矣；膝者筋之府，屈伸不能，筋将惫矣。一少年新娶，得脚软病，且痛甚，作香港脚治，不效。孙林曰：此肾虚也。用杜仲一两，半酒半水煎服，六日全愈。按：腰痛不已者，属肾虚；痛有定处，属死血；往来走痛，属痰；腰冷身重、遇寒即发，属寒湿；或痛或止，属湿热，而其原多本于肾虚，以腰者肾之府也］，阴下湿痒，小便余沥，胎漏［怀孕沥血］胎坠［惯坠胎者，受孕一两月，用杜仲八两，糯米煎汤浸透，炒断丝，续断二两，酒浸，山药六两，为糊丸，或枣肉为丸，米饮下。二药大补肾气，托住胎元，则胎不坠］。出汉中。浓润者良。去粗皮锉，或酥炙、酒炙、蜜炙，盐酒炒、姜汁炒，断丝用。恶黑参。《本草备要》

［处方用名］杜仲、厚杜仲、绵杜仲、炒杜仲、焦杜仲。

女贞实［女贞子］

女贞实，味苦，平，无毒。主补中，安五藏，养精神，除百疾，久服肥健，轻身，不老，生山谷。立冬采。

【本经释难】

女贞实，苦、甘，微寒，少阴之精，但性禀纯阴，味偏寒滑。以《本经》枸骨主治误列此味之下，后世谬认女贞有补中安五藏之功，多致误用，滋患特甚，因表而出之。

【功能特性】

女贞实，苦、甘，微寒，无毒。少阴之精，但性禀纯阴，味偏寒滑。味甘、苦，性凉。归肝、肾经。本品能补益肝肾之阴，善清虚热，适用于肝肾阴虚发热、头昏、目眩、耳鸣、腰膝酸软之症。因能滋补肝肾，所以又有明目乌须作用，可治目暗不明，须发早白。

【配伍应用】

补益肝肾之阴：适用于肝肾阴虚。如以本品配伍地骨皮、青蒿等，治阴虚发热；配伍墨旱莲（二至丸），治肝肾阴虚，头昏，目眩，耳鸣，须发早白，腰膝酸软；配伍熟地黄、枸杞子、菟丝子、车前子等，治目暗不明。

脾胃虚人服之，往往减食作泻。本品虽补而不腻，但性质寒凉，脾胃虚寒泄泻及阳虚者均忌服。

【汇要学按】

女贞实，苦、甘，微寒，少阴之精，但性禀纯阴，味偏寒滑。归肝、肾经，补益肝肾之阴，善清虚热，明目乌须。

【范式开合】

女贞实，平补肝肾。甘苦而平。少阴之精，隆冬不凋。益肝肾，安五脏，强腰膝，明耳目，乌髭发，补风虚，除百病[女贞酒蒸，晒干，二十两，桑椹干十两，旱莲草十两，蜜丸，治虚损百病。如四月即捣桑椹汁，七月即捣旱莲汁，和药，不必用蜜。时珍曰：女贞子上品妙药，古方罕用何哉]。女贞、冬青，《本草》作二种，实一物也。冬至采佳。酒蒸用[近人放蜡虫于此树]。《本草备要》

【专题发挥】

其子黑者为女贞实，若红色者即为冬青，非女贞也。

枸杞子与女贞实均有补益肝肾作用，适用于肝肾阴虚之证。然滋补之力，枸杞子为胜，清虚热之功，女贞实为优。枸杞子性质和平，兼能润肺，女贞实补而不腻，但性偏寒凉。

[处方用名] 女贞子、熟女贞。

橘柚 [陈皮]

橘柚，一名橘皮。味辛，温，无毒。主胸中瘕热，逆气，利水谷。久服去臭，下气，通神。气冲胸中，吐逆，霍乱，止泄，去寸白，轻身，长年。生川谷。十月采。

【本经释难】

《本经》主胸中痰热逆气，利水谷，久服去口臭，下气通神。

《本经》主治胸中痰热逆气，为消痰运食之要药。留白则补脾胃，去白则理肺气。

【功能特性】

橘皮，苦、辛，温，无毒。橘之文采焕发于外，故其功用都在于皮，专行脾、肺二经气分，主治胸中痰热逆气，为消痰运食之要药。留白则补脾胃，去白则理肺气。味辛、苦，性温。归脾、肺经。本品辛散苦降，温和不峻，芳香醒脾，长于理气健脾、和胃止呕、燥湿化痰，为脾、肺二经气分药。既可用于脾胃气滞，胸腹胀满，食少吐泻，消化不良；又可用治痰湿塞肺，喘满痰多。

【配伍应用】

同人参、白术则补脾胃，同人参、甘草则补肺，独用则泻肺损脾。其治百病，总是取其理气燥湿之功。同补药则补，同泻药则泻，同升药则升，同降药则降。脾乃元气之母，肺乃摄气之龠，故为二经气分药，但随所配而补泻升降也。同生姜则止呕，同半夏则豁痰，同杏仁治大肠气秘，同桃仁治大肠血秘，皆取其通滞也。

1. 理气健脾：适用于脾胃气滞所致脘腹胀满、食少吐泻、消化不良等症，常与木香、砂仁、枳壳等同用；若痰湿阻滞，脘痞呕恶，纳呆苔腻，又当与苍术、厚朴、甘草同用，如平胃散；若脾胃虚弱，倦怠乏力，食少吐泻，又常与党参、白术、茯苓等同用，如六君子汤；若胃虚挟热，呕逆脘胀，又常与竹茹、半夏、党参等同用，如橘皮竹茹汤；若肝气乘脾，腹痛泄泻，又当与白术、白芍、防风同用，如痛泻要方。

2. 燥湿化痰：适用于痰湿塞滞、胸膈满闷、咳嗽痰多等，常与半夏、茯苓、甘草同用，如二陈汤。又痰湿阻络，胸胁胀满，气塞短气，胸痹轻症，也可用本品配枳实、生姜，如《金匮要略》橘皮枳实生姜汤。

用量 3～10 g，水煎服或入丸、散。**产粤东新会，陈久者良。阴虚干咳，蜜水制用；妇人乳房壅癖，醋拌炒用。**因能耗气，故无气滞、痰湿者不宜使用，气虚及吐血证慎服。

【汇要学按】

橘皮，苦、辛，温，专行脾、肺二经气分，主治胸中痰热逆气，为消痰运食之要药。留白则补脾胃，去白则理肺气。归脾、肺经，芳香醒脾，长于理气健脾、和胃止呕、燥湿化痰，为脾、肺二经气分药。

【范式开合】

橘皮，能燥能宣，有补有泻，可升可降。辛能散，苦能燥、能泻，温能补、能和。同补药则补，泻药则泻，升药则升，降药则降。为脾、肺气分之药[脾为气母，肺为气龠。凡补药涩药，必佐陈皮以利气]。调中快膈，导滞消痰[大法治痰，以健脾顺气为主。洁古曰：陈皮、枳壳利其气，而痰自下]，利水破癥，宣通五脏，统治百病，皆取其理气燥湿之功[人身以气为主，气顺湿除，则百病散。《金匮》云：能解鱼毒、食毒]。多服久服，损人元气。入补养药则留白，入下气消痰药则去白[《圣济》云：不去白，反生痰]。去白名橘红，兼能除寒发表[皮能发散皮肤]。核治疝痛。叶散乳痈[皆能入厥阴，行肝气，消肿散毒。腰肾冷痛，橘核炒酒服良。《十剂》曰：宣可去壅，生姜、橘皮之属是也。《泊宅编》曰：莫强中，食已辄胸满不下，百治不效。偶家人合橘皮汤，尝之似有味，连日饮之。一日坐厅事，觉胸中有物坠下，目瞪汗濡，大惊扶归，腹疼痛，下数块如铁弹，臭不可闻，自此胸次廓然。盖脾之冷积也，半年服药不知，功乃在橘皮。方用橘皮一斤，甘草、盐各四两，煮干点服，名二贤散。蒸饼丸，名润下丸。治痰特有验。世医惟知半夏、南星、枳壳、茯苓之属，何足语此哉！丹溪曰：治痰，利药过多则脾虚，痰易生而反多。又曰：胃气亦赖痰以养，不可攻尽，攻尽则虚而愈剧）。**广中陈久者良，故名陈皮**[陈则烈气消，无燥散之患。半夏亦然，故同用名二陈汤]。**治痰咳，童便浸晒。治痰积，姜汁炒。治下焦，盐水炒。去核、皮，炒用。**《本草备要》

【专题发挥】

橘禀东南阳气而生，故以闽粤者最胜。其逾淮而北，则变为枳，此地气使然，与人之乡音习俗无异。

橘红专主肺寒咳嗽多痰，虚损方多用之。然久嗽气泄又非所宜。按：橘皮下气消痰，其瓤生痰聚饮，一物而性之殊异如此。

青橘皮，辛，温，无毒。醋炒用。划去酸水。作四界者曰莲花青皮，细如豆者为青皮子，中有小橙，莫能辨别。

青橘皮古方所无，至宋时医家乃用之，入足太阴、厥阴，破滞气，削坚积，及小腹疝疼，用之以疏通二经、行其气也，小儿消积多用之。青皮最能发汗，多汗者勿用。久疟热甚，必结癖块，宜多服清脾饮，内有青皮疏利肝邪，则癖自不结也。中气虚人禁用，以其伐肝太甚，而伤生发之气也。

橘核，苦，温，无毒。去壳焙香，研碎用。细者为橘核，粗即橙核。橘核沉降，入足厥阴，与青皮同功。故治腰痛癏疝在下之病，不独取象于核也。然惟实证为宜，虚者禁用，以其味苦，大伤胃中冲和之气也。

［处方用名］橘皮、陈皮、广陈皮、新会皮。

大枣

大枣，一名干枣，一名美枣，一名良枣。味甘，平，无毒。治心腹邪气，安中养脾，助十二经，平胃气，通九窍，补少气，少津液，身中不足，大惊，四肢重，和百药。久服轻身，长年。强力，除烦闷，疗心下悬，肠澼。

叶，覆麻黄能令出汗。生平泽。八月采，曝干。杀乌头毒。

【本经释难】

《本经》主心腹邪气，安中，养脾气，平胃气，通九窍，助十二经，补少气少津液，身中不足，大惊，四肢重，和百药。

《本经》主心腹邪气，亦是和营卫邪之义。平胃气者，以其甘温健运，善平胃中敦阜之气也。《素问》以枣为脾家之果，故《本经》又主身中不足、大惊、四肢重，用此补益脾津，而神气自宁、肢体自捷矣。

【功能特性】

大枣，甘，平，无毒。甘先入脾，故用姜枣之辛甘，以和营卫也，助肝、脾、肺三经之津液，以滋其燥，善平胃中敦阜之气也。味甘，性温。归脾、胃经。本品为补中益气，养血安神之药。常用于脾胃虚弱、食少便溏，或气血亏损、体倦无力、面黄肌瘦，以及妇女血虚脏躁、精神不安。又有缓和药性的作用，与峻烈药同用，可使药力缓和，且不伤脾胃。

【配伍应用】

仲景治奔豚，用滋脾土、平肾气也；十枣汤用以益土、胜邪水也，而中满者勿食。故仲景建中汤，心下痞者减饴枣，与甘草同例，此得用枣之法矣。《金匮》治妇人脏躁、悲愁欲哭，有甘麦大枣汤，亦取其助肝、脾、肺三经之津液，以滋其燥耳。

1. 补中益气：适用于脾胃虚弱，中气不足，体倦无力，食少便溏。多与党参、白术、茯苓、炙甘草、陈皮、生姜等药同用。

2. 养血安神：用于血虚面黄肌瘦，多与熟地黄、当归、白芍等药同用，以增强补血作用；用于血虚脏躁、精神不安，常与甘草、小麦同用，可以起到养血安神作用，如甘麦大枣汤。

3. 缓和药性：大枣与葶苈子同用（葶苈大枣泻肺汤），能泻肺平喘利尿而不伤肺气；与大戟、芫花、甘遂同用（十枣汤），能泻水逐痰而不伤脾胃。

本品常与生姜配伍，与解表药同用，生姜可以助卫气发汗，大枣又可益营血，防止汗多伤营，共奏调和营卫之功；与补益药同用，生姜能和胃调中，大枣补脾益气，合用能调补脾胃，增强食欲，促进药物吸收，可提高滋补效能。

用量 3～12 枚，入药取大红枣擘去核用。古方中用大枣，皆是红枣，取生能散表也。入补脾药，宜用南枣，取甘能益津也。其黑枣助湿中火，损齿生虫，入药非宜。生枣多食，令人热渴气胀，瘦人多火者弥不可食。劈开煎汤服，或去皮、核捣烂为丸服。**多食令齿生匿**。本品助湿生热，令人中满，故湿盛脘腹胀满、食积、虫积、龋齿作痛及痰热咳嗽者均忌服。

【汇要学按】

大枣，甘，平，甘先入脾，助肝、脾、肺三经之津液，以滋其燥，善平胃中敦阜之气也。故用姜枣之辛甘，以和营卫也。归脾、胃经，补中益气，养血安神。

【范式开合】

大枣，补脾胃，润心肺，和百药。甘温。脾经血分药。补中益气，滋脾土，润心肺，调营卫，缓阴血，生津液，悦颜色，通九窍，助十二经，和百药。伤寒及补剂加用之，以发脾胃升腾之气。多食损齿[齿属肾，土克水]，中满证忌之[甘令人满。大建中汤心下痞者，减饴、枣，与甘草同例。成无己曰：仲景治奔豚用大枣者，滋脾土以平肾气也。治水饮胁痛，有十枣汤，益脾土以胜妄水也]。北产肥润者良[昂按：金华南枣，更胜于北，徽宁所产，亦有佳者]。杀乌、附毒。忌葱、鱼同食。《本草备要》

［处方用名］大枣、红枣、大红枣。

蓬蘽［覆盆子］

蓬蘽，一名覆盆。味酸，平，无毒。主安五藏，益精气，长阴令坚，强志，倍力，有子。久服轻身，不老。暴中风，身热，大惊。生平泽。

【本经释难】

《本经》安五藏，益精气，长阴，令人坚强志，倍力有子，久服轻身不老。覆盆子乃蓬蘽之实。

《本经》言蓬蘽者，蘽即实也。或云蓬蘽是覆盆苗，分之为二，殊为未当。宗奭云：覆盆子益肾脏、缩小便，服之当覆其溺器，故名。《本经》专于暖子脏，服之令人多子。《别录》言益气轻身，令发不白，甘温补血，与桑椹同功。

【功能特性】

覆盆子《本经》名蓬蘽，甘，平，微温，无毒。甘温补血、益肾脏、缩小便，专于暖子脏，服之令人多子。味甘、酸，性微温。归肝、肾经。本品甘温补益，酸以收敛，故既能滋养肝肾，又能收敛固涩，具有固肾、涩精、缩尿的功能。故凡肾虚不能固摄之小便频数、遗尿、遗精、早泄及阳痿之症，均可应用。

【配伍应用】

固肾、涩精、缩尿：用于小便频数、遗尿、遗精、早泄、精亏阳痿等。治小便频数，常与桑螵蛸、益智仁、山萸肉等同用；《备急千金要方》治梦遗失精，与沙苑子、山茱萸、芡实、龙骨、莲须等固肾涩精药同用；《丹溪心法》五子衍宗丸，以之配伍菟丝子、枸杞子、五味子、车前子，治肾虚阳痿、精滑不固及不育等。

此外，也可用于肝肾不足所致的目暗不明。

用法为酒浸一宿，炒用。

【汇要学按】

覆盆子，甘，平，微温，益肾脏、缩小便，甘温补血，专于暖子脏，服之令人多子。归肝、肾经，甘温补益，酸以收敛，滋养肝肾，又能收敛固涩，具有固肾、涩精、缩尿的功能。

【范式开合】

覆盆子，平补肝肾。甘、酸，微温。益肾脏而固精，补肝虚而明目，起阳痿，缩小便[寇氏曰：服之当复其溺器，故名]，泽肌肤，乌髭发[榨汁涂发不白]，女子多孕。同蜜为膏，治肺气虚寒[李士材曰：强肾无燥热之偏，固精无凝涩之害，金玉之品也]。状如覆盆，故名。去蒂，淘净捣饼，用时酒拌蒸。叶绞汁，滴目中，出目弦虫，除肤赤，收湿止泪。《本草备要》

【专题发挥】

惟秦地山中有之，近世真者绝罕。药肆每以树莓代充，欲验真伪，以酒浸之，色红者是真，否即是假。

覆盆子与桑螵蛸的性能相近，都为补而固涩之品。均治肾虚之遗尿、尿频、遗精、阳痿等。但桑螵蛸助阳之力强于覆盆子，在临床上常用；覆盆子偏于滋养真阴。

［处方用名］蓬虆、覆盆子。

藕实茎［藕节］

藕实茎，一名水芝丹。味甘，平，无毒。主补中，养神，益气力，除百疾。久服轻身，耐老，不饥，延年。生池泽。 _{八月采。}

【本经释难】

莲藕，甘，平，涩。莲出淤泥而无浊气沾染。其根通达诸窍，联绵诸络，尤为交媾黄宫、通调津液之上品，入心脾血分，冷而不泄，涩而不滞。产后血闭及血淋、尿血宜之。

【功能特性】

莲藕，甘，平，涩，无毒。莲出淤泥而无浊气沾染。其根通达诸窍，联绵诸络，尤为交媾黄宫、通调津液之上品，入心脾血分，冷而不泄，涩而不滞。产后血闭及血淋、尿血宜之。味甘、涩，性平。归肝、肺、胃经。本品能收涩止血，兼能化瘀，故止血而无留瘀之弊，临床可用治衄血、吐血、咯血、尿血、便血及崩漏下血等多种出血证。但药力薄弱，常作辅助用药，用治血热出血，常捣汁鲜用；一般出血，宜炒炭用。

【配伍应用】

新产生冷皆忌，独生藕不禁，为其能止热渴、破留血也。生食止霍乱虚渴，蒸食开胃实下焦，捣浸澄粉服食，治虚损失血、吐痢下血。又血痢口噤不能食，频服则结粪自下，胃气自开，便能进食。但市者皆豆、麦、菱粉伪充，不可混用。

收敛止血：用治呕血、咯血，常配白及、墨旱莲、生侧柏叶等同用。又《太平圣惠方》双荷散，治急暴吐血，用本品同荷蒂蒸服。《全幼心鉴》治大便下血，用藕节研末，人参煎汤，加白蜜调服。李时珍治血淋胀痛欲死，用藕节捣汁，调血余炭服。也可配生地黄、蒲黄炭、小蓟、栀子、木通等凉血止血、利尿通淋之品同用，效果更好，如小蓟饮子。

用量 10 ～ 30 g。鲜用捣汁，可用 60 g 左右取汁冲服。

【汇要学按】

莲藕，甘，平，涩，通达诸窍，联绵诸络，尤为交媾黄宫、通调津液之上品，入心脾血分，冷而不泄，涩而不滞。产后血闭及血淋、尿血宜之。味甘、涩，性平。归肝、肺、胃经。本品能收涩止血，兼能化瘀，故止血而无留瘀之弊，临床可用治多种出血证。但药力薄弱，常作辅助用药，用治血热出血，常捣汁鲜用；一般出血，宜炒炭用。

【范式开合】

藕实茎，凉血，散瘀。涩平。解热毒，消瘀血，止吐、衄、淋、痢一切血证 [和生地黄汁、童便服良]。**藕生甘寒，凉血散瘀** [宋大官作血，误落藕皮，血遂涣散不凝。一人病血淋，痛胀欲死，李时珍以发灰二钱，藕汁调服，三日而愈。《梅师方》：产后余血上冲，煮汁服]，**止渴除烦** [《圣惠方》：藕汁，蜜和服，治时气烦渴]，**解酒毒、蟹毒** [捣烂，热酒调服]。**煮熟甘温，益胃补心** [多孔象心]，**止泻** [能实大肠] **止怒，久服令人欢** [益心之效]。**生捣，罨金疮伤折；熟捣，涂坼裂冻疮** [《肘后方》：卒中毒箭者，藕汁饮，多多益善。孟诜曰：产后忌生冷，独藕不忌，为能散瘀血也]。**澄粉亦佳，安神益胃。**《本草备要》

【专题发挥】

藕实茎之味大涩，能止骤脱诸血，产后血闷。隔水顿热，和童子小便饮之。一人患血淋胀痛，百药不应，以生藕汁调发灰服之，三日血止痛除，以其性专散血而无伤耗真元之患也。

莲实，甘，平，涩，无毒。去心中苦薏，则不伤胃。莲子得水土之精英，补中养神，益气清心，固精止泻，除崩带赤白浊，能使心肾交而成既济之妙。昔人治心肾不交、劳伤白浊，清心莲子饮；补心肾、益精血，有瑞莲丸，皆取其补益黄庭、实堤御水之义。

［处方用名］藕节、生藕节、藕节炭。

鸡头实［芡实］

鸡头实，一名雁喙实。味甘，平，无毒。治湿痹，腰脊膝痛，补中，除暴疾，益精气，强志，令耳目聪明。久服轻身，不饥，耐老，神仙。生池泽。八月采。

【本经释难】

《本经》主湿痹腰脊膝痛，补中，除暴疾，益精气，强志。

芡生水中而能益脾利湿，观《本经》所主，皆脾肾之病，遗精浊带，小便不禁者宜之。

【功能特性】

芡实俗名鸡头实，甘，平，无毒。味甘、涩，性平。归脾、肾经。本品味甘补益，味涩固敛，既能扶脾气祛湿邪以止泻痢，又能益精以固下元。故凡脾虚不运，久泻不止，及下元虚损所致的梦遗滑精、白浊带下、小便不禁等，均为适用。

【配伍应用】

1. 健脾止泻：用于脾虚泄泻、日久不止者，可与党参、白术、山药、莲子等配用。

2. 固肾涩精：用于肾虚梦遗滑精、小便不禁等，常与金樱子相须为用，如水陆二仙丹。

3. 祛湿止带：用于湿热带下，常与黄柏、车前子、白果、山药等清湿热药及固涩药同用，如易黄汤；用于脾肾虚损、带下清白者，可与茯苓、山药、菟丝子、海螵蛸、煅龙骨等益脾肾、固涩止带药配用。

本品滋补敛涩，故大小便不利者不宜用。

【汇要学按】

芡实，甘，平。味甘、涩，性平。归脾、肾经。甘补益，涩固敛，既能扶脾气祛湿邪以止泻痢，又能益精以固下元。故凡脾虚不运，久泻不止，及下元虚损所致的梦遗滑精、白浊带下、小便不禁等，均为适用。

【范式开合】

芡实，补脾，涩精。甘涩。固肾益精，补脾去湿。治泄泻带浊，小便不禁，梦遗滑精[同金樱膏为丸，名水陆二仙丹]，腰膝瘀痛[吴子野曰：人之食芡，必枚啮而细嚼之，使华液流通，转相灌溉，其功胜于乳石也。《经验后方》：煮熟研膏，合粳米煮粥食，益精气]。蒸熟捣粉用，涩精药或连壳用[李惟熙曰：菱寒而芡暖，菱花背日，芡花向日]。《本草备要》

【专题发挥】

芡实与莲子的性能相近，都能补脾止泻，益肾固下。但芡实偏于固肾涩精，并能除湿，故肾虚遗精、遗尿及带下病多用之；莲子益脾强于芡实，且能养心宁神，故脾虚泄泻、纳呆及心肾不交之证，又较为常用。

［处方用名］芡实、芡实米、南芡实、北芡实。

冬葵子［冬葵果］

冬葵子，味甘，寒，无毒。治五藏六府寒热，羸瘦，五癃，利小便。久服坚骨，长肌肉，轻身，延年。妇人乳难、内闭。生少室山。十二月采之，黄芩为之使。

【本经释难】

《本经》主五脏六腑寒热、羸瘦，破五癃，利小便。

性滑利窍，能治脏腑寒热、羸瘦，破五淋，利小便。

【功能特性】

冬葵子向日葵子也，甘，寒，滑，无毒。向日葵质坚耐寒，入冬不凋，故名冬葵，性滑利窍，能治脏腑寒热、羸瘦，破五淋，利小便。味甘，性寒。入大肠、小肠、膀胱经。本品甘寒滑利，利水通淋，润肠通便，且可下乳。适用于水肿，小便不利，淋涩热痛，大便燥结，乳汁不下等。

【配伍应用】

妇人乳房胀痛，同砂仁等分为末，热酒服三钱，其肿即消。孕妇难产不下，专取一味炒香为末，芎归汤下三钱，则易生，取晨暮转动灵活耳。夏子益《奇疾方》云：有人手足忽长，倒生肉刺，如锥痛不可忍，但食葵菜即愈，亦取其寒滑利窍之用也。

1. 利水通淋：用于水肿、小便淋痛等，常与车前子、海金沙、茯苓等同用。如《金匮要略》葵子茯苓散，即以本品配茯苓治疗妊娠有水气、身重、小便不利、洒淅恶寒、起即头眩等。

2. 润肠通便：用于大便干燥之证，如《太平圣惠方》用葵子末入乳汁等份和服，治大便不通。

3. 下乳：用于乳汁不行，乳房肿痛。如《妇人大全良方》以本品配伍砂仁等份为末，热酒服，有下乳、消肿、止痛之效。

用量 6 ～ 15 g。脾虚肠滑者忌服，孕妇慎服。

【汇要学按】

冬葵子，甘，寒，滑，性滑利窍，能治脏腑寒热、羸瘦，破五淋，利小便。入大肠、小肠、膀胱经，利水通淋，润肠通便，且可下乳。

【范式开合】

冬葵子，滑肠，利窍。甘寒淡滑。润燥利窍，通营卫，滋气脉，行津液，利二便，消水肿[用榆皮等分煎服]，通关格，下乳滑胎。秋葵复种，经冬至春作子者，名冬葵子。根、叶同功。春葵子亦滑，不堪入药。蜀葵花，赤者治赤带，白者治白带，赤者治血燥，白者治气燥。亦治血淋、关格，皆取其寒润滑利之功也。

［处方用名］冬葵子、冬葵果。

白瓜子［冬瓜子］

白瓜子，一名水芝。味甘，平，无毒。主令人悦泽，好颜色，益气，不饥。久服轻身，耐老。除烦满不乐。久服寒中，可作面脂，令面悦泽。生平泽。冬瓜仁也。八月采。

【本经释难】

《本经》令人悦泽，好颜色，益气不饥，轻身耐老。

冬瓜利大小肠，压丹石毒。其子治肠痈，去面皯黑，润肌肤，及作面脂，即《本经》悦泽、好颜色之用也。瓜练绞汁服，治五淋，压丹石毒。

【功能特性】

冬瓜子_{冬瓜仁}，瓜甘，寒；子甘，平。无毒。冬瓜子利大小肠，治肠痈，去面皯黑，润肌肤，及作面脂，即《本经》悦泽、好颜色之用也。味甘，性寒。归肺、胃、大肠、小肠经。本品性寒质滑，上清肺部的蕴热，下导大肠之积垢，且能滑痰排脓，故有清肺化痰、消痈排脓、清热利湿之效。适用于肺热咳嗽、肺痈、肠痈、淋浊、带下等。

【配伍应用】

1.清肺化痰，消痈排脓：用于肺经有热所致的咳嗽、痰黄等症，常与桔梗、前胡、瓜蒌等药配伍应用。用于肺痈，配伍苇茎、桃仁、薏苡仁，如苇茎汤。用于肠痈，配伍大黄、牡丹皮等，如大黄牡丹皮汤。

2.清热利湿：用于下焦湿热所致的白浊、白带、小便不利，常与黄柏、萆薢等清热祛湿药配伍应用。

用量3～12g。

【汇要学按】

冬瓜子，甘，平，利大小肠，治肠痈，去面皯黑，润肌肤，及作面脂。归肺、胃、大肠、小肠经，性寒质滑，上清肺部的蕴热，下导大肠之积垢，且能滑痰排脓。

【范式开合】

冬瓜，泻热，补脾。寒泻热，甘益脾。利二便，消水肿_[冬瓜任吃，效]，止消渴_[苗、叶皆治消渴]，散热毒痈肿_[切片敷之。丹溪曰：冬瓜性急而走，久病阴虚者忌之。昂按：冬瓜日食常物，于诸瓜中尤觉宜人，且味甘而不辛，何以见其性急而走乎]。子，补肝明目_[凡药中所用瓜子，皆冬瓜子也]。《本草备要》

[处方用名]冬瓜子、冬瓜仁。

胡麻［黑芝麻］

胡麻，一名巨胜，一名鸿藏。味甘，平，无毒。治伤中虚羸，补五内，益气力，长肌肉，填髓脑。久服轻身，不老。_{金疮，止痛及伤寒，温疟，大吐后虚热，羸困。}

生川泽。立秋采。

叶，名青蘘。一名梦神。味甘，寒，无毒。主五藏邪气，风寒湿痹，益气，补脑髓，坚筋骨。久服耳目聪明，不饥，不老，增寿，生川谷。

【本经释难】

《本经》主伤中虚羸，补五内，益气力，长肌肉，填髓脑，久服轻身不老。

胡麻甘温，质润性燥，专入足少阴血分，专补肾脏阳虚，兼行肝、心、脾、肺四经，益脾滋肺，降心包之火，滋肝木之阴，平补五脏。

【功能特性】

胡麻《本经》名巨胜子，《千金》名乌麻子，即黑芝麻。叶名青蘘，茎名麻秸，甘，温，无毒。胡麻甘温，质润性燥，专入足少阴血分，专补肾脏阳虚，兼行肝、心、脾、肺四经，益脾滋肺，降心包之火，滋肝木之阴，平补五脏。味甘，性平。归肝、肾经。本品功能补益肝肾精血，又可润燥滑肠，故适用于肝肾精血亏虚所致的须发早白、头晕目眩及肠燥便秘等。

【配伍应用】

巨胜子丸以之为君，专补肾脏阳虚，兼行肝、心、脾、肺四经，益脾滋肺，降心包之火，滋肝木之阴，平补五脏，但不若附桂之雄健耳。其白者名白油麻，亦能润肺除燥，下通脾约便难；赤者专发肾经之毒，钱氏治小儿痘疹变黑归肾，用赤芝麻煎汤送百祥丸。

1. 补益精血：用于须发早白，头晕眼花，可以单用本品蒸熟，炒香研末服，也可用枣膏或蜂蜜为丸服。也可配成复方应用，如《医级宝鉴》方桑麻丸，即本品与桑叶等份研末蜜丸。

2. 润燥滑肠：用于肠燥便秘，可与当归、肉苁蓉、杏仁、柏子仁等同用。用量 10～30 g。宜炒熟用。大便清泄者忌服。

【汇要学按】

胡麻，甘，温，质润性燥，专入足少阴血分，专补肾脏阳虚，兼行肝、心、脾、肺四经，益脾滋肺，降心包之火，滋肝木之阴，平补五脏。归肝、肾经，补益肝肾精血，润燥滑肠。

【范式开合】

胡麻，补肝肾，润五脏，清肠。甘平。补肺气，益肝肾，润五脏，填精髓，坚筋骨，明耳目，耐饥渴[可以辟谷，但滑肠，与白术并用为胜]，乌髭发，利大小肠，逐风湿气[刘河间曰：麻木谷而治风。又云：治风先治血，血活则风散，胡麻入肝益血，故风药中不可阙也。郑奠一用壁虱胡麻，佐苦参、蒺藜，治大疯疥癞，屡有愈者]，凉血解毒。生嚼敷小儿头疮。

麻油，滑胎疗疮，熬膏多用之[凉血解毒，止痛生肌]。皮肉俱黑者良[入肾]，栗色者名壁虱胡麻，更佳，九蒸九晒，可以服食[陶弘景曰：八谷之中，惟此为良。昂按：若云自大宛来，则非八谷之麻，明矣。又按：月令仲秋之月，天子以犬尝麻，则其为八谷之麻又可见矣。种出大宛之说，何以称焉，岂白者产中原、黑者产大宛乎]。《本草备要》

【专题发挥】

青蘘，巨胜苗也。《本经》主五脏邪气，风寒湿痹，益气补脑髓，坚筋骨。

胡麻花为末，麻油涂，生秃发、长眉毛，《外台》《千金》用之。

麻茎烧灰，点痣去恶肉；又治小儿盐哮，以淡豆腐蘸麻茎灰食之。

白麻作油，微寒，解毒润肠，主产妇胞衣不落，熬膏生肌长肉，止痛消肿。灯盏油，吐风痰食毒。

胡麻即脂麻，一名巨胜子，有黑、白二种，入药以黑色为良，故又名黑脂麻。今商品误以亚麻子作胡麻用，亚麻子一名壁虱胡麻，苏颂说"甘，微温，无毒，主治大风疮癣"，有祛风解毒作用，而无补益功效，应该纠正。又三角胡麻乃茺蔚子的别名，不可与胡麻混为一物，亦当注意。

[处方用名]胡麻仁、黑脂麻、黑芝麻。

丹砂 [朱砂]

丹砂，作末名真朱。味甘，微寒，无毒。治身体五藏百病，养精神，安魂魄，益气，明目，杀精魅、邪恶鬼。久服通神明，不老，能化为汞。通血脉，止烦满，消渴，悦泽人面，疥瘘，诸疮。生山谷。采无时。光色如云母，可析者良。恶磁石。畏咸水。

【本经释难】

《本经》主身体五脏百病，养精神，安魂魄，益气明目，杀精魅邪恶鬼，久服通神明，不老。能化为汞。

《本经》治身体五脏百病，安定神明，则精气自固；火不妄炎，则金木得平，而魂魄自定，五脏皆安；精华上发，而气益目明。阳明神物，故应辟除不祥，消散阴恶杀厉之气，仲淳缪子《经疏》之言也。

【功能特性】

丹砂—名朱砂，甘，微寒，无毒。丹砂体阳性阴，外显丹色，内含真汞，不热而寒，离中有坎也。不苦而甘，火中有土也。婴儿姹女交会于中，镇心安神是其本性。用则水飞以免镇坠，不宜见火，恐性飞腾。味甘，性微寒，有毒。归心经。本品微寒清热，"重可镇怯"，故有镇心安神、解毒明目等作用。为治心经有热、惊悸失眠、癫痫狂乱，以及小儿惊风抽搐等的主药，并可用治热毒疮疡、目暗不明等。

【配伍应用】

同远志、龙骨则养心气；同当归、丹参则养心血；以人参、茯神浓煎调入丹砂，治离魂病；以丹砂末一钱，和生鸡子黄三枚搅匀，顿服，治妊娠胎动不安，胎死即出，未死即安；又以丹砂一两为末，取飞净三钱，于一时顷分三次酒服，治子死腹中立出。

1. 镇心安神：适用于心神不安之症。如《兰室秘藏》朱砂安神丸，以本品配伍黄连、生地黄、当归、甘草，治心烦惊悸失眠；《是斋百一选方》归神丹，以本品配伍灯心草、麦冬等药，治癫痫狂乱；《普济方》以本品配伍牛黄、犀角，治小儿惊热夜啼。

2. 解毒明目：适用于热毒疮疡，目暗不明。如《验方新编》玉枢丹，以本品配伍山慈菇、千金子、雄黄、麝香等药，研末外涂消疮毒肿痛；《三因极一病证方论》玉钥匙，以本品配伍冰片、西瓜霜等研末吹口，治咽肿痛，口舌生疮；《备急千金要方》磁朱丸，以本品配伍磁石、神曲为丸服，治视物昏花。

用量 0.3 ～ 1.0 g，研末入散服；入汤剂当研末冲服。可作丸药挂衣。外用随方配制。忌用火煅。本品不能过量服用或持续服用，以防中毒。

【汇要学按】

丹砂，甘，微寒，婴儿姹女交会于中，镇心安神是其本性。有毒，归心经，微寒清热，"重可镇怯"，故有镇心安神、解毒明目等作用。

【范式开合】

丹砂，重，镇心，定惊，泻热。体阳性阴[内含阴汞]，味甘而凉，色赤属火[性反惊者，离中虚有阴也。味不苦而甘者，火中有土也]。泻心经邪热[心经血分主药]，镇心清肝，明目发汗[汗为心液]，定惊祛风，辟邪[胡玉少卿多恶梦，遇推官胡用之，胡曰：昔常患此，有道士教戴灵砂而验。逐解囊中绛囊授之，即夕无梦]解毒[胎毒、痘毒宜之]，止渴安胎[《博救方》：水煮一两，研，酒服，能下死胎]。

李时珍曰：同远志、龙骨之类养心气；同人参、当归之类养心血；同地黄、枸杞之类养肾；同浓朴、川椒之类养脾；同南星、川乌之类祛风。多服反令人痴呆]。辰产，明如箭镞者良[名箭镞砂]。细研，水飞三次用[生用无毒，火炼则有毒，服饵常杀人]。恶磁石。畏盐水。忌一切血[郑康成注《周礼》，以丹砂、雄黄、石胆、矾石、磁石为五毒，古人用以攻疡]。《本草备要》

【专题发挥】

丹砂—名朱砂，研细水飞用，入火则烈，毒能杀人，急以生羊血、童便、金汁等解之。慎勿经火，若经伏火及一切烹炼，则毒等于砒硇。惟养正丹则同铅汞硫黄煅之，以汞善走而火毒不致蕴发也。

［处方用名］朱砂、丹砂、辰砂。

石钟乳［钟乳石］

石钟乳，一名留公乳。味甘，温，无毒。治咳逆上气，明目，益精，安五藏，通百节，利九窍，下乳汁。益气，治脚弱疼冷，下焦伤竭。久服延年，益寿，好颜色，不老。生山谷。采无时。蛇床为之使。恶牡丹、玄石、牡蒙。畏紫石英、蘘草。

【本经释难】

《本经》主咳逆上气，明目益精，安五脏，通百节，利九窍，下乳汁。

《本经》主咳逆上气者，取其性温而镇坠之，则气得归元而病自愈。五脏安则精自益，目自明。其通百节、利九窍、下乳汁者，皆取其甘温助阳、色白利窍之力也。

【功能特性】

石钟乳，甘，温，无毒。钟乳乃山灵阳气所钟，故莹白中空，纯阳通达，专走阳明气分。惟肺气虚寒、咳逆上气、哮喘痰清、下虚脚弱、阴痿不起、大肠冷滑、精泄不禁等疾，功效无出其右。甘，温。入肺、肾、胃经。钟乳石质重中空，甘温纯阳，其性通达。入肺能温肺，以治肺虚寒咳；入肾能壮阳，以治阳痿冷喘，脚弱冷痛；入胃能通气，以治乳汁不下。配伍得宜，功效互见。

【配伍应用】

昔人言钟乳与白术相反，而《千金方》每多并用，专取相反之性，激其非常之效。予常亲试，未尝有害。

1. 温肺止咳：用于寒哮痰喘，可与麻黄、杏仁等同用（如钟乳丸）；若治肺痨喘息，可与山药、薏苡仁等同用（如钟乳散）。

2. 益肾助阳：用于阳痿遗精、脚弱冷痛等，可与其他补肾药同用。

3. 利窍下乳：用于胃虚乳汁不通，可与漏芦、通草等同用（如钟乳汤）。

以甘草、紫背天葵同煮一伏时，杵粉入钵细研，水飞澄过，再研万遍，磁器收之。若不经煅炼，服之令人淋。

李时珍认为其气慓急，令阳气暴充，然须真病命火衰者宜之，否则当慎；盖古人听从道家之言，常饵成习，多发为淋浊、痈疽等石乳之疾。而今临床应用，多以鹅管石煅制入剂，性已温和，为温肺定喘之良药。高热者及急性咳喘均忌用。**然性偏助阳，阴虚之人慎勿轻服。**

【汇要学按】

石钟乳，甘，温，纯阳通达，专走阳明气分。惟肺气虚寒、咳逆上气、哮喘痰清、下虚脚弱、阴痿不起、大肠冷滑、精泄不禁等疾、功效无出其右。甘，温。入肺、肾、胃经。钟乳石质重中空，甘温纯阳，其性通达。入肺能温肺，以治肺虚寒咳；入肾能壮阳，以治阳痿冷喘，脚弱冷痛；入胃能通气，以治乳汁不下。

【范式开合】

石钟乳，补阳。甘温。阳明[胃]气分药。木石之精。强阴益阳，通百节，利九窍，补虚劳，下乳汁。服之令人阳气暴充，饮食倍进，形体壮盛。然其性悍，须命门真火衰者可偶用之。若借以恣欲，多服、久服，不免淋浊痈疽之患。出洞穴中，石液凝成，下垂如冰柱。通中轻薄、如鹅翎管、碎之如爪甲光明者真。炼合各如本方，蛇床为使。恶牡丹、紫石英。忌参、术、羊肉、葱、蒜、胡荽。《本草备要》

【专题发挥】

若质实色谕，必生阴壑，不无蛇虺之毒，误饵伤人。惟产乳源，形如鹅鸽管者最胜。

《内经》云：石药之气悍，服之令阳气暴充，形体壮盛。昧者得此自庆，益肆淫，精气暗损，石气独存，孤阳愈炽，久之荣卫不从，发为淋浊及为痈疽，是果乳石之过欤，抑人之自取耶？

孔公蘖，孔窍中通，附垂于石，如木之蘖，即钟乳之床。《本经》利九窍，下乳汁之功与钟乳无异，而殷蘖即孔公蘖之根，又为疮疽、瘘痔、癥瘕温散结气之用，惜乎，世鲜知者。

［处方用名］钟乳石、石钟乳、滴乳石、鹅管石。

矾石［白矾］

矾石，一名羽涅。味酸，寒，无毒。治寒热，泄利，白沃，阴蚀，恶疮，目痛，坚筋骨齿。炼饵服之，轻身，不老，增年。去鼻中息肉。使铁为铜。《岐伯》云："久服伤人骨。"生山谷。采无时。甘草为之使。恶牡蛎。

【本经释难】

《本经》主寒热泄利，白沃阴蚀，恶疮，目痛，坚骨齿。

白矾专收湿热，固虚脱，故《本经》主寒热泄利，盖指利久不止，虚脱滑泄，因发寒热而言。其治白沃阴蚀恶疮，专取涤垢之用。用以洗之则治目痛，漱之则坚骨齿。弘景曰：《经》云坚骨齿，诚为可疑，以其性专入骨，多用则损齿，少用则坚齿，齿乃骨之余也。为末，去鼻中息肉。

【功能特性】

矾石，酸、涩、微寒，无毒。白矾专收湿热，固虚脱，皆取以去秽之功也。味酸、涩，性寒。归肺、大肠、肝经。白矾外用有解毒杀虫、收湿止痒作用，适用于痈肿疮毒、湿疹、疥疮、口舌生疮、耳中流脓等；内服能收敛止血，涩肠止泻，适用于外伤出血、便血、崩漏及久泻不止。生白矾内服善祛风痰，适用于风痰壅盛而发为癫痫或精神失常。

【配伍应用】

治气分之痰湿痈肿最捷，侯氏黑散用之；使药积腹中，以助悠久之功，故蜡矾丸以之为君，有人遍身生疮如蛇头，服此而愈。甄权生含咽津，治急喉痹，皆取以去秽之功也。

1. 解毒杀虫，收湿止痒：治痈肿，可配雄黄研末，浓茶调敷，如《医宗金鉴》二味拔毒散；治湿疹、疥癣瘙痒，常与硫黄、冰片同用；治耳中流脓，可同铅丹研末，吹敷患处；治口疮，流涎气臭，可同黄柏、青黛、冰片等研细粉，外搽。

2. 止血、止泻：治各种出血证，可与五倍子、血余炭等配伍同服；治久泻，宜配伍五倍子、诃子、五味子，如玉关丸。

3. 祛风痰：治风痰壅盛，喉中痰声如拽锯，可与猪牙皂、半夏、甘草、姜汁配伍使用，如稀涎千缗汤；治癫痫痰盛的稀涎散，以明矾与猪牙皂同研，温水调灌。

明如硼砂，起横棱者，名马齿矾，最胜。生用、煅用，各随本方。生者多食，破人心肺。若湿热方炽，积滞正多，误用收涩，为害不一。岐伯言久服伤人骨。凡阴虚咽痛，误认喉风，阴冷腹痛，误认臭毒，而用矾石，必殆。

【汇要学按】

矾石，酸、涩，微寒，专收湿热，固虚脱，涤垢去秽。归肺、大肠、肝经，白矾外用解毒杀虫，收湿止痒；内服收敛止血，涩肠止泻。生白矾内服善祛风痰，适用于风痰壅盛而发为癫痫或精神失常。

【范式开合】

矾石，涩，燥湿，坠痰。酸咸而寒，性涩而收。燥湿追涎，化痰坠浊，解毒生津，除风杀虫，止血定痛，通大、小便，蚀恶肉，生好肉，除痼热在骨髓 [髓为热所劫则空，故骨痿而齿浮]。治惊痫黄疸，血痛喉痹，齿痛风眼，鼻中息肉，崩带脱肛，阴蚀阴挺 [阴肉挺出，肝经之火]，疔肿痈疽，瘰疬疥癣，虎、犬、蛇、虫咬伤 [时珍曰：能吐风，热痰涎，取其苦涌泄也；治诸血痛、阴挺、脱肛、疮疡，取其酸涩而收也；治风眼、痰饮、泻痢、崩滞，取其收而燥湿也；治喉痹、痈盅、蛇伤，取其解毒也]。多服损心、肺，伤骨 [寇宗奭曰：劫水故也。书纸上，水不能濡，故知其性劫水也。李迅曰：凡发背，当服蜡矾丸以护膜，防毒瓦斯内攻。矾一两，黄蜡七钱，溶化和丸。每服十丸，渐加至二十丸，日服百丸则有力。此药护膜托里、解毒化脓功甚大。以白矾、芽茶捣末冷水服，解一切毒]。取洁白光莹者，煅用。又法以火地，酒水于上，取矾布地，以盘复之。四面灰拥一日夜，矾飞盘上，扫收之，为矾精。未尽者更如前法。再以陈苦酒 [醋也] 化之，名矾华。七日可用，百日弥佳。甘草为使。畏麻黄。恶牡蛎 [生用解毒，用生肌]。《本草备要》

[处方用名] 明矾、枯矾、白矾。

朴硝 [芒硝]

朴消，一名消石朴。味苦，寒，无毒。治百病，除寒热邪气，逐六府积聚，结固，留癖，能化七十二种石。炼饵服之，轻身，神仙。胃中食饮热结，破留血闭绝、停痰痞满，推陈致新。生山谷，有盐水之阳。采无时，入地千岁不变。色青白者佳，黄者伤人，赤者杀人。畏麦句姜。

【本经释难】

《本经》主五脏积热，胃胀闭，涤蓄结饮食，推陈致新，除邪气 向错简在硝石条内，今正之。详治五脏等证，皆热邪固积，决非硝石所能。

热淫于内，治以咸寒，坚者以咸软之，热者以寒消之，不出《本经》推陈致新之妙用。

【功能特性】

朴硝，辛、苦、咸，寒，有毒。热淫于内，治以咸寒，坚者以咸软之，热者以寒消之，推陈致新。味咸，性寒，归胃、大肠、三焦经。本品咸寒，咸以软坚，寒能清热，故能泄热通便，润燥软坚，有荡涤胃肠三焦实热、善除燥屎之功。故可用治实热积聚、大便燥结、谵语发狂等阳明腑实证，以清肠软坚为其所长。外用还有清火消肿之功。

【配伍应用】

仲景大陷胸汤、大承气汤、调胃承气汤，皆用芒硝软坚去实，且带微辛，所以走而不守。若热结不至坚者，不可轻用。小儿赤游风，以硝倾汤中，取布蘸湿拭之。

1. 泄热通便，润燥软坚：适用于实热积聚、大便秘结、谵语发狂等，常与大黄相须为用，如大承气汤，其峻下热结的作用颇为显著，这就是《黄帝内经》所谓"热淫于内，治以咸寒，佐以苦甘"的具体应用。若邪热与水饮结聚，心下至少腹满而痛，可配大黄、甘遂以泄热逐饮，如大陷胸汤。

2. 清火消肿：适用于痈肿疮疡、目赤咽肿口疮等，多为外用。如单用化水外涂，治痈肿疮毒，煎汤外洗治痔疮肿痛，用纱布包装局部外敷治乳痈初起，与大黄、大蒜捣烂外敷治肠痈，均有良好的清火消肿止痛之功。用治目赤肿痛，配制眼药水多用玄明粉。用玄明粉配冰片、硼砂等，外吹患处，即冰硼散，可治疗咽喉肿痛、口舌生疮。故本品又为外科、五官科常用之品。

用量 10～15 g。冲入药汁内或开水溶化后服，外用适量。孕妇忌服。

【汇要学按】

朴硝，辛、苦、咸，坚者以咸软之，热者以寒消之，推陈致新。归胃、大肠、三焦经，能泄热通便，润燥软坚，荡涤胃肠三焦实热，善除燥屎。

【范式开合】

朴硝，大泻，润燥，软坚。辛能润燥，咸能软坚，苦能下泄，大寒能除热。朴硝酷涩性急，芒硝经炼稍缓。能荡涤三焦、肠、胃实热，推陈致新 ［按：致新则泻亦有补，与大黄同。盖邪气不除，则正气不能复也］。治阳强之病，伤寒 ［经曰：人之伤于寒也必病热，盖寒郁而为热也］疫痢，积聚结癖，留血停痰，黄疸淋闭，瘰疬疮肿，目赤障翳。
通经堕胎［丰城尉家有猫，子死腹中，啼叫欲绝，医以硝灌之，死子即下。后有一牛，亦用此法得活。本用治人，治畜亦验。《经疏》曰：硝者消也，五金八石，皆能消之，况脏腑之积聚乎？其直往无前之性，所谓无坚不破、无热不荡者也。病非热邪深固、闭结不通，不可轻投，恐误伐下焦真阴故也。成无己曰：热淫于内，治以咸寒，气坚者以咸软之，热盛者以寒消之，故仲景大陷胸汤、大承气汤、调胃承气汤，皆用芒硝以软坚、去实热。结不至坚者，不可用也。佐之以苦，故用大黄相须为使。许誉卿曰：芒硝消散，破结软坚。大黄推荡，走而不守，故二药相须，同为峻下之剂。王好古曰：本草言芒硝堕胎，然妊娠伤寒可下者，兼用大黄以润燥，软坚泻热，而母子相安。经曰：有故无殒，亦无殒也，此之谓欤。谓药自病当之，故母与胎俱无患也］。**硝能柔五金，化七十二种石为水。生于卤地，刮取煎炼。在底者，为朴硝；在上有芒者，为芒硝；有牙者，为马牙硝；置风日中，消尽水气，轻白如粉，为风化硝。大黄为使**［《本经》《别录》：朴硝、硝石虽分二种，而气味、主治略同。后人辨论纷然，究无定指。李时珍曰：朴硝下降，属水性寒；硝石为造炮，焰硝上升，属火性温。昂按：世人用硝，从未有取其上升而温者，李氏之说，恐非确论］。《本草备要》

【专题发挥】

朴硝，黄者伤人，赤者杀人。入药必取白者。以水煎化，澄去滓，入莱菔自然汁同煮，倾入盆中，经宿结成如冰，谓之盆硝。齐卫之硝，上生锋芒，谓之芒硝。川晋之硝，上生六棱，谓之牙硝。取芒硝再三以莱菔汁炼去咸味，悬当风处吹去水气，轻白如粉，谓之风化硝。以芒硝、牙硝同莱菔汁、甘草煎过，鼎罐升煅，谓之玄明粉。

本品因加工不同，有朴硝、芒硝、玄明粉（元明粉）之分，一般认为三者功效基本相同。但朴硝杂质较多，泻下最烈；芒硝质地较纯，作用较缓；玄明粉质地最为纯净，作用也最为和缓，可根据病情选择使用。至于风化硝，即芒硝风化脱水而成，功同芒硝。而皮硝又为加工粗制品的统称。

大黄苦寒，芒硝咸寒，主泄热积，治热结便秘，相须为用；用治痈肿疮毒，又有清火消肿之功。然大黄不仅能泄胃肠气分实热，还能入血分，凉血解毒，行瘀破积，血热吐衄、目赤肿痛、经闭癥瘕均可用之。芒硝则以清肠软坚为其所长。

［处方用名］芒硝、朴硝、玄明粉、元明粉、风化硝、皮硝。

滑石

滑石，一名液石，一名共石，一名脱石，一名番石。味甘，寒，无毒。

治身热，泄澼，女子乳难，癥闭，利小便，荡胃中积聚，寒热，益精气。久服轻身，耐饥，长年。通九窍六腑津液，去留结，止渴，令人利中。生山谷。采无时。石韦为之使。恶曾青。

【本经释难】

《本经》主身热泄澼，女子乳难癥闭，利小便，荡胃中积聚寒热，益精气。详《本经》诸治，皆清热利窍之义。而《本经》又言益精气者，言邪热去而精气自复也。

【功能特性】

滑石，甘，寒，无毒。色青赤者有毒。滑石利窍，不独利小便也。上能散表，下利水道，为荡热散湿、通利六腑九窍之专剂。取甘淡之味，以清肺胃之气下达膀胱也。味甘，性寒，入膀胱、肺、胃经。本品性寒而滑，寒能清热，滑可利窍，功能利水通淋，清热解暑，为夏日常用之品。多用于小便不利，淋沥热痛，尿血，尿闭和暑邪烦渴，湿温身热及湿热泻痢等。外用有收湿敛疮之效，可治湿疮、湿疹。

【配伍应用】

河间益元散，通治表里上下诸热。解时气则以葱豉汤下。催生则以香油、浆水调服。暑伤心包则以本方加辰砂末一分，使热从手足太阳而泄也。

1. 利水通淋：凡热结膀胱、小便涩痛、热淋、石淋、血淋等，可与木通、车前子、栀子、瞿麦等同用，如八正散。

2. 清热解暑：用于感受暑热、心烦口渴、小便赤涩，或有水泻者，常与甘草配用，如六一散。

3. 祛湿敛疮：用于湿疹、湿疮，常与白矾、黄柏等研粉外用。

内服 10 ~ 15 g，布包入煎。外用适量。惟元气下陷，小便清利，及精滑者勿服。久病阴精不足内热，以致小水短少赤涩，虽有泄泻，皆为切禁。

脾虚、热病伤津及孕妇均忌用。

【汇要学按】

滑石，甘，寒，清热利窍，不独利小便也。上能散表，下利水道，为荡热散湿、通利六腑九窍之专剂。取甘淡之味，以清肺胃之气下达膀胱也。入膀胱、肺、胃经，利水通淋，清热解暑，收湿敛疮。

【范式开合】

滑石，滑，利窍，通；行水，体重，泻火气；轻，解肌。滑利窍，淡渗湿，甘益气，补脾胃，寒泻热，降心火。色白入肺，上开腠理而发表[肺主皮毛]，下走膀胱而行水，通六腑九窍津液，为足太阳经[膀胱]本药。治中暑积热，呕吐烦渴，黄疸水肿，香港脚淋闭[偏主石淋]，水泻热痢[六一散加红曲治赤痢，加干姜治白痢]，吐血衄血，诸疮肿毒，为荡热除湿之要剂。消暑散结通乳滑胎[时珍曰：滑石利窍，不独小便也。上开腠理而发表，是除上、中之湿热。下利便溺而行水，是除中、下之湿热。热去则三焦宁而表里和，湿去则阑门通而阴阳利矣。阑门分别清浊，乃小肠之下口。河间益元散，通治上下表里诸病，盖是此意。益元散，一名天水散，一名六一散，取天一生水，地六成之之义。滑石六钱，甘草一钱，或加辰砂。滑石治渴，非实止渴，资其利窍，渗去湿热，则脾胃中和而渴自止耳。若无湿、小便利而渴者，内有燥热，宜滋润，或误服此，则愈亡其津液而渴转甚矣，故王好古以为至燥之剂]。白而润者良。石韦为使。宜甘草[走泄之性，宜甘草以和之]。《本草备要》

【专题发挥】

泽泻、车前子、滑石均能通利小便、清泄湿热，皆可用治小便不利，水肿胀满，淋沥涩痛，湿盛泄泻。然泽泻又能除痰饮，泻肾火，又可用治痰饮眩悸，阴虚火旺；车前子又能清肝明目，清肺化痰，故可用治肝热目赤，肺热咳嗽；滑石滑以利窍，兼能清热解暑，故还可用治石淋涩痛，暑湿发热。

[处方用名] 滑石、块滑石、飞滑石。

太乙余粮 [禹余粮]

太乙余粮，一名石脑。味甘，平，无毒。治咳逆上气，癥瘕，血闭，漏下，余邪气。久服耐寒暑，不饥，轻身，飞行千里，神仙。肢节不利，大饱绝力，身重。生山谷。九月采。杜仲为之使。畏贝母、菖蒲、铁落。

【本经释难】

《本经》主咳逆寒热烦满，下痢赤白，血闭癥瘕，大热。炼饵服之不饥，轻身延年。

禹余粮之重为镇固之剂，手足阳明血分药，其味甘，故治咳逆寒热烦满之病，其性涩，故主赤白带下，前后诸病。《抱朴子》云：禹余粮丸日再服，三日后令人多气力，负担远行，身轻不饥，即《本经》轻身延年之谓。

【功能特性】

禹余粮《本经》名白余粮，与太乙余粮功用皆同，甘，平，无毒。重可以去怯。禹余粮之重为镇固之剂，手足阳明血分药，其味甘，故治咳逆寒热烦满之病，其性涩，故主赤白带下，前后诸病。味甘、涩，性平。归胃、大肠经。本品质重下降，功专收涩，为固涩下焦之品。既能涩肠止泻，又能收敛止血，可用于久泻、久痢、便血及妇女崩带之证。

【配伍应用】

仲景治伤寒下利不止，心下痞硬，利在下焦，赤石脂禹余粮丸主之，取重以镇痞逆、涩以固脱泄也。

1. 涩肠止泻：用于久泻、久痢，常与赤石脂配伍应用。如《伤寒论》赤石脂禹余粮汤，即以此二味药物煎水温服，治下利不止，心下痞硬。但对于虚寒性泄泻，还当配伍温阳益气药，如《太平圣惠方》神效太乙丹，以之配伍乌头，治冷劳，大肠转泄不止；《本草汇言》治脾肾阳虚所致的滑泄及老人虚泄，以之同补骨脂、白术、甘草等药配伍。

2. 收敛止血：用于月经过多及血崩带下、痔漏等病证。如《备急千金要方》以之配伍伏龙肝、乌贼骨、牡蛎、桂心等，为末，酒下；胜金方以本品配伍干姜，治妇人带下。

本品功专收涩，故实证忌用孕妇慎用。

【汇要学按】

禹余粮，甘，平，重可以去怯，为镇固之剂，手足阳明血分药，其味甘，故治咳逆寒热烦满之病，其性涩，故主赤白带下，前后诸病。归胃、大肠经，固涩下焦，涩肠止泻，收敛止血。

【范式开合】

禹余粮，重，涩，固下。甘平性涩。手、足阳明[大肠、胃]血分重剂。治咳逆下痢，血闭[癥瘕]血崩，能固下[李先知云：下焦有病患难会，须用余粮、赤石脂]，又能催生。石中黄粉，生于池泽。无砂者良。牡丹为使。《本草备要》

【专题发挥】

禹余粮，细研，水淘澄之，勿令有砂土。

赤石脂与禹余粮的功能相近，都能涩肠止泻，固崩止血。然而赤石脂甘温益气生肌而调中，对于体虚不敛、无以固藏之久泻、崩带、遗泄较为适用，也适用于疮疡久不收口；禹余粮质更重，功专收涩，为固涩下焦之品，不具调中益胃之性。《本草求真》称："禹余粮，其重过于石脂，此则功专主涩……石脂之温，则能益气生肌，石脂之酸，则能止血固下。"

［处方用名］禹余粮、余粮石、禹粮石。

白石英

白石英，味甘，微温，无毒。治消渴，阴痿不足，咳逆，胸膈间久寒，益气，除风湿痹。久服轻身，长年。肺痿，下气，利小便，补五藏，通日月光，耐寒热。生山谷。

二月采，亦无时。大如指，长二三寸，六面如削，白澈有光。恶马目毒公。

【本经释难】

《本经》治消渴，阴痿不足，咳逆，胸膈间久寒，益气除风湿痹。

《本经》主消渴、阴痿不足诸病，功专温肺无疑。

【功能特性】

白石英，甘，温，无毒。白石英入手太阴、足阳明气分，肺痈溃久，痿痹不起者宜之。味甘，性微温。功能温肺下气、助阳、安神、利尿，可治肺寒喘咳、阳痿、惊悸善忘、小便不利等。

【配伍应用】

仲景《金匮》风引汤只令碎如米粒，不欲其滓入胃也。《千金》五石等方，俱煅过水飞入丸，而五石丸专以钟乳为君，合紫白石英、赤石脂、石膏，专温脏气，而石膏清胃，以解诸石之悍，且既经煅过水飞，不虑其滓之留中蕴热也。但石性慓悍，不可久服。

故妇人绝孕，由于阴虚火旺，不能摄精者禁用。阴虚火旺者不宜服。

【汇要学按】

白石英，甘，温，入手太阴、足阳明气分，肺痈溃久，痿痹不起者宜之。功专温肺。味甘，性微温。功能温肺下气、助阳、安神、利尿，可治肺寒喘咳、阳痿、惊悸善忘、小便不利等。

【范式开合】

白石英，重，润肺。甘辛微温。肺、大肠经气分之药。润以去燥，利小便，实大肠。治肺痿吐脓，咳逆上气。但系石类，祇可暂用[《十剂》曰：湿可去枯，白石英、紫石英之属是也。湿，即润也。按：润药颇多，石药终燥，而徐之才取二石英为润剂，存其意可取]。白如水晶者良。《本草备要》

【专题发挥】

以六棱莹白如水晶者为真。林北海先生《本草纲目必读》，但收紫而不及白，世鲜真者可知。

［处方用名］白石英。

紫石英

紫石英，味甘，温，无毒。治心腹咳逆，邪气，补不足，女子风寒在子宫，绝孕，十年无子。久服温中，轻身，延年。填下焦，止消渴，除胃中久寒，散痈肿，令人悦泽。生山谷。采无时。长石为之使。得茯苓、人参、芍药共疗心中结气。得天雄、菖蒲共疗霍乱。畏扁青、附子。不欲鮀甲、黄连、麦句姜。

【本经释难】

《本经》主心腹咳逆邪气，补不足，女子风寒在子宫，绝孕十年无子。

《本经》治女子风寒在子宫、绝孕十年者，服之能孕，非特峻补，兼散浊阴留结之验也。若血热紫黑者禁用，为其性温也。《千金》云，妇人欲求美色者，勿服紫石英，令人色黑，非温血之谓乎。

【功能特性】

紫石英，甘，温，无毒。紫石英入手足少阴、厥阴血分，上能镇心，定惊悸，安魂魄，摄逆气，重以去怯也；下能益肝，填补下焦，散阴火，止消渴，温以暖血也。女子经阻色淡、不孕者宜之，非特峻补，兼散浊阴留结。味甘，性温。归心、肝经。本品重可镇怯，有镇心定惊之效，故可用治心悸怔忡、惊痫抽搐之症。又能温肺下气，治肺寒喘咳。并有益肝血、暖子宫的作用，所以又治血海虚寒的不孕症。

【配伍应用】

1. 镇心定惊：用于心悸怔忡，虚烦失眠，如《郑子来家秘》方，以本品配伍酸枣仁、远志、茯苓、柏子仁、当归、黄连、川贝母等药；用于惊痫抽搐，如《金匮要略》风引汤，即以本品配伍龙骨、牡蛎、石膏、大黄等药。

2. 温肺下气：用于肺寒喘咳，如《青囊秘诀》以本品火煅、醋淬，水飞为细末，每日早服五分，花椒十粒，泡汤下。

3.益血暖宫：用于子宫虚冷不孕，可以本品配伍熟地黄、当归、川芎、枸杞子、白术、香附（《青囊秘诀》）。

用量禁忌同白石英。

【汇要学按】

紫石英，甘，温，入手足少阴、厥阴血分，上能镇心，定惊悸，安魂魄，摄逆气，重以去怯也；下能益肝，填补下焦，散阴火，止消渴，温以暖血也。非特峻补，兼散浊阴留结，女子经阻色淡、不孕者宜之。归心、肝经，主心悸怔忡，惊痫抽搐，温肺下气，益肝血，暖子宫。

【范式开合】

紫石英，重，镇心，润，补肝。甘平。性温而补，重以去怯，湿以去枯。入心、肝血分，故心神不安、肝血不足、女子血海虚寒不孕者宜之_[冲为血海，任主胞胎。《经疏》云：女子系胞于肾及心包络，虚则风寒乘之，故不孕。紫石英辛温，走二经，散风寒，镇下焦，为暖子宫之要药]。色深紫莹彻，五棱。火煅、醋淬七次，研末水飞用。二英俱畏附子。恶黄连_[石英五色，各入五脏]。《本草备要》

【专题发挥】

紫石英，出泰山。以五棱明净、深紫大块者良，浙产者块小，亦可入药。经火则毒生，研极细，水飞三次用。时珍云：煅赤、醋淬七次，水飞用，非。

［处方用名］紫石英。

赤石脂

赤石脂，味甘，平，无毒。主养心气，下利赤白，小便利及痈、疽、疮、痔。久服补髓，益智，不饥，延年。_{明目，益精，治腹痛，泄澼，女子崩中漏下，产难，胞衣不出，好颜色。}生山谷中。_{采无时。恶大黄。畏芫花。}

【本经释难】

《本经》养心气，明目益精，疗腹痛肠澼，下痢赤白，小便利，及痈疽疮痔，女子崩中漏下，产难，胞衣不出。

《本经》养心气，明目益精，是指精血脱泄之病而言，用以固敛其脱，则目明精益矣。疗腹痛肠澼等疾，以其开泄无度，日久不止，故取涩以固之也。治产难胞衣不出，乃指日久去血过多，无力进下，故取重以镇之也。东垣所谓胞衣不出，涩剂可以下之，设血气壅滞而胞衣不出，又非石脂所宜也。

【功能特性】

赤石脂，甘、酸、辛，温，无毒，重以镇之，涩以固敛，功专止血固下。味甘、酸、涩，性温。归大肠、肾经。其甘温能益气生肌而调中，酸涩则收敛固脱，质重下降，故主中、下焦体虚滑脱不禁的证候，如久泻久痢、崩带便血、遗精滑泄、胞衣不下等；外用又有收湿敛疮生肌的功能，适用于疮疡久不收口及湿疹、湿疮、脓水浸淫。

【配伍应用】

仲景桃花汤治下利便脓血者，取石脂之重涩，入下焦血分而固脱，干姜之辛温，暖下焦气分而补虚，粳米之甘温，佐石脂而固肠胃也。五色石脂并温，无毒。其白者敛肺气、涩大肠。《金匮》风引汤用之，专取以杜虚风复入之路也。青者入肝，黄者入脾，黑者入肾，总取治崩利水之功，各随其色而用之。

1. 涩肠止泻：适用于久泻久痢不止，或兼有便血，常与温中益气药干姜、党参、白术等同用。如《伤寒论》桃花汤，以之配伍干姜、粳米，治伤寒下痢，便脓血不止。《备急千金要方》大桃花汤，在桃花汤基础上，加用党参、白术、附子、芍药、甘草、牡蛎等益气温中、补血固涩药，用治虚寒性泄泻证。

2. 固崩止遗：用于崩漏带下，遗精滑泄及胞衣不下等证。如《太平圣惠方》赤石脂散，以本品为主，配伍侧柏叶、乌贼骨，烧煅为末服，治妇人漏下数年不瘥。《太平圣惠方》又以本品配伍白芍、干姜，治妇人经久赤白带下。

3. 生肌敛疮：用于疮疡久不收口及湿疹湿疮、脓水浸淫之证，常与象皮、龙骨、血竭等配伍外用，如生肌散。

火热暴注，初痢有积热者勿用。有湿热积滞者忌服；孕妇慎用。

【汇要学按】

赤石脂，甘、酸、辛，温，重以镇之，涩以固敛，功专止血固下。归大肠、肾经，甘温能益气生肌而调中，酸涩则收敛固脱，质重下降，故主中、下焦体虚滑脱不禁，外用收湿敛疮生肌。

【范式开合】

赤石脂，重，涩，固大小肠。甘而温，故益气生肌而调中。酸而涩，故收湿 [《独行方》：末，治小儿脐中汁出、赤肿] 止血而固下 [《经疏》云：大、小肠下后虚脱，非涩剂无以固之。其他涩药轻浮，不能达下，惟赤石脂体重而涩，直入下焦阴分，故为久痢、泄癖要药。仲景桃花汤用之，加干姜、粳米]。疗肠癖泻痢，崩带遗精，痈痔溃疡，收口长肉，催生下胞 [《经疏》云：能去恶血，恶血化则胞胎无阻。东垣云：胞胎不出，涩剂可以下之。又云：固肠、胃有收敛之能，下胎衣无推荡之峻]。细腻粘舌者良。

赤入血分，白入气分［五色石脂入五脏］。研粉，水飞用。恶芫花。畏大黄。《本草备要》

［处方用名］赤石脂。

龙骨

龙骨，味甘，平，无毒。治心腹鬼疰，精物老魅，咳逆，泄利脓血，女子漏下，癥瘕坚结，小儿热气惊痫。四肢痿枯，汗出，志怒，肠痈，内疽，阴蚀，止汗，缩小便，溺血，养精神，定魂魄，安五藏。

龙齿，平。治小儿、大人惊痫，癫疾，狂走，心下结气，不能喘息，诸痉，杀精物。久服轻身，通神明，延年。生川谷及岩水岸土穴中死龙处。采无时。畏干漆、蜀椒、理石。

【本经释难】

《本经》主心腹鬼疰，精物老魅，咳逆泻痢脓血，女子漏下，癥瘕坚结，小儿热气惊痫。

《本经》主心腹鬼疰，精魅诸疾，以其神灵，能辟恶气也。其治咳逆泻痢脓血、女子漏下，取涩以固上下气血也。其性虽涩，而能入肝破结，癥瘕坚结皆肝经之血积也。

【功能特性】

龙骨，甘，平，无毒。涩可以去脱，固上下气血，龙骨入肝敛魂，收敛浮越之气。其性收阳中之阴，专走足厥阴经，兼入手足少阴，入肝破血积癥瘕坚结，治夜梦鬼交，多梦纷纭，多寐泄精，衄血吐血，胎漏肠风，益肾镇心，为收敛精气要药。又主带脉为病，故崩带不止，腹满，腰溶溶若坐水中，止涩药中加用之。止阴疟，收湿气，治休息痢、久痢脱肛，生肌敛疮，皆用之。味甘、涩，性平。归心、肝、肾经。本品"重可镇怯""涩可固脱"，并能潜阳，故用治惊狂烦躁、心悸怔忡、失眠多梦等，有镇惊安神之功；用治自汗、盗汗、遗精滑精、小便不禁、久泻久痢、便血及妇女崩带不止等，又有收敛固脱之效；用治肝阴不足、虚阳浮越的头晕目眩，能使虚阳下潜。此外，外用又能收湿止血，生肌敛疮。

【配伍应用】

小儿热气惊痫，亦肝经之病，得牛黄以协济之，其祛邪伐肝之力尤捷。

许洪云：牛黄恶龙骨，而龙骨得牛黄更良，有以制伏之也。有客邪则兼表药用之。故仲景治太阳证，火劫亡阳惊狂，有救逆汤，火逆下之；因烧针烦躁，有桂枝甘草龙骨牡蛎汤；少阳病误下惊烦，有柴胡龙骨牡蛎汤。《金匮》治虚劳失精，有桂枝加龙骨牡蛎汤。《千金方》同远志酒服，治健忘心忡；以二味蜜丸、朱砂为衣，治劳心梦泄。《梅师》用桑螵蛸为末，盐汤服二钱治遗尿淋沥。

1. 镇惊安神：用于惊狂烦躁，如《伤寒论》桂枝去芍药加蜀漆龙骨牡蛎救逆汤，即由桂枝、炙甘草、生姜、大枣、蜀漆、龙骨、牡蛎组成，治伤寒证因亡阳而惊狂、卧起不安者。用于心悸怔忡，失眠多梦，多与牡蛎、酸枣仁、远志、茯神、朱砂等药同用。

2. 潜阳：用于肝阳上升，头晕目眩，可以本品配伍牡蛎、龟板、白芍、代赭石、牛膝等，如《医学衷中参西录》镇肝熄风汤。

3. 收敛固脱：用于自汗、盗汗，多与牡蛎、五味子同用，属阳虚自汗，可加黄芪、白术、附子；属阴虚盗汗，可加生地黄、白芍、麦冬等。用于遗精、遗尿，如《梅师集验方》龙骨配韭菜子治遗精、滑精；龙骨配桑螵蛸治遗尿不止。用于泻痢不止，如《证治准绳》龙骨散，以本品配伍诃子、没食子、赤石脂等。用于崩漏带下，如《医学衷中参西录》清带汤，即以本品配伍牡蛎、山药、黄芪、生地黄、白芍、海螵蛸、茜草等治赤白带下、月经过多或过期不止。

此外，用本品配白矾等份研末，掺于患处，治溃疡不敛、湿疮流水及金疮出血等。

入汤剂宜先煎，镇惊安神潜阳宜生用，收敛固脱当煅用。外用适量，研末掺或调敷。**但收涩太过，非久痢虚脱者切勿妄投。火盛失精者误用，多致溺赤涩痛，精愈不能收摄矣。**有湿热、实邪者忌服。

【汇要学按】

龙骨，甘，平，涩可以去脱，固上下气血，入肝敛魂，收敛浮越之气。其性收阳中之阴，专走足厥阴经，兼入手足少阴，入肝破血积癥瘕坚结，治夜梦鬼交，多梦纷纭，多寐泄精，衄血吐血，胎漏肠风，益肾镇心，为收敛精气要药。主带脉为病，故崩带不止，腹满，腰溶溶若坐水中，止涩药中加用之。止阴疟，收湿气，治休息痢、久痢脱肛，生肌敛疮，皆用之。归心、肝、肾经，镇怯、固脱、潜阳。

【范式开合】

龙骨，涩，泻，固肠，镇惊。甘涩微寒。入手足少阴[心、肾]、手阳明[大肠]、足厥阴[肝]经。能收敛浮越之正气，涩肠益肾，安魂镇惊，辟邪解毒。治多梦纷纭，惊痫疟痢，吐衄崩带，遗精脱肛。利大、小肠，固精止汗，定喘[气不归元则喘]敛疮，皆涩以止脱之义[《十剂》曰：涩可去脱。牡蛎、龙骨之属是也]。白地锦纹、舐之粘舌者良[人或以古矿灰伪之]。酒浸一宿，水飞三度用，或酒煮、酥炙、火煅，亦有生用者。又云水飞，晒干，黑豆蒸过用[否则着人肠胃，晚年作热]。忌鱼及铁。畏石膏、川椒，得人参、牛黄良[许洪云：牛黄恶龙骨，而龙骨得牛黄更良，有以制伏也]。《本草备要》

【专题发挥】

龙骨，粘舌色白者良。煅赤水飞用。飞之不细，粘着肠胃，令人寒热。

入汤剂宜先煎，镇惊安神潜阳宜生用，收敛固脱当煅用。外用适量，研末掺或调敷。

［处方用名］龙骨、花龙骨、煅龙骨、龙齿、青龙齿。

白胶［鹿角胶］

白胶，一名鹿角胶。味甘，平，无毒。治伤中，劳绝，腰痛，羸瘦，补中益气，妇人血闭，无子，止痛，安胎，久服轻身，延年。吐血，下血，崩中不止，多汗，淋露，折跌，伤损。生云中。煮鹿角作之。得火良，畏大黄。

【本经释难】

《本经》主伤中劳绝，腰痛羸瘦，补中益气力，妇人血闭无子，止痛安胎，久服轻身延年。

互参二条经旨，乃知茸有交通阳维之功，胶有缘合冲任之用。然非助桂以通其阳，不能除寒热惊痫；非龟鹿二胶并用，不能达任而治羸瘦、腰痛；非辅当归、地黄，不能引入冲脉而治妇人血闭、胎漏。至若胶治伤中绝劳，即茸主漏下恶血也；胶之补中益气力，即茸之益气强志也；胶之轻身延年，即茸之生齿不老也。

【功能特性】

鹿角胶，甘、微咸，温，无毒。鹿角生用则散热行血、消肿辟邪，熬胶则益阳补肾、强精活血，缘合冲任，总不出通督脉、补命门之用。但胶力稍缓，不能如茸之力峻耳。味甘，性温，归肝、肾经。本品功能温补肝肾，益精养血，并有止血作用。补力胜于鹿角，但不及鹿茸。适用于精血不足，虚劳羸瘦，吐衄、崩漏、尿血之偏于虚寒者，以及阴疽内陷等。

【配伍应用】

但胶力稍缓，不能如茸之力峻耳。互参二条经旨，乃知茸有交通阳维之功，胶有缘合冲任之用。然非助桂以通其阳，不能除寒热惊痫；非龟鹿二胶并用，不能达任而治羸瘦、腰痛；非辅当归、地黄，不能引入冲脉而治妇人血闭、胎漏。历考《别录》《外台》《千金》等方，散血解毒居多，非如近世专一温补为务，殊失圣贤一脉相传之义。

鹿角胶，味甘，性温，归肝、肾经。本品功能温补肝肾，益精养血，并有止血作用。补力胜于鹿角，但不及鹿茸。适用于精血不足，虚劳羸瘦，吐衄、崩漏、尿血之偏于虚寒者，以及阴疽内陷等。

用量 5 ～ 10 g。用开水或黄酒加温烊化服，或入丸散膏剂。阴虚火旺者忌服。

【汇要学按】

鹿角胶，甘、微咸，温，生用则散热行血、消肿辟邪，熬胶则益阳补肾、强精活血，缘合冲任，总不出通督脉、补命门之用。但胶力稍缓，不能如茸之力峻耳。归肝、肾经，温补肝肾，益精养血，止血。

【专题发挥】

河南者味甘温为上，泊上者味咸辛为下。又生取成对者力胜，解下单角力薄。凡角大而毛色淡白者即为麋角，能补阳中之阴。熬胶法，取角寸截，用长流水浸三日，刮净，入黄蜡煮三日夜，干即添水，三日夜足，去角取汁重煎，滴水不化，胶成切片阴干，不可日晒，晒则融化成水矣。今市者多以黄明胶加楮实伪充，不可不察。取嫩角寸截，置小坛中，酒水相和，盆盖泥封，糠火煨三伏时，捣细如霜，名鹿角霜。

鹿角霜治火不生土、脾胃虚寒、食少便溏、胃反呕逆之疾，取温中而不粘滞也。古方多制应用。今人每以煎过胶者代充，其胶既去，服之何益？

生角镑尖屑，消乳痈肿毒。煅灰行崩中积血。

鹿骨安胎下气，作酒主内虚、续绝伤、补骨除风，《千金》鹿骨丹用之。

［处方用名］白胶、鹿角胶。

阿胶

阿胶，一名傅致胶。味甘，平，无毒。治心腹内崩，劳极，洒洒如疟状，腰腹痛，四肢酸疼，女子下血，安胎。久服轻身，益气。煮牛皮作之。出东阿。得火良。畏大黄。

【本经释难】

《本经》主心腹内崩劳极，洒洒如疟状，腰腹痛，四肢酸疼，女子下血，安胎，久服轻身益气。

《本经》治心腹内崩、下血、安胎，为诸失血要药。劳证咳嗽喘急，肺痿肺痈，润燥滋大肠，治下痢便脓血，所谓阴不足者补之以味也。

【功能特性】

阿胶，甘，平，微温，无毒。阿井本淄水之源，色黑性轻，故能益肺补肾。煎用乌驴，必阳谷山中验其舌黑、其皮表里通黑者，用以熬胶，则能补血、止血。阴不足者补之以味，为诸失血要药，润燥滋大肠，治下痢便脓血。味甘，性平。归肺、肝、肾经。本品为滋阴补血止血要药，且有清肺润燥作用。用于血虚眩晕、心悸，或阴虚心烦失眠，可以补血滋阴；用于咯血、吐血、衄血、便血、尿血、崩漏等出血证，可以止血；用于虚劳喘咳，或阴虚燥咳，可以清肺润燥。此外，还兼有利尿、润肠作用，可治阴虚小便不利，下痢脓血或肠燥便秘。

【配伍应用】

1. 补血：适用于血虚眩晕、心悸。多与熟地黄、当归、白芍、黄芪、党参等养血补气药同用。

2. 滋阴：适用于阴虚心烦失眠。如黄连阿胶汤（《伤寒论》方）以本品配黄连、黄芩、白芍、鸡子黄治热病伤阴，心烦失眠。

3. 止血：适用于一切血证。单用本品即有效。临床多配成复方应用。如《千金翼方》以本品配伍蒲黄、生地黄治吐血不止；黄土汤（《金匮要略》方）以本品与灶心土、生地黄、黄芩、白术、甘草、附子等同用，治吐血、衄血、便血、血崩等；胶艾汤（《金匮要略》方）以本品配伍生地黄、当归、

137

白芍、川芎、甘草、艾叶炭等，治妇女崩漏、月经过多、妊娠下血、小产后下血不止等。

4.清肺润燥：适用于虚劳喘咳或阴虚燥咳。如补肺阿胶汤（《小儿药证直诀》方）以本品配伍马兜铃、牛蒡子、炙甘草、甜杏仁、糯米，治肺虚火盛，喘咳，咽干痰少或痰中带血；清燥救肺汤（《医门法律》方）以本品配伍生石膏、桑叶、杏仁、麦冬、甘草、黑芝麻等，治燥热咳嗽、气喘、干咳无痰、心烦口渴、鼻燥咽干等。

用开水或黄酒化服，入汤剂应烊化冲服。止血宜蒲黄炒，清肺宜蛤粉炒。本品性质黏腻，有碍消化，脾胃薄弱、不思饮食或纳食不消及呕吐泄泻者均忌服。

【汇要学按】

阿胶，甘，平，微温，益肺补肾，补血、止血。阴不足者补之以味，为诸失血要药，润燥滋大肠，治下痢便脓血。归肺、肝、肾经，滋阴补血止血要药，清肺润燥，兼有利尿、润肠作用。

【范式开合】

阿胶，平补而润。甘平。清肺养肝，滋肾益气[肺主气，肾纳气]，和血补阴[肝主血，血属阴]，除风化痰，润燥定喘，利大、小肠。治虚劳咳嗽，肺痿吐脓，吐血衄血，血淋血痔，肠风下痢[伤暑伏热成痢者，必用之。妊娠血痢尤宜]，腰酸骨痛，血痛血枯，经水不调，崩带胎动[或妊娠下血，酒煎服]。痈疽、肿毒及一切风病、泻者忌用[大抵补血与液，为肺、大肠要药。寇宗奭曰：驴皮煎胶，取其发散皮肤之外。用乌者，取其属水以制热则生风之义，故又治风也。陈自明曰：补虚用牛皮胶，去风用驴皮胶。杨士瀛曰：小儿惊风后，瞳人不正者，以阿胶倍人参服，最良。阿胶育神，人参益气也。按：阿井乃济水伏流，其性趋下，用搅浊水则清。故治瘀浊及逆上之痰也]。用黑驴皮、阿井水煎成[苏颂曰：《本经》阿胶亦用牛皮，见二胶可通用。牛皮胶制作不精，故不堪用]，以黑光带绿色、夏月不软者真。锉炒成珠，或面炒、蛤粉炒[去痰]、蒲黄炒[止血]，酒化、水化，童便和用。得火良。山药为使。畏大黄。《本草备要》

【专题发挥】

辨真伪法：以顶有鬃文、极圆正者为真，折之沉亮，不作屑、不作皮臭，蛤粉炒成珠，经月不软者为佳。东阿产者虽假犹无妨害，其水胶入木煤赝造，有伤脾气，慎不可用。

[处方用名]阿胶、陈阿胶、驴皮胶、阿胶珠、蛤粉阿胶、蒲黄炒阿胶。

石蜜［蜂蜜］

石蜜，一名石饴。味甘，平，无毒。治心腹邪气，诸惊，痫，痉，安五藏，诸不足，益气补中，止痛，解毒，除众病，和百药。久服强志，轻身，不饥，不老。口疮，明耳目。生山谷及诸山石中。色白如膏者良。

【本经释难】

《本经》主心腹邪气，诸惊痫痉，安五脏，补不足，益气补中，止痛解毒，除众病，和百药，久服强志轻身，不饥不老。

生则性凉清热，故能治心腹之邪气；熟则性温，补中，安五脏诸不足。甘而和平，故能解毒；柔而润泽，故能润燥；缓以去急，故能主心腹肌肉疮疡之痛。

【功能特性】

蜂蜜，甘，平，无毒。蜂采无毒之花酝酿而成。生则性凉清热，故能治心腹之邪气；熟则性温，补中，安五脏诸不足。甘而和平，故能解毒；柔而润泽，故能润燥；缓以去急，故能主心腹肌肉疮疡之痛。味甘，性平。归肺、大肠经。本品质地滋润，可润燥滑肠。生用性凉，清热润肺，熟用补中，缓急止痛，甘以解毒，调和药性。故可用治津液不足，大便燥结；肺虚津亏，口干燥咳；脾胃虚弱，神倦食少，心腹作痛。又能解乌头毒，还可"和百药"，李时珍云："与甘草同功。"唯久服令人中满，故有湿热痰滞、胸闷不宽者，不宜服用，便溏者亦当忌用。

【配伍应用】

仲景治阳明结燥，大便不通，用蜜煎导法，取其能通结燥而不伤肠胃也。凡滋补药俱用炼白蜜丸，取其和脾润肺也。赤蜜味酸，食之令人心烦，惟降火药用之。

1.润燥滑肠：适用于体虚津枯、肠燥便秘者，可单用本品30～60 g冲服。也可制成栓剂使用，如《伤寒论》蜜煎导法。又用治慢性便秘，也可配伍养血润燥的黑芝麻同用。

2.清热润肺：适用于肺燥干咳、肺虚久咳，如常用的止咳化痰药款冬花、紫菀、百部、枇杷叶等，多用蜜制，以增强润肺止咳的作用。还可用治肺脾两虚，虚劳咳嗽，干咳咯血，常与生地黄、茯苓、人参等同用，如琼玉膏。

3. 补中止痛：适用于脾胃虚弱、脘腹作痛，常用本品与陈皮、白芍、甘草煎液兑服，如蜜草煎。又用乌头煎液与本品兑服，还可治寒疝腹痛、手足厥冷，如《金匮要略》大乌头煎。又本品能滋补脾胃，凡滋补丸药，用蜜丸者多，皆取本品有补养、矫味、防腐、黏合及缓和药性等作用。

入调补药用白蜜，泻火药用赤蜜。味酸者不堪入药，不可与生葱、独蒜、莴苣同食，令人下利。白蜜虽补脾肺，然性凉润，脾胃不实、肾气虚滑，及湿热痰滞、胸痞不宽者，咸须忌之。本品还可解乌头毒。10～30 g 冲调内服，或入丸、煎剂。湿热积滞、胸痞不舒者慎用。唯久服令人中满，故有湿热痰滞、胸闷不宽者，不宜服用，便溏者亦当忌用。

【汇要学按】

蜂蜜，甘，平，生则性凉清热，故能治心腹之邪气；熟则性温，补中，安五脏诸不足。甘而和平，故能解毒；柔而润泽，故能润燥；缓以去急，故能主心腹肌肉疮疡之痛。归肺、大肠经，生用性凉，清热润肺，熟用补中，缓急止痛，甘以解毒，调和药性。

【范式开合】

蜂蜜，补中，润燥，滑肠。草木精英，合露气以酿成。生性凉，能清热；熟性温，能补中。甘而和，故解毒。柔而滑，故润燥。甘缓可以去急，故止心腹、肌肉、疮疡诸痛；甘缓可以和中，故能调营卫，通三焦，除众病，和百药[故丸药多用之]，而与甘草同功。止嗽治痢[解毒润肠，最治痢疾。姜汁和服甚佳]，明目悦颜。同薤白捣，涂烫火伤。煎炼成胶，通大便秘[乘热纳谷道中，名蜜煎导]。然能滑肠，泄泻与中满者忌用之。以白如膏者良[汪颖曰：蜜以花为主。闽广蜜热，川蜜温，西蜜凉。安宣州有黄连蜜，味小苦，点目热良。西京有梨花蜜，色白如脂]。用银、石器，每蜜一斤入水四两，桑火慢熬，掠出浮沫，至滴水成珠用。忌葱、鲜莴苣同食[昂按：生葱同蜜食杀人，而莴苣蜜渍点茶者颇多，未见作害，岂腌过则无患乎？抑药忌亦有不尽然者乎]。黄蜡，甘温。止痛生肌，疗下痢[蜜质柔性润，故滑肠胃；蜡质坚性涩，故止泻痢]，续绝伤[按：蜜、蜡皆蜂所酿成，而蜜味至甘，蜡味至淡。故今人言无味者，谓之嚼蜡]。

《本草备要》

【专题发挥】

凡炼蜜，炭火慢炼，掠去浮沫，至滴水成珠为度。炼成每斤入陈酒四两，再熬沸，和药为丸，则药力易化。

琼玉膏用糖霜，枳术丸用荷叶裹饭，佐金丸用米饮，牛黄丸用蒸饼，黑锡丹用酒曲，磁朱丸用神曲，虎潜丸用酒，香连丸用醋，茸珠丹用红枣，滚痰丸用水泛，各有所宜。今人制丸剂，概用蜂蜜，殊失先哲用方之义。

［处方用名］石蜜、蜂蜜、白蜜、生蜜、炼蜜、岩蜜。

牡蛎

牡蛎，一名蛎蛤。味咸，平，无毒。治伤寒寒热，温疟洒洒，惊恚怒气，除拘缓，鼠瘘，女子带下赤白。久服强骨节，杀邪气，延年。烦满，止汗，心痛，气结，止渴，除老血，涩大小肠，止大小便，泄精，喉痹，咳嗽，心胁下痞热。生东海池泽。采无时。贝母为之使。得甘草、牛膝、远志、蛇床良。恶麻黄、吴茱萸、辛夷。

【本经释难】

《本经》主伤寒寒热，温疟洒洒，惊恚怒气，除拘缓鼠瘘，女子带下赤白。

《本经》治伤寒寒热、温疟洒洒，是指伤寒发汗后寒热不止而言，非正发汗药也。即温疟之热从内蕴，惊恚之怒气上逆，亦宜咸寒降泄为务。其拘缓鼠瘘，带下赤白，总由痰积内滞，端不出软坚散结之治耳。今人以牡蛎涩精，而治房劳精滑，则虑其咸降；治亢阳精伤又恐其敛涩。惟伤寒亡阳汗脱，温粉之法最妙。

【功能特性】

牡蛎，咸，平，微寒，无毒。牡蛎入足少阴，涩精，为软坚散结之剂，咸寒降泄，肾经血分药也。味咸、涩，性微寒。归肾、肝、胆经。本品性寒质重，而有益阴潜阳、镇惊安神之功，味咸、涩，又有收敛固涩、软坚散结之效。用治热病伤阴，虚风内动或肝阴不足，肝阳上亢，可以益阴潜阳；用治惊狂烦躁，心悸失眠，可以镇惊安神；用治自汗盗汗，遗精崩带，久泻不止，可以收敛固脱；用治瘰疬痰核，可以软坚散结。此外，煅用治胃痛吐酸，有止痛止酸的功效。

【配伍应用】

以柴胡引之去胁下痛，以茶引之消项上结核，以大黄引之消股间肿，以地黄引之益精收涩、止小便。仲景少阳病犯本，有柴胡龙骨牡蛎汤。《金匮》百合病变渴，有栝蒌牡蛎散，用牡蛎以散内结之热。

1.益阴潜阳：用于热病伤阴，虚风内动，如《温病条辨》二甲复脉汤，即以本品配伍鳖甲、炙甘草、生地黄、麦冬、阿胶、白芍；用于肝阴不足，肝阳上亢，如《医学衷中参西录》镇肝熄风汤，即以本品配伍龙骨、龟板、玄参、麦冬、代赭石、牛膝等。

2.镇惊安神：用于惊狂烦躁，心悸失眠，多配伍龙骨或龙齿。

3.收敛固脱：用于自汗、盗汗，如《太平惠民和剂局方》牡蛎散，以本品与黄芪、麻黄根、浮小麦同用，治自汗；《普济本事方》柏子仁丸，以本品配伍柏子仁、人参、五味子、麻黄根等药，治盗汗。用于遗精崩带，如《医方集解》金锁固精丸，用煅龙骨、牡蛎、沙苑子、芡实、莲子须、莲子肉等，制丸剂服，治遗精、滑精；《医学衷中参西录》清带汤，以本品配伍龙骨、海螵蛸、山药、茜草、生地黄、白芍等，治赤白带下，亦治崩漏。

4.软坚散结：用于瘰疬痰核，如《医学心悟》消瘰丸，以牡蛎、玄参、贝母等份研末蜜丸，每服三钱，每日二次。

此外，用治胃痛吐酸，可以单用本品煅研末服。

煅赤用，左顾者良。入汤剂当先煎。益阴潜阳、镇惊安神、软坚散结宜生用，收敛固涩宜煅用。外用适量研末，可作扑粉。虚寒证不宜服。

【汇要学按】

牡蛎，咸，平，微寒，入足少阴，咸寒降泄，涩精，为软坚散结之剂，肾经血分药也。归肾、肝、胆经，而有益阴潜阳、镇惊安神之功，味咸、涩，收敛固涩，软坚散结。

【范式开合】

牡蛎，涩肠，补水，软坚。咸以软坚，化痰，消瘰疬结核，老血瘕疝；涩以收脱，治遗精崩带，止嗽敛汗 [或同麻黄根、糯米为粉扑身，或加入煎剂]，**固大、小肠；微寒以清热补水，治虚劳烦热，温疟赤痢，利湿止渴，为肝、肾血分之药** [王好古曰：以柴胡引之，去胁下硬；茶引之，消颈核；大黄引之，消股间肿；以地黄为使，益精收涩，止大小便利；以贝母为使，消积结]。**盐水煮一伏时，粉用。亦有生用者，贝母为使。恶麻黄、辛夷、吴茱萸。得甘草、牛膝、远志、蛇床子良** [海气化成，纯雄无雌，故名牡]。《本草备要》

【专题发挥】

牡蛎肉糟制，即蛎黄酱也。

牡蛎、龙骨功效相近，常相须为用，而牡蛎又有益阴、软坚的作用，但镇惊、固涩之功，不及龙骨。

[处方用名]牡蛎、煅牡蛎。

干姜

干姜，味辛，温，无毒。治胸满，咳逆上气。温中，止血，出汗，逐风，湿痹，肠澼下利。中恶，霍乱，胀满，风邪，诸毒，皮肤间结气，止唾血。

【本经释难】

《本经》主胸满咳逆上气，温中止血，出汗，逐风湿痹，肠澼下痢，生者尤良。

干姜禀阳气之正，虽烈无毒，其味本辛，炮之则苦，专散虚火。用治里寒，止而不移，煨熟则降而不升，止腹痛泄利，扶脾气，散郁结。

【功能特性】

干姜_{其嫩者曰白姜}，辛，热，无毒。干姜禀阳气之正，虽烈无毒，其味本辛，炮之则苦，专散虚火。用治里寒，止而不移，非若附子行而不守也。煨熟则降而不升，止腹痛泄利，扶脾气，散郁结。味辛，性热。归脾、胃、心、肺经。本品辛热燥烈无毒，为温中散寒之主药，又有回阳通脉、燥湿消痰之功。常用治脾胃虚寒、食少不运、脘腹冷痛，吐泻冷痢，阳衰欲脱、肢冷脉微、肺寒痰饮喘嗽及风寒湿痹、肢节冷痛等。姜经炮熟为炮姜，辛烈之性已减，守而不走，专治里寒，故适用于脾胃虚寒、腹痛泻痢及阳虚失血，对阳虚失血证有温经化瘀止血之效，常用治吐血下血兼有畏寒、面白、肢冷、脉虚等寒象者。

【配伍应用】

扶脾气，散郁结，逍遥散用之。治感寒腹痛，肾中无阳，脉气欲绝，黑附子为引，理中汤用之，以其温脾也；四逆汤用之，以其回阳也。同五味子以温肺，同人参以温胃，同甘草以温经。凡血虚发热，产后大热，须炮黑用之，有血脱色白、天然不泽、脉濡者，宜干姜之辛温以益血，乃热因热用、从治之法也。又入肺利气，入肾燥湿，入肝引血药生血，于亡血家有破宿生新、阳生阴长之义。如过用凉药，血不止、脉反紧疾者，乃阳亏阴无所附，加用炮姜、炙甘草可也。

1.温中散寒：用治脾胃虚寒、脘腹冷痛、呕吐、泄泻冷痢等，常与党参、白术等配伍，如理中汤。

2.回阳通脉：用治阳气衰微、阴寒内盛、四肢厥冷、脉微欲绝之亡阳虚脱证，常与附子相须为用，如通脉四逆汤。

3.温肺化痰：用治肺寒咳嗽、痰多清稀等，常与细辛、五味子等配伍，如苓甘五味姜辛汤。

4.温经止血：用治虚寒性吐血便血、崩漏，症见手足不温、面色苍白、脉濡细、舌淡苔白等，常与其他止血药同用。如如圣散以炮姜炭配伍棕榈炭、乌梅炭治血崩。

用量3～10g。或生用，或炮黑用。温中回阳、散寒燥湿，当用干姜；止泻、止血，宜用炮姜。阴虚有热、血热妄行者勿用，以其散气走血也。本品属辛热燥烈之品，故阴虚有热者及孕妇均忌用。

【汇要学按】

干姜，辛，热，禀阳气之正，其味本辛，炮之则苦，专散虚火。用治里寒，止而不移，煨熟则降而不升，止腹痛泄利，扶脾气，散郁结。味辛，性热。归脾、胃、心、肺经，温中散寒，回阳通脉，燥湿消痰。炮姜，守而不走，专治里寒，对阳虚失血证有温经化瘀止血之效。

【范式开合】

干姜，燥，回阳，宣，通脉。生用辛温，逐寒邪而发表。炮则辛苦大热，除胃冷而守中[辛则散，炮则稍苦，故止不移，非若附子走而不守]温经止血[炮黑止吐衄诸血，红见黑则止也]，定呕消痰，去脏腑沉寒痼冷。能去恶生新，使阳生阴长，故吐衄下血、有阴无阳者宜之。亦能引血药入气分而生血，故血虚发热、产后大热者宜之[此非有余之热，乃阴虚生内热也，忌用表药寒药。干姜能入肺，利气；能入肝，引血药生血，故与补阴药同用。乃热因热用、从治之法，故亦治目睛久赤]。引以黑附，能入肾而祛寒湿，能回脉绝无阳[仲景四逆、白通、姜附汤，皆用之]。同五味利肺气而治寒嗽[肺恶寒]。燥脾湿而补脾[脾恶湿]，通心助阳而补心气[苦入心]，开五脏六腑，通四肢关节，宣诸脉络。治冷痹寒痞，反胃下利。多用损阴耗气，孕妇忌之[辛热能动血。王好古曰：服干姜以治中者必僭上，宜大枣辅之。东垣曰：宜甘草以缓之]。母姜晒干者为干姜，炮黑为黑姜。

【专题发挥】

炮法：厚切，铁铫内烈火烧，勿频动，俟铫面火燃，略噀以水，急挑数转，入坛中勿泄气，俟冷，则里外通黑，而性不烈也。

炮则除胃冷而守中，温中止血，肠澼下利宜之。曷观小青龙、四逆等方并用生者，甘草干姜汤独用炮者，其理中丸中虽不言炮，在温中例治，不妨随缓急裁用。然亦不可过多，多用则耗散元气，辛以散之，是壮火食气也；少用则收摄虚阳，温以顺之，是少火生气也。

［处方用名］干姜、淡干姜。

生姜

干姜，生者生姜，尤良。味辛，微温。久服去臭气，通神明。伤寒，头痛，鼻塞，咳逆，上气，止呕吐。令少志，少智，伤心性，不可过多耳。生川谷。九月采。秦椒为之使。杀半夏、莨菪毒。恶黄芩、黄连、天鼠粪。

【本经释难】

《本经》久服去臭气，通神明。

辛以散之，即《本经》去臭气，通神明，不使邪秽之气伤犯正气也。同大枣行脾之津液，而和营卫。凡药中用之，使津液不致沸腾，不独专于发散也。散风寒，止呕吐，化痰涎，消胀满，治伤寒头痛、鼻塞、咳逆上气、呕吐等病。

【功能特性】

生姜宿根谓之母姜，辛温无毒。生姜辛温而散，肺脾药也。生者能助阳，去脏腑沉寒，发诸经寒气、腹中冷痛、霍乱胀满、皮肤间结气，止呕逆。解半夏、莨菪、厚朴毒。味辛，性微温。归肺、脾、胃经。本品散风寒解表之力较弱，多用于感冒风寒的轻症。然有良好的温中止呕作用，故有"呕家圣药"之称。又能祛痰止咳，可治风寒咳嗽痰多。此外还可除湿开胃，增进食欲，又解鱼蟹中毒及生半夏、生天南星毒。

【配伍应用】

同蜂蜜熬熟，治风热咳逆痰结，取蜜之润，以和辛散之性也。生姜捣汁则大走经络，与竹沥则去热痰，同半夏则治寒痰。凡中风、中暑及犯山岚雾露毒恶卒病，姜汁和童便灌之立解，姜能开痰下气，童便降火也。甄权云：捣汁和蜜食，治中热呕逆，不能下食，取姜以治呕、蜜以和胃也。姜为呕家圣药，盖辛以散之。呕乃气逆不散，以其能行阳散气也。

1. 发汗解表：适用于外感风寒表证。民间常用本品加红糖煎汤，趁热服用（姜糖水），治疗感冒轻症，也可入辛温解表剂中作辅助药，以增强发汗作用，如桂枝汤、荆防败毒散等。

2. 温中止呕：用于胃寒呕吐，单用或配伍半夏，如小半夏汤；如配伍黄连、竹茹等，也可用治胃热呕吐。

3. 散寒止咳：用于风寒咳嗽痰多。可配合糖类服用。如《外科必用方》生姜与饴糖同用，《外台秘要方》生姜与白蜜同用，治咳嗽不止。也可与散寒止咳药，如紫苏、杏仁、紫菀、陈皮等同用，以加强疗效。

4. 解毒：用于中鱼蟹毒、吐泻等，可单用或与紫苏同用。

解半夏、莨菪、厚朴毒。

【汇要学按】

生姜，辛温而散，肺脾药也。生者能助阳，去脏腑沉寒，发诸经寒气、腹中冷痛、霍乱胀满、皮肤间结气，止呕逆。归肺、脾、胃经，温中止呕，"呕家圣药"，祛痰止咳，除湿开胃。

【范式开合】

生姜，宣，散寒发表，止呕开痰。辛温。行阳分而祛寒发表，宣肺气而解郁调中，畅胃口而开痰下食。治伤寒头痛，伤风鼻塞[辛能入肺，通气散寒]，咳逆呕哕[有声有物为呕，有声无物为哕，有物无声为吐。其证或因寒、因热、因食、因痰，气逆上冲而然。生姜能散逆气，呕家圣药。东垣曰：辛热生姜之类治呕吐，但治上焦气壅表实之病，若胃虚谷气不行、胸闭塞而呕者，惟宜益胃、推扬谷气而已，勿作表实用辛药泻之。丹溪曰：阴分咳嗽者，多属阴虚，宜用贝母，勿用生姜，以其辛散也。昂按：人特知陈皮、生姜能止呕，不知亦有发呕之时。以其性上升，如胃热者非所宜也。藿香亦然]，胸壅痰膈，寒痛湿泻。消水气，行血痹[产后血上冲心及污秽不尽，煎服亦良]，通神明，去秽恶，救暴卒[凡中风、中气、中暑、中恶、暴卒等症，姜汁和童便饮效。姜汁开痰，童便降火也]，疗狐臭[姜汁频涂]，搽冻耳[熬膏涂]。杀半夏、南星、菌蕈、野禽毒[野禽多食半夏，故有毒，生姜能解之]，辟雾露山岚瘴气[早行含之]。捣汁，和黄明胶熬，贴风湿痹痛。久食兼酒，则患目发痔[积热使然]，疮痛人忌食。姜皮辛凉，和脾行水。治浮肿胀满[以皮行皮，五皮散用之。成无己曰：姜、枣辛甘，能行脾胃之津液而和营卫，不专于发散也。东垣曰：夜不食姜者，夜主阖而姜主辟也；秋不食姜者，秋主收而姜主散也。妊妇多食，令儿歧指，象形也]。秦椒为使。恶黄连、黄芩、夜明砂[槽姜纳入蝉蜕，虽老无筋]。《本草备要》

【专题发挥】

1. 姜皮辛凉，能消四肢浮肿，腹胀痞满，五皮散用之。古云秋不食姜，令人泻气，而新姜尤当忌之。目疾、痔疮勿食。患痈疽人食之则生恶肉。妊妇嗜食，令子余指。

生姜皮，即生姜的外皮。味辛，性凉。有和中利水消肿之功，用治水肿小便不利，常与大腹皮、桑白皮、茯苓皮、陈皮同用，如五皮饮。

2. 生姜汁：将生姜洗净后打烂，压褶绞取其汁，入药。味辛，性微温。辛散之力较强，有开痰、止呕之功，可用于恶心呕吐不止及痰迷昏厥的急救。

干生姜温中主嗽，治胀满霍乱、呕吐不止，腹痛者宜之。较生姜稍守，较干姜稍缓，为屑和酒服，治偏风头痛。

3. 煨姜：将鲜生姜洗净，用草纸包裹，放在清水中浸湿，再放置近火处煨制，以草纸焦黑、姜熟为度。性味辛温。辛散之力不及生姜，而温中止呕之效，则较生姜为胜，适用于胃寒呕吐及腹痛泄泻等。

［处方用名］生姜、生姜汁、煨生姜。

苍耳子

苍耳子，一名胡荾，一名地葵。味甘，温，有小毒。治风头寒痛，风湿周痹，四肢拘挛痛，恶肉死肌。久服益气，耳目聪明，强志，轻身。膝痛，溪毒。生川谷及田野。实熟时采。

【本经释难】

苍耳治头风脑痛，风湿周痹，四肢拘挛，恶肉死肌，皮肤瘙痒，脚膝寒痛，久服亦能益气。其叶久服，祛风湿有效。此味善通顶门连脑，能走督脉也。

【功能特性】

苍耳古名枲耳，实甘，温；叶苦、辛。小毒。苍耳治头风脑痛，风湿周痹，四肢拘挛，恶肉死肌，皮肤瘙痒，脚膝寒痛，久服亦能益气。其叶久服，祛风湿有效。味甘、苦，性温，有小毒。归肺经。本品温和疏达，苦以燥湿，甘缓不峻，有发汗散风祛湿之功。能上通脑顶，下行足膝，外达皮肤，故可治风寒头痛、鼻渊流涕、疮疹瘙痒、痹痛拘挛等。因无燥烈之弊，故虽体虚之人亦可应用。

【配伍应用】

妇人血风攻脑、头旋闷绝、忽倒不知人事者，用苍耳草嫩心阴干为末，酒服甚效。

发汗散风去湿：适用于风寒头痛，鼻渊流涕，常配伍白芷、辛夷、薄荷等，如苍耳散。也常用于疮疹瘙痒，痹痛拘挛，如配伍白蒺藜、蝉蜕、地肤子、豨莶草、白鲜皮、荆芥等治皮肤风湿，疮疹瘙痒，配伍防风、羌活、独活、秦艽、威灵仙、川芎、当归等治风湿痹痛，筋脉拘挛。

酒浸炒用，忌猪肉。服苍耳人最忌猪肉及风邪，触犯则遍身发出赤丹也。

【汇要学按】

苍耳子，甘，温，治头风脑痛，风湿周痹，恶肉死肌，脚膝寒痛，善通顶门连脑，能走督脉。归肺经，发汗散风祛湿，上通脑顶，下行足膝，外达皮肤。

【范式开合】

苍耳子，轻，发汗，散风湿。甘苦性温。善发汗散风湿，上通脑顶，下行足膝，外达皮肤。治头痛目暗，齿痛鼻渊，肢挛痹痛，瘰疬疮疥[采根叶熬，名万应膏]，遍身瘙痒[作浴汤佳]。去刺，酒拌蒸。忌猪肉[《圣惠方》云：叶捣汁，治产后痢]。

《本草备要》

［处方用名］苍耳子。

葛根

葛根，一名鸡齐根。味甘，平，无毒。治消渴，身大热，呕吐，诸痹。起阴气，解诸毒。伤寒，中风，头痛，金疮，止痛，胁风痛。

葛谷，主下利十岁巳上。生川谷。五月采根，曝干。杀野葛、巴豆、百药毒。

【本经释难】

《本经》主消渴、身大热、呕吐、诸痹，起阳气，解诸毒。

葛根性升属阳，能鼓舞胃中清阳之气，故《本经》主消渴、身热、呕吐，使胃气敷布，诸痹自开。其言起阳气、解诸毒者，胃气升发，诸邪毒自不能留而解散矣。

【功能特性】

葛根，甘，平，无毒，入阳明。葛根乃阳明经之专药，治头额痛，眉棱骨痛，天行热气呕逆，发散解肌，开胃止渴，宣斑发痘。若太阳经初病头脑痛而不渴者，邪尚未入阳明，不可便用，恐引邪内入也。味甘、辛，性平。归脾、胃经。本品轻扬升散，有解肌退热、透发斑疹的作用，又能鼓舞胃气上行，有生津止渴功效。为治表证发热无汗、头痛、项强之主药。且可用于斑疹不透、热病口渴及消渴等。煨熟用可治脾胃虚弱所致的泄泻，能使清阳之气上升而止泻。

【配伍应用】

仲景治太阳阳明合病，自利，反不利、但呕者，俱用葛根汤；太阳病下之，遂利不止，喘汗脉促者，葛根黄芩黄连汤，此皆随二经表里寒热轻重而为处方。按证施治，靡不应手神效。又葛根葱白汤为阳明头痛仙药。斑疹已见点，不可用葛根、升麻，恐表虚反增斑烂也。又葛根轻浮，生用则升阳生津，熟用则鼓舞胃气，故治胃虚作渴，七味白术散用之。又清暑益气汤兼黄柏用者，以暑伤阳明，额颅必胀，非此不能开发也。

1. 解肌退热：用于外感表证之发热、无汗、头痛、项强等，常与柴胡、黄芩、石膏配伍，如柴葛解肌汤，可用于表热证。如感受风寒，症见恶寒、无汗、项背强，可与麻黄、桂枝等配伍，如葛根汤。

2. 透发麻疹：用于麻疹初起，透发不畅，常与升麻配伍，如升麻葛根汤。

3. 生津止渴：用于热病口渴及消渴等，可与天花粉、麦冬、芦根等同用。

4. 升阳止泻：用于脾虚泄泻，多用煨葛根与党参、白术、木香等配伍，如七味白术散。若湿热痢疾、泄泻兼有表证发热，可用生葛根与黄芩、黄连配伍，如葛根芩连汤。

此外，单用本品（葛根片，愈风宁心片等）治疗高血压头痛、项强、冠心病心绞痛以及暴发性耳聋，均有一定疗效。

用量 10～15 g。**表药生用；胃热烦渴，煨熟用。退热生津宜生用，止泻宜煨用。**

【汇要学按】

葛根，甘，平，乃阳明经之专药，治头额痛，眉棱骨痛，天行热气呕逆，发散解肌，开胃止渴，宣斑发痘。归脾、胃经，轻扬升散，鼓舞胃气上行，生津止渴，解肌退热，透发斑疹。煨熟用可治脾胃虚弱的泄泻，能使清阳之气上升而止泻。

【范式开合】

葛根，轻，宣，解肌，升阳，散火。辛甘性平，轻扬升发。入阴阳经，能鼓胃气上行，生津止渴 [风药多燥，葛根独能止渴者，以能升胃气、入肺而生津耳]。兼入脾经，开腠发汗，解肌退热 [脾主肌肉]。为治脾胃虚弱泄泻之圣药 [经曰：清气在下，则生飧泄。葛根能升阳明清气]。疗伤寒中风，阳明头痛 [张元素曰：头痛如破，乃阳明中风，可用葛根葱白汤；若太阳初病，未入阳明而头痛者，不可便服升葛汤发之，反引邪气入阳明也。仲景治太阳、阳明合病，桂枝汤加葛根、麻黄；又有葛根黄芩黄连解肌汤，是用以断太阳入阳明之路，非太阳药也]。血痢温疟 [丹溪曰：治疟无汗要有汗，散邪为主，带补；有汗

149

要无汗，扶正为主，带散。若阳疟有汗，加参、芪、白术以敛之，无汗加芩、葛、苍术以发之］，**肠风痘疹** [能发痘疹。

丹溪曰：凡斑疹已见红点，不可更服升葛汤，恐表虚反增斑烂也]。**又能起阴气，散郁火，解酒毒** [葛花

尤良]，**利二便，杀百药毒。多用反伤胃气** [升散太过]。**生葛汁大寒，解温病大热，吐衄诸血。**《本草备要》

【专题发挥】

花能解酒毒，葛花解醒汤用之，必兼人参，但无酒毒者不可服，服之损人天元，以大开肌肉而发泄伤津也。

[处方用名] 葛根、粉葛根、干葛根、煨葛根。

栝蒌根［天花粉］

栝蒌根，一名地楼。味苦，寒，无毒。治消渴，身热，烦满，大热，补虚，安中，续绝伤。八疸，身面黄，唇干，口燥，短气，通月水，止小便利。生川谷及山阴地。入土深者良，生卤地者有毒。二月、八月采根，曝干，三十日成。枸杞为之使。恶干姜。畏牛膝、干漆。反乌头。

【本经释难】

《本经》主消渴身热、烦满大热，补虚安中，续绝伤。

《本经》有安中补虚、续绝伤之称，以其有清胃祛热之功，火去则中气安，津液复则血气和，而绝伤续矣。

【功能特性】

栝蒌根即天花粉，苦，寒，无毒。栝蒌根性寒，降膈上热痰，润心中烦渴，除时疾狂热，祛酒瘅湿黄，治痈疡，解毒排脓，其性寒降。味甘、微苦、酸，微寒。归肺、胃经。本品甘酸生津，止渴润燥，苦寒清肺，兼可消肿排脓。适用于热病伤津，口渴烦躁，消渴，肺热燥咳及痈肿疮毒等。

【配伍应用】

1. 养胃生津：适用于热病津伤口渴，可与知母、鲜芦根同用；用治内热消渴证，可配伍葛根、山药、五味子等养阴生津药，如《医学衷中参西录》玉液汤。

2. 清肺润燥：适用于肺热燥咳，或肺燥咯血，每与天冬、麦冬、生地黄同用；有清肺润燥止咳功效，如《沈氏尊生书》滋燥饮。

3. 消肿排脓：适用于疮痈肿毒，如《医宗金鉴》金黄散以本品配伍大黄、

黄柏等外敷，仙方活命饮以本品配伍金银花、当归、赤芍等内服，均有消肿排脓之效。

用量10～15g。反乌附。反乌头。孕妇忌服。凡胃虚吐逆、阴虚劳咳误用，反伤胃气，久必泄泻喘咳，病根愈固矣。凡痰饮色白清稀者，皆当忌用。

【汇要学按】

栝蒌根，苦，寒，其性寒降，降膈上热痰，润心中烦渴，除时疾狂热，祛酒瘅湿黄，治痈疡，解毒排脓。归肺、胃经，甘酸生津，止渴润燥，苦寒清肺，兼可消肿排脓。

【范式开合】

栝蒌根，泻火，润燥，治热。酸能生津，甘不伤胃，微苦微寒。降火润燥，滑痰解渴[古方多用治消渴]，生肌排脓，消肿，行水通经，止小便利[膀胱热解，则水行而小便不数]。治热狂时疾，胃热疸黄，口燥唇干，肿毒发背，乳痈疮痔。脾胃虚寒者禁用。即栝蒌根，畏恶同。澄粉食，大宜虚热人。《本草备要》

【专题发挥】

芦根、栝蒌根均能清热生津，除烦止渴，同可用治热病津伤烦渴之证，但清热之力芦根为胜，生津之功栝蒌根为优。芦根还可用治胃热呕吐，肺痈，尿频，而栝蒌根还可用治肺燥咳嗽，痈肿疮毒，为其不同之处。

［处方用名］天花粉、花粉、瓜蒌根。

苦参

苦参，一名水槐，一名苦骨。味苦，寒，无毒。治心腹结气，癥瘕积聚，黄疸，溺有余沥。逐水，除痈肿，补中，明目，止泪。养肝胆气，安五藏，定志，益精，利九窍，除伏热，肠澼，止渴，醒酒，小便黄赤，恶疮，下部䘌，平胃气，令人嗜食，轻身。生山谷及田野。三月、八月、十月采根，曝干。玄参为之使。恶贝母、漏芦、菟丝。反藜芦。

【本经释难】

《本经》主心腹结气，癥瘕积聚，黄疸，溺有余沥，逐水，除痈肿，补中，明目，止泪。

观《本经》主治，皆湿热为患之病，详"补中"当是"补阴"之误，以其能除湿热，湿热去而阴自复，目自明矣。然惟湿热者宜之。

【功能特性】

苦参，苦，寒，无毒。反藜芦。苦参、黄柏之苦寒下降，皆能益肾，盖取其苦燥湿、寒除热也。热生风，湿生虫，故又能治风杀虫。惟肾水烁而相火胜者宜之。久服苦参，多致腰重，因其性降而不升也。味苦，性寒。归心、脾、肾经。本品苦寒纯阴，功能清火燥湿杀虫，沉降下行，又可通利小便，所以适用于热痢便血、湿热疮毒、疥癞麻风、黄疸尿闭等。

【配伍应用】

1. 清热燥湿：适用于湿热蕴结、痢疾、便血。如孙氏《仁存堂经验方》单用为丸，治热痢下血；《沈氏尊生书》香参丸以木香、甘草与苦参为丸治热痢；本品与地黄同用，即《医宗金鉴》的苦参地黄丸，用治湿热便血。

2. 杀虫止痒：适用于疮疥、癣疾、麻风、阴痒带下等。如《本草纲目》单用苦参为丸治湿热疮毒、疥、癣、癞疾；苏颂方则以苦参浸酒治麻风，今多与大风子同用。

3. 通利小便：适用于湿热蕴结，小便不利，可单用，亦可配伍当归、贝母等药，如《金匮要略》当归贝母苦参丸；本品利尿可使湿热从小便而出，又可用治湿热郁蒸，黄疸尿赤，常与龙胆草、栀子、牛胆汁、玄参同用，如虞抟谷疸丸。

用量 3～12 g。反藜芦。若脾胃虚而饮食减少，肝肾虚而火衰精冷，及年高之人不可用也。

【汇要学按】

苦参，苦寒下降，益肾，盖取其苦燥湿、寒除热也。热生风，湿生虫，故又能治风杀虫。惟肾水烁而相火胜者宜之。久服苦参，多致腰重，因其性降而不升也。归心、脾、肾经，苦寒纯阴，清火燥湿杀虫，沉降下行，通利小便。

【范式开合】

苦参，泻火，燥湿，补阴。苦燥湿，寒胜热。沉阴主肾。补阴益精，养肝胆，安五脏 [湿热去则血气和平，而五脏自安]，利九窍，生津止渴，明目止泪 [泪为肝热]。治温病血痢 [纯下清血者，风伤肝也，宜散风凉血；下如豆汁者，湿伤脾也，宜清热渗湿]，肠风溺赤，黄疸酒毒。热生风，湿生虫，又能祛风、逐水、杀虫，治大肠疥癞。然大苦大寒，肝、肾虚而无热者勿服 [张从正曰：凡药皆毒也，虽苦参、甘草，不可不谓之毒，久服必偏胜为患。经曰：五味入胃，各归其所喜攻，久而增气，物化之常也。气增而久，夭之由也。王冰注曰：气增不已，则脏有偏胜，偏胜则脏有偏绝，故令人暴夭。《笔谈》曰：久用苦参擦牙，遂病腰痛，由其气伤肾也。经又曰：大毒治病，十去其六；常毒治病，十去其七；小毒治病，十去其八；

无毒治病，十去其九。谷肉果菜，食养尽之，无使过之，伤其正也。按：人参补脾，沙参补肺，紫参补肝，丹参补心，玄参补肾。苦参不在五参之内，然名参者皆补也。药能医病，不能养人，食能养人，不能医病]。糯米泔浸去腥气，蒸用。玄参为使。恶贝母、菟丝子、漏芦。反藜芦[苦参一两，或酒煎，或醋煮，能吐天行时毒]。《本草备要》

【专题发挥】

沈存中苦腰重，久坐不能行，此因病齿痛数年，用苦参揩齿，其气味入齿伤肾所致也。后施昭先亦用苦参揩齿，岁久亦病腰重，自后悉不用之，腰疾皆愈。或云：苦参既能补阴明目，何久服反病腰重乎？殊不知苦寒之性直入心肾，内有湿热者，足以当之。始得之，则有辅阴祛邪之力，清热明目之功，湿热既去，而又服之，必致苦寒伤肾，腰重脚弱在所不免，理固然也，何疑之有。

苦参清热治痢作用，与黄连相似，除下焦湿热，与黄柏、龙胆草类同，但又能利尿，杀虫，可治湿疹、瘙痒、疥、癣、麻风等，为其特长。

[处方用名] 苦参、苦参片。

芎䓖［川芎］

芎䓖，一名胡䓖，一名香果。其叶名蘼芜。味辛，温，无毒。治中风入脑，头痛，寒痹，筋挛缓急，金疮，妇人血闭，无子。面上游风去来，目泪出，多涕唾，忽忽如醉，诸寒冷气，心腹坚痛，中恶，卒急肿痛，胁风痛，温中，内寒。生川谷。三月、四月采根，曝干。得细辛疗金疮，止痛。得牡蛎疗头风，吐逆。白芷为之使。

【本经释难】

《本经》主中风入脑头痛，寒痹筋挛缓急，金疮，妇人血闭无子。

故《本经》治中风入脑头痛等证，取其辛散血分诸邪也。好古言搜肝气，补肝血，润肝燥，补风虚。又治一切风气、血气，及面上游风，目疾多泪，上行头目，下行血海，故四物汤用之者，皆搜肝经之风。

【功能特性】

芎䓖《纲目》名川芎，辛，温，无毒。芎䓖辛温上升，入肝经，行冲脉，血中理气药也，上行头目，下行血海。治少阳、厥阴头痛，及血虚头痛之圣药。辛散血分诸邪，助清阳之气，去湿气在头，头痛必用之药。味辛，性温。归肝、胆、心包经。本品辛散温通，有活血祛瘀、行气止痛的功效，为血中之气药。故可用治寒凝气滞血瘀的月经不调，经闭痛经，癥瘕腹痛；肝郁气滞血瘀，胁肋疼痛；瘀血痹阻心脉，胸痹绞痛；气滞血瘀的痈疽肿痛，跌打损伤，瘀血肿痛。又本品辛温升散，性善疏通，能上行头目，外达皮肤，又有祛风止痛之功，为治疗头痛、风湿痹痛的良药，尤善治头痛。无论风寒、风热、血虚头痛，只要配伍适当，均可应用。

【配伍应用】

血痢已通而痛不止，乃阴亏气郁，药中加芎䓖，气行血调，其痛立止。《灵苑方》验胎法：以生芎䓖末，艾汤服一钱匕，腹中微动者为胎。《千金方》治子死腹中，以芎䓖末酒调方寸匕，须臾二三服，立出。

1. 活血行气：适用于寒凝气滞、血行不畅的月经不调、经闭癥瘕，常与当归、地黄、芍药同用，如四物汤，有活血行气、调经止痛的作用；用治肝郁气滞血瘀、胁肋疼痛，常与柴胡、白芍、香附等同用，如柴胡疏肝散；用治瘀血痹阻心脉所致的胸痹绞痛，又常与红花、丹参、赤芍同用，如冠心Ⅱ号；用治火毒壅盛、气滞血瘀的痈疽肿痛，本品又常与当归、皂角刺同用，有活血排脓之效，如透脓散；用治跌打损伤，瘀血肿痛，本品又常与当归尾、桃仁、没药等同用，以活血消肿止痛。

2. 祛风止痛：适用于外感风寒头痛，常与白芷、细辛、防风等同用，如川芎茶调散；治风热头痛，可与菊花、石膏、僵蚕同用，如《卫生宝鉴》川芎散；本品与羌活、独活、防风等同用，如羌活胜湿汤，以治风湿头痛；又本品适当配伍当归、生地黄、白芍等养血之品及蔓荆子、菊花等散风药，还可用治血虚头痛，如《金匮翼》加味四物汤；用治风寒湿痹，本品又有活血行气、散风通痹之功，常与防风、细辛、独活、秦艽、杜仲、续断等同用，如三痹汤、独活寄生汤。

用量 3～10g。反藜芦。凡骨蒸盗汗、阴虚火炎、咳嗽吐逆及气弱之人，不可服，其性辛散，令真气走泄而阴愈虚也。本品辛温升散，用之太过，有走泄真气之弊，故阴虚气弱、劳热多汗之人，以及气逆呕吐、肝阳头痛、妇女月经过多等，均当慎用。

【汇要学按】

芎䓖，辛温上升，入肝经，行冲脉，血中理气药也，上行头目，下行血海。治少阳、厥阴头痛，及血虚头痛之圣药。辛散血分诸邪，助清阳之气，去湿气在头，头痛必用之药。归肝、胆、心包经，辛散温通，活血祛瘀，行气止痛，为血中之气药。

【范式开合】

芎䓖，补血润燥，宣，行气搜风。辛温升浮。为少阳[胆]引经，入手、足厥阴[心包、肝]气分，乃血中气药。助清阳而开诸郁[丹溪曰：气升则郁自降，为通阴阳血气之使]，润肝燥而补肝虚[肝以泻为补，所谓辛以散之，辛以补之]，上行头目，下行血海[冲脉]，搜风散瘀，止痛调经。治风湿在头，血虚头痛[能引血下行，头痛必用之。加各引经药，太阳羌活，阳明白芷，少阳柴胡，太阴苍术，少阴细辛，厥阴吴茱萸。丹溪曰：诸经气郁，亦能头痛]，腹痛胁痛，气郁血郁，湿泻血痢，寒痹筋挛，目泪多涕[肝热]，风木为病[诸风掉眩，皆属肝木]。及痈疽疮疡[痈从六腑生，疽从五脏生，皆阴阳相滞而成。气为阳，血为阴，血行脉中，气行脉外，相并周流。寒湿搏之，则凝滞而行迟，为不及；火热搏之，则沸腾而行速，为太过；气郁邪入血中，为阴滞于阳；血郁邪入气中，为阳滞于阴，致生恶毒，然百病皆由此起也。芎、归能和血行气而通阴阳]，男妇一切血证。然香窜辛散，能走泄真气，单服久服，令人暴亡[单服则脏有偏胜，久服则过剂生邪，故有此失。若有配合节制，则不至此矣。昂按：芍、地酸寒为阴，芎、归辛温为阳，故四物取其相济以行血药之滞耳。川芎辛散，岂能生血者乎？治法云：验胎法，妇人过经三月，用川芎末，空心热汤调服一匙，腹中微动者是胎，不动者是经闭]。蜀产为川芎，秦产为西芎，江南为抚芎。以川产大块、里白不油、辛甘者胜，白芷为使。畏黄连、硝石、滑石。恶黄、山茱萸。《本草备要》

【专题发挥】

蜀产者味辛而甘为上，他处产者气味辛烈为下。叶名芎芜。

［处方用名］川芎、芎䓖、大川芎。

当归

当归，一名干归。味甘，温，无毒。治咳逆上气，温疟，寒热，洗在皮肤中。妇人漏下，绝子，诸恶疮疡，金疮。煮饮之。温中，止痛，除客血内塞，中风，痓，汗不出，湿痹，中恶，客气虚冷，补五藏，生肌肉。生川谷。二月、八月采根，阴干。恶䕡茹，畏菖蒲、海藻、牡蒙。

【本经释难】

《本经》主咳逆上气，温疟寒热，洗洗在皮肤中，妇人漏下、绝子，诸恶疮疡，金疮，煮汁饮之。

《本经》主咳逆上气，温疟寒热洒洒，妇人漏下绝子，皆取辛温润血之功。产后恶血上冲，亦必用之。《别录》：温中止痛。甄权治下利腹痛，女人沥血腰痛。好古治冲脉为病，逆气里急，带脉为病，腹痛、腰溶溶若坐水中。其功专于破恶血，养新血，润肠胃，荣筋骨，泽皮肤，理痈疽，排脓止痛，盖血壅而不流则痛，当归甘温，能和营血，辛温能散内寒，使气血各有所归。入手少阴，心主血也；入足太阴，脾裹血也；入足厥阴，肝藏血也。

【功能特性】

当归，甘、辛，温，无毒。当归气味俱厚，可升可降，入手少阴、足太阴厥阴血分，凡血受病，及诸病夜甚，必须用之。甘、辛、苦，温。入肝、心、脾经。当归甘补辛散，苦泄温通，既能补血，又可活血，且兼行气止痛。入心、肝、脾三经。心主血，肝藏血，脾统血，故能主治一切血证，为血病之要品，尤为妇科良药。因此，凡妇女月经不调、经闭、经痛、胎产诸证，不论血虚血滞，皆常用为主药。外科用治痈疽疮疡，可以消肿排脓；伤科用于跌打损伤，可以活血止痛。由于当归辛香善走，又有"血中气药"之称。因此，临床与理气药配合，可治气血凝滞之证；与祛风药配合，可治风湿痹痛。其治肠燥便秘，乃是取其补血润肠之功。总之，凡属血虚血滞所引起的病证，均可使用，而以血分有寒者最为适宜。

【配伍应用】

身能养血，尾能行血。同人参、黄芪则补气而生血，同牵牛、大黄则行气而泻血；同桂、附、吴萸则热，同大黄、芒硝则寒；血虚以人参、赤脂为佐，血热以生地黄、条芩为佐。仲景治阳邪陷阴，手足厥寒，脉细欲绝，用当归四逆汤，于桂枝汤加当归、细辛、通草，以通其血脉，即下痢脉大，气不归附，亦用此汤以归附之；凡血虚发热者，宜当归补血汤，方用当归三钱，黄芪一两，作三服；心下刺痛者，一味当归酒煎服，专主血分诸病。海藏言：当归血药，何《本经》治咳逆上气？按：当归辛散，乃血中气药，故咳逆上气有阴虚阳无所附者，用血药补阴，则血和而气降矣。凡冲任督带病，皆不可少。惟泄泻家、痰饮家禁用。

1. 补血调经：用于心肝血虚所致的月经不调、经闭痛经等症，常与川芎、白芍、地黄等同用（如四物汤）；若上症而属血滞，可再与活血行气药同用；若血虚头眩，神疲乏力，可与黄芪、党参、大枣等同用（如加味当归补血汤）。

2. 活血止痛：用于跌打损伤、痈疽疮疡、风湿痹痛及经产血滞疼痛等，常与乳香、没药或桃仁、红花、穿山甲等同用（如活络效灵丹、复元活血汤）。

3. 润肠通便：用于血虚肠燥便秘，常与麻仁等同用（如润肠丸）。

用量6～15g，煎服。补血宜用归身，活血宜用归尾，和血宜用全当归，补血润肠可生用，通经活血可炒用。蜀产者力刚可攻，秦产者力柔可补。凡治本病酒制，有痰姜汁制。白者为粉归，性劣，不入补剂。当归属补润之品，又有活血之功，故湿盛中满、大便泄泻及崩漏经多，则不宜用。

【汇要学按】

当归，甘、辛，温，气味俱厚，可升可降，入手少阴、足太阴厥阴血分，凡血受病，及诸病夜甚，必须用之。甘补辛散，苦泄温通，既能补血，又可活血，且兼行气止痛。入心、肝、脾三经，主治一切血证，为血病之要品，尤为妇科良药。

【范式开合】

当归，补血、润燥、滑肠。甘温和血，辛温散寒，苦温助心散寒 [诸血属心，凡通脉者，必先补心，当归苦温助心]。入心、肝、脾 [心生血，肝藏血，脾统血]。为血中之气药。治虚劳寒热，咳逆上气 [血和则气降]。温疟 [厥阴肝邪]。澼痢 [便血曰澼]。头痛腰痛，心腹诸痛 [散寒和气]。风痉无汗 [痉，音擎，上声。身强项直，角弓反张曰痉。无汗为刚痉，有汗为柔痉。当归辛散风，温和血。产后亦有发痉者，以脱血无以养筋也，宜十全大补汤]。痿痹癥瘕 [筋骨缓纵，足不任地曰痿；风寒湿客于肌肉血脉曰痹；血凝气聚，按之坚硬曰癥；虽坚硬而聚散无常曰瘕，尚未至癥也]。痈疽疮疡。冲脉为病，气逆里急；带脉为病，腹痛、腰溶溶如坐水中 [冲脉起于肾下，出于气街，挟脐上行，至胸中，上颃颡，渗诸阳，灌诸经，下行入足，渗三阴，灌诸络，为十二经之海，主血。带脉横围于腰如束带，总约诸脉]。及妇人诸不足，一切血证，阴虚而阳无所附者。润肠胃，泽皮肤，养血生肌 [血旺则肉长]。排脓止痛 [血和则痛止]。然滑大肠，泻者忌用 [当归为君，白芍为臣，地黄为佐，芎藭为使，名四物汤。治血之总剂，血虚佐以人参、黄芪；血热佐以条芩、栀、连；血积佐以大黄、牵牛。昂按：血属阴，四物能养阴，阴得其养，则血自生，非四物能生血也。若气虚血弱之人，当用人参，取阳旺生阴血之义。多有过服四物阴滞之药，而反致害者]。使气血各有所归，故名 [血滞能通，血虚能补，血枯能润，血乱能抚。盖其辛温能行气分，使气调而血和也。东垣曰：头止血而上行，身养血而中守，尾破血而下流，全活血而不走。雷敩、海藏并云：头破血。时珍曰：治上用头，治中用身，治下用尾，通治全用。一定之理也]。

川产力刚善攻，秦产力柔善补。以秦产头圆尾多、肥润气香者良，名马尾当归；尾粗坚枯者，名镵头当归，只宜发散用。治血酒制，有痰姜制 [昂按：当归非治痰药，姜制亦臆说耳]。畏菖蒲、海藻、生姜，恶湿面。《本草备要》

【处方用名】当归、全当归、当归身、当归尾、酒当归。

麻黄

麻黄，一名龙沙。味苦，温，无毒。治中风，伤寒，头痛。温疟，发表出汗，去邪热气，止咳逆上气，除寒热，破癥坚积聚。风胁痛，治乳余疾，止好睡，泄邪恶气，消赤黑斑毒。生川谷。立秋采茎，阴干令青。厚朴为之使。恶辛夷，石韦。

【本经释难】

《本经》主中风，伤寒头痛，温疟，发表出汗，去邪热气，止咳逆上气，除寒热，破癥坚积聚。

《本经》治中风，是主缓风瘫痪而言；云温疟，系湿疟，乃传写之误；破癥坚积聚者，表里兼治，非神而明之，难效其法也。

【功能特性】

麻黄，苦，温，无毒。麻黄微苦而温，中空而浮。阳也，升也，入足太阳。其经循背下行，本属寒水，而又受外寒，故宜发汗，去皮毛气分寒邪，以泄寒实，若过发则汗多亡阳。味辛、微苦，性温。归肺、膀胱经。本品辛散苦降温通，善能开宣肺气。肺合皮毛，主一身之气，又能通调水道，故有发汗、平喘、利尿之功。用治外感风寒表实无汗证，通过宣肺气、开毛窍而发汗解表，又可用于肺气壅遏的喘咳证；并能通调水道，下输膀胱而利水，对水肿而兼有表证者尤为适用。

【配伍应用】

麻黄治卫实之药，肺主卫气。故麻黄为手太阴肺经之剂。伤寒咳嗽，用麻黄汤。麻黄乃肺经之专药，故治肺病多用之。仲景治伤寒，无汗用麻黄汤。是证虽属太阳，而肺实受邪气，盖皮毛外闭，邪热内攻，肺气怫郁，故用麻黄、甘草，同桂枝引出营分之邪，达之肌表，佐以杏仁，泄肺而利气，是麻黄汤虽太阳发汗重剂，实为发散肺经邪郁之药也。又少阴证发热脉沉，有麻黄附子细辛汤，少阴与太阳为表里，所谓熟附配麻黄，补中有发也。

1. 发汗解表：用于外感风寒所致的恶寒、发热、无汗、头痛、身痛等表实证，常与桂枝配伍，以增强发汗之力，如麻黄汤。

2. 平喘止咳：用于肺气壅遏的喘咳证，常与杏仁配伍以增强平喘止咳功效，如三拗汤；若用于风寒表证兼有内饮，常配伍干姜、细辛、半夏等，如小青龙汤；若用于肺有郁热的喘咳，常配伍石膏等，如麻杏石甘汤。

3.利水消肿：用于水肿而兼有表证者，常与甘草、白术、生姜等配伍，如麻黄甘草汤、越婢加术汤。

用量1.5～10g。麻黄生用发汗力强，蜜炙用可减弱发汗力，且有润肺之功。故发汗解表宜生用，平喘止咳多炙用。**若过发则汗多亡阳，或饮食劳倦，及杂病自汗表虚之证用之，则脱人元气，祸患莫测。**本品发汗开肺之力较强，故用量不宜过大，又体虚多汗者忌服。

【汇要学按】

麻黄，微苦而温，中空而浮，阳也，升也，入足太阳。其经循背下行，本属寒水，而又受外寒，故宜发汗，去皮毛气分寒邪，以泄寒实。归肺、膀胱经，开宣肺气，通调水道。

【范式开合】

麻黄，轻，发汗。辛温微苦 [僧继洪曰：中牟产麻黄，地冬不积雪，性热，故过服泄真气]。入足太阳 [膀胱]，兼走手少阴、阳明 [心、大肠] 而为肺家专药。能发汗解肌，去营中寒邪、卫中风热。调血脉，通九窍，开毛孔。治中风伤寒 [中，犹伤也]，头痛温疟，咳逆上气 [风寒郁于肺经。经曰：诸气郁，皆属于肺]，痰哮气喘 [哮证宜泻肺气，虽用麻黄，而不出汗，本草未载]，赤黑斑毒 [胃热。一曰斑证，表虚不得再汗，非便闭亦不可下，只宜清解其热]，毒风疹痹，皮肉不仁，目赤肿痛，水肿风肿。过剂则汗多云阳，夏月禁用 [汗者心之液，过汗则心血为之动摇，乃骁悍之剂。丹溪以人参、麻黄同用，亦攻补法也。东垣曰：十剂曰轻可去实，葛根、麻黄之属是也。邪客皮毛，腠理闭拒，营卫不行，故谓之实，二药轻清，故可去之。时珍曰：麻黄太阳经药，兼入肺经，肺主皮毛；葛根阳明经药，兼入脾经，脾主肌肉。二药皆轻扬发散，而所入不同。王好古曰：麻黄治卫实，桂枝治卫虚，虽皆太阳经药，其实营卫药也。心主营为血，肺主卫为气。故麻黄为手太阴之剂，桂枝为手少阴心之剂。时珍曰：仲景治伤寒，无汗用麻黄，有汗用桂枝，未有究其精微者。津液为汗，汗即血也，在营则为血，在卫则为汗。寒伤营，营血内涩，不能外通于卫，卫气闭固，津液不行，故无汗发热而恶寒；风伤卫，卫气外泄，不能内护于营，营气虚弱，津液不固，故有汗发热而恶风。然风寒皆由皮毛而入，皮毛肺之合也，盖皮毛外闭，则邪热内攻，故用麻黄、甘草同桂枝，引出营分之邪，达之肌表；佐以杏仁，泄肺而和气。汗后无大热而喘者加石膏。《活人书》，夏至后加石膏、知母，皆泄肺火之药。是麻黄汤虽太阳发汗重剂，实散肺经火邪之药也。腠理不密，则津液外泄，而肺气虚，虚则补其母，故用桂枝同甘草，外散风邪以救表，内伐肝木以防脾；佐以芍药，泄木而固脾；使以姜、枣，行脾之津液而和营卫。下后微喘者，加厚朴、杏仁，以利肺气也。汗后脉沉迟者加人参，以益肺气也。《活人书》，加黄芩为阳旦汤，以泻肺热也。是桂枝汤虽太阳解肌轻剂，实为理脾救肺之药也。诸家皆以麻黄、桂枝为肺经药，谓伤寒传足不传手者误也。桂能平肝]。发汗用茎去节，煮十余沸，掠去浮沫，或用醋汤略泡。备用，亦有用蜜炒者 [庶免太发]，止汗用根节 [无时出汗为自汗，属阳虚；梦中出汗为盗汗，属阴虚。用麻黄根、蛤粉、粟米等分为末，袋盛扑之佳。时珍曰：麻黄发汗，驶不能御；根节止汗，效如影响，物理不可测如此。自汗有风湿、伤风、风温，气虚、血虚、脾虚、阴虚、胃热、痰饮、中暑、亡阳、柔痉等证，皆可加用。盖其性能行周身肌表，引诸药至卫分而固腠理。汗虽为心液，然五脏亦各有汗。

经曰：饮食饱甚，汗出于胃；惊而夺精，汗出于心；持重远行，汗出于肾；疾走恐惧，汗出于肝；摇体劳苦，汗出于脾]。浓朴、白薇为使。恶辛夷、石膏。《本草备要》

【专题发挥】

麻黄，去根节，汤泡去沫，晒干用。若连根节用，令人汗不绝，其根专能止汗。

麻黄治卫实之药，桂枝治卫虚之药，二物虽为太阳经药，其实营卫药也。心主荣血，肺主卫气。故麻黄为手太阴肺经之剂，桂枝为手少阴心经之剂。伤寒、伤风而咳嗽，用麻黄汤、桂枝汤，即汤液之源也。麻黄乃肺经之专药，故治肺病多用之。仲景治伤寒，无汗用麻黄汤，有汗用桂枝汤。夫津液为汗，汗即血也，在营即为血，在卫即为汗。寒伤营，营血不能外通于卫，卫气闭固，故无汗发热而恶寒；风伤卫，卫气不能内护于营，营气不固，故有汗发热而恶风。是证虽属太阳，而肺实受邪气，盖皮毛外闭，邪热内攻，肺气怫郁，故用麻黄、甘草，同桂枝引出营分之邪，达之肌表，佐以杏仁，泄肺而利气，是麻黄汤虽太阳发汗重剂，实为发散肺经邪郁之药也；腠理不密，则津液外泄，而肺气自虚，虚则补其母，故用桂枝同甘草，外散风邪以救表，内伐肝木以防脾，佐以芍药，泄木而固脾，皆是脾肺之药，是则桂枝虽太阳解肌轻剂，实为理脾救肺之药也。

［处方用名］麻黄、净麻黄、蜜炙麻黄、麻黄绒。

通草［木通］

通草，一名附支。味辛，平，无毒。主去恶虫，除脾胃寒热，通利九窍、血脉、关节，令人不忘。脾疸，常欲眠，心烦，哕，出音声，治耳聋，散痈肿，诸节不消，及金疮、恶疮、鼠瘘、踒折、齆鼻、息肉、堕胎，去三虫。生山谷及山阳。正月采枝，阴干。

【本经释难】

《本经》除脾胃寒热，通利九窍、血脉、关节，令人不忘，去恶虫。

《本经》除脾胃寒热者，以其通利湿热也；曰通利九窍、血脉、关节者，以其味淡渗也；曰令人不忘及去恶虫者，窍利则神识清，湿散则恶虫去。以其通达九窍，行十二经，故又能催生下乳，散痈肿结热。

【功能特性】

木通_{原名通草}，平，淡，无毒，入手足太阳、手少阴厥阴，淡渗通利湿热，通达九窍。木通泻气分湿热，防己泻血分湿热。脾胃不和则水道不利，乃致郁为寒热，为肿胀，为淋秘，为痹瘅，俱宜木通淡渗之剂，分利阴阳，则水行火降，脾胃和而心肾平矣。味苦，性寒。归心、小肠经。本品能上清心经之火，下泄小肠之热，使湿热之邪下行，从小便而出，故有降火利尿之功；兼可通利血脉关节，通经闭，下乳汁，常用于心烦尿赤、热淋涩痛、小便癃闭、水肿脚气、湿热痹痛、经闭不通、乳汁不下等。

【配伍应用】

时珍曰：木通上能通心清肺达九窍，下能泄湿祛热，岂止利小便而已哉。盖能泄丙丁则肺不受邪，能通水道，水源即清，而诸经之湿热皆从小便泄去，故导赤散用之。

1. 降火利尿：用于口舌生疮、心烦、小便赤涩热痛等症，常配伍生地黄、竹叶、甘草梢，如导赤散。用于湿脚气，小便不利，可配伍猪苓、紫苏叶、槟榔等药，如木通散。

2. 通利血脉：用于血瘀经闭者，可与丹参、牛膝、桃仁、生蒲黄等活血化瘀药配伍应用。用于乳汁不下者，常配伍通经下乳的王不留行、通草、漏芦等药应用。用于湿热痹痛，关节不利，可与忍冬藤、海桐皮、桑枝等配伍应用。

色淡黄、细香者佳，蘡薁根也。用量 3～6 g。胃虚肾冷，及伤寒大便结燥，表虚多汗者禁服，恐重伤津液、耗散胃汁也。无湿热者及孕妇忌用。

【汇要学按】

木通，平，淡，入手足太阳、手少阴厥阴，淡渗通利湿热，通达九窍。木通泻气分湿热，脾胃不和则水道不利，乃致郁为寒热，为肿胀，为淋秘，为痹瘅，俱宜木通淡渗之剂，分利阴阳，则水行火降，脾胃和而心肾平矣。归心、小肠经，上清心经之火，下泄小肠之热，使湿热之邪下行，从小便而出，故有降火利尿之功，兼可通利血脉关节，通经闭，下乳汁。

【范式开合】

木通，轻，通，行水，泻小肠火。甘淡轻虚。上通心包，降心火，清肺热 [心火降，则肺热清矣]，化津液 [肺为水源，肺热清，则津液化，水道通]，下通大、小肠，膀胱，导诸湿热由小便出 [故导赤散用之。凡利小便者，多不利大便，以小水愈通，大便愈燥也。木通能入大肠，兼通大便]，通利九窍、血脉、关节。治胸中烦热，遍身拘痛[杨仁斋云：遍身隐热、疼痛拘急、足冷，皆伏热伤血。血属于心，宜木通以通心窍，则经络流行也]，大渴引饮[中焦火]，淋沥不通[下焦火，心与小肠相表里，心移热于小肠，则淋秘]，水肿浮大[利小便]，耳聋[泄肾火，通窍]目眩，口燥舌干[舌为心苗]，喉痹咽痛[火炎上焦]，鼻齆[热壅清道，则气窒不通]失音[清金]，脾热好眠[脾主四肢，倦则好眠。心为脾母，心热清，脾热亦除]，除烦退热，止痛排脓，破血催生，行经下乳[火不亢于内，气顺血行，故经调有准，乳汁循常]。汗多者禁用[东垣曰：肺受热邪，津液气化之源绝，则寒水断流；膀胱受湿热，癃闭约束，则小便不通，宜此治之。寒水，太阳膀胱也。朱二允曰：火在上则口燥、眼赤、鼻干，在中则心烦、呕哕、浮肿，在下则淋秘、足肿，必借此甘平之性，泻诸经之火，火退则小便自利，便利则诸经火邪，皆从小水而下降矣。君火宜木通，相火宜泽泻，利水虽同，所用各别]。藤有细孔，两头皆通[故通窍]。《本草备要》

【专题发挥】

木通泻气分湿热，防己泻血分湿热。

木通、通草，名称不同，功效有别，今之木通，古书称为通草，今之通草，古书称为通脱木，当知区别，不可混淆。

木通、通草均有清利湿热及通乳作用。但木通味苦，泄降力强，主清心火，入血分，又可通利血脉关节而通经下乳；通草甘温，泄降力缓，主清肺热，入气分，又可入胃经，通气上达而下乳汁。

[处方用名] 木通、苦木通。

芍药 [白芍　赤芍]

芍药，一名白术。味苦，平，有小毒。治邪气腹痛，除血痹，破坚积，寒热，疝瘕，止痛，利小便，益气。消痈肿，时行寒热，中恶，腹痛，腰痛。生川谷及丘陵。

二月、八月采根，曝干。须丸为之使。

白芍

【本经释难】

《本经》主邪气腹痛，除血痹，利小便，益气。

白芍药酸寒，敛津液而护营血，收阴气而泻邪热。盖泻肝之邪热，所以补脾之阴，即《本经》主邪气腹痛、益气之谓，故仲景以为补营首药。

【功能特性】

白芍药，酸、苦，平，微寒，无毒。敛津液而护营血，收阴气而泻邪热。入肝脾血分，主阳维寒热、带脉腹痛，补中、下二焦，能于土中泻木，为血痹必用之药。然须兼桂用之，方得敛中寓散之义。味苦、酸，性微寒。归肝、脾经。本品有补血敛阴作用。"肝为刚脏"，主藏血，血虚阴亏则肝阳偏亢，肝失柔和，本品养血敛阴，所以又有平肝、柔肝的作用。适用于肝血不足、肝阴亏损、肝失柔和、肝阳偏亢引起的头晕目眩、胁肋疼痛、四肢拘挛作痛，或肝脾失和、腹中挛急作痛及泻痢腹痛等。又治妇女血虚月经不调，自汗，盗汗，可以补血调经，敛阴止汗。

【配伍应用】

建中汤之妙用，人所不知，盖泻痢皆太阴之病，建中专主太阴腹痛也。其治血痹，黄芪桂枝五物汤中用之，非深达《本经》妙理者不能也。又得炙甘草治腹中急痛，同白术补脾，同芎劳泻肝，从人参补血虚，从黄连止泻痢，同姜枣温经散湿，在用者各得其宜耳。凡人阳气虚衰，阴气散漫，患腹胀满急，于补中益气药中加白芍药一味以收阴，则阳虚不受阴制之胀，得阳药便消矣。盖真武汤本治少阴精伤，而证见虚寒，非太阳膀胱癃闭之候，以其能益阴滋血，培养津液，小便自行，非通利也。至于桂枝汤中用以护营血，使邪不得内犯；建中汤中用以培土脏，而治阳邪内陷腹痛，此皆仲景用药之微妙，端不外《本经》之义。

1. 柔肝平肝：适用于血虚肝旺，头晕目眩，胁肋疼痛，或四肢拘挛作痛。如与生地黄、山药、牛膝、代赭石、龙骨、牡蛎、柏子仁等同用（建瓴汤）治肝阳上亢，头晕目眩；与柴胡、当归、白术、茯苓、炙甘草等同用（逍遥散）治血虚肝郁、胁肋疼痛；与甘草同用（芍药甘草汤）治血虚引起的四肢尤其是小腿拘挛作痛。用于肝脾失和，腹中挛急作痛或泻痢腹痛，如芍药甘草汤，即为治腹中挛急作痛的主要方剂，有寒可加肉桂，有热可加黄芩等；痛泻要方以本品配伍防风、白术、陈皮治腹痛泄泻；芍药汤以本品配伍当归、木香、槟榔、黄芩、黄连等治下痢腹痛。

2. 补血调经：适用于妇女月经不调。如调经的基本方剂四物汤即以本品与川芎、当归、熟地黄同用。

3. 敛阴止汗：适用于自汗盗汗，如配伍桂枝、生姜、甘草、大枣治阳虚自汗，配伍牡蛎、五味子、柏子仁等治阴虚盗汗。

入补脾药酒炒；入止血药醋炒；入和营药，及下利后重、血热痈毒药，并酒洗生用；入血虚、水肿、腹胀药，桂酒制用。然气虚内寒者不可用，古云减芍药以避中寒，诚不可忽。产后不可用，以其酸寒泻肝，伐生发之气也。小便不利者禁用，以膀胱得酸收敛愈秘也。而真武汤中又用于利小便者，深得《本经》之旨。反藜芦。

【汇要学按】

白芍药，酸、苦，平，微寒，敛津液而护营血，收阴气而泻邪热，入肝脾血分，主阳维寒热、带脉腹痛，补中、下二焦，能于土中泻木，为血痢必用之药。归肝、脾经，养血敛阴柔肝，补血调经止汗。

【范式开合】

白芍药，补血，泻肝，涩，敛阴。苦、酸，微寒，入肝脾血分，为手、足太阴[肺、脾]行经药。泻肝火[酸敛汗，肝以敛为泻，以散为补]，安脾肺，固腠理[肺主皮毛，脾主肌肉。肝木不克土，则脾安。土旺能生金，则肺安。脾和肺安，则腠理固矣]，和血脉，收阴气，敛逆气[酸主收敛]，散恶血，利小便[敛阴生津，小便自利，非通行之谓也]，缓中止痛[东垣曰：经曰损其肝者，缓其中，即调血也]，益气除烦，敛汗安胎，补劳退热。治泻痢后重[能除胃中湿热]，脾虚腹痛[泻痢俱太阴病，不可缺此，寒泻冷痛忌用。虞天民曰：白芍不惟治血虚，大能行气。古方治腹痛，用白芍四钱，甘草二钱，名芍药甘草汤。盖腹痛因营气不从，逆于肉里，白芍能行营气，甘草能敛逆气，又痛为肝木克脾土，白芍能伐肝故也。天民又曰：白芍只治血虚腹痛，余不治，以其酸寒收敛，无温散之功也]，心痞胁痛[胁者，肝、胆二经往来之道。其火上冲，则胃脘痛，横行则两胁痛。白芍能理中泻肝]，肺胀喘噫[嗳同]，痈肿疝瘕。其收降之体，又能入血海[冲脉为血海，男女皆有之]，而至厥阴[肝]。治鼻衄[鼻血曰衄，音女六切]目涩，肝血不足[退火益阴，肝血自足]，妇人胎产，及一切血病。又曰产后忌用[丹溪曰：以其酸寒伐生发之气也，必不得已，酒炒用之可耳。时珍曰：产后肝血已虚，不可更泻也。寇氏曰：减芍药以避中寒。微寒如芍药，古人犹谆谆告诫，况大苦大寒，可肆行而莫之忌耶？同白术补脾，同参、芪补气，同归、地补血，同芎泻肝，同甘草止腹痛，同黄连止泻痢，同防风发痘症，同姜、枣温经散湿]。赤芍药主治略同，尤能泻肝火，散恶血，治腹痛坚积，血痹疝瘕[邪聚外肾为疝，腹内为瘕]，经闭肠风，痈肿目赤[皆散泻之功]。白补而收，赤散而泻。白益脾，能于土中泻木；赤散邪，能行血中之滞。产后俱忌用。赤白各随花色，单瓣者入药。酒炒用[制其寒]，妇人血分醋炒，下痢后重不炒。恶芒硝、石斛。畏鳖甲、小蓟。反藜芦。《本草备要》

【专题发挥】

其除血痹，破坚积，治寒热疝瘕，止痛，利小便，皆指赤者而言，与白芍无预。因《本经》未分赤白，故一贯例之。芍药在《本经》无赤用之分，宋代《本草图经》始有金芍药（白芍）、木芍药（赤芍）之名。陈无己曰："白补而赤泻，白收而赤散。"后世医家才分别应用。

当归、白芍均能补血，然当归性温，适用于血虚有寒者；白芍微寒，适用于血虚有热者。二药均能止痛，但当归补血活血，行气止痛；白芍养血敛阴，平肝止痛。止痛虽同，作用各异。

［处方用名］白芍、炒白芍、大白芍、杭白芍。

赤芍

【本经释难】

《本经》除血痹，破坚积，寒热疝瘕，止痛，利小便。

赤芍药性专下气，故止痛不减当归。苏恭以为赤者利小便、下气，白者止痛和血，端不出《本经》除血痹、破坚积、止痛、利小便之旨。

【功能特性】

赤芍药，酸、苦，微寒，无毒。其主寒热疝瘕者，善行血中之滞也，故有瘀血留著作痛者宜之，非若白者酸寒收敛也。性专下气，除血痹、破坚积。治血痹、利小便之功，赤、白皆得应用。要在配合之神，乃着奇绩耳。味苦，性寒。归肝经。本品善走血分；有清热凉血、散瘀止痛、清肝泻火之功。故可用治温热入营、斑疹、吐衄、经闭、癥瘕、跌打损伤、痈肿疮疡，以及肝郁化火、目赤胁痛。总之凡血热、血瘀、肝火所致诸证，均可用之。

【配伍应用】

1. 清热凉血：适用于温邪入营、发热、舌绛、身发斑疹及血热吐衄等，常与犀角、生地黄、牡丹皮同用，如犀角地黄汤。

2. 散瘀止痛：用于血热瘀滞、经闭、痛经，常与丹参、泽兰、益母草等同用；用治跌打损伤、瘀血肿痛，又当与乳香、没药、血竭等散瘀止痛之品同用；与金银花、连翘、栀子等清热解毒药同用，还可用治痈疮肿毒、红肿热痛。

3. 清肝泻火：用于肝火上攻，目赤肿痛，常与菊花、夏枯草、决明子等同用；肝郁气滞血瘀所致胁痛者，本品又常与柴胡、香附、陈皮等同用。

【汇要学按】

赤芍药，酸、苦，微寒，善行血中之滞，主寒热疝瘕，故有瘀血留著作痛者宜之，性专下气，除血痹、破坚积。归肝经，善走血分，清热凉血、散瘀止痛、清肝泻火。

【专题发挥】

牡丹皮与赤芍均能清热凉血，活血散瘀，同可用治斑疹、吐衄、血滞经闭、跌打损伤、痈肿疮毒等。然牡丹皮长于凉血除蒸，既可用于血分实热，又可用于虚热骨蒸；而赤芍只用于血分实热，且以活血止痛见长，兼清肝火，还可用治肝热目赤，肝郁胁痛，是其不同。

〔处方用名〕赤芍、赤芍药、京赤芍。

瞿麦

瞿麦，一名巨句麦。味苦，寒，无毒。治关格，诸癃结，小便不通。出刺，决痈肿，明目，去翳，破胎堕子，下闭血。养肾气，逐膀胱邪逆，止霍乱，长毛发。生川谷。立秋采实，阴干。襄草、牡丹为之使，恶螵蛸。

【本经释难】

《本经》主关格，诸癃结，小便不通，出刺，决痈肿，明目去翳，破胎堕子，下闭血。

瞿麦利小便为君主之用，故《本经》专主关格、诸癃结、小便不通。古方通心经、利小肠，为最要药。若心经虽有热而小肠虚者，服之则心热未退，而小肠别作病矣，以其降泄太过也。《本经》又言出刺，取鲜者捣涂竹木刺也。破胎堕子、下闭血，皆利窍所致。

【功能特性】

瞿麦家种者曰洛阳，苦，寒，无毒，利小便为君主之用，古方通心经、利小肠，为最要药。味苦，性寒。归心、小肠经。本品苦寒泄降，能清心与小肠之火，利小便，去湿热，故有利水通淋之功，兼可破血通经。适用于热淋尿血，尿时涩痛，又治妇女经闭不通等。此外，外敷痈肿疮毒，有消肿止痛之效。

【配伍应用】

《金匮》方治小便不利、有水气，其人苦渴者，用瓜蒌瞿麦丸。

1. 利水通淋：用于小便淋沥热痛、短赤、血淋、石淋等，配伍萹蓄、栀子、滑石等药，如八正散。

2. 破血通经：用于血瘀经闭不通，常与活血化瘀之品，如丹参、赤芍、益母草、红花配伍应用。

内服 10 ～ 30 g。外用适量。**若心经虽有热而小肠虚者，服之则心热未退，而小肠别作病矣，以其降泄太过也。故妊娠产后小水不利，及脾虚水肿禁用，以性专泄气也。**脾气虚及孕妇忌用。

【汇要学按】

瞿麦，苦，寒，利小便为君主之用，古方通心经、利小肠，为最要药。归心、小肠经，苦寒泄降，能清心与小肠之火，利小便，去湿热，利水通淋，破血通经。

【范式开合】

瞿麦，通，利水，破血。苦寒。降心火，利小肠，逐膀胱邪热，为治淋要药 [故八正散用之。五淋大抵皆属湿热，热淋宜八正及山栀、滑石之类；血淋宜小蓟、牛膝；膏肾虚淋宜补肾，不可独泻；老人气虚者，宜参、术兼木通、山栀；亦有痰滞中焦作淋者，宜行痰兼通利药，最忌发汗，汗之必便血]。破血利窍，决痈消肿，明目去翳，通经堕胎。性利善下，虚者慎用 [寇宗奭曰：心经虽有热，而小肠虚者服之，则心热未清，而小肠别作病矣]。花大如钱，红白斑斓，色甚斌媚，俗呼洛阳花。用蕊、壳。牡丹皮为使。恶螵蛸 [产后淋当去血，瞿麦、蒲黄皆为要药]。《本草备要》

[处方用名] 瞿麦、巨麦、瞿麦穗。

玄参

玄参，一名重台。味苦，微寒，无毒。治腹中寒热积聚，女子产乳余疾。补肾气，令人目明。暴中风，伤寒，身热，支满，狂邪，忽忽不知人，温疟洒洒，血瘕，下寒血，除胸中气，下水，止烦渴，散颈下核，痈肿，心腹痛，坚癥，定五藏。生川谷。三月、四月采根，曝干。恶黄芪、干姜、大枣、山茱萸。反藜芦。

【本经释难】

《本经》主腹中寒热积聚，女子产乳余疾，补肾气，令人明目。

《本经》治腹中寒热积聚，女子产乳余疾，并可，故消瘰疬结核，治目赤肿痛，《本经》又云：补肾气，令人明目，不特治暴赤肿痛，总皆散结清火之验也。

【功能特性】

玄参—名黑参，苦，微寒，无毒。黑参入足少阴肾经，主肾水受伤，真阴失守，孤阳无根，亢而僭逆，咽喉肿痛之专药。又治伤寒阳毒，汗下不解，发斑咽痛，心下懊恼，心烦不得眠，心神颠倒欲绝者俱用。玄参清有形热滞，散结清火，专清上焦氤氲之气、无根之火。味苦、咸，性寒。入肾经。本品为滋阴降火药，且有解毒作用。用于肾阴不足，虚火上炎，咽痛，目赤或骨蒸劳热，可以滋阴降火而清虚热；用于热病伤阴，心烦失眠，口渴舌绛，可以滋阴凉血而除烦热；用于肠燥津枯的大便秘结，可以滋阴润燥，滑肠通便；用于温毒发斑或瘰疬疮毒，可以滋阴清热，凉血解毒。

【配伍应用】

滋阴降火解毒：用于阴虚火旺、咽痛、目赤或骨蒸劳热。如养阴清肺汤（《重楼玉钥》方），即以本品与生地黄、麦冬、牡丹皮、白芍、甘草、薄荷等同用，治阴虚虚火上炎的咽喉肿痛，也可用治骨蒸劳热，咳嗽咯血。用于热病伤阴，心烦失眠，口渴舌绛，多配伍生地黄、麦冬、丹参、金银花、连翘、竹叶等药，如《温病条辨》清营汤。用于肠燥津枯的大便秘结，如增液汤（《温病条辨》方），即为玄参、生地黄、麦冬所组成，可以养阴润肠通便。用于温毒发斑，瘰疬疮毒，如配伍生石膏、知母、甘草、粳米、犀角（化斑汤《温病条辨》）可治温毒发斑；配伍贝母、牡蛎（消瘰丸《医学心悟》）可以治瘰疬；配伍当归、金银花、甘草（《验方新编》四妙勇安汤）可以消痈肿疮毒。

用量 10～15g。**其性寒滑，脾虚泄泻者禁用。**本品虽有滋阴作用，但性偏降火，且能滑肠，所以阴虚而火盛者用之最宜，阴虚而火不盛者不宜久服，脾胃虚寒、食少便溏者忌服。反藜芦。

【汇要学按】

玄参，苦，微寒，入足少阴肾经，清有形热滞，散结清火，专清上焦氤氲之气、无根之火。主肾水受伤，真阴失守，孤阳无根，亢而僭逆，咽喉肿痛之专药。又治伤寒阳毒，汗下不解，发斑咽痛，心下懊恼，心烦不得眠，心神颠倒欲绝者俱用。入肾经，滋阴降火解毒。

【范式开合】

玄参，补水，泻无根之火。苦咸微寒。色黑入肾。能壮水以制火，散无根浮游之火 [肾水受寒，真阴失守，孤阳无根，发为火病]，益精明目，利咽喉，通二便。治骨蒸传尸，伤寒阳毒发斑 [亦有阴证发斑者]，懊憹 [郁闷不舒]，烦渴，温疟洒洒，喉痹咽痛 [本肾药而治上焦火证，壮水以制火也。肾脉贯肝膈，入肺中。循喉咙，系舌本。肾虚则相火上炎，此喉痹、咽肿、咳嗽、吐血之所由来也。潮热骨蒸，亦本于此。此与黄能治下焦带浊崩淋同义]，瘰疬结核 [寒散火，咸软坚]，痈疽鼠瘘 [音漏]。脾虚泄泻者忌用。蒸过焙用，勿犯铜器。恶黄芪、山茱萸、姜、枣。反藜芦。《本草备要》

【专题发挥】

玄参滋阴作用不及生地黄，但降火之力较生地黄大。玄参又能解毒，瘰疬疮毒多用之；而生地黄善于滋阴养血，阴血不足之证多用之。

［处方用名］元参、玄参、乌玄参、黑玄参。

秦艽

秦艽，一名秦爪。味苦，平，无毒。治寒热邪气，寒湿风痹，肢节痛。下水，利小便。治风，无问久新，通身挛急。生川谷。二月、八月采根，曝干。菖蒲为之使。

【本经释难】

《本经》主寒热邪气，寒湿风痹，肢节痛，下水，利小便。

凡痛有寒热，或浮肿者，多挟客邪，用此以祛风利湿，方为合剂，故《本经》治寒热邪气、寒湿风痹、肢节痛等证。

【功能特性】

秦艽，苦，平，微温，无毒。秦艽阴中微阳，可升可降，入手足阳明，以其去湿也，兼入肝胆，以其治风也。故手足不遂、黄疸酒毒及妇人带疾须之。阳明有湿，则身体酸痛、肢节烦疼及挛急不遂，有热则日晡潮热，用以祛风胜湿则愈。味辛、苦，性平。归胃、大肠经，兼肝、胆经。本品辛散苦泄，性质和平，既能散风湿，通络舒筋；又兼能利二便，导湿热外出。故善治风湿痹痛，筋脉拘挛。又治湿蒸热郁引起的骨蒸劳热，小儿疳积发热及黄疸等。

【配伍应用】

1. 散风除湿：适用于风湿痹痛，筋脉拘挛。可配伍羌活、独活、桂枝、海风藤等治风寒湿痹；也可配伍防风、防己、牡丹皮、赤芍、金银藤等治湿热痹痛。

2. 祛湿热：适用于湿蒸热郁引起的骨蒸劳热、小儿疳积发热、黄疸。如配伍鳖甲、青蒿、地骨皮、柴胡、知母等（秦艽鳖甲汤）治骨蒸劳热；配伍胡黄连、使君子、槟榔、鸡内金等治小儿疳积发热；配伍茵陈、栀子、金钱草等退黄疸。

用量 5 ～ 10 g。**若久痛虚羸，血气不能营养肢体而痛，及下体虚寒、痛酸枯瘦等病，而小便清利者，咸非秦艽所宜。气血亏虚，身疼发热，或虚寒疼痛，尿清便溏者忌服。**

【汇要学按】

秦艽，苦，平，微温，无毒。秦艽阴中微阳，可升可降，入手足阳明，以其去湿也，兼入肝胆，以其治风也。归胃、大肠经，兼肝、胆经。本品辛散苦泄，性质和平，既能散风湿，通络舒筋；又兼能利二便，导湿热外出。

【范式开合】

秦艽，宣，去寒湿。苦燥湿，辛散风。去肠胃之热，益肝胆之气，养血荣筋 [风药中润剂，散药中补剂]。**治风寒湿痹** [经曰：风、寒、湿三气杂至，合而为痹。风胜为行痹，寒胜为痛痹，湿胜为着痹。痹在于骨则体重，在脉则血涩，在筋则拘挛，在肉则不仁，在皮则寒]，**通身挛急** [血不荣筋]，**虚劳骨蒸** [时珍曰：手足阳明经药，兼入肝胆。阳明有湿，则手足酸痛寒热，有热则日晡潮热骨蒸。《圣惠方》治急劳烦热，秦艽、柴胡各一两，甘草五钱，为末，每服三钱。治小儿骨蒸潮热、食减瘦弱，秦艽、炙甘草各一两，每服一二钱，钱乙加薄荷五钱]，**疸黄酒毒，肠风泻血，口噤牙痛** [齿下龈属手阳明大肠经。张洁古曰：秦艽能去下牙痛，及本经风湿]，**湿胜风淫之证。利大小便** [牛乳点服，兼治黄疸，烦渴便赤]。**形作罗纹相交，长大黄白左纹者良。菖蒲为使，畏牛乳。**《本草备要》

【专题发挥】

雷公云：左文列为秦，治湿病。右文列为艽，治香港脚。今药肆多右文者，慎勿混合。今庸师喜用秦艽，且不辨左文、右文，凡遇痛证，动辄用之，失其旨矣。

苍耳子、秦艽均能散风除湿，然苍耳子温和疏达，虽可用于痹痛拘挛，但临床多用于风寒头痛、鼻渊流涕及皮肤风湿瘙痒之症；秦艽性平，常用于风湿痹痛，不论寒湿、湿热皆可应用，并可用于骨蒸劳热、小儿疳积发热及黄疸等。

[处方用名] 秦艽、西秦艽、左秦艽。

百合

百合，一名重箱，一名摩罗，一名中逢花，一名强瞿。味甘，平，无毒。治邪气腹胀，心痛，利大小便，补中益气。<small>寒热，通身疼痛及乳难，喉痹，止涕泪。</small>生山谷。二月、八月采根，曝干。

【本经释难】

《本经》主邪气腹胀心痛，利大小便，补中益气。

《本经》主邪气腹胀心痛，亦是散积蓄之邪，今世所昧也；其曰利大小便者，性专降泄耳；其曰补中益气者，邪热去而脾胃安矣。

【功能特性】

百合，甘，平，无毒，白花者补脾肺，能补土清金，止嗽，利小便。赤花者名山丹，散瘀血药用之。红花者活血，治妇人崩中，其蕊敷疗肿恶疮。味甘、淡，性微寒。归肺、心经。本品有润肺止咳，清心安神作用。适用于肺热咳嗽，劳嗽咯血，热病后期虚烦惊悸、失眠多梦等症。

【配伍应用】

仲景百合病兼地黄用之，取其能消瘀血也。

1. 润肺止咳：适用于肺热咳嗽，劳嗽咯血。如《济生方》百花膏，即百合与款冬花等份研末蜜丸服，治肺热久咳或痰中有血；《慎斋遗书》百合固金汤，以本品配伍熟地黄、生地黄、玄参、贝母、桔梗、甘草、麦冬、白芍、当归，治虚劳发热，咳嗽咽痛，咯血。

2. 清心安神：适用于虚烦惊悸、失眠多梦。如《金匮要略》以本品为主药，与知母（百合知母汤）或生地黄（百合地黄汤）等药同用，以治热病后，余热未清，出现的上述证候。

用量10～30 g。**性专降泄，中气虚寒、二便滑泄者忌之。**本品为寒润之物，所以风寒咳嗽，或中寒便清者忌服。

【汇要学按】

百合，甘，平，无毒，白花者补脾肺，能补土清金，止嗽，利小便。赤花者名山丹，散瘀血药用之。红花者活血，治妇人崩中，其蕊敷疗肿恶疮。

味甘、淡，性微寒。归肺、心经。本品有润肺止咳，清心安神的作用。

【范式开合】

百合，润肺，止嗽。甘，平。润肺宁心，清热止嗽，益气调中，止涕泪[涕泪，肺肝热也。经曰：肺为涕，肝为泪，心为汗，脾为涎，肾为唾]，利二便。治浮肿胪胀，痞满寒热，疮肿乳痈，伤寒百合病[行住坐卧不安，如有鬼神状。苏颂曰：病名百合，而用百合治之，不识其义。李士材曰：亦清心安神之效耳。朱二允曰：久嗽之人，肺气必虚，虚则宜敛。百合之甘敛，胜于五味之酸收]。花白者入药。《本草备要》

【专题发挥】

《中吴纪闻》云百合乃蚯蚓所化，此洵有之。余亲见包山土罅中有变化未全者，大略野生百合，蚓化有之。其清热解毒，散积消瘀，乃蚓之本性耳。

[处方用名] 百合、野百合。

知母

知母，一名蚔母，一名连母，一名野蓼，一名地参，一名水参，一名水浚，一名货母，一名蝭母。味苦，寒，无毒。治消渴，热中，除邪气，肢体浮肿。下水，补不足，益气。伤寒，久疟，烦热，胁下邪气，膈中恶及风汗，内疸。生川谷。二月、八月采根，曝干。多服令人泄。

【本经释难】

《本经》主消渴热中，除邪气，肢体浮肿，下水，补不足，益气。

《本经》言除邪气、肢体浮肿，是指湿热水气而言，故下文云下水。补不足、益气，乃湿热相火有余，烁灼精气之候，故用此清热养阴，邪热去则正气复矣。

【功能特性】

知母，苦，平，寒，无毒，肥白者良。知母沉降，入足少阴气分，及足阳明、手足太阴，能泻有余相火，理消渴烦蒸。味苦，性寒。归肺、胃、肾经。本品苦寒质润，能上清肺热而泻火，下润肾燥而滋阴，中泻胃火而除烦渴。故可用于热病烦渴、消渴、肺热咳嗽、阴虚燥咳、骨蒸潮热等症，因其滋阴降火、润燥滑肠，所以，又可用于阴虚二便不利之症。

【配伍应用】

1. 清热除烦：适用于外感热病、高热、烦躁、渴欲饮冷，多以知母佐石膏以清热除烦，如白虎汤。

2. 清肺润燥：用治阴虚燥咳，常与川贝母同用，如《太平惠民和剂局方》二母丸，亦可与沙参、麦冬、天冬等同用。用于肺热咳嗽、痰黄黏稠，多与黄芩、瓜蒌、浙贝母等同用。但本品偏于润肺燥，总以肺热燥咳为宜。

3. 滋阴降火：用于阴虚火旺、骨蒸劳热、盗汗、心烦、咯血等，多与黄柏配伍，加入养阴药中同用，如知柏地黄丸、大补阴丸；还可用于消渴，宜与天花粉、麦冬、黄连等清热生津药同用；用于阴虚有热，小便不利，当重用知母、黄柏，少佐以肉桂，则有滋阴降火、化气通关功效，如《兰室秘藏》通关丸；与生何首乌、火麻仁同用，又可用治阴虚肠燥便秘。

生知母泻火功效较强，宜用于肺胃实热；盐知母味咸入肾，长于滋阴，宜用于肾阴不足、相火浮动及骨蒸劳热等。**外感表证未除、泻痢燥渴忌之。脾胃虚热人误服，令人作泻减食，故虚损大忌。近世误为滋阴上剂、劳瘵神丹，因而夭枉者多矣。**知母滋阴、缓泻，故脾虚便溏者，不宜使用。

【汇要学按】

知母，苦，平，寒，无毒，肥白者良。知母沉降，入足少阴气分，及足阳明、手足太阴，能泻有余相火，理消渴烦蒸。归肺、胃、肾经。本品苦寒质润，能上清肺热而泻火，下润肾燥而滋阴，中泻胃火而除烦渴。

【范式开合】

知母，泻火补水，润燥滑肠。辛苦寒滑。上清肺金而泻火 [泻胃热、膀胱邪热、肾命相火] **，下润肾燥而滋阴，入二经气分** [黄柏入二经血分，故二药必相须而行] **。消痰定嗽，止渴安胎** [莫非清火之用] **。治伤寒烦热，蓐劳** [产劳] **骨蒸** [退有汗之骨蒸] **，燥渴虚烦，久疟下痢** [治嗽者，清肺火也。治渴者，清胃热也。退骨蒸者，泻肾火也] **，利二便，消浮肿** [小便利则肿消。

东垣曰：热在上焦气分，结秘而渴，乃肺中伏热，不能生水，膀胱绝其化源。宜用渗湿之药，泻火清金，滋水之化源。热在下焦血分，便闭而不渴，乃真水不足，膀胱干涸，无阴则阳无以化。宜用黄柏、知母大苦寒之药，滋肾与膀胱之阴。而阳自化，小便自通。

丹溪曰：小便不通，有热有湿，有气结于下，宜清、宜燥、宜升。又有隔二隔三之治：如肺不燥，但膀胱热，宜泻膀胱，此正治；如因肺热不能生水，则清肺，此隔二之治；如因脾湿不运而精不上升，故肺不能生水，则燥胃健脾，此隔三之治。泻膀胱，黄柏、知母之类；清肺，车前、茯苓之类；燥脾，二术之类。昂按：凡病皆有隔二隔三之治，不独便闭也] **。然苦寒伤胃而滑肠，多服令人泻** [李士材曰：苦寒肃杀，非长养万物者也。世以其滋阴，施之虚损之人，则如水益深矣，特表出以为戒] **。得酒良。上行酒浸，下行盐水拌。忌铁。**《本草备要》

【专题发挥】

石膏、知母皆有清热泻火、除烦止渴功效，用于肺胃郁火、津伤烦渴、发热等气分热证，有协同作用。但两者功效不尽相同，石膏偏重清泻肺胃实火，治疗肺热喘咳及胃火头痛、牙痛，每多用之；知母重在滋润肺胃之燥，治疗肺燥咳嗽及津伤口渴者，甚为恰当。且知母更长于滋肾阴而降火，润肠燥而通便，故用于肺肾阴虚之消渴、骨蒸潮热及阴虚二便不利尤为相宜。

［处方用名］知母、肥知母、盐知母。

贝母［川贝母　浙贝母］

贝母，一名空草。味辛，平，无毒。治伤寒烦热，淋沥邪气，疝瘕，喉痹，乳难，金疮，风痉。腹中结实，心下满，咳嗽，上气，止烦热，渴，出汗，安五藏，利骨髓。生晋地。

十月采根，曝干。厚朴、白薇为之使，恶桃花。畏秦艽、礜石、莽草。反乌头。

【本经释难】

《本经》主伤寒烦热，淋沥邪风，疝瘕喉痹，乳难金疮，风痉。

详《本经》主伤寒烦热者，甘寒能解烦热也；淋沥者，热结二肠也，清心肺郁热而淋沥通矣；疝瘕者，足厥阴之邪干手厥阴也，《经》曰：诊得心脉搏滑急，为心疝，少腹当有形也；喉痹者，热郁结于上也，《经》云：一阴一阳结，谓之喉痹，心主三焦之脉，皆络于喉也；乳难者，郁热结于手足厥阴也；风痉者，金疮热郁生风而成痉，总取解散郁结之邪也。

【功能特性】

贝母，甘、苦，平，微寒，无毒，乃手太阴肺经气分药，兼入手少阴心经。一名虻，《鄘风》言"采其虻"，善解心胸郁结之气，故诗人以此寓焉。肺受心包火乘，因而生痰；或为邪热所干，喘嗽烦闷，非此莫治。川贝母味苦、甘，微寒；浙贝母味苦，性寒，均归肺、心二经。具有清化热痰，开郁散结的作用。浙贝母苦寒泄降，故适用于外感风邪、痰热郁肺所致的咳嗽痰稠及忧郁烦闷、瘰疬痰核、痈肿疮毒之证；川贝母苦甘微寒，滋润性强，能润肺燥，适用于肺热燥咳及肺虚劳嗽。

【配伍应用】

仲景治伤寒寒实结胸、外无热证者，小陷胸汤主之，白散亦可。二方一主热痰内结，一主寒实内结，虽同一例，治不可混也。浙产者，治疝瘕，喉痹，乳难，金疮，风痉，一切痈疡。又同苦参、当归治妊娠小便难，同青黛治人面恶疮，同连翘治项上结核，皆取其开郁散结、化痰解毒之功也。

1. 清化热痰：用于外感风邪、痰热郁肺所致的咳嗽痰黄而稠，宜以浙贝母配伍知母、黄芩、杏仁、甘草等。如《圣济总录》贝母丸，配伍杏仁、甘草，治肺热咳嗽多痰，咽喉干痛。《太平惠民和剂局方》二母丸，贝母与知母同用，治肺热咳逆。

2. 润肺止咳：适用于肺热燥咳及虚劳咳嗽，宜以川贝母配伍紫菀、款冬花、麦冬、沙参等。如《证治准绳》贝母散，配伍杏仁、紫菀、款冬花、麦冬等止咳养阴药，用于肺燥咳嗽及久咳。

3. 泄热开郁散结：用于瘰疬痰核，常与玄参、牡蛎同用，如消瘰丸；用于痈疡初起，可与连翘、蒲公英、天花粉等同用，如消痈散毒汤；用于痰热互结，或气郁化热而致心胸郁闷疼痛，可与瓜蒌、郁金、香附等同用。

此外，配伍乌贼骨、甘草（乌贝散）治疗胃溃疡、胃痛。

水煎 5 ～ 10 g，研末冲服 1 ～ 2 g。属寒湿痰嗽者，不宜用，反乌头。

【汇要学按】

贝母，甘、苦，平，微寒，无毒，乃手太阴肺经气分药，兼入手少阴心经。善解心胸郁结之气。肺受心包火乘，因而生痰；或为邪热所干，喘嗽烦闷，非此莫治。川贝母味苦、甘，微寒；浙贝母味苦性寒，均归肺、心二经。具有清化热痰，开郁散结作用。

【范式开合】

贝母，宣，散结，泻热，润肺，清火。微寒，苦泻心火，辛散肺郁[入肺经气分，心火降则肺气宁。《诗》曰：言采其虻。虻即贝母也。取其解郁]。润心肺，清虚痰。治虚劳烦热，咳嗽上气，吐血咯血，肺痿肺痈，喉痹[君相之火]目眩[火热上攻]，淋沥[小肠邪热，心与小肠相表里，肺为气化之源]瘿瘤[化痰]，乳闭产难。功专散结除热，敷恶疮[唐时有人膊上生疮如人面，能饮酒食物，亦无他苦。遍投诸药悉受之，至贝母。疮乃蹙眉，灌之数日，成痂而愈]，敛疮口[火降邪散，疮口自敛，非贝母性收敛也。俗以半夏燥毒，代以贝母，不知贝母寒润，主肺家燥痰，半夏温燥，主脾家湿痰，设或误用，贻误非浅。故凡风、寒、湿、食诸痰，贝母非所宜也，宜用半夏、南星]。川产开瓣者良，独颗无瓣者不堪用。去心，糯米拌炒黄，捣用。厚朴、白薇为使。畏秦艽。反乌头。《本草备要》

【专题发挥】

贝母，川者味甘最佳，西者味薄次之，象山者微苦又次之，一种大而苦者，仅能解毒，并去心用。凡肺经药皆当去心，不独贝母也。其独颗无瓣者，名丹龙睛，误服令人筋不收持。

俗以半夏性燥，用贝母代之，不知贝母寒润，治肺家燥痰，痰因郁结者宜之。半夏性燥，治脾胃湿痰，痰因湿滞者宜之，二者天渊，何可代用。若虚劳咳嗽，吐血咯血，肺痿肺痈，痈疽及诸郁火证，半夏乃禁忌，皆贝母为向导也。至于脾胃湿热，涎化为痰，久则生火，火痰上攻，昏愦僵仆蹇涩诸证，生死旦夕，岂贝母可治乎！

此外，尚有土贝母一种，实与浙贝母、川贝母非为一类，只具解毒消肿疗痈之功，专治痈肿疮毒，无止咳化痰之效，故治肺病，不能代用。

[处方用名] 川贝母、川贝（以上为川贝母），浙贝母、象贝母、大贝（以上为浙贝母）。

白芷

白芷，一名芳香，一名蓠。味辛，温，无毒。治女人漏下赤白、血闭、阴肿、寒热、风头侵目泪出，长肌肤，润泽。可作面脂。久渴，呕吐，胁满，头眩，目痒。生川谷下泽。二月、八月采根，曝干。可作浴汤。当归为之使。恶旋覆花。

【本经释难】

《本经》主女人漏下赤白，血闭阴肿，寒热头风，侵目泪出，长肌肤，润泽颜色，可作面脂。

《本经》之旨，性善祛风，女人漏下赤白，皆风入胞门所致。辛香入脾，故又能散温，血闭阴肿及寒热头风，侵目泪出，总取辛散利窍之功。其长肌肤、润泽颜色者，则有排脓长肉之力，所以外科用之。

【功能特性】

白芷即都梁香，辛、苦、温，无毒，辛香升发行手阳明，性温气厚行足阳明，芳香上达入手太阴，为解利阳明风热头痛，及寒热头风、侵目泪出之要药。其所主之病不离三经：如寒热头风，眉棱骨痛，头目齿痛，三经之风热也；漏下赤白，痈疽，头面皮肤风痹燥痒，三经之湿热也。风热者辛以散之，湿热者温以除之。味辛，性温。归胃、大肠、肺经。本品辛可散风，温燥除湿，芳香上达，故可通窍，能散胃、大肠、肺三经风湿之邪，而以胃经为主。胃经之脉，上行头面，所以善治外感风邪、头目昏痛、眉棱骨痛、牙痛、鼻渊鼻塞流涕等。因能散风湿，又治皮肤风湿瘙痒或风湿痹痛。且能活血消肿排脓，可治痈疽疮疡等外科病证，此外，还可用于妇女寒湿腹痛，赤白带下。

【配伍应用】

都梁丸治崩漏赤白。痘疹起胀，连皮肿者，于解毒药内用之，预杜将来发痒之患。今人用治肠痈，有败脓淋露不已，腥秽殊甚，遂致脐腹冷痛，须此排脓，脓尽，乃以他药补之。烧烟辟虫蛇；为末，新汲水调，频灌，解蛇毒内攻；和胆矾、麝香掺蛇伤溃烂。

1. 散风燥湿，芳香通窍：用于风邪头痛，眉棱骨痛，牙痛，鼻渊等。如《是斋百一选方》都梁丸，即单用本品研末蜜丸如弹子大，每服一丸，荆芥汤下，治风邪头痛；《普济方》白芷、防风等份研末蜜丸，每服一钱，治偏正头风，痛不可忍；《丹溪心法》白芷与黄芩同用，治风热眉棱骨痛；《济生方》苍耳散，即白芷、薄荷、辛夷、苍耳子四药组成，用治鼻渊流浊涕不止；用于皮肤风湿瘙痒或风湿痹痛，可与防风、秦艽、豨莶草等药配伍应用。

2. 消肿排脓：用于痈疽疮疡，常配伍金银花、甘草、天花粉、当归、赤芍等，如仙方活命饮。

此外，还可用于妇女白带过多，可与乌贼骨、椿根皮等药同用，可起燥湿止带的功效。

性温而升，味苦而散。故呕吐因于热者、漏下赤白因于火者勿用。痈疽溃后亦宜渐减，以其能耗胃气也。本品辛散温燥，能耗血散气，故不宜于阴虚火旺之证。痈疽溃后宜渐减去。

【汇要学按】

白芷，辛、苦，温，无毒，辛香升发行手阳明，性温气厚行足阳明，芳香上达入手太阴，为解利阳明风热头痛，及寒热头风、侵目泪出之要药。其所主之病不离三经：如寒热头风，眉棱骨痛，头目齿痛，三经之风热也；漏下赤白，痈疽，头面皮肤风痹燥痒，三经之湿热也。风热者辛以散之，湿热者温以除之。归胃、大肠、肺经。本品辛可散风，温燥除湿，芳香上达，故可通窍，能散胃、大肠、肺三经风湿之邪，而以胃经为主。善治外感风邪，头目昏痛，眉棱骨痛，牙痛，鼻渊鼻塞流涕等。因能散风湿，又治皮肤风湿瘙痒或风湿痹痛。且能活血消肿排脓，可治痈疽疮疡等外科病证，此外，还可用于妇女寒湿腹痛，赤白带下。

【范式开合】

白芷，宣，发表，祛风，散湿。辛散风，温除湿，芳香通窍而表汗。行手足阳明 [大肠、胃]，入手太阴 [肺，色白味辛，故入肺]，而为阳明主药 [阳明之脉营于面，故治头面诸疾]。治阳明头目昏痛 [杨吉老方，白芷汤泡四五遍，蜜丸弹子大，名都梁丸。每服一丸，荆芥点醋茶嚼下。杨吉老，名介，治王定国病时在都梁，因以名丸]，眉棱骨痛 [风热与痰，同酒浸黄芩为末，茶下]，牙痛 [上龈属足阳明，下龈属手阳明，二经风热] 鼻渊，[肺主鼻，风热乘肺，上烁于脑，故鼻多浊涕而渊。经曰：脑渗为涕，宜同细辛、辛夷治之]，目痒泪出，面皯 [干去声，面黑气] 瘢疵 [可作面脂]，皮肤燥痒，三经风热之病。及血崩血闭，肠风痔，痈疽疮疡，三经湿热之病。活血排脓 [肠有败脓血，淋露腥秽，致脐腹冷痛，须此排之]，生肌止痛，解砒毒、蛇伤 [先以绳扎伤处，酒调下白芷末五钱。种白芷，能辟蛇]。又治产后伤风，血虚头痛 [自鱼尾上攻，多在日晚，宜四物加辛、芷。如气虚头痛，多在清晨，宜芎、藁，倍参、芪。保寿堂治正、偏头痛，白芷、川芎各三钱，搽牛脑上，加酒顿熟，热食尽醉，其病如失。鱼尾，目之上角]。然其性升散，血热有虚火者禁用。色白、气香者佳，或微炒用。当归为使。恶旋覆花。《本草备要》

[处方用名] 白芷、香白芷。

淫羊藿

淫羊藿，一名刚前。味辛，寒，无毒。治阴痿，绝伤，茎中痛，利小便，益气力，强志。消瘰疬，赤痈，下部有疮、洗出虫，丈夫久服令人有子。生山谷。薯蓣为之使。

【本经释难】

《本经》主阴痿绝伤，茎中痛，利小便，益气力，强志。

辛以润肾，温以助阳，故《本经》治阴痿绝伤等证，真阳不足者宜之。

【功能特性】

淫羊藿—名仙灵脾，辛，温，无毒，羊脂或酒炒用，手足阳明、三焦、命门药也。坚筋骨、消瘰疬，一切冷风劳气，筋骨挛急，四肢不仁，补腰膝，强气力。味辛、甘，性温。归肝、肾经。本品为补肾壮阳药，可以强筋骨，所以适用于肾阳不足引起的阳痿及腰膝无力。又有祛风湿作用，也可用于风寒湿痹、疼痛麻木之症。

【配伍应用】

一味仙灵脾酒，为偏风不遂之要药。

1. 补肾阳、强筋骨：适用于阳痿、腰膝无力。可以单用浸酒服，也可与熟地黄、枸杞子、仙茅、蛇床子、韭菜子、肉苁蓉等补肾壮阳药同用。

2. 祛风除湿：适用于风湿痹痛，或肢体麻木。如《太平圣惠方》仙灵脾散，即以本品配伍威灵仙、苍耳子、桂心、川芎等药同用，治上述病证。又如《食医心镜》淫羊藿酒，即以本品一斤，烧酒十斤浸十日，每服一两，一日二三次（酒量小者酌减），治风寒湿痹、疼痛或麻木，也治阳痿。

此外，还可用本品配伍助阳滋阴药仙茅、巴戟天、当归、知母、黄柏同用（二仙汤），治妇女月经不调证见阴阳两虚者，对妇女更年期高血压也有效。

用量 10～15 g。惟阴虚走精、强阳不痿禁服。本品燥烈，伤阴助火，阴虚火旺者不宜服。

【汇要学按】

淫羊藿，辛，温，无毒，羊脂或酒炒用，手足阳明、三焦、命门药也。坚筋骨、消瘰疬，一切冷风劳气，筋骨挛急，四肢不仁，补腰膝，强气力。归肝、肾经。本品为补肾壮阳药，可以强筋骨，所以适用于肾阳不足引起的阳痿及腰膝无力。又有祛风湿作用，也可用于风寒湿痹、疼痛麻木之症。

【范式开合】

淫羊藿，补肾命。辛香甘温。入肝肾。补命门[时珍曰：手足阳明、三焦、命门药]，益精气，坚筋骨，利小便。治绝阳不兴，绝阴不产，冷风劳气，四肢不仁[手足麻木]。一名仙灵脾。北部有羊，一日百合，食此藿所致，故名。去枝，羊脂拌炒。山药为使。得酒良。《本草备要》

［处方用名］淫羊藿、仙灵脾。

黄芩

黄芩，一名腐肠。味苦，平，无毒。治诸热，黄疸，肠澼，泄利，逐水，下血闭，恶疮，疽蚀，火疡。痰热，胃中热，消谷，利小肠，小儿腹痛。生川谷。三月三日采根，阴干。

得厚朴、黄连止腹痛。得五味子、牡蒙、牡蛎令人有子。得黄芪、白薇、赤小豆疗鼠瘘。山茱萸、龙骨为之使。恶葱实。畏丹砂、牡丹、藜芦。

【本经释难】

《本经》主诸热黄疸，肠澼泄利，逐水下血闭，治恶疮疽蚀火疡。

用黄芩以治表里诸热，使邪从小肠而泄。皆《本经》主诸热之纲旨。其黄疸肠澼泻痢之治，取苦寒以去湿热也。逐水下血闭者，火郁血热之所致，火降则血行，水下血闭自通矣。

【功能特性】

黄芩，苦，寒，无毒。黄芩苦燥而坚肠胃，故湿热黄疸、肠澼泻痢为必用之药。其枯芩性升，入手太阴经，清肌表之热。条芩性降，泻肝胆大肠之火，除胃中热。芩虽苦寒，毕竟治标之药，惟躯壳热者宜之。其条实者兼行冲脉，治血热妄行。归肺、大肠、小肠、脾、胆诸经。苦能燥湿，寒能清热，善清肺、大肠、小肠、脾、胆诸经之湿热。尤长于清泻肺与大肠之火。且可安胎。常用于热病烦热不退，或肺热咳嗽；湿热痞满，或泻痢腹痛，怀胎蕴热，胎动不安等症。用治热积于内而致吐衄下血，或痈肿疔疮、目赤肿痛，又有泻火解毒之效。

【配伍应用】

得酒炒上行，主膈上诸热；得芍药、甘草，治下痢脓血、腹痛后重、身热；佐黄连治诸疮痛不可忍；同黑参治喉间腥臭；助白术安胎，盖黄芩能清热凉血，白术能补脾统血也。此惟胎热升动不宁者宜之，胎寒下坠及食少便溏者，慎勿混用。

丹溪言黄芩治三焦火。仲景治伤寒少阳证用小柴胡汤，汗下不解、胸满心烦用柴胡桂姜汤，温病用黄芩汤，太阳少阳合病用葛根黄芩黄连汤，心下痞满用泻心汤，寒格吐逆用干姜黄芩黄连人参汤等方，皆用黄芩以治表里诸热，使邪从小肠而泄。古方有一味子芩丸，治妇人血热、经水暴下不止者最效。

1.清热燥湿：适用于湿温、暑温初起，湿热郁阻气机，胸闷腹胀，呕恶尿赤，湿重于热者，常配滑石、豆蔻、通草等芳化渗利之品同用，如黄芩滑石汤，热重于湿者，常配茵陈、木通、连翘等清热利湿药同用，如甘露消毒丹，均取本品善清湿热之功，还可用治湿热中阻，痞满呕吐，常与黄连、干姜、半夏等同用，如半夏泻心汤，又用治湿热痢疾及泄泻者，常配芍药、甘草、大枣同用，如《伤寒论》黄芩汤。

本品尚清肝胆湿热，还可辅助茵陈、栀子、柴胡等，治湿热黄疸。

2.泻火解毒：本品主清肺火及上焦实热，故适用于肺热咳嗽，常与桑白皮、知母、麦冬等同用，如清肺汤，用治外感热病邪郁上焦，高热烦渴，常与薄荷、连翘、栀子、竹叶等同用，如凉膈散；用治上焦火盛，咽喉肿痛，常与金银花、连翘、牛蒡子、玄参等同用；用治血热吐衄，火毒疮疡，又可与大黄、黄连同用，如泻心汤。

3.清热安胎：适用于怀胎蕴热、胎动不安之症，常与当归、白芍、白术等同用，如《金匮要略》当归散。

用量 3～12 g。中空者为枯芩，入肺，细实者为子芩，入大肠，并煮熟酒炒用。体轻虚者名"枯芩"（片芩），善清肺火；体重实者名"子芩"，善清大肠火。清上部热宜酒炒，清肝胆热宜猪胆汁炒。若阴虚伏热，虚阳发露，可轻试乎？若血虚发热，肾虚挟寒，及妊娠胎寒下坠，脉迟小弱，皆不可用，以其苦寒而伐生发之气也。脾胃虚寒者不宜服。

【汇要学按】

黄芩，苦，寒，无毒。黄芩苦燥而坚肠胃，故湿热黄疸、肠澼泻痢为必用之药。其枯芩性升，入手太阴经，清肌表之热。条芩性降，泻肝胆大肠之火，除胃中热。芩虽苦寒，毕竟治标之药，惟躯壳热者宜之。其条实者兼行冲脉，治血热妄行。归肺、大肠、小肠、脾、胆诸经。苦能燥湿，寒能清热，善清肺、大肠、小肠、脾、胆诸经之湿热。尤长于清泻肺与大肠之火。且可安胎。

【范式开合】

黄芩，泻火，除湿。苦入心，寒胜热。泻中焦实火，除脾家湿热。治痢腹痛[便血曰，寒痛忌用。凡腹痛有寒热、虚实、食积、瘀血、痰湿之不同。寒宜温，热宜清，虚宜补，实宜下，食宜消导，瘀血宜行散，痰湿宜化痰利湿。痛时手不可按者为实痛，按之痛止者为虚痛]，寒热往来[邪在少阳]，黄疸五淋，血闭[实热在血分]气逆，痈疽疮疡，及诸失血。消痰[丹溪以黄芩降痰，假其降火也。按痰因火动，当先降火]利水，解渴安胎[胎孕宜清热凉血，血不妄行则胎安]，养阴退阳，补膀胱水。酒炒则上行，泻肺火，利胸中气[肺主气，热伤气，泻热所以保肺]。治上焦之风热、湿热[丹溪曰：黄芩上、中二焦药]，火嗽喉腥[五臭，肺为腥]，目赤肿痛。过服损胃。血虚、寒中者禁用[得柴胡退寒热，得芍药治痢，得厚朴、黄连止腹痛，得桑皮泻肺火，得白术安胎之圣药。时珍曰：仲景治少阳证小柴胡汤，太阳少阳合病下利黄芩汤，少阳证下后心下满而不痛泻心汤，并用之。盖黄连苦寒，入心泻热，除脾家湿热，使胃火不流入肺，不致刑金，即所以保肺也。肺虚不宜者，苦寒伤土，损其母也。少阳证虽在半表半里，而心膈痞满，实兼心、肺上焦之邪。心烦喜呕，默默不欲食，又兼脾、胃中焦之证，故用黄芩以治手，足少阳相火，黄芩亦少阳药也。杨士瀛曰：柴胡退热，不及黄芩。时珍曰：柴胡乃苦以发之，散火之标也；黄芩乃寒能胜热，折火之本也。东垣治肺热，身如火燎，烦躁引饮，而昼盛者，宜一味黄芩汤，以泻肺经气分之火，黄芩一两煎服。《本事方》用治崩中、暴下]。黄明者良。中虚名枯芩，即片芩，泻肺火，清肌表之热。内实名条芩，即子芩，泻大肠火，补膀胱水。上行酒炒。泻肝，胆火，猪胆汁炒。山茱萸、龙骨为使。畏牡丹皮、丹砂。

《本草备要》

【专题发挥】

昔人以柴胡去热不及黄芩，盖柴胡专主少阳往来寒热，少阳为枢，非柴胡不能宣通中外；黄芩专主阳明蒸热，阳明居中，非黄芩不能开泄蕴隆。一主风木客邪，一主湿土蕴著，讵可混论。

［处方用名］黄芩、子芩、条芩、枯芩、酒芩黄、芩炭。

茅根［白茅根］

茅根，一名兰根，一名茹根。味甘，寒，无毒。治劳伤、羸弱，补中益气，除瘀血、血闭、寒热，利小便。除客热在肠胃，止渴，坚筋，妇人崩中，久服利人。其苗，主下水。生山谷、田野。六月采根。

【本经释难】

《本经》主劳伤虚羸，补中益气，除瘀血血闭寒热，利小便。

《本经》主治劳伤虚羸者，以甘寒能滋虚热，而无伤犯胃气之虞也。言补中益气，胃热去而中气复，是指客邪入伤中州，渐成虚羸而言，非劳伤本病所宜。

【功能特性】

白茅根—名地筋，甘，寒，无毒。甘寒能降除伏热，利小便，止渴。味甘、性寒。归心、肺、胃、膀胱经。本品甘寒，入心经，走血分，长于清热凉血、止血，可用治血热妄行之多种出血症，尤善止尿血，入肺胃经，泻火降逆、生津止渴，还可用治热病烦热口渴，以及胃火哕逆呕吐、肺热气逆喘咳，入膀胱经，甘寒渗泄、利尿通淋，泄热结之水肿，利湿热之黄疸。

【配伍应用】

治伤寒呃逆喘哕，吐衄便溺诸血，治黄疸，水肿，胃反上气，五淋疼热，及痘疮干紫不起，但呕吐衄亦有因于寒者，即非所宜。

1. 凉血止血：适用于血热妄行的吐血、衄血、尿血等症。如《备急千金要方》治吐血；《太平圣惠方》治鼻衄；《谈野翁方》治尿血，均单以本品取效。临床常用本品配蒲黄、小蓟、墨旱莲治尿血；用鲜茅根配鲜小蓟、鲜藕节治咯血，也常配侧柏叶、栀子、牡丹皮等同用，如十灰散，用治多种血热出血症。

2. 生津止渴：适用于热病烦热口渴，本品寒不伤胃，甘不腻膈，为清热生津止渴的佳品，常与芦根、天花粉等同用。

3.利尿通淋：适用于湿热壅滞所形成的黄疸、水肿、热淋涩痛。如用本品配西瓜皮、玉米须、赤小豆同用，浓煎服对黄疸、水肿均有疗效。单用白茅根250～500g浓煎服，对水肿（肾炎）有效。又与瞿麦、滑石、冬葵子、淡竹叶、黄芩、冬瓜子同用，如瞿麦汤，治心经蕴热、小便淋痛。

此外，《小品方》茅根汤，用本品配葛根；用治热病呕哕，《太平圣惠方》如神汤，用本品配桑白皮同用，治肺热喘咳。目前临床均作辅药使用。

用量10～15g，鲜品用30～60g。

【汇要学按】

白茅根，甘，寒，无毒。甘寒能降除伏热，利小便，止渴。归心、肺、胃、膀胱经。本品甘寒，入心经，走血分，长于清热凉血、止血，可用治血热妄行之多种出血症，尤善止尿血，入肺胃经，泻火降逆、生津止渴，还可用治热病烦热口渴，以及胃火哕逆呕吐、肺热气逆喘咳，入膀胱经，甘寒渗泄、利尿通淋，泄热结之水肿，利湿热之黄疸。

【范式开合】

白茅根，泻火，补中，止血，止哕。甘寒。入手少阴[心]，足太阴、阳明[脾胃]。补中益气，除伏热，消瘀血，利小便，解酒毒。治吐、衄诸血[心肝火旺，逼血上行，则吐血；肺火盛，则衄血。茅根甘和血，寒凉血，引火下降，故治之。扑损瘀血，捣汁服。名茅花汤。亦治鼻衄产淋]，血闭寒热[血瘀则闭，闭则寒热作矣]，淋沥崩中[血热则崩]，伤寒哕逆[即呃逆。《说文》曰：哕，气牾也。东垣作干呕之甚者，未是]，肺热喘急，内热烦渴，黄疸水肿[清火行水。时珍曰：良品也，世人以微而忽之，惟事苦寒之剂，伤冲和之气，乌足知此哉]。茅针，溃痈疖[酒煮服。一针溃一孔，二针溃二孔]，口疮之神药。角蒿。《本草备要》

【专题发挥】

白茅根—名地筋，与百脉根相类，百脉根出巴西，他处罕得。昔人考本草功用，言白茅根与百脉根相类。今肃州不行岁贡，百脉根无从可得，而止渴去热之用，白茅根裕如也。其茅花甘温，色白轻虚，力能上升入肺，散热止衄。屋上败茅，研敷斑疮湿烂，取其收湿之力也。

芦根、白茅根均能生津止渴、清胃止呕，同可用治热病烦渴、胃热呕哕。然芦根偏行气分，长于清热降火，以清透气分邪热；而茅根偏走血分，善除血分之热，以清热凉血。

［处方用名］白茅根、鲜茅根。

紫菀

紫菀，一名青菀。味苦，温，无毒。治咳逆上气，胸中寒热结气，去蛊毒，痿厥，安五藏。五劳，体虚，补不足，小儿惊痫。生山谷。二月、三月采根，阴干。款冬为之使。恶天雄、瞿麦、雷丸、远志，畏茵陈蒿。

【本经释难】

《本经》主咳逆上气，胸中寒热结气，去蛊毒，痿躄，安五脏。女菀治风寒洗洗，霍乱泄利，肠鸣上下无常处，惊痫，寒热百病。

《本经》止咳逆上气、胸中寒热结气，取性疏利肺经血气也。去蛊毒痿躄者，以其辛苦微温，能散结降气，蛊毒自不能留；痿躄由肺热叶焦，紫菀专通肺气，使热从溲便去耳。《别录》疗咳唾脓血。《大明》消痰止渴，皆滋肺经血气之效。《本经》主风寒洗洗，霍乱泄利，肠鸣上下无常处，惊痫，寒热百病，一皆气分受伤之病。

【功能特性】

紫菀白者名女菀，苦、辛，微温，无毒，或酒洗，或蜜水炒用，肺经血分之药。紫菀专通肺气，以其辛苦微温，能散结降气，疏利肺经血气。味辛、苦，性温。归肺经。本品辛散苦降，温润不燥，既入肺经气分，又入血分，能疏利肺经气血，而为润肺下气、消痰止咳的要药。不论外感咳嗽或内伤咳嗽，不论寒嗽或热咳，皆可配用，但以风寒外束、肺气壅实的咳喘痰多之证，用之最宜。

【配伍应用】

《金匮》泽漆汤用以治咳而脉沉者，咳属肺，脉沉则血分之病也。亦治下痢肺痛，与紫参同功。其性辛而不燥，润而不寒，补而不滞，善调五劳体虚，止咳定喘，疗惊悸，吐衄诸血。又能通调水道，故溺涩便血单服一两即效。《肘后方》治人面黑令白，方用女菀三分、铅丹一分为末，醋浆服一刀圭，日进三服，十日大便黑，二十一日面白便止，过用则太白矣；《千金方》用酒服，男十日，女二十日，黑色皆从大便去。三十岁后不可服，以肺气渐减，不可复泄也。

润肺下气：消痰止咳，用于外感咳嗽、咳痰不爽者，可与荆芥、桔梗、百部、白前等药配用，如止嗽散；用于阴虚劳热、痰中带血之证，可与知母、川贝母、阿胶等同用，如紫菀汤；对于久嗽不瘥者，又常与款冬花、百部合用，如紫菀百花散。

用量 3～10 g。**然大泄肺气，阴虚肺热干咳禁用，以其性专温散，而无培养之力也。白者曰女菀，大泄肺气。凡阴虚火旺的燥咳、咯血及实热咳嗽，均不宜单独应用。**

【汇要学按】

紫菀，苦、辛，微温，无毒，肺经血分之药。紫菀专通肺气，以其辛苦微温，能散结降气，疏利肺经血气。归肺经。本品辛散苦降，温润不燥，既入肺经气分，又入血分，能疏利肺经气血，而为润肺下气、消痰止咳的要药。

【范式开合】

紫菀，润肺，泻火。辛温润肺，苦温下气。补虚调中，消痰止渴。治寒热结气，咳逆上气，咳吐脓血[专治血痰，为血劳圣药]**，肺经虚热，小儿惊痫**[亦虚而有热]**。能开喉痹，取恶涎，然辛散性滑，不宜多用独用**[《本草汇》云：苦能达下，辛可益金，故吐血保肺，收为上剂。虽入至高善于达下，使气化及于州都，小便自利，人所不知。李士材曰：辛而不燥，润而不寒，补而不滞，诚金玉君子，非多用独用，不能速效。州都，膀胱也]。**根作节、紫色润软者良**[人多以车前、旋覆根伪之，误服误人]。**去头须蜜水浸，焙用。款冬为使。恶天雄、瞿麦、藁本、远志。畏茵陈。白者名菀**[时珍曰：紫入血分，白入气分]。 《本草备要》

［处方用名］紫菀、紫菀茸、炙紫菀。

紫草

紫草，一名紫丹，一名紫芙。味苦，寒，无毒。治心腹邪气，五疸，补中益气，利九窍，通水道。腹肿胀，满痛。以合膏，治小儿疮及面皶。生山谷。三月采根，阴干。

【本经释难】

《本经》主心腹邪气，五疸，补中益气，利九窍。

《本经》言治心腹邪气、五瘅者，乃活血利窍之义，发痘即活血利窍之大端也；言补中益气者，营血和，则中气受益矣。

【功能特性】

紫草，甘、咸，寒，无毒。紫草入心包络及肝经血分，其功专于凉血活血，利大小肠，故痘疹欲出未出，血热毒盛，大便闭涩，色干枯而毒不得越者宜之；已出而紫黑便闭者亦可用。盖紫草凉血，血凉则毒出。世俗误以为宣发之药，非也。味咸、甘，性寒。归心、肝经。本品甘寒清热，咸能入血，功能凉血活血、解毒透疹，兼可利尿滑肠。凡因血热毒盛而斑疹不透者，用之能凉血解毒，尤适用于斑疹紫黑，二便闭涩之症，可使二便通利、血凉疹透。此外，尚可用治痈肿疮疡毒盛便秘之症。又以本品熬膏外敷可治湿疮溃疡。

【配伍应用】

1. 凉血活血、解毒透疹：适用于血热毒盛所致的痘疹欲出不透，或斑疹因血热毒盛而色不红活等症，可与大青叶、牛蒡子、连翘、黄连、葛根、红花等凉血解毒、活血透疹药配伍，如《麻科活人书》当归红花散。

2. 凉血解毒：用于痈肿溃疡、火伤、冻伤等症，可与当归、白芷、血竭等配伍，熬膏外敷，如《外科正宗》生肌玉红膏。

用量 3～10g，外用适量，熬膏外敷。痘疹，若已出而色红活者不宜，或白陷，及大小便利者，忌之。本品寒滑，故便溏者忌服。

【汇要学按】

紫草，甘、咸，寒，无毒。紫草入心包络及肝经血分，其功专于凉血活血，利大小肠，故痘疹欲出未出，血热毒盛，大便闭涩，色干枯而毒不得越者宜之；已出而紫黑便闭者亦可用。归心、肝经。本品甘寒清热，咸能入血，功能凉血活血、解毒透疹，兼可利尿滑肠。又以本品熬膏外敷可治湿疮溃疡。

【范式开合】

紫草，泻血热，滑肠。甘咸气寒。入厥阴[心包、肝]血分。凉血活血，利九窍，通二便[咸寒性滑]。治心腹邪气[即热也]，水肿五疸，癣恶疮[血热所致]及痘疮血热毒盛、二便闭涩者[血热则毒闭，得紫草凉，则血行而毒出。大便利者忌之。《活幼心书》云：紫草性寒，小儿脾实者可用，脾虚者反能作泻。古方惟用茸，取其初得阳气，以类触类，用发痘疮。今人不达此理，一概用之误矣]。**泻者**忌用。去头须，酒洗。《本草备要》

【专题发挥】

紫草，色深紫而脆者良，淡紫质坚者曰紫梗，不入药。

［处方用名］紫草、紫草根、老紫草。

茜根

茜根，一名地血，一名茹芦，一名茅搜，一名倩。味苦，寒，无毒。治寒湿风痹，黄疸，补中。止血，内崩下血，膀胱不足，踒跌，蛊毒，久服益精气，轻身，可以染绛。生川谷。二月、三月采根，曝干。畏鼠姑。

【本经释难】

《本经》主寒湿风痹，黄疸，补中。

《本经》又以治寒湿风痹、黄疸者，是湿热之邪痹着营分，用以清理邪湿，则脾胃健运，寒湿风痹无所留著，而黄疸自除矣。其治女子经水不通甚效。

【功能特性】

茜草《素问》名藘茹，又名茹藘，俗名血见愁，苦、辛，微温，无毒。茜根色赤而性温，味苦而带辛，色赤入营，性温行滞，味辛入肝，手足厥阴血分药也。用以清理邪湿，其治女子经水不通甚效。味苦、性寒。归肝、心包经。本品苦能泄降，寒能清热，入肝、心包二经血分。炒炭可止血化瘀，用治吐血、衄血、便血、尿血，以及妇女崩漏下血，生用能清血热、行瘀血，还可用治妇女经闭不通、瘀阻腹痛。但习惯上本品多作止血药使用，尤以血热有瘀的出血症，最为相宜。

【配伍应用】

详《素问》四乌贼骨一藘茹丸，治妇人脱血、血枯。《千金翼》治内崩下血，皆取以散经中瘀积也。

1. 止血化瘀：本品炒炭适用于血热有瘀所致的吐血、衄血、便血、血痢及崩漏出血等症。如本品与大小蓟、牡丹皮、栀子等凉血止血药同用，即十灰散，可用治吐血、衄血等多种血热妄行的出血症。又本品配清热泻火、凉血解毒的黄芩、黄连、栀子，以及生地黄、当归、地榆等治疗血痢，如《证治准绳》茜根散。如本品与黄芪、白术、山茱萸及乌贼骨、棕榈炭、五倍子等益气统血、收敛止血药同用，还可用治虚寒性崩漏带下，如固冲汤。又茜草根配紫珠草、白及，等份研末，加压包扎，可用治外伤出血症，内服对上消化道出血也有效。

近来，用茜草根与丹参、紫草、鸡血藤、大枣同用，可治疗过敏性紫癜。

2. 凉血行瘀：本品生用可清血热、行血瘀，适用于妇女瘀血经闭及产后瘀阻、恶露不下，可大剂量单用本品加酒煎服，有活血通经之效，也常配桃仁、红花、当归及赤芍、益母草等同用。

用量 10～15 g，外用适量。止血则炒炭，行血则生用。**病患虽见血证，若泄泻饮食不进者，勿服。**

【汇要学按】

茜草，苦、辛，微温，无毒。茜根色赤而性温，味苦而带辛，色赤入营，性温行滞，味辛入肝，手足厥阴血分药也。用以清理邪湿，其治女子经水不通甚效。味苦、性寒。归肝、心包经。本品苦能泄降，寒能清热，入肝、心包二经血分。炒炭可止血化瘀。

【范式开合】

茜草，通，行血。色赤入营，气温行滞，味酸走肝，而咸走血[《本经》苦寒]，入厥阴[心包、肝]血分。能行血止血[能行故能止。消瘀通经，又能止吐崩尿血]，消瘀通经[酒煎一两，通经甚效]。治风痹黄疸[疸有五：黄疸、谷疸、酒疸、黄汗疸、女劳疸。此盖蓄血发黄，不专于温热者也。女劳疸必属肾虚，亦不可以湿热例治。当用四物、知、柏壮其水，参、术培其气，随证而加利湿清热药]，崩运扑损，痔瘘疮疖。血少者忌用。根可染绛，忌铁。《本草备要》

［处方用名］茜草炭、生茜草、茜草根、茜草。

白鲜皮

白鲜皮，味苦，寒，无毒。治头风，黄疸，咳逆，淋沥，女子阴中肿痛，湿痹死肌，不可屈伸、起止、行步。四肢不安、时行，腹中大热，饮水欲走、大呼，小儿惊痫，妇人产后余痛。生川谷。四月、五月采根，阴干。恶桑螵蛸、桔梗、茯苓、草薢。

【本经释难】

《本经》主头风黄疸，咳逆淋沥，女子阴中肿痛，湿痹死肌，不可屈伸、起止、行步。

《本经》所主，皆风湿热邪蕴酿经中之病。

【功能特性】

白鲜皮—名白羊鲜，苦、咸，寒，无毒。白鲜皮气寒善行，味苦性燥，足太阴、阳明经祛风湿热药也，兼入手太阴、阳明，为诸黄风痹要药。味苦，性寒。入脾、胃经。本品苦能燥湿，寒能清热，为去湿热之品，能使湿热从小便而出。多用于湿热疮毒及风疹、疥、癣等症。因能利湿除热，故李时珍说："为诸黄风痹之要药"。黄疸本是湿热为病，因能去湿热，故可退黄；而风痹作痛，必须兼有湿热者方可用之。

【配伍应用】

《千金》治婴儿风痫，热则生风，胸中有痰，白羊鲜汤取其善祛风热也。世医只施之于疮科，浅矣。

燥湿清热解毒：治湿热疮毒，遍身脓窠，黄水淋漓，肌肉破烂，如《疡医大全》方，以本品配伍何首乌、金银花、荆芥、防风、苍术、苦参、连翘、木通等祛风解毒除湿药同用；治风疹疥癣，多配伍苦参、地肤子等药同用；治黄疸，可与茵陈同用，如《沈氏尊生书》白鲜皮汤。治风湿热痹，常与苍术、黄柏、牛膝、防己等同用。

内服 5～10 g。外用适量，煎汤洗患处。**下部虚寒之人，虽有湿证勿用。**

【汇要学按】

白鲜皮，苦、咸，寒，无毒。白鲜皮气寒善行，味苦性燥，足太阴、阳明经祛风湿热药也，兼入手太阴、阳明，为诸黄风痹要药。入脾、胃经。本品苦能燥湿，寒能清热，为去湿热之品，能使湿热从小便而出。多用于湿热疮毒及风疹、疥、癣等症。

【范式开合】

白鲜皮，通，祛风湿。气寒善行，味苦性燥[行水故燥]。入脾、胃除湿热，兼入膀胱、小肠。行水道，通关节，利九窍。为诸黄、风痹之要药[一味白藓皮汤，治产后风。时珍曰：世医止施之疮科，浅矣]。兼治风疮疥癣，女子阴中肿痛[湿热乘虚客肾与膀胱所致]。根黄白而心实。取皮用。恶桑螵蛸、桔梗、茯苓、萆薢。《本草备要》

【专题发挥】

白鲜皮与苦参均能清热燥湿，同可用治湿热疮毒、风疹疥癣，以及黄疸尿赤等症。然苦参功胜，兼可利小便，且可杀虫止痒，还可用治麻风，并可代黄连治痢，而白鲜皮又为"诸黄风痹之要药"。

［处方用名］白鲜皮。

藁本

藁本，一名鬼卿，一名地新。味辛，温，无毒。治妇人疝瘕，阴中寒肿痛，腹中急。除风头痛，长肌肤，悦颜色。风邪鸇曳，金疮。生山谷。正月、二月采根，曝干，三十日成。可作沐药，面脂。恶閭茹。

【本经释难】

《本经》主妇人疝瘕，阴中寒肿痛，腹中急，除风头痛，长肌肤，悦颜色。

今人只知本为治巅顶头脑之药，而《本经》治妇人疝瘕，腹中急，阴中寒等证，皆太阳经寒湿为病，亦属客邪内犯之候，故用藁本祛风除湿，则中外之疾皆瘳，岂特除风头痛而已哉？云长肌肤，悦颜色者，外用作面脂之类是也。

【功能特性】

藁本，辛、苦，温，无毒。本性升，属阳，为足太阳寒郁经中、头项巅顶痛及大寒犯脑连齿颊痛之专药。女人阴肿疝疼，督脉为病，脊强而厥，亦多用之。味辛，性温。归膀胱经。本品芳香燥散，气雄而烈，能去太阳经风寒湿邪，善治风寒头痛，特别是巅顶头痛。也可用于外感风寒湿邪引起的肢体酸痛及风湿痹痛。此外，还可治由寒湿引起的腹痛泄泻等症。外用可治皮肤风湿。

【配伍应用】

雾露之邪中于上焦，须兼木香。风客于胃泄泻，脾胃药中宜加用之。

散风寒湿邪：适用于风寒感冒头痛、巅顶痛，如《广济方》即以本品为主药配伍川芎、细辛、葱头煎服；若外感风寒湿邪，一身尽痛，又常与羌活、独活、川芎、防风、蔓荆子等药同用，如羌活胜湿汤。

内服 3～10 g，外用适量，煎汤洗或研末敷。但头痛挟内热，春夏温病，热病，头痛口渴及产后血虚，火炎头痛，皆不可服。血虚头痛忌服。

【汇要学按】

藁本，辛、苦，温，无毒。本性升，属阳，为足太阳寒郁经中、头项巅顶痛及大寒犯脑连齿颊痛之专药。女人阴肿疝疼，督脉为病，脊强而厥，亦多用之。归膀胱经。本品芳香燥散，气雄而烈，能去太阳经风寒湿邪，善治风寒头痛，特别是巅顶头痛。

【范式开合】

藁本，宣，祛风寒湿。辛温雄壮，为太阳经[膀胱]风药，寒郁本经、头痛连脑者必用之[凡巅顶痛，宜藁本、防风，酒炒升、柴]。治督脉为病，脊强而厥[督脉并太阳经贯脊]；又能下行去湿，治妇人疝瘕，阴寒肿痛，腹中急痛[皆太阳寒湿]，胃风泄泻[夏英公病泄，医以虚治不效。霍翁曰：此风客于胃也，饮以本汤而愈。盖本能除风湿耳]，粉刺酒[音查，和白芷作面脂良]。根紫色似芎而轻虚，气香味麻。《本草备要》

【专题发挥】

藁本，香而燥者良，臭而润者勿用。

本品作用与羌活相近，而尤善治巅顶头痛。

［处方用名］藁本、川藁本。

狗脊

狗脊，一名百枝。味苦，平，无毒。治腰背强，关机缓急，周痹，寒湿膝痛。颇利老人。失溺不节，男子脚弱，腰痛，风邪，淋露，少气，目暗，坚脊，利俯仰，女子伤中，关节重。生川谷。二月、八月采根，曝干。萆薢为之使。恶败酱。

【本经释难】

《本经》主腰背强，关机缓急，周痹，寒湿膝痛，颇利老人。

狗脊为强筋骨要药，故《本经》主腰背强、周痹寒湿等疾。颇利老人者，补益肾气而坚强筋骨也。其性味形类与萆薢相似，而功用亦不甚相远。

【功能特性】

狗脊《本经》名百枝，苦，平，微温，无毒，为强筋骨要药，补益肾气而坚强筋骨也。味苦、甘，性温。归肝、肾经。本品功能补肝肾、强腰膝，兼可除风寒湿邪。常用于腰背强痛、俯仰不利、膝痛脚弱、筋骨无力等症，而对肝肾不足兼有风寒湿邪者最为适宜。又治肾气不固的小便不禁及妇女白带过多，有温补固摄的作用。

【配伍应用】

四宝丹用金毛狗脊去毛，盐泥固济煅红，苏木、萆薢、川乌头生用，等分为末，醋和丸，温酒盐汤下二十丸，治男妇毒风脚软，肾气虚弱。又病后足肿，煎汤洗效。

1. 补肝肾、强腰膝、祛风湿：适用于腰背强痛、俯仰不利、膝痛脚弱、筋骨无力等症。如《易简方便医书》狗脊饮，即以本品配伍杜仲、续断、牛膝、虎骨胶、木瓜、海风藤、桑枝、松节、熟地黄、桂枝、秦艽等水煎服，治肝肾不足，兼感风湿引起的上述证候。

2. 温补固摄：适用于小便不禁及妇女白带过多。如《四川中药志》方，以本品配伍木瓜、五加皮、杜仲治腰痛，小便过多；《普济方》以本品配伍鹿茸、白蔹治妇女冲任虚寒、带下纯白。

用量 10～16 g。因有温补固摄作用，所以肾虚有热、小便不利或短涩黄赤、口苦舌干者均忌服。

【汇要学按】

狗脊，苦，平，微温，无毒，为强筋骨要药，补益肾气而坚强筋骨也。归肝、肾经。本品功能补肝肾、强腰膝，兼可除风寒湿邪。

【范式开合】

狗脊，平补肝肾。苦坚肾，甘益血[能强汗]，温养气。治失溺不节[肾虚]、脚弱、腰痛、寒湿、周痹[经曰：内不在脏腑，而外未发于皮，独居分肉之间，真气不能周，命曰周痹]。除风虚，强机关，利俯仰[滋肾益肝，则骨健而筋强]。有黄毛如狗形，故曰金毛狗脊。去毛，切，酒拌蒸。萆薢为使。熬膏良。《本草备要》

【专题发挥】

狗脊，酒浸，炒去毛用。

本品能补肝肾，强腰膝，兼祛风寒湿邪，且有温补固摄作用，故与杜仲、续断比较，同中有异。

［处方用名］狗脊、金毛狗脊、生狗脊、制狗脊。

萆薢［粉萆薢］

萆薢，一名赤节。味苦，平，无毒。治腰背痛，强骨节，风寒湿周痹，恶疮不瘳，热气。伤中，恚怒，阴痿，失溺，关节老血，老人五缓。生山谷。二月、八月采根，曝干。薏苡仁为之使。畏葵根、大黄、柴胡、牡蛎。

【本经释难】

《本经》主腰脊痛，强骨节，除风寒湿周痹，恶疮不瘳，热气。

入肝祛风、入胃祛湿，故《本经》主寒湿周痹、恶疮热气等病。昔人称其摄精之功，或称逐水之效，何说相悬耶？不知胃气健旺则湿浊去，而肾无邪湿之扰，肾脏自能收摄也。

【功能特性】

萆薢，苦、甘，平，无毒。萆薢苦平，胃与肝家药也，入肝搜风，胃气健旺则湿浊去，而肾无邪湿之扰，肾脏自能收摄也。味苦，性平。入肾、胃经。功能利湿去浊、祛风除痹，适用于小便混浊、白带过多、腰膝关节痛等症，又治皮肤湿热疮毒。前人有萆薢"治湿最长，治风次之，治寒则尤次"之说，可供参考。

【配伍应用】

胃气健旺则湿浊去，而肾无邪湿之扰，肾脏自能收摄也。杨氏萆薢分清饮专主浊病，正得此意。又主阴痿失溺、老人五缓者，总取行阳之力，以利关节助健运也。

1. 利湿去浊：用于下焦湿浊所致之膏淋（如乳糜尿）、女子带下等症，常与茯苓、石菖蒲、乌药等同用。如萆薢分清饮。

2. 祛风除痹：用于风湿腰膝痹痛，可与白术、牛膝、薏苡仁、防己等同用。

3. 下焦湿热疮毒，可配土茯苓、黄柏等应用。

用量 10～15 g。忌茗、醋。若阴虚滑精，及元气下陷不能摄精、小便频数、大便引急者误用，病必转剧，以其温散不利于阴也。肾虚阴亏者忌服。

【汇要学按】

萆薢，苦、甘，平，无毒。萆薢苦平，胃与肝家药也，入肝搜风，胃气健旺则湿浊去，而肾无邪湿之扰，肾脏自能收摄也。入肾、胃经。功能利湿去浊、祛风除痹，适用于小便混浊、白带过多、腰膝关节痛等症，又治皮肤湿热疮毒。

【范式开合】

萆薢，通，祛风湿，补下焦。甘苦性平。入足阳明、厥阴 [胃、肝]。祛风去湿，以固下焦 [阳明主肉，属湿。厥阴主筋，属风]，补肝虚 [祛风]，坚筋骨 [风湿去，则筋骨坚]，益精明目。治风寒湿痹，腰痛久冷，关节老血，膀胱宿水，阴痿失溺，茎痛遗浊，痔瘘恶疮 [诸病皆阳明湿热流入下焦，萆薢能除浊厘清，古方有萆薢厘清饮。史国信云：若欲兴阳，先滋筋力。

若欲便清，先分肝火。《万金护命方》云：凡人小便频数、便时痛不可忍者，此疾必因大肠秘热不通，水液只就小肠，大肠愈加

193

干竭，甚则身热心躁，思水，即重证也。此疾本因贪酒色，或过食辛热、荤腻之物，积有热毒，腐物、瘀血，乘虚流入小肠，故便时作痛也。此便数而痛，与淋证涩而痛不同，宜用萆薢一两，盐水炒，为末，每服二三钱，使水道转入大肠，仍以葱汤频洗谷道，令气得通，则便数及痛自减也。肾有二窍，淋证出于溺窍，浊证出于精窍]。有黄、白二种，黄长鞭[音硬]，白虚软，软者良。薏苡为使。畏大黄、柴胡、前胡。忌茗、醋[时珍曰：萆薢、菝葜、土茯苓，形不同而主治不甚相远，岂一类数种乎？萆薢根细长、浅白，菝葜根作块而黄]。《本草备要》

【专题发挥】

产川中，大块色白而松脆者为萆薢，若色黄赤者即菝葜也。一种小块质坚硬者为土萆薢，不堪入药。菝葜与萆薢相类，《别录》主腰背痛风痹，皆取祛湿热、利水、坚筋骨之义。

[处方用名] 萆薢、粉萆薢。

薇衔 [鹿衔草]

薇衔，一名麋衔。味苦，平，无毒。治风湿痹，历节痛，惊痫，吐血，悸气，贼风，鼠瘘，痈肿。暴症，逐水，治瘘蹶，久服轻身，明目。生川泽。七月采茎、叶，阴干。得秦皮良。

【本经释难】

《本经》主风湿痹，历节痛，惊痫，吐血，悸气，贼风，鼠瘘，痈肿。

《本经》专主风湿痹、历节痛，取其能除痹著血脉之风湿也。又治惊痫悸气，吐咯诸血，以其能走胃与肾肝血分，专理血中邪湿，而无留滞之患。近世治吐血、咯血用之，以其能温补冲督之精血也。

【功能特性】

薇衔，苦、涩，温，无毒，能除痹著血脉之风湿，能走胃与肾肝血分，专理血中邪湿，而无留滞之患，能温补冲督之精血也。味甘、苦，性温。归肝、肾经。有祛风湿、强筋骨、止血作用。

【配伍应用】

《素问》同泽术治酒风身热懈惰，汗出如浴，恶风少气之病，亦取其能除痹著血脉之风湿也。

1. 祛风湿、强筋骨：用于风湿痹痛、腰膝无力，可配伍独活、桑寄生、牛膝等药同用。

2. 止血：用于咳嗽咯血，以本品配伍白及各四钱，水煎服（《山西中草药》方）。用于崩漏，以本品五钱配伍地榆炭一两，水煎服（《吉林中草药》方）。用于外伤出血，用鲜草捣烂或干品研末敷。

用量 15～30 g，煎汤或炖肉。外用适量，捣烂或研末敷。

【汇要学按】

薇衔，苦、涩，温，无毒，能除痹著血脉之风湿，能走胃与肾肝血分，专理血中邪湿，而无留滞之患，能温补冲督之精血也。味甘、苦，性温。归肝、肾经。有祛风湿、强筋骨作用，适用于风湿痹痛、腰膝无力。又有止血作用，内服治吐血、崩漏，外敷止外伤出血。

【范式开合】

薇衔，《素问》谓之麋衔，《唐本》曰鹿衔，《千金》曰鹿药草，言鹿有疾，衔此草即瘥也。其叶大而面绿背紫者为真。苏恭言有大小二种。保升言叶似荒蔚，丛生有毛者，吴凤草也。

陕人名为鹿胞草，言鹿食此，即能成胎，其性温，补下元可知。今吴兴山中间亦产此。每于初夏，群鹿引子衔食乃去，洵为确真无疑。采得晒干，一味浸酒，最为有益。但性专助阳，力能走散阴精，故藏器云：妇人服之绝产无子，良有见乎此也。其子名延寿果，味微涩而甘，惟秦地有之，不特有益于老人，而婴儿先天不足者尤为上药。惜乎，南方罕得也。

［处方用名］鹿蹄草、鹿衔草、鹿含草。

水萍［浮萍］

水萍，一名水花。味辛，寒，无毒。治暴热身痒，下水气，胜酒，长须发，止消渴。久服轻身。生池泽水上。_{三月采，曝干。}

【本经释难】

《本经》主暴热身痒，下水气，胜酒，长须发，止消渴。

《本经》主暴热身痒者，专疏肌表风热也；下水气者，兼通阳明肉理也；胜酒者，阳明通达而能去酒毒也；长须发者，毛窍利而血脉荣也；止消渴者，经气和而津液复也。

【功能特性】

水萍，辛，寒，无毒。浮萍发汗胜于麻黄，下水捷于通草。恶疾疠风遍身者，浓煎浴半日多效。其性轻浮，入肺经，达皮肤，故能发扬邪汗。浮萍为祛风专药。味辛，性寒。归肺、膀胱经。本品辛寒泄热，轻浮升散，故能宣肺发汗，解表透疹；又能通调水道，下达膀胱而利尿退肿。临床适用于外感风热、发热无汗、麻疹不透、风疹瘙痒、小便不利、水肿等症。因药力较强，故前人有"发汗胜于麻黄，利水捷于通草"之说。

【配伍应用】

去风丹，用紫背浮萍为末，蜜丸弹子大，豆淋酒下一丸，治大风癫风，一切有余风湿脚气，及三十六种风，皆验。

1. 发汗解表：用于风热表证所致的发热无汗或麻疹透发不畅，或风疹瘙痒等症，可配伍薄荷、牛蒡子、蝉蜕等。

2. 利水消肿：用于水肿，小便不利而有表证者，单用或配伍其他利水药同用。

用量 3～10 g，而元气本虚人服之，未有不转增剧者。至于表虚自汗者，尤为戈戟。体弱多汗者慎用。

【汇要学按】

水萍，辛，寒，无毒。浮萍发汗胜于麻黄，下水捷于通草。其性轻浮，入肺经，达皮肤，故能发扬邪汗。浮萍为祛风专药。味辛，性寒。归肺、膀胱经。本品辛寒泄热，轻浮升散，故能宣肺发汗，解表透疹；又能通调水道，下达膀胱而利尿退肿。

【范式开合】

水萍，轻，发汗，利湿。辛散轻浮。入肺经，达皮肤，能发扬邪汗[丹溪曰：浮萍发汗，甚于麻黄]，止瘙痒、消渴[捣汁服]，生于水，又能下水气，利小便。治一切风湿瘫痪[浮萍一味，蜜丸酒服，治三十六种风；浓煮汁浴，治恶疾疮癞遍身]。烧烟辟蚊。紫背者良。

【专题发挥】

麻黄与浮萍皆能宣肺气、开毛窍、通水道而有发汗利水之功，均可用治外感发热无汗、小便不利、水肿等症。然其不同之处：麻黄辛温，适用于外感风寒、恶寒无汗之症，且兼平喘止咳；浮萍辛寒，适用于外感风热、发热无汗之症，又能泄热、透疹。

［处方用名］浮萍、浮萍草、紫背浮萍。

地榆

地榆，味苦，微寒，无毒。治妇人乳痓痛，七伤、带下十二病，止痛，除恶肉，止汗气，消酒，明目，治金疮。热疮，除消渴，补绝伤，产后内塞。生山谷。二月、八月采根，曝干。可作金疮膏。得发良。恶麦门冬。

【本经释难】

《本经》主妇人乳产，痓痛，七伤，带下，五漏，止痛，止汗，除恶肉，疗金疮。

《本经》主乳产、痓痛、七伤、带下、五漏者，是指去血过多、肝风内生之象。又云止汗、止痛、除恶肉、疗金疮者，以其能和血也。

【功能特性】

地榆，苦、涩，微寒，无毒。地榆入足厥阴，兼行手足阳明，体沉而降，善入下焦理血。味苦、酸，性微寒。入肝、大肠经。本品味苦沉降，酸涩收敛，微寒清热，"且清不虑其过泄，涩亦不虑其或滞"，为清热凉血、收涩止血之佳品。前人说："其性沉降入下焦力""古方断下多用之"，故本品虽能治一切血热出血症，而尤以下焦火盛、血热妄行的便血、痔血、血痢、崩漏下血等症尤为适宜。还可用治痈肿疮毒、水火烫伤，又有消肿止痛、生肌敛疮之功，而为治烫伤要药。

【配伍应用】

诸疮痛者，加地榆，痒者，加黄芩，以其能散血热也。烧灰，香油调敷火烫，乃借火气引散血中之火毒耳。梢专行血，不可混用。

1.凉血止血：用治下焦热盛所致便血、痔血、血痢、尿血、崩漏下血等症，常单用或与醋煎服即可。用治便血痔血，又常配槐角、生地黄、防风等同用，如地榆槐角丸；用治湿热血痢，又当配当归、黄连、木香等同用，如《证治准绳》地榆丸；如用治血热崩漏，又可配生地黄、黄芩、牡丹皮等同用，如《傅青主女科》凉血止崩汤。

2.消肿止痛、生肌敛疮：用治痈肿疮毒，单用研末涂敷患处或煎汤频洗，也可与金银花、蒲公英、连翘等清热解毒药同用，有消肿止痛之功。用治水火烫伤，常去生地黄研极细末，麻油调敷，也可用地榆炭 8、黄柏 4、大黄 2、寒水石 2、生石膏 4 同用，共研极细末，植物油调敷患处，即烫火散。本品可使疮面分泌物减少，疼痛减轻，愈合加速，为治烫伤要药。

地榆去梢，酒拌炒黑用。内服 10～15 g。外用适量。若气虚下陷而崩带，及久痢脓血瘀晦不鲜者，又为切禁。性能伤胃，误服多致口噤不食。

【汇要学按】

地榆，苦、涩，微寒，无毒。地榆入足厥阴，兼行手足阳明，体沉而降，善入下焦理血。味苦、酸，性微寒。入肝、大肠经。本品味苦沉降，酸涩收敛，微寒清热，为清热凉血、收涩止血之佳品。还可用治痈肿疮毒、水火烫伤，又有消肿止痛、生肌敛疮之功，而为治烫伤要药。

【范式开合】

地榆，涩，止血。苦酸微寒。性沉而涩[本草未尝言涩，然能收汗止血，皆酸敛之功也]，入下焦，除血热。治吐衄崩中[血虚禁用]，肠风[血鲜者为肠风，随感而见也；血瘀者为脏毒，积久而发也。粪前为近血，出肠、胃；粪后为远血，出肺、肝]血痢[苏颂曰：古方断下多用之。寇宗奭曰：虚寒泻痢，及初起者忌用。苏颂，著《本草图科》]。似柳根，外黑里红。取上截，炒黑用。梢皮行血。得发良。恶麦冬。《本草备要》

【专题发挥】

大蓟、小蓟、侧柏叶、墨旱莲、羊蹄根、苎麻根、槐花、槐角、地榆均为凉血止血药。大蓟小蓟功同，大蓟长于止血解毒；小蓟兼能利尿，善治血淋尿血。侧柏叶兼能生发、乌发，用治血熬脱发为好。墨旱莲养阴乌发，以治肝肾不足，须发早白为宜。槐花、槐角、地榆均为治肠风下血、血痢崩漏的要药，槐花、槐角又能清肝降火，地榆又能消肿止痛、生肌敛疮，各有所长，不可不辨。

［处方用名］地榆、生地黄榆、地榆炭。

海藻

海藻，一名落首。味苦，寒，无毒。治瘿瘤气，颈下核，破散结气，痈肿，癥瘕，坚气，腹中上下鸣，下十二水肿。皮间积聚，暴㿉，留气热结。生东海池泽。

七月七日采，曝干。反甘草。

【本经释难】

《本经》主瘿瘤结气，散颈硬核，疗痈肿癥瘕坚气，腹中上下雷鸣，下十二种水肿。

海藻咸能润下，寒能泄热利水，故《本经》主瘿瘤结核，痈肿癥瘕，散十二经水及除浮肿脚气、留饮痰气之湿热，使邪从小便而出。

【功能特性】

海藻，苦、咸，寒，小毒，咸能润下，寒能泄热利水，使邪从小便而出。经云：咸能软坚。味苦、咸，性寒。归肝、胃、肾经。苦以泄结，咸可软坚，寒能清热，故有软坚散结、清热消痰利水等功效，为瘿瘤瘰疬常用之品，并可用于腹中肿块、睾丸肿痛、痰饮水肿等症。

【配伍应用】

营气不从，外为浮肿，随各引经药治之。

1. 消痰散结：《世医得效方》治瘰疬结核，用海藻、僵蚕共为末，白梅煎汤为丸，每服二钱，日服二次；《证治准绳》治瘿瘤结肿的海藻丸，即以本品为主，配伍昆布、海蛤等药，治瘰疬痰核的成药内消瘰疬丸，则与夏枯草、连翘、玄参等配用。

2. 利水消肿：用于脚气浮肿及水肿，可与泽泻等利水药同用。

用量 10 ～ 15 g，反甘草。

【汇要学按】

海藻，苦、咸，寒，小毒，咸能润下，寒能泄热利水，使邪从小便而出。经云：咸能软坚。味苦、咸，性寒。归肝、胃、肾经。苦以泄结，咸可软坚，寒能清热，故有软坚散结、清热消痰利水等功效，为瘿瘤瘰疬常用之品，并可用于腹中肿块、睾丸肿痛、痰饮水肿等症。

【范式开合】

海藻，泻热，软坚痰，消瘿瘤。咸润下而软坚，寒行水以泄热。故消瘿瘤、桔核、阴之坚聚 [腹痛曰疝，丸痛曰癀，音颓]，痰饮香港脚水肿之湿热。消宿食，治五膈。山东海有大叶马尾二种，亦作海菜食，洗去咸水用 [昂按：其用在咸，似不宜过洗]。反甘草 [东垣治瘰疬马刀，海藻、甘草并用，盖激之以溃坚也]。《本草备要》

【专题发挥】

凡海中诸药，性味相近，主疗一致，虽有不同，亦无大异。

［处方用名］海藻、淡海藻。

泽兰

泽兰，一名虎兰，一名龙枣。味苦，微温，无毒。治乳妇衄血，中风余疾，大腹水肿，身面四肢浮肿，骨节中水，金疮，痈肿疮脓。生诸大泽旁。

三月三日采，阴干。防己为之使。

【本经释难】

《本经》主金疮，痈肿，疮脓。

《本经》主金疮、痈肿，疮脓，皆取散血之功，为产科要药也。

【功能特性】

泽兰，苦、甘，微温，无毒，入足太阴、厥阴血分，专治产后血败，流于腰股，拘挛疼痛，破宿血，消癥瘕，除水肿、身面四肢浮肿。味苦、辛，性微温。归肝、脾经。本品辛散肝郁，疏肝和营，活血通经，祛瘀散结而不伤正气，故为妇科常用活血调经之要药，凡妇女经行不畅、经闭癥瘕、产后瘀阻均可应用。用治跌打损伤、疮疡肿痛，也可收祛瘀消肿止痛之效。又能芳香舒脾，脾气舒则水湿下行故有行水退肿之功。《本经》虽云治"大腹水肿，身面四肢浮肿，骨节中水"，而现代临床，因其药力薄弱，常须配其他利尿药同用，始能见功。

【配伍应用】

泽兰以芎、归、童便佐之，功效胜于益母。

1. 活血祛瘀：适用于血滞经闭痛经，常与当归、白芍、甘草同用，如《济阴纲目》泽兰汤。用治产后瘀阻，腹痛拒按，常配赤芍、当归、延胡索等同用，如《医学心悟》泽兰汤。若用治跌打损伤，可配当归尾、乳香、没药、三七等同用，以疗伤止痛。配当归、金银花、甘草同用，治疮疡肿毒，可散痈消肿。

2. 利水退肿：适用于产后水肿、血虚浮肿，常配防己同用，等份为末服（《随身备急方》）。

本品虽"行而不峻"，但只能活血而无补益之功，故无瘀血者不宜服。

【汇要学按】

泽兰，苦、甘，微温，无毒，入足太阴、厥阴血分，专治产后血败，流于腰股，拘挛疼痛，破宿血，消癥瘕，除水肿、身面四肢浮肿。味苦，辛，性微温。归肝、脾经。本品辛散肝郁，疏肝和营，活血通经，祛瘀散结而不伤正气，故为妇科常用活血调经之要药，凡妇女经行不畅、经闭癥瘕、产后瘀阻均可应用。

【范式开合】

泽兰，通、行血，消水。苦泄热，甘和血，辛散郁，香舒脾。入足太阴、厥阴[脾、肝]。通九窍，利关节，养血气，长肌肉，破宿血，调月经，消癥瘕，散水肿[防己为使]。治产后血沥腰痛[瘀行未尽]，吐血鼻血，目痛头风，痈毒扑损。补而不滞，行而不峻，为女科要药[古方泽兰丸甚多]。时珍曰：兰草、泽兰，一类二种，俱生下湿。紫茎素枝，赤节绿叶，叶对节生，有细齿。但以茎圆节长、叶光有歧者为兰草；茎微方节短、叶有毛者为泽兰。嫩时并可[音那]而佩之，《楚辞》所谓纫秋兰以为佩是也[朱文公《离骚辨证》云：必花叶俱香，燥湿不变，方可刈佩。今之兰蕙，花叶香而叶无气，质弱易萎，不可刈佩]，吴人呼为香草，俗名孩儿菊[夏日采，置发中，则发不腻，浸油涂发，去垢香泽，故名泽兰]。兰草走气分，故能利水道，除痰癖，杀蛊辟恶，而为消渴良药[经曰：数食肥甘，传为消渴，治之以兰，除陈气也]。泽兰走血分，故能消水肿，涂痈毒，破瘀除癥，而为妇人要药。以为今之山兰者误矣。防己为使[寇宗奭、朱丹溪并以兰草为山兰之叶，李时珍考众说以讥之。按别本云：兰叶甘寒，清肺开胃，消痰利水，解郁调经，闽产者力胜。闽产为胜，则是建兰矣。李士材云：兰禀金水之气，故入肺脏，东垣方中尝用之。《内经》所谓治之以兰除陈气者是也，余屡验之。李时珍又谓东垣所用乃兰草也。其集诸家之言曰：陈遘斋《闲览》云楚骚之兰，或以为都梁香，或以为泽兰，或以为猗兰，当以泽兰为正，今之所种如麦门冬者是幽兰，非真兰也，故陈止斋着盗兰说以讥之。既名幽兰，正合骚经矣。方虚谷《订兰说》言古之兰草即今之千金草，俗名孩儿菊者；今之所谓兰，其叶如茅者，根名土续断，因花馥郁，故得兰名。杨升庵曰：世以如蒲萱者为兰，九畹之受诬也久矣。又吴草庐《有兰说》曰：兰为医经上品，有根有茎，草之植者也。今所谓兰无枝无茎，因黄山谷称之，世遂谬指为离骚之兰。寇氏本草溺于流俗，反疑归说为非。夫医经为实用岂可诬哉？今之兰果可以利水杀虫而除痰癖乎？其种盛于闽，朱子闽人，岂不识其土产而辨析若此。世俗至今，犹以非兰为兰，何其惑之甚也。昂按：朱子辨兰，援《离骚》纫以为证，窃谓纫亦骚人风致之词耳。如所云饮木兰之坠露，餐秋菊之落英，岂真露可饮而英可餐乎？又云制芰荷以为衣，集芙蓉以为裳，岂真芰荷可衣芙蓉可裳乎？宋儒释经执泥，恐未可为定论也。第骚经既言秋兰，则非春兰明矣。本经既言泽兰，则非山兰明矣。是《离骚》之秋兰，当属本经之泽兰无疑也。然《离骚》不尝曰春兰兮秋菊乎？又不曰结幽兰而延伫乎？不又曰疏石兰以为芳伫？若秋兰既属之泽兰，将所谓春兰幽兰石兰者，又不得为山兰，当是何等之兰乎？且山兰为花中最上之品，古今评者，列之梅、菊之前今反屈，于孩儿菊之下，以为盗袭其名，世间至贱之草皆收入本草，独山兰清芬佳品，摈弃不录，何其不幸若斯之甚也！本草杀虫之药良多，皆未必有验，至于行水消痰，固山兰之力所优为者也。盖李时珍、陈、方、吴、杨辈，皆泥定陈藏器以泽兰、兰草为一类二种，遂并骚经而疑之。崇泽兰而黜山兰，遂令兰草无复有用之者。不思若以为一类，则《本经》兰草一条，已属重出，何以《本经》兰草反列之上品，而泽兰止为中品乎？况一入气分，一入血分，迥然不同也。又骚经言兰者凡五，除木兰人所共识，其余春兰、秋兰、幽兰、]

石兰若皆以为孩儿菊，是不特一类二种，且四种一类矣。而以为九畹之受诬，岂理也哉？盖《本经》言泽兰，所以别乎山也；言兰草，明用叶而不用其花也；骚经言秋兰，所以别乎春也；言石兰，所以别乎泽中。愚谓秋兰当属泽兰，而春兰、石兰定是山兰。其曰幽兰，则山兰之别名，以其生于深山穷谷故也。寇氏、朱氏之论，又安可全非也，姑附愚说，以咨多识之士］。《本草备要》

【专题发挥】

泽兰、益母草均能行血去瘀、利尿退肿，同可用治月经不调、经闭痛经、产后瘀阻、浮肿、小便不利等症。然益母草药性偏凉，以血热有瘀用之为佳，且利尿之功较泽兰为胜，泽兰则疏肝和营、活血通经而和缓不峻，凡瘀血阻滞，无论寒热，均可选用。

［处方用名］泽兰、泽兰叶。

防己

防己，一名解离。味辛，平，无毒。治风寒，温疟，热气，诸痫，除邪，利大小便，通九窍。水肿，风肿，去膀胱热，伤寒，寒热，邪气，中风，手脚挛急，止泄，散痈肿，恶结，诸蜗、疥癣、虫疮。通腠理，利九窍。生川谷。二月、八月采根，阴干。纹如车辐理解者良。殷孽为之使。杀雄黄毒。恶细辛。畏草薢。

【本经释难】

《本经》主风寒温疟热气诸病，除邪，利大小便。

防己以辛能走散，兼之气悍，故主风寒温疟热气诸病，除邪，利大小便，此《本经》主治也。《别录》疗水肿膀胱热，通腠理，利九窍，皆除湿之功也。弘景曰：防己是疗风水要药。

【功能特性】

防己辛寒纯阴，主下焦血分之病，性劣不纯，善走下行，长于除湿。去湿热肿痛，下注脚气，膀胱积热，诚通行十二经之仙药也。汉防己是根，入膀胱，去身半以下湿热；木防己是苗，走阳跷脉，治中风挛急、风痹湿热。味大苦、辛，性寒。归膀胱、脾、肾经。本品苦寒泄降，利水清热，善泄下焦血分湿热，味辛能散，兼可祛风止痛。适用于风水浮肿、小便不利、风湿痹痛、脚气肿痛及下焦湿热疮毒等症。

【配伍应用】

《金匮》防己黄芪汤、防己地黄汤、木防己汤、五物防己汤，皆治痰饮湿热之要药。而《千金》治遗尿、小便涩，有三物木防己汤，水肿亦有三物木防己汤，总取其通行经脉之力也。险、健之类用之，不得其宜，下喉令人心烦、饮食减少。能泻血中湿热，通经络中滞塞。即下焦湿热，又当审其二便不通利者，方可用之。

1. 利水退肿：用于水肿脚气、湿热蕴积下焦、小便不利等症。如风水浮肿，汗出恶风者，可与黄芪、白术、甘草同用，如防己黄黄汤；治痰饮，肠间有水气，可与椒目、葶苈子、大黄同用，如己椒苈黄丸；又常配伍木通、木瓜、槟榔等药治脚气。

2. 祛风止痛：用于风湿关节疼痛，可与白术、桂心、川乌、生姜等同用，如防己汤。

此外，还可用于下焦湿热疮毒，多与苍术、黄柏、薏苡仁、蒲公英、土茯苓等药同用。

用量 5 ～ 10 g。治风湿痛，多用木防己，利水退肿，常用汉防己，现二种常通用。如饮食劳倦，阴虚内热，以防己泄大便则重亡其血，其不可用一也；大渴引饮，及久病津液不行、上焦湿热等证，防己乃下焦血药，其不可用二也；外感邪传肺经，气分湿热而小便黄赤，此上焦气病，其不可用三也。大抵上焦湿热皆不可用。本品大苦辛寒，易伤胃气，故体弱阴虚及胃纳不佳者不宜用。

【汇要学按】

防己，辛寒纯阴，主下焦血分之病，性劣不纯，善走下行，长于除湿。去湿热肿痛，下注脚气，膀胱积热，诚通行十二经之仙药也。味大苦、辛，性寒。归膀胱、脾、肾经。本品苦寒泄降，利水清热，善泄下焦血分湿热，味辛能散，兼可祛风止痛。

【范式开合】

防己，通，行水，泻下焦血分湿热。大苦大寒 [《本经》平，《别录》温]。太阳 [膀胱] 经药。能行十二经，通腠理，利九窍，泻下焦血分湿热，为疗风水之要药。治肺气喘嗽 [水湿]，热气诸痫 [降气下痰]，湿症香港脚 [足伤寒湿为香港脚。寒湿郁而为热，湿则肿，热则痛。防己为主药。湿加薏苡仁、苍术、木瓜、木通，热加芩、柏，风加羌活、萆薢，痰加竹沥、南星，痛加香附、木香，活血加四物，大便秘加桃仁、红花，小便秘加牛膝、泽泻，痛连臂加桂枝、威灵仙，痛连胁加胆草。又有足跟痛者，属肾虚。不与香港脚同论]，水肿风肿，痈肿恶疮。或湿热流入十二经，致二阴不通者，非此不可。然性险而健，阴虚及湿热在上焦气分者禁用 [《十剂》曰：通可去滞，通草防己之属是也。通草即木通，是徐之才亦以行水者，为通与燥剂无以别矣。木通甘淡，泻气分湿热；防己苦寒，泻血分湿热。本集以行水为通剂，改热药为燥剂]。 出汉中，根大而虚通，心有花纹，色黄，名汉防己；黑点黄腥木强者，名木防己，不佳 [陈藏器曰：治风用

木防己，治水用汉防己]。**酒洗用。恶细辛。畏萆薢。**《本草备要》

[处方用名] 防己、汉防己、木防己。

牡丹 [牡丹皮]

牡丹，一名鹿韭，一名鼠姑。味辛，寒，无毒。治寒热，中风，瘈疭，痉，惊痫，邪气，除癥坚，瘀血留舍肠胃。安五藏，疗痈疮。五劳，劳气，头腰痛，风噤，癫疾。生山谷。二月、八月采根，阴干。畏菟丝子。

【本经释难】

《本经》主寒热中风瘈疭、惊痫邪气，除癥坚、瘀血留舍肠胃五脏，疗痈疮。

《本经》主寒热中风瘈疭、惊痫等证，以其味辛气窜，能开发陷伏之邪外散。

【功能特性】

牡丹皮，苦、辛，平，无毒。牡丹皮入手足少阴、厥阴，治血中伏火，故相火胜肾、无汗骨蒸为专药。味苦、辛，性微寒。归心、肝、肾经。善入血分，既能散瘀血，又能清血热，具有凉血止血而不致血液瘀滞，散瘀活血而不致血液妄行的特点，凡血热而瘀滞之证，均可用之。常用于热病斑疹、血热吐衄、血滞经闭、疮痈肿毒、损伤瘀血等症，有清热凉血、活血散瘀功效，用于阴虚发热、无汗骨蒸，有除蒸退热作用。

【配伍应用】

王安道云：志不足者，足少阴病也。故仲景肾气凡用之。后人惟知黄柏治相火，不知牡丹皮之功更胜也。又癥坚瘀血留舍肠胃五脏，及阴虚吐血衄血必用之药，以能行瘀血而又能安好血，有破积生新、引血归经之功，故犀角地黄汤用之。

1. 清热凉血：适用于外感热病、邪入营血所致的高热舌绛，斑疹吐衄，常与犀角、地黄、赤芍同用，如犀角地黄汤；本品辛寒，长于凉血除蒸退热，还可用治夜热早凉、无汗骨蒸，常与青蒿、知母、鳖甲等同用，如青蒿鳖甲汤。用治阴虚发热的六味地黄丸，也取本品有清热凉血之效；用治妇女血虚、经前发热，常与青蒿、地骨皮、黄柏及熟地黄、白芍等同用。

2. 活血散瘀：适用于瘀血经闭、癥瘕积聚，常与桃仁、赤芍、桂枝同用，如桂枝茯苓丸。用治火毒疮疡，又有清热凉血散瘀消肿之效，多配大黄、芒硝、桃仁等同用。如大黄牡丹皮汤，治肠痈，酌加金银花、连翘、蒲公英、红藤效果更佳；若跌打损伤、瘀血肿痛，本品又可配赤芍、乳香、没药等同用，以疗伤散瘀止痛。

用量 6～12 g，炒炭用于止血。**惟自汗多者勿用，为能走泄津液也；痘疹初起勿用，为其性专散血，不无根脚散阔之虑。凡妇人血崩及经行过期不净，属虚寒者，禁用。能活血通经，孕妇及月经过多者不宜使用。**

【汇要学按】

牡丹皮，苦、辛，平，无毒。牡丹皮入手足少阴、厥阴，治血中伏火，故相火胜肾、无汗骨蒸为专药。味苦、辛，性微寒。归心、肝、肾经。善入血分，既能散瘀血，又能清血热，具有凉血止血而不致血液瘀滞、散瘀活血而不致血液妄行的特点，凡血热而瘀滞之证，均可用之。

【范式开合】

牡丹皮，泻伏火而补血。辛甘寒微。入手足少阴[心、肾]、厥阴[心包、肝]。泻血中伏火[色丹故入血分。时珍曰：伏火即阴火也，阴火即相火也。世人专以黄柏治相火，不知牡丹皮之功更胜，故仲景肾气丸用之]，和血、凉血而生血[血热则枯，凉则生]，破积血[积瘀不去则新血不生]，通经脉。为吐衄必用之药[血属阴本静，因相火所逼，故越出上窍]。治中风，五劳，惊痫瘛疭[筋脉伸缩抽掣为瘛疭。或手足抽掣，口眼㖞斜，卒然眩仆，吐涎身软，时发时止为痫。皆阴虚血热，风火相搏，痰随火涌所致]，除烦热，疗痈疮[凉血]，下胞胎，退无汗之骨蒸[张元素曰：牡丹皮治无汗之骨蒸，地骨皮治有汗之骨蒸。神不足者手少阴，志不足者足少阴，故仲景肾气丸用牡丹皮，治神志不足也。按《内经》曰：水之精为志，故肾藏志。火之精为神，故心藏神]。单瓣花红者入药，肉浓者佳。酒拌蒸用。畏贝母、菟丝、大黄。忌蒜、胡荽、伏砒[时珍曰：花白者补，赤者利，人所罕悟，宜分别之]。《本草备要》

【专题发挥】

牡丹皮，酒洗去碱土，曝干，勿见火。又赤者利血，白兼补气，亦如赤、白芍药之义，诸家言其性寒，安有辛香而寒者乎？

牡丹皮与桂枝均可活血通脉，以除血脉中之瘀阻，但有寒、热之别，正如《本经疏证》云："桂枝气温，故所通者血脉中寒滞；牡丹气寒，故所通者血脉中结热。"

［处方用名］牡丹皮、粉牡丹皮、牡丹皮。

款冬花

款冬花，一名橐吾，一名颗东，一名虎须，一名菟奚。味辛，温，无毒。治咳逆上气，善喘，喉痹，诸惊痫，寒热邪气。消渴。生山谷及水旁。十一月采花。阴干。杏仁为之使。得紫菀良。恶皂荚、消石、玄参。畏贝母、辛夷、麻黄、黄芪、黄芩、黄连、青葙。

【本经释难】

《本经》主咳逆上气，善喘喉痹，诸惊痫，寒热邪气。

观《本经》主治，一皆气升火炎之病。古方用为温肺治嗽之要药。

【功能特性】

款冬花，辛，温，无毒。款冬味辛入气分，色紫归血分，虽其性温，却不燥血，故能轻扬上达。古方用为温肺治嗽之要药。润肺消痰，止嗽定喘，喉痹喉喑，肺痿肺痈，咸宜用之。有人病咳多日，或令燃款冬花三两放无风处，以管吸其烟咽之，数日果愈。味辛，性温。归肺经。入气分又兼入血分，以其辛散而润，温而不燥，为润肺化痰止嗽之良药。凡一切咳嗽，不论外感内伤，寒嗽咳，皆可施用，但用于肺寒痰多之喘咳最为适宜；肺虚劳嗽咯血之证亦常用之。

【配伍应用】

有人病咳多日，或令燃款冬花三两放无风处，以管吸其烟咽之，数日果愈。

润肺化痰止咳：可用于多种咳嗽证，如射干麻黄汤以本品配合麻黄、射干，细辛等药，治疗寒饮咳喘；《济生方》款冬花与百合配伍，共研末为丸，治咳嗽带血；《太平圣惠方》款冬花汤，以本品为主，配伍杏仁、贝母、知母、桑白皮等，治暴咳。

蜜水拌，微炒。一般煎服，也可烧烟吸之；外感咳嗽宜生用，内伤咳嗽宜炙用。嫠寡失合，阴虚劳嗽禁用，以其性温也。肺痈咳脓血者慎用。

【汇要学按】

款冬花，辛，温，无毒。款冬味辛入气分，色紫归血分，虽其性温，却不燥血，故能轻扬上达。古方用为温肺治嗽之要药。润肺消痰，止嗽定喘，喉痹喉喑，肺痿肺痈，咸宜用之。味辛，性温。归肺经。入气分又兼入血分，以其辛散而润，温而不燥，为润肺化痰止嗽之良药。凡一切咳嗽，不论外感内伤，寒嗽咳，皆可施用。

【范式开合】

款冬花，润肺，泻热，止嗽。辛温纯阳。泻热润肺，消痰除烦。定惊明目。治咳逆上气，喘渴［肺虚挟火］**，喉痹，肺痿肺痈，咳吐脓血。为治嗽要药**［烧烟以筒吸之亦良。百合、款冬等分蜜丸，名百花膏，治咳嗽痰血。凡阴虚劳嗽，通用款冬、紫菀、百部、百合、沙参、生地黄、麦冬、五味、知、柏、芩、芍。如内热骨蒸，加牡丹皮、地骨。若嗽而复泻者，为肺移热于大肠，脏腑俱病。嗽而发热不止者，为阴虚火炎，皆难治］**，寒热虚实，皆可施用**［《本草汇》曰：隆冬独秀，先春开放，得肾之体，先肝之用，故为温肺理嗽之最。大抵咳必因寒，寒为冬气，入肺为逆。款冬非肺家专药，乃使肺邪从肾顺流而出。肺恶寒。郭佩兰，着《本草汇》］。**十一二月开花如黄菊，微见花、未舒者良**［生河北关中，世多以枇杷蕊伪之］。**拣净花，甘草水浸一宿，曝用。得紫菀良。杏仁为使。恶皂荚、硝石、玄参。畏黄、贝母、连翘、麻黄、青葙、辛夷**［虽畏贝母，得之反良］。《本草备要》

【专题发挥】

款冬花，紫色有白丝者真。

紫菀与款冬花的作用相近，均有润肺下气、消痰止咳之功，而且温润不燥，寒热虚实均宜，两者常相须为用，以治喘咳痰多，或劳嗽咯血等证。但紫菀偏于祛痰，款冬花主在止咳。

［处方用名］款冬花、冬花、炙冬花。

石韦

石韦，一名石𩋾，味苦，平，无毒。治劳热邪气，五癃闭不通，利小便水道。补五劳，安五藏，去恶风，益精气。生山谷石上。二月采叶，阴干。用之去黄毛。毛射人肺，令人咳，不可疗。滑石、杏仁为之使。得菖蒲良。

【本经释难】

《本经》主劳热邪气，五癃闭不通，利小便水道。石韦蔓延石上，生叶如皮。其味寒利，故《本经》治劳热邪气，指劳力伤津、癃闭不通之热邪而言，非虚劳之谓。

【功能特性】

石韦，苦，微寒，无毒，治劳力伤津、癃闭不通之热邪。味甘、苦，性微寒。

入肺、膀胱经。本品上能清肺热，下可利膀胱，肺为水之上源，源清则流自洁，故具利水通淋之功，兼可清热止血。适用于淋病涩痛，尤以血淋为宜。并可用治血热吐衄、崩漏下血等症。

【配伍应用】

治妊娠转胞，同车前煎服。

1.利水通淋：用于热淋、血淋、石淋等症，常同车前子、滑石、木通、瞿麦等配伍应用，如石韦散。

2.清热止血：用于血热妄行的崩中漏下、吐血衄血，可单味水煎服，亦可配伍其他凉血止血药应用。

此外，单用本品煎服对肺热喘咳有效。

用量 5 ～ 10 g，大剂量 30 ～ 60 g。

【汇要学按】

石韦，苦，微寒，无毒，治劳力伤津、癃闭不通之热邪。味甘、苦，性微寒。入肺、膀胱经。本品上能清肺热，下可利膀胱，肺为水之上源，源清则流自洁，故具利水通淋之功，兼可清热止血。

【范式开合】

石韦，通淋，补劳。甘苦微寒。清肺金以滋化源[凡行水之药，必皆能先清肺火]，通膀胱而利水道。益精气，补五劳[利湿清热之功。高阳生对宣帝治劳伤，用石韦计]。治淋崩发背[炒末，冷调，酒服]。生石阴，柔韧如皮，背有黄毛。去毛，微炙用。杏仁、滑石、射干为使，得菖蒲良。生古瓦上者名瓦韦，治淋。《本草备要》

【专题发挥】

石韦蔓延石上，生叶如皮。凡用去黄毛，不尔射人肺，令咳不已。去梗微炙用。

［处方用名］石韦。

黄芪

黄芪，一名戴糁。味甘，微温，无毒。治痈疽，久败疮，排脓止痛，大风癞疾，五痔，鼠瘘，补虚，小儿百病。生山谷。二月、十月采，阴干。恶龟甲。

【本经释难】

《本经》主痈疽久败，排脓止痛，大风癞疾，五痔鼠瘘，补虚，小儿百病。

《本经》首言痈疽久败，排脓止痛，次言大风癞疾，五痔鼠瘘，皆用生者，以疏卫气之热。性虽温补，而能通调血脉，流行经络，可无拟于壅滞也。其治气虚盗汗、自汗及皮肤痛，是肌表之药；治咯血，柔脾胃是中州之药；治伤寒尺脉不至，补肾脏元气不足，及婴儿易感风邪，发热自汗诸病，皆用炙者，以实卫气之虚，乃上中下内外三焦药，即《本经》补虚之谓。

【功能特性】

黄芪，甘，温，气薄味浓，升少降多，阴中阳也，能补五脏诸虚；入手足太阴，手阳明少阳，而治脉弦自汗，泻阴火，去肺热，无汗则发，有汗则止，入肺而固表虚自汗，入脾而托已溃痈疡。性虽温补，而能通调血脉，流行经络，可无拟于壅滞也。其治气虚盗汗、自汗及皮肤痛，是肌表之药；治咯血，柔脾胃是中州之药；治伤寒尺脉不至，补肾脏元气不足，及婴儿易感风邪，发热自汗诸病，皆用炙者，以实卫气之虚，乃上中下内外三焦药。味甘，性温。归脾、肺经。本品为补气药，且有升举阳气作用。能补脾、肺之气，常用于脾气不足、肺气亏虚之证，而对中气下陷引起的久泻脱肛、子宫下垂、胃下垂等症尤为适用。"气能摄血"，所以也常用于气虚不能摄血的便血、崩漏。气虚则表不固而汗自出，因能补气固表，故可用于止汗。气血不足可以引起疮疡内陷，脓成不溃，或溃后脓出清稀，久不收口，因能补气，可以托疮生肌，所以《本经》有"主痈疽久败疮"的记载。气虚不能运化水湿，则小便不利，能导致浮肿，因能补气而利尿，故可治气虚水肿。气虚血滞可引起痹痛麻木或半身不遂，用之能补气而行滞。此外，对血虚、津亏之证，也常应用，能补气生血，生津止渴。

【配伍应用】

如痘疹，用保元汤治脾肺虚热；当归补血汤治血虚发热，皆为圣药。黄芪同人参则益气，同当归则补血，同白术、防风则运脾湿，同防己、防风则祛风湿，同桂枝、附子则治卫虚亡阳汗不止，为腠理开阖之总司。黄芪性专实卫，温补下元，而当归补血汤，曷不用地黄之属，反用此三倍于归，其义何居？盖阴血之虚而发热，明系阳从阴亢，自必峻用阴中之阳药为君，兼当归引入血分，自然阳生阴长，阴邪退听，而亢热除矣。若卫气虚衰之人感寒，虽用表药，多不能作汗，须用黄芪建中之属始得汗解，不可拘于俗见而废圣法也。唐代许胤宗治柳太后病风不能言，脉沉而口噤，乃造黄芪防风汤数斛，置于床下，气如烟雾，一夕便得语也。此义惟玉屏风散得之。

1. 补气升阳：适用于脾肺气虚所致的神倦乏力、食少便溏、气短懒言、自汗等症，如与人参同用（参黄膏）可增强补气作用；配白术（芪术膏）则补气健脾；配附子（芪附汤）则补气助阳；配当归（当归补血汤）则补气生血；用治中气下陷所致的久泻脱肛、子宫下垂、胃下垂等，多与党参、白术、炙甘草、柴胡、升麻等同用，如补中益气汤。

2. 补气摄血：适用于气不摄血所致的便血崩漏。常配伍党参、白术、当归、龙眼肉、酸枣仁、远志等，如归脾汤。

3. 补气行滞：适用于气虚血滞、肢体麻木、关节疼痛或半身不遂。如配伍桂枝、芍药、生姜、大枣（黄芪桂枝五物汤）治肢体麻木；配伍防风、羌活、当归、赤芍、片姜黄、炙甘草（蠲痹汤）治肩臂风湿痹痛；以本品为主药，再配伍当归、川芎、赤芍、桃仁、红花、地龙等活血化瘀药（补阳还五汤），治中风后遗症半身不遂。

4. 固表止汗：适用于体弱表虚、肌表不固所致的自汗、盗汗。如配伍牡蛎、麻黄根、浮小麦（牡蛎散）治自汗，配伍当归、生地黄、熟地黄、黄连、黄芩、黄柏（当归六黄汤）治盗汗，均用本品。

5. 托疮生肌：适用于痈疽疮疡由于气血不足导致的内陷不起，脓成不溃或溃后脓出清稀，久不收口。如与当归、川芎、皂角刺同用（透脓散），可以托疮排脓；与熟地黄、当归、白芍、川芎、党参、白术、茯苓、炙甘草、肉桂同用（十全大补汤）可以生肌敛疮。

6. 利尿退肿：适用于气虚不运引起的小便不利、面浮肢肿。多与白术、防己等同用，如防己黄芪汤。

此外，也可用于多饮、多食、多尿的消渴症，常配伍生地黄、山药、麦冬、天花粉等同用，有益气生津的功效。

用量 10 ～ 20 g，大量 30 ～ 60 g。**入益气药炙用，入解表及托里药生用。**固表止汗、托疮排脓、生肌敛疮、利尿退肿宜生用；补中益气升阳宜炙用。本品性质温升，可以助火，又能补气固表，所以外有表邪、内有积滞、气实胸满、阳盛阴虚、上热下寒、肝旺多怒，以及痈疽初起或溃后热毒尚盛等症，均不宜用。

【汇要学按】

黄芪，甘，温，气薄味浓，升少降多，阴中阳也，能补五脏诸虚；入肺而固表虚自汗，入脾而托已溃痈疡。性虽温补，而能通调血脉，流行经络，可无拟于壅滞也。其治气虚盗汗、自汗及皮肤痛，是肌表之药；治咯血，柔脾胃是中州之药；治伤寒尺脉不至，补肾脏元气不足，及婴儿易感风邪，发热自汗诸病，皆用炙者，以实卫气之虚，乃上中下内外三焦药。味甘，性温。归脾、肺经。本品为补气药，且有升举阳气作用。能补脾、肺之气，常用于脾气不足、肺气亏虚之证，而对中气下陷引起的久泻脱肛、子宫下垂、胃下垂等症尤为适用。"气能摄血"，所以也常用于气虚不能摄血的便血、崩漏。气虚则表不固而汗自出，因能补气固表，故可用于止汗。气血不足可以引起疮疡内陷，脓成不溃，或溃后脓出清稀，久不收口，因能补气，可以托疮生肌。气虚不能运化水湿，则小便不利，能导致浮肿，因能补气而利尿，故可治气虚水肿。气虚血滞可引起痹痛麻木或半身不遂，用之能补气而行滞。此外，对血虚、津亏之证，也常应用，能补气生血，生津止渴。

【范式开合】

黄芪，补气，固表，泻火。甘温。生用固表，无汗能发，有汗能止[丹溪云：黄芪大补阳虚自汗，若表虚有邪，发汗不出者，服此又能自汗。朱震亨，号丹溪，著《本草补遗》]。温分肉，实腠理，泻阴火，解肌热。炙用补中，益元气，温三焦，壮脾胃[脾胃一虚，土不能生金，则肺气先绝。脾胃缓和，则肺气旺而肌表固实。补中即所以固表也]。生血生肌[气能生血、血充则肉长，经曰：血生肉]，排脓内托，疮痈圣药[毒气化则成脓，补气故能内托。痈疽不能成脓者，死不治，毒气盛而元气衰也，痘症亦然]。痘症不起，阳虚无热者宜之[新安汪机治痘症虚寒不起，用四君子汤加黄芪、紫草多效，间有枯萎而死者，自咎用药之不精，思之至忘寝食，忽悟曰：白术燥湿，茯苓渗水，宜痘浆之不行也。乃减去二味，加官桂、糯米，以助其力，因名保元汤。人参、白术、茯苓、甘草，名四君子汤。王好古曰：黄芪实卫气，是表药；益脾胃，是中州药；治伤寒尺脉不至，补肾元，是里药。甄权谓：其补肾者，气为水母也。日华谓：其止崩带者，气盛则无陷下之忧也。《蒙筌》曰：补气药多，补血药亦从而补气，补血药多，补气药亦从而补血。益气汤虽加当归，因势寡，功被参芪所据；补血汤数倍于当归，亦从当归所引而补血。黄芪一两、当归二钱，名补血汤。气药多而云补血者，气能生血，又有当归为引也。表旺者不宜用，阴虚者宜少用，恐升气于表，而里愈虚矣。汪机，号石山，著《本草会编》。王好古，号海藏，著《汤液本草》。甄权，著《药性论》。日华，著《大明本草》。陈嘉谟，著《本草蒙筌》]。为补药之长，故名芪[俗作]。皮黄肉白，坚实者良。入补中药槌扁，蜜炙。达表生用[或曰，补肾及治崩带淋浊，宜盐水漫炒。昂按：此说非也。前症用黄芪，非欲抑黄芪使入肾也。取其补中升气，则肾受荫，而表浊崩淋自止。即日华：气盛自无陷下之忧也。有上病而下取，有下病而上取，补彼经而益及此经者，此类是也]。茯苓为使。恶龟甲、白鲜皮。畏防风[东垣曰：黄芪得防风，其功益大，乃相畏而更以相使也。李东垣，著《用药法篆》]。《本草备要》

【专题发挥】

肥润而软者良，坚细而枯者，食之令人胸满。

黄芪性专实卫，温补下元，而当归补血汤，曷不用地黄之属，反用此三倍于归，其义何居？盖阴血之虚而发热，明系阳从阴亢，自必峻用阴中之阳药为君，兼当归引入血分，自然阳生阴长，阴邪退听，而亢热除矣。若用纯阴滋腻，徒资胶滞，热无由而散也，是须黄芪固护其营，不使重夺其汗，而阴自守，热自除矣。昔人言，无汗不得用黄芪，服之令人胸满，此指表实形瘦色苍、胸中气盛者而言。若卫气虚衰之人感寒，虽用表药，多不能作汗，须用黄芪建中之属始得汗解，不可拘于俗见而废圣法也。唐·许胤宗治柳太后病风不能言，脉沉而口噤，乃造黄芪防风汤数斛，置于床下，气如烟雾，一夕便得语也。此义惟玉屏风散得之。黄芪性畏防风，然得防风，其功愈大，盖相畏而相使者也。

人参、黄芪均能补气，二药同用，可增强疗效。然人参能大补元气，且可益血生津、安神增智，故为治内伤气虚第一要药；黄芪虽不如人参之能大补元气，但温升之力较人参强，又能固表止汗、托疮生肌、利尿退肿，均为人参所不及。

[处方用名] 生黄芪、绵黄芪、炙黄芪。

黄连

黄连，一名王连。味苦，寒，无毒。治热气，目痛，眦伤泣出，明目，肠澼，腹痛，下利，妇人阴中肿痛。久服令人不忘。止消渴、大惊，除水，利骨，调胃，厚肠，益胆，治口疮。生川谷。二月、八月采。黄芩、龙骨、理石为之使。恶菊花、芜花、玄参、白鲜。畏款冬。胜乌头。解巴豆毒。

【本经释难】

《本经》主热气目痛，眦伤泪出，明目，肠澼腹痛下痢，妇人阴中肿痛。

诸痛疡疮，皆属心火；眼暴赤肿，痛不可忍，亦属心火。兼挟肝邪，俱宜黄连、当归治痢及目，为要药，故《本经》首言治热气目痛及肠澼腹痛之患，取苦燥之性，以清头目、坚肠胃、祛湿热也。妇人阴中肿痛，亦是湿热为患，尤宜以苦燥之。

【功能特性】

黄连，苦，寒，无毒。黄连性寒味苦，气薄味浓，降多升少，入手少阴、厥阴。苦入心，寒胜热，黄连、大黄之苦寒以导心下之实热，祛心窍恶血。味苦，性寒。归心、脾、胃、肝、胆、大肠经。本品大苦大寒，燥湿清热，为治湿火郁结之主药。适用于心火亢盛所致烦热神昏，或心烦不眠；肝胆火盛所致目赤肿痛，以及湿热蕴结肠胃所致痞满呕吐、腹痛泻痢等症；且又清火解毒，故又治痈肿疔疮、口舌生疮、湿疮瘙痒及胃热消渴、血分有热的吐衄下血等症。

【配伍应用】

仲景九种心下痞、五等泻心汤皆用之。泻心者，其实泻脾，实则泻其子也。下痢、胃口虚热口噤者，黄连、人参煎汤，时时呷之，如吐再饮，但得一呷下咽便好。古方治痢香连丸，用黄连、木香，姜连散用干姜、黄连，左金丸用黄连、吴茱萸。治消渴用酒蒸黄连，治口疮用细辛、黄连，治下血用黄连、葫蒜，皆是寒因热用，热因寒用，而无偏胜之害。

1. 清热燥湿：本品作用强于黄芩，凡湿火郁结之证，均宜应用。其中，以治疗湿热蕴结大肠的泄泻、痢疾疗效较佳，如《备急千金要方》《肘后备急方》治泻痢，均单用之；若病情较重，宜与他药配合使用，如泻痢而发热甚者，配伍黄芩、葛根以增强其解毒退热功效，若下痢不爽、里急后重，可配伍木香以调气行滞，后重自除，如《兵部手集方》香连丸。

2. 清热泻火：功效颇强，尤以清泻心、胃二经之火见长，治热病高热、烦躁、神昏谵语者，常配伍黄芩、栀子、犀角等药以清泻心经实火；治阴血不足、水枯火炎、心烦不眠者，多与阿胶、白芍、鸡子黄配伍以滋养阴血、清心安神，如《伤寒论》黄连阿胶汤；若心火内炽，迫血妄行，衄血、吐血，可配合大黄、黄芩，泻心火以凉血止血，如《金匮要略》泻心汤。治胃火炽盛、清谷善饥者，常与知母、天花粉同用；肝火犯胃、呕吐吞酸者，宜与吴茱萸配伍，如左金丸。

3. 泻火解毒：治火毒疮痈、目赤肿痛等症，内服、外用均有良效。如与黄柏、黄芩、连翘同用，治火毒疮痈疗效显著，近年来用于败血症，也有较好效果；又如黄连煎汁点眼，可治目赤肿痛；配白矾外用治耳内疖肿、中耳炎等。

用量1.5～6.0g，煎服；研末吞服1.0～1.5g，日3次。**治心脏火，生用；治肝胆实火，猪胆汁炒；治肝胆虚火，醋炒褐色；治上焦火，酒炒；中焦火，姜汁炒；下焦火，盐水炒；气分郁结肝火，煎吴茱萸汤炒；血分块中伏火，同干漆末炒；食积火，黄土拌炒。解附子、巴豆、轻粉毒，忌猪肉。炒用减少寒性，姜汁炒用于止呕，酒炒清上焦火，猪胆汁炒泻肝胆实火。然苦寒之剂，中病即止，岂可使肃杀之令常行，而伐生发冲和之气乎？**非实火湿热症不宜服。

【汇要学按】

黄连，苦，寒，无毒。黄连性寒味苦，气薄味浓，降多升少，入手少阴、厥阴。苦入心，寒胜热，黄连、大黄之苦寒以导心下之实热，去心窍恶血。味苦，性寒。归心、脾、胃、肝、胆、大肠经。本品大苦大寒，燥湿清热，为治湿火郁结之主药。

【范式开合】

黄连，泻火，燥湿。大苦大寒。入心泻火 [王海藏曰：泻心，实泻脾也。实则泻其子]，镇肝凉血 [凡治血，防风为上部之使，黄连为中部之使，地榆为下部之使]，燥湿开郁，解渴 [单用能治消渴] 除烦，益肝胆，厚肠胃，消心瘀 [能去心窍恶血]，止盗汗 [凉心]。治肠泻痢 [便血曰，有脏连丸。湿热郁而为痢，黄连治痢要药。噤口者，热壅上焦，同人参煎汤呷之，但得下咽便好。喻嘉言曰：下痢，必先汗解其外，后调其内。首用辛凉以解表，次用苦寒以攻里。《机要》云：后重宜下，腹痛宜和，身重宜除湿，脉弦宜去风，风邪内结宜汗，身冷自汗宜温，脓血稠黏宜重剂以竭之。下痢，赤属血分，白属气分。戴氏曰：俗谓赤热、白寒者，非也。通作湿热处治，但有新久、虚实之分]，痞满 [燥湿开郁。张仲景治九种心下痞，五等泻心汤皆用之] 腹痛 [清热]，心痛伏梁 [心积]，目痛伤 [人乳浸点或合归、芍等分，煎汤热洗，散热活血]，痈疽疮疥 [诸痛痒疮，皆属心火]，酒毒胎毒 [小儿初生，合甘草为末，蜜调令咽之]，明目 [《传信方》：羊肝一具，黄连一两，捣丸，名羊肝丸，凡是目疾皆治] 定惊 [镇肝]，止汗解毒，除疳 [同猪肝蒸为丸] 杀蛔 [蛔得苦则伏]。虚寒为病者禁用 [久服黄连、苦参反热，从火化也。昂按：炎上作苦，味苦必燥，燥则热矣，且苦寒沉阴肃杀，伐伤生和之气也。韩曰：黄连与肉桂同行，能交心肾于顷刻。时珍曰：治痢用香连丸，姜连丸用黄连、干姜，姜黄散用黄连、生姜，左金丸用黄连、吴茱萸，治口疮用黄连、细辛，止下血用黄连、大蒜，一阴一阳，寒因热用，热因寒用，最得制方之妙]。出宜州者粗肥，出四川者瘦小。状类鹰爪、连珠者良。去毛。治心火生用，虚火醋炒，肝、胆火猪胆汁炒，上焦火酒炒 [有吞酸嘈杂等证，亦有吐酸者名酢心，宜黄连。吴茱萸降火开郁。酢，音醋]，中焦火姜汁炒，下焦火盐水或童便炒，食积火黄土炒，治湿热在气分，吴茱萸汤炒，在血分干漆水炒，点眼赤人乳浸 [时珍曰：诸法不独为之引导，盖辛热制其寒苦，咸寒制其燥性，用者详之]。黄芩龙骨为使。恶菊花、玄参、僵蚕、白鲜皮。畏款冬、牛膝。忌猪肉 [时珍曰：方有脏连丸、黄连猪肚丸，岂忌肉而不忌脏腑乎]。杀乌头、巴豆毒。[黄连泻心火，佐以龙胆泻肝、胆火，白芍泻脾火，石膏泻胃火，知母泻肾火，黄柏泻膀胱火，木通泻小肠火。黄芩泻肺火，栀子佐之；泻大肠火，黄连佐之；柴胡泻肝胆火，黄连佐之；泻三焦火，黄芩佐之。郑奠一曰：兀兀欲吐，用黄连数分甚效]。《本草备要》

【专题发挥】

诸苦寒药多泻，惟黄连、芩、柏性寒而燥，能降火去湿止泻痢，故血痢以之为君。今人但见肠虚渗泄，微似有血，不顾寒热多少，便用黄连，由是多致危殆。至于虚冷白痢，及先泻后痢之虚寒证，误用致死者多矣。

《医经》有久服黄连、苦参反热之说，此性虽寒，其味至苦，入胃则先归于心，久而不已，心火偏胜则热，乃其理也。近代庸流喜用黄连为清剂，殊不知黄连泻实火，若虚火而妄投，反伤中气，阴火愈逆上无制矣。故阴虚烦热、脾虚泄泻、五更肾泄、妇人产后血虚烦热、小儿痘疹气虚作泻及行浆后泄泻，并皆禁用。

〔处方用名〕黄连、川连、雅连。

五味子

五味子，一名会及。味酸，温，无毒。主益气，咳逆上气，劳伤羸瘦，补不足，强阴，益男子精。生山谷。八月采实，阴干。苁蓉为之使。恶葳蕤。胜乌头。

【本经释难】

《本经》主益气，咳逆上气，劳伤羸瘦，补不足，强阴益男子精。

《本经》主咳逆上气、强阴、益男子精，心肾不交者宜之。兼入肺肾二经，味酸而敛耗散之金，性温而滋不足之水，生津止渴，益气强阴，壮水镇阳，收瞳子散大，定喘敛汗。

【功能特性】

五味子，酸，温，无毒。五味子，右肾命门本药。虚热久嗽，不可误用表散，须以此去核之辛温助火，但用皮肉之酸咸以滋化之，不宜多用，恐酸太过，反致闭遏而成虚热也。黄昏嗽乃火浮于肺，不宜凉药，宜五味子敛而降之。味酸，性温。归肺、心、肾经。本品五味俱备，唯酸独胜，虽曰性温，但温而能润。上能收敛肺气而止咳喘，下能滋肾水以固涩下焦，内能益气生津、宁心止烦渴，外能收敛止汗。故凡肺虚久咳、气短喘促、肾虚精滑、五更泄泻、自汗盗汗、津枯口渴，以及心虚所致的心悸怔忡、失眠多梦之证，均为适用。

【配伍应用】

加干姜治冬月肺寒咳嗽。同人参、门冬治夏月精神困乏。

1. 敛肺止咳定喘：适用于肺虚咳喘及肺肾不足之喘咳。如《卫生家宝方》五味子丸，治肺虚久嗽；《医宗己任编》都气丸，以本品配伍六味地黄丸，治虚咳咯血，本方加麦冬名麦味地黄丸，治虚喘咯血，都使用本品敛肺滋肾，而有平喘止咳的功能。对于肺寒咳嗽，本品也可应用，但需配伍辛温宣散之品。如《鸡峰普济方》五味细辛汤，配伍细辛、干姜等温肺化饮之品，治肺经感寒，咳嗽不已。

2. 滋肾涩精止泻：用于肾虚滑不固及五更泄泻等证。如《医学入门》五味子膏，单用本品，治梦遗虚脱；《世医得效方》桑螵蛸丸，以之配伍桑螵蛸、龙骨等，治滑精不固；《证治准绳》四神丸，以之配伍补骨脂、肉豆蔻、吴茱萸，治脾肾虚寒所致五更泄泻。

3. 益气生津敛汗：用于气阴两伤所致的心悸怔忡、失眠多梦、口渴心烦及自汗、盗汗等证。如《备急千金要方》生脉散，配伍人参、麦冬，治热伤气阴，体倦多汗、心悸脉虚之证；《摄生秘剖》天王补心丹，配伍生地黄、酸枣仁、人参、丹参等药，治心肾阴血亏损所致的虚烦不眠、心悸梦多，《普济本事方》柏子仁丸，配伍柏子仁、人参、麻黄根、牡蛎等，治阴虚盗汗。此外，治消渴证，也常用五味子配伍黄芪等应用，如《外台秘要》黄芪汤、《医学衷中参西录》玉液汤，均以本品配伍黄芪等药同用，治疗消渴多饮之证。

微焙捣碎用。用量 2～6g。但风邪在表，痘疹初发，一切停饮，肺家有实热者，皆当禁之。本品酸涩收敛，凡表邪未解，内有实热及麻疹初发者慎用。

【汇要学按】

五味子，酸，温，无毒。五味子，右肾命门本药。虚热久嗽，不可误用表散，须以此去核之辛温助火，但用皮肉之酸咸以滋化之，不宜多用，恐酸太过，反致闭遏而成虚热也。黄昏嗽乃火浮于肺，不宜凉药，宜五味子敛而降之。味酸，性温。归肺、心、肾经。本品五味俱备，唯酸独胜，虽曰性温，但温而能润。上能收敛肺气而止咳喘，下能滋肾水以固涩下焦，内能益气生津、宁心止烦渴，外能收敛止汗。故凡肺虚久咳、气短喘促、肾虚精滑、五更泄泻、自汗盗汗、津枯口渴，以及心虚所致的心悸怔忡、失眠多梦，均为适用。

【范式开合】

五味子，补肺肾，涩精气。性温。五味俱备[皮甘、肉酸，核中苦辛，都有咸味]酸咸为多，故专收敛肺气而滋肾水[气为水母。经曰：肺欲收，急食酸以收之。王好古曰：入手太阴血分、足少阴气分]。益气生津[肺主气，敛故能益，益气故能生津。夏月宜常服，以泻火而益金]，补虚明目，强阴涩精[仲景八味丸，加之补肾。盖内核似肾，象形之义]退热敛汗，止呕住泻，宁嗽定喘[感风寒而喘嗽者当表散，宜羌、防、苏、桔；痰壅气逆而喘嗽者当清降，宜二陈及苏子降气汤；水气逆而喘嗽者，宜小青龙半夏茯苓汤；气虚病久而喘嗽者，宜人参五味]，除烦渴，消水肿，解酒毒，收耗散之气，瞳子散大。嗽初起脉

数有实火者忌用 [丹溪曰：五味收肺气，非除热乎，补肾非暖火脏乎？乃火热嗽必用之药，寇氏所谓食之多虚热者，收补之骤也。闵守泉每晨吞北五味三十粒，固精气，益五脏]。北产紫黑者良。入滋补药蜜浸蒸，入劳嗽药生用，俱槌碎核。南产色红而枯，若风寒在肺宜南者。苁蓉为使。恶葳蕤。熬膏良。《本草备要》

【专题发挥】

产辽东者佳。本品素有南北之分，以北五味子为常用。

五味子与五倍子的功能相近，但五味子性偏温，酸敛之中，尚有滋养之性；五倍子性偏寒，功专收敛，又能降火，而无滋养之功。

［处方用名］五味子、北五味。

沙参 ［南沙参　北沙参］

沙参，一名知母。味苦，微寒，无毒。治血积，惊气，除寒热，补中，益肺气。久服利人。胃痹，心腹痛，结热，邪气，头痛，皮间邪热。生川谷。二月、八月采根，曝干。恶防己。反藜芦。

【本经释难】

《本经》主血结惊气，除寒热，补中益肺气。

《本经》主血结惊气者，因惊气入心，心包热郁而血结也。除寒热者，郁热解而寒热除也。补中益肺气者，用以清理脾胃之虚热，则津液复而正气受益矣。沙参甘淡而寒，其体轻虚，专清肺气，因而益肺与肾，故金受火克者宜之。此即《本经》补中益肺气之谓。

【功能特性】

沙参，甘、淡，微寒，无毒。沙参专泄肺气之热，故喘嗽气壅，小便赤涩不利，金受火克，阴虚失血，或喘咳寒热及肺痿等疾宜之。味甘、淡，性微寒。归肺、胃经。本品为清热养阴生津药，能清肺热、养肺阴，适用于肺热阴虚所致的燥咳痰黏，或阴虚劳嗽咯血，又能养胃阴，生津液，常用于热病伤津所致的舌干口渴，食欲缺乏。鲜沙参即南沙参之新鲜者，清热养阴生津之力较好，多用于热病伤阴之症。

【配伍应用】

《卫生方》治肺热咳嗽，沙参一味，水煎服之。《肘后方》治卒然疝痛，

217

自汗欲死，沙参为末，酒服立瘥。《证治要诀》治妇人白带，沙参为末，米饮服之。盖沙参专开肺气，肺气清则木邪散，而疝自除、带自愈矣。

1. 清肺热、养肺阴：适用于燥咳痰黏或劳嗽咯血。如沙参麦冬汤（《温病条辨》方）以本品与麦冬、天花粉、玉竹、生扁豆、生甘草、冬桑叶同用，治燥热伤阴，干咳少痰，咽干口渴；《卫生简易方》以本品配伍知母、贝母、麦冬、熟地黄、鳖甲、地骨皮同用，治阴虚劳热、咳嗽咯血。

2. 养胃阴、生津液：适用于热病伤津所致的舌干口渴，食欲缺乏，如益胃汤（《温病条辨》方）以本品与麦冬、生地黄、玉竹、冰糖同用，治上述病证；如热甚津伤较重，咽干口渴，舌绛少津，常用鲜沙参与鲜生地黄、鲜石斛同用。

用量 10 ～ 15 g，鲜者 15 ～ 30 g。有南北二种，北者质坚性寒，南者体虚力微。反藜芦。南北沙参，功效相似，南沙参药力较差，然兼有祛痰作用。

虚寒证忌服。反藜芦。

【汇要学按】

沙参，甘、淡、微寒，无毒。沙参专泄肺气之热，故喘嗽气壅，小便赤涩不利，金受火克，阴虚失血，或喘咳寒热及肺痿等疾宜之。味甘、淡，性微寒。归肺、胃经。本品为清热养阴生津药，能清肺热、养肺阴。

【范式开合】

沙参，补阴，泻肺火。甘苦微寒。味淡体轻，专补肺气，清肺养肝，兼益脾肾[脾为肺母，肾为肺子]。久嗽肺痿，金受火克者宜之，寒客肺中作嗽者勿服[人参补五脏之阳，沙参补五脏之阴，肺热用之，以代人参]。似人参而体轻松，白实者良，生沙地者长大，生黄土者瘦小。畏防己。反藜芦[北地真者难得。郑莫一曰：能疗胸痹、心腹痛、邪热结，去皮肤游风、疥癣、恶疮、疝气、崩带]。《本草备要》

【专题发挥】

洁古言肺寒用人参，肺热用沙参；好古言，沙参性寒，补五脏之阴，总未达轻虚泄热之义也。时珍云：人参甘苦而温，其体重实，专补脾胃元气，因而益肺与肾，故内伤元气者宜之。一补阳而生阴，一补阴而制阳，不可不辨。

［处方用名］沙参、北沙参、南沙参。

桔梗

桔梗，一名利如，一名房图，一名白药，一名梗草，一名荠苨。味辛，微温，有小毒。治胸胁如刀刺，腹满，肠鸣幽幽，惊恐悸气。利五藏、肠胃，补血气，除寒热，风痹，温中，消谷，喉咽痛，下蛊毒。生山谷。二月、八月采根，曝干。节皮为之使。得牡蛎、远志疗恚怒。得消石、石膏疗伤寒。畏白及、龙眼、龙胆。

【本经释难】

《本经》主胸胁痛如刀刺，腹满肠鸣幽幽，惊恐悸气。

伤寒邪结胸胁，则痛如刀刺，邪在中焦，则腹满肠鸣幽幽。辛甘升发，苦淡降泄，则邪解而气和矣。其主惊恐悸气者，心脾气郁不舒，用以升散之也。朱肱用桔梗治胸中痞满，总不出《本经》主治。

【功能特性】

桔梗《本经》名荠苨，辛、甘、苦，微温，无毒。桔梗上升，清肺气，利咽喉，为肺部引经，又能开发皮腠，故与羌、独、柴胡、劳、苏辈同为解表药，与甘草同为舟楫之剂，诸药有此一味不能下沉也。《千金》治强中为病，茎长兴发，不交精出，取其能升解热邪于上也。又干咳嗽，乃痰火之邪郁在肺中，亦宜甘以润之。痢疾腹痛，乃肺金之气郁在大肠，则宜苦以开之，甘升而苦降也。此药升降诸气，能入肺使诸气下降，俗泥为上升而不能下行，失其用矣。

味辛、苦，性平。归肺经。本品辛散苦泄，质轻升浮，善于开提肺气、解表利咽、祛痰排脓。适用于外邪犯肺之咳嗽多痰、鼻塞胸闷、咽痛音哑及肺痈吐脓、痈疽肿毒等症。古有桔梗为"诸药舟楫，载之上浮"之说，习惯多用于胸膈以上的疾病。

【配伍应用】

仲景治寒实结胸，同贝母、巴豆，取其温中消谷破积也。治肺痈唾脓血，用桔梗、甘草，取排脓而清浊气也。治少阴证二三日咽痛，用甘桔汤，取其调寒热、通阴气也。《千金方》治喉痹毒气，桔梗二两，水煎顿服，加甘草、连翘、荆、防，名如圣汤，通治咽喉诸病。

1. 宣肺祛痰：用于风寒咳嗽痰多，以本品配伍杏仁、紫苏叶、半夏、生姜等，如杏苏散；用于风热咳嗽、痰稠难咳，可与桑叶、菊花、杏仁等配伍，如桑菊饮，用于咽痛音哑，可与甘草、薄荷、牛蒡子等配伍，如《医学心悟》加味甘桔汤，对于气滞痰阻所致的胸闷不畅之症，本品又常与枳壳配伍应用。

2. 排脓疗痈：适用于肺痈及痈疽肿毒。如《金匮要略》桔梗汤，即以本品配伍甘草，治疗肺痈胸痛所致的咳吐脓血之症。近年来常合千金苇茎汤应用。

痘疹下部不能起发，为之切忌，以其性升，能阻药力于上，不得下达也。惟阴虚久嗽不宜用，以其通阳泄气也。阴虚久咳及咯血者不宜服用。

【汇要学按】

桔梗，辛、甘、苦，微温，无毒。桔梗上升，清肺气，利咽喉，为肺部引经，又能开发皮腠，故与羌、独、柴胡、劳、苏辈同为解表药，与甘草同为舟楫之剂，诸药有此一味不能下沉也。又干咳嗽，乃痰火之邪郁在肺中，亦宜甘以润之。味辛、苦，性平。归肺经。本品辛散苦泄，质轻升浮，善于开提肺气、解表利咽、祛痰排脓。古有桔梗为"诸药舟楫，载之上浮"之说，习惯多用于胸膈以上的疾病。

【范式开合】

桔梗，宣通气血，泻火散寒，载药上浮。苦辛而平。色白属金，入肺[气分]泻热，兼入手少阴心、足阳明胃经。开提气血，表散寒邪，清利头目咽喉，开胸膈滞气。凡痰壅喘促、鼻塞[肺气不利]目赤、喉痹咽痛[两少阴火]、齿痛[阳明风热]口疮、肺痈干咳[火郁在肺]、胸膈刺痛[火郁上焦]、下痢腹痛、腹满肠鸣[肺火郁于大肠]，并宜苦梗以开之。为诸药舟楫，载之上浮，能引苦泄峻下之剂。至于至高之分成功[既上行而又能下气何也? 肺主气, 肺金清, 浊气自下行耳]，养血排脓，补内漏[故治肺痈。时珍曰：枳桔汤治胸中痞满不痛，取其通肺利膈下气也。甘桔汤通治咽喉口舌诸病，取其苦辛散寒、甘平除热也。宋仁宗加荆芥、防风、连翘，遂名如圣汤。王好古加味甘桔汤，失音加诃子，声不出加半夏，上气加陈皮，涎嗽加知母、贝母，咳渴加五味，酒毒加葛根，少气加人参，呕加半夏、生姜，吐脓血加紫菀，肺痿加阿胶，胸膈不利加枳壳，痞满加枳实，目赤加栀子、大黄，面肿加茯苓，肤痛加黄，发斑加荆、防，疫毒加牛蒡、大黄，不得眠加栀子。昂按：观海藏所加，则用药之大较，亦可识矣]。去浮皮，泔浸微炒用。畏龙胆、白及。忌猪肉。《本草备要》

【专题发挥】

桔梗，苦者为苦梗，咬之腥涩者为木梗，不堪入药，甘者曰荠苨，其芦吐膈上风热实痰，生研末，白汤调服二三钱，探吐之。

杏仁、桔梗均为肺经气分药。但杏仁以下气止咳定喘为主，桔梗以宣肺利咽祛痰为主，一降一宣，故对于外邪闭肺、宣降失司所致的咳喘痰多、胸闷咽痛之证，常相配应用。

［处方用名］桔梗、白桔梗、苦桔梗。

栀子

栀子，一名木丹。味苦，寒，无毒。治五内邪气，胃中热气，面赤，酒疱皶鼻，白癞，赤癞，疮疡。目热赤痛。生川谷。九月采实，曝干。

【本经释难】

《本经》主五内邪气，胃中热气，面赤酒疱皶鼻，白癞赤癞疮疡。

《本经》治五内邪气、胃中热气等病，不独除心肺客热也，其去赤癞白癞疮疡者，诸痛痒疮，皆属心火也。炮黑则专泻三焦之火及痞块中火，最清胃脘之血，屈曲下行，能降火从小便中泄去。

【功能特性】

栀子，苦，寒，无毒。栀子仁体性轻浮，专除心肺客热。炮黑则专泻三焦之火及痞块中火，最清胃脘之血，屈曲下行，能降火从小便中泄去。味苦，性寒。归心、肺、三焦经。生用则苦寒清降，缓缓下行，能清心、肺、三焦之火而利小便，用治热病心烦或虚烦不眠，有清火除烦之效；用治黄疸、血淋、小便不利，可令湿热从小便排出体外，且可凉血、解毒，故又治吐衄下血及疮疡热毒等症。

【配伍应用】

仲景治伤寒发汗吐下后，虚烦不得眠，心中懊侬，栀子豉汤主之，因其虚，故不用大黄，即亡血亡津，内生虚热，非此不去也。治身黄发热，用栀子柏皮汤。身黄腹满，小便不利，用茵陈、栀子、大黄，取其利大小便而蠲湿热也。

1. 清热除烦：适用于外感热病、邪热内郁胸中所致的心中懊侬、烦热不眠，常与豆豉同用，共收外散其邪、内清其热的功效。若用治高热、神昏谵语的实火之证，又常与苦寒的黄芩、黄连、黄柏同用，如黄连解毒汤。

2. 清热利尿：适用于湿热郁结所致的黄疸，多与茵陈、黄柏，或与大黄等同用，如《伤寒论》栀子柏皮汤、茵陈蒿汤。

3.凉血解毒：适用于热毒、实火引起的吐血、衄血、热淋尿血、目赤肿痛、疮痈火毒等症。常配伍大黄、黄柏、黄连等，如《宣明论方》栀子金花丸，又如《简易方》治鼻衄单用本品内服，也可配白茅根、侧柏叶、棕榈炭等同用，如十灰散。《备急千金要方》单用本品外敷火疮。

入吐剂，取肥栀生用；入降火药，以建栀，姜汁炒黑用。外热用皮，内热用仁，生用清热，炒黑止血，姜汁炒止呕除烦。栀子有缓泻功效，故脾虚便清者不宜服。

【汇要学按】

栀子，苦，寒，无毒。栀子仁体性轻浮，专除心肺客热。炮黑则专泻三焦之火及痞块中火，最清胃脘之血，屈曲下行，能降火从小便中泄去。味苦，性寒。归心、肺、三焦经。生用则苦寒清降，缓缓下行，能清心、肺、三焦之火而利小便，用治热病心烦或虚烦不眠，有清火除烦之效；用治黄疸、血淋、小便不利，可令湿热从小便排出体外，且可凉血、解毒，故又治吐衄下血及疮疡热毒等症。

【范式开合】

栀子，泻心、肺、三焦之火。苦寒。轻飘象肺，色赤入心，泻心、肺之邪热，使之屈曲下行，从小便出[海藏曰：或用为利小便药，非利小便，乃肺清则化行，而膀胱津液之府，得此气化而出也]，而三焦之郁火以解，热厥[厥有寒、热二证]心痛以平[丹溪曰：治心痛，当分新久。若初起因寒、因食，宜当温散。久则郁而成热，若用温剂，不助痛添病乎？古方多用栀子为君，热药为之向导，则邪易伏。此病虽日久，不食不死，若痛止恣食，病必再作也]，吐衄、血淋、血痢之病以息[最清胃脘之血。炒黑末服，吹鼻治衄。《本草汇》曰：治实火之血，顺气则血自归经；治虚火之血，养正为先，气壮则自能摄血。丹溪曰：治血不可单行、单止，亦不可纯用寒药。气逆为火，顺气即是降火]。治心烦懊侬不眠[仲景用栀子豉汤。王好古曰：烦者气也，燥者血也，故用栀子治肺烦，香豉治肾燥。亦可作吐药，以邪在上焦，吐之邪散，经所谓其高者因而越之也。按：栀豉汤，吐虚烦客热；瓜蒂散，吐痰食宿寒]，五黄[古方多用栀子、茵陈]五淋，亡血津枯，口渴目赤，紫癜白癞，疮疡[皮腠，肺所主故也]。生用泻火，炒黑止血，姜汁炒止烦呕。内热用仁，表热用皮。《本草备要》

【专题发挥】

古方治心痛，恒用栀子，此为火气上逆、气不得下者设也，今人泥丹溪之说，不分寒热通用，虚寒何以堪之？大苦大寒能损伐胃气，不无减食泄泻之虞。故仲景云：病人旧有微溏者，不可与之。世人每用治血，不知血寒则凝，反为败证。治实火之吐血，顺气为先，气行则血自归经；治虚火之吐血，养正为主，气壮则自能摄血，此治疗之大法，不可少违者也。

［处方用名］栀子、山栀皮、山栀、炒山栀、黑山栀、焦山栀、山栀仁。

竹叶

竹叶，一名升斤。味苦，平，无毒。治咳逆上气，溢筋急，恶疡，杀小虫。除烦热，风痉，喉痹，呕吐。根，作汤，益气，止渴，补虚，下气。汁，治风痉。实，通神明，轻身，益气。生益州。

【本经释难】

《本经》主咳逆上气，疗筋急恶疡，杀小虫。

《本经》主咳逆上气者，以其能清肺胃之热也；疗筋急恶疡者，以其能化身中之气也，气化则百骸条畅，何有小虫之患乎？

【功能特性】

竹叶，甘，微寒，小毒。诸竹与笋皆甘寒无毒；惟竹叶受阴风烈日气多，故不无小毒。总取清肺胃虚热之义。味辛、甘，性寒。归心、肺经。本品能清心除烦，且可散上焦风热之邪，适用于温热病初起心胸烦热，以及热病后期烦热口渴之症。又温热病烦热神昏，可用竹叶卷心。

【配伍应用】

仲景治伤寒解后、虚羸少气气逆，有竹叶石膏汤；《金匮》治中风发热、面赤头痛，有竹叶汤，总取清肺胃虚热之义。

散热清心除烦：适用于外感风热所致的烦热口渴，常与金银花、连翘、薄荷等同用，如银翘散。若热病后期，热伤气阴，胃热烦渴，则本品又与人参、麦冬、石膏等同用，如竹叶石膏汤。如热入心包，神昏谵语，则用竹叶卷心，配犀角、玄参心、连翘心等同用，如清宫汤。

【汇要学按】

竹叶，甘，微寒，小毒。总取清肺胃虚热之义。味辛、甘，性寒。归心、肺经。本品能清心除烦，且可散上焦风热之邪，适用于温热病初起心胸烦热，以及热病后期烦热口渴之症。

【范式开合】

淡竹叶，泻上焦烦热。辛淡甘寒。凉心暖脾，消痰止渴。除上焦风邪烦热［叶生竹上，故治上焦。仲景治伤寒发热、大渴，有竹叶石膏汤。乃假其辛寒，以散阳明之邪热也］，咳逆喘促，呕哕吐血，中风失音，小儿惊痫。竹生一年以上者，嫩而有力。

【专题发挥】

诸竹与笋皆甘寒无毒；惟竹叶受阴风烈日气多，故不无小毒。

竹叶与淡竹叶都有清热除烦的功效。但竹叶长于清心除烦，兼能凉散上焦风热，竹叶卷心清心除烦更佳，而淡竹叶，则利尿作用较好。故热病初起或热伤气阴，烦热口渴，多用竹叶；热入心包，神昏谵语，多用竹叶卷心；若湿热为患，小便不利，黄疸尿赤，淡竹叶每多用之。

［处方用名］竹叶、竹叶卷心、苦竹叶。

柏木［黄柏］

柏木，一名檀桓。味苦，寒，无毒。治五藏肠胃中结热，黄疸，肠痔，止泄利，女子漏下赤白，阴伤，蚀疮。惊气在皮间，肌肤热赤起，目热赤痛，口疮，久服通神。生山谷。

恶干漆。

【本经释难】

《本经》主五脏肠胃中结热，黄疸肠痔，止泄痢，女子漏下赤白，阴伤蚀疮。黄柏，根名檀桓，主心腹百病，安魂魄，不饥渴，久服轻身延年通神。

详《本经》主治，皆湿热伤阴之候，即漏下赤白，亦必因热邪伤阴，火气有余之患，非崩中久漏之比。其根治心腹百病，魂魄不安，皆火气内亢之候。

【功能特性】

黄柏，苦，寒，无毒。黄柏苦燥，为治三阴湿热之专药。黄柏味厚而降，入肾经血分。味苦，性寒。归肾、膀胱经。本品功能清热燥湿、解毒疗疮，尤长于清泻肾经相火、下焦及膀胱湿热。凡湿热为病，而见黄疸、尿闭、淋浊、白带、热痢、泄泻、便血、痔漏、足膝肿痛，以及阴虚阳亢而见骨蒸劳热、盗汗、遗精和痈肿疮毒、湿疮瘙痒等症，均可应用。

【配伍应用】

仲景栀子柏皮汤治身黄发热，得其旨矣。凡肾水膀胱不足，诸痿厥无力，于黄芪汤中加用，使两足膝中气力涌出，痿弱即愈。黄柏、苍术乃治痿要药。凡下焦湿热肿痛，并膀胱火邪，小便不利及黄涩者，并宜黄柏、知母为君，茯苓、泽泻为佐。凡小便不通而渴者，邪热在气分，主治在肺不能生水；不渴者，邪热在血分，主治在膀胱不能化气，亦宜黄柏、知母。昔人病小便不通，腹坚如石，脚腿裂水，双睛凸出，遍服治满利小便药不效，此高粱积热损伤肾水，致膀胱不化、火气上逆而为呕哕，遂以滋肾丸主之，方用黄柏、知母，入桂为引导，服少时，前阴如火烧，溺即涌出，顾盼肿消。《金匮》治误食自死六畜肉中毒，用黄柏屑捣服方寸匕解之，不特治高粱积热。盖苦以解毒，寒以泄热也。

1. 清热燥湿：适用于湿热蕴结所致的下痢、黄疸、带下、足膝肿痛等症。治痢疾功效类于黄连，如钱乙黄柏丸，配以赤芍药治热痢下血；白头翁汤治热痢下重，与黄连、秦皮等同用；治黄疸，可与栀子配伍，如栀子柏皮汤，傅青主易黄汤以本品配伍芡实、车前子、白果等药，治带下色黄；治足膝肿痛，常与苍术配伍，如朱丹溪二妙散。

2. 泻相火：适用于阴虚发热所致的骨蒸劳热、盗汗、遗精，多与知母同用，共奏滋阴降火之效，如大补阴丸、知柏地黄丸。

3. 解毒疗疮：用于痈肿疮毒，可服可敷。如配黄芩、黄连、栀子同用，煎汤内服，也可用本品研末，配鸡蛋清或猪胆汁调敷。本品配苦参、白鲜皮、蛇床子同用，治湿疮瘙痒。

大抵苦寒之性，利于实热，不利于虚热。凡脾虚少食，或呕或泻，或好热恶寒，或肾虚五更泄泻，小便不禁，少腹冷痛，阳虚发热，瘀血停止，产后血虚发热，痈疽肿后发热，阴虚小便不利，痘后脾虚小便不利，血虚烦躁不眠等证，法皆忌之。脾胃虚寒者忌服。

【汇要学按】

黄柏，苦，寒，无毒。黄柏苦燥，为治三阴湿热之专药。黄柏味厚而降，入肾经血分。味苦，性寒。归肾、膀胱经。本品功能清热燥湿，解毒疗疮，尤长于清泻肾经相火、下焦及膀胱湿热。

【范式开合】

黄柏，泻相火，补肾水。苦寒微辛，沉阴下降。泻膀胱相火[足太阳引经药]，补肾水不足，坚肾润燥[《本草发明》曰：非真能补也。肾苦燥，急食辛以润之，肾欲坚，急食苦以坚之也，相火退而肾固，则无狂荡之患矣。按：肾本属水，虚则热矣；心本属火，虚则寒矣]，除湿清热。疗下焦虚，骨蒸劳热[阴虚生内热]，诸痿瘫痪[热胜则伤血，血不荣筋，则软短而为拘。湿胜则伤筋，筋不束骨，则弛长而为痿。合苍术名二妙散，清热利湿，为治痿要药。或兼气虚、血虚、脾虚、肾虚、湿痰、死血者，当随证加治]，目赤耳鸣[肾火]，消渴便闭，黄疸水肿[王善夫病便闭，腹坚如石，腿裂出水，饮食不下，治以利小便药，遍服不效。东垣曰：此奉养太过，膏粱积热，损伤肾水，致膀胱干涸，小便不化，火又逆上，而为呕哕，《难经》所谓关则不得小便，格则吐逆者。

《内经》所谓无阴则阳无以化也。遂处以北方大苦寒之剂，黄柏、知母各一两，酒洗焙研，桂一钱为引，名滋肾丸，每服二百丸，未几，前阴如刀刺火烧，溺出床下成流，肿胀遂消]。**水泻热痢，痔血肠风，漏下赤白**[皆湿热为病]，**诸疮痛痒，头疮**[研末敷之]**口疮**[蜜炒研含。凡口疮用凉药不效者，乃中气不足，虚火上炎。宜用反治之法，参、术、甘草补上之虚，干姜散火之际。甚者加附子，或噙官桂，引火归元]，**杀虫安蛔。久服伤胃，尺脉弱者禁用**[若虚火上炎，服此苦寒之剂，有寒中之变。时珍曰：知母佐黄柏，滋阴降火，有金水相生之义。古云黄柏无知母，犹水母之无虾也。盖黄柏能制命门、膀胱阴中之火，知母能清肺金、滋肾水之化源。丹溪曰：君火者，人火也，心火也。可以水灭，可以直折，黄连之属，可以制之。相火者，天火也，龙雷之火也。阴火也，不可以水湿制之，当从其性而伏之，惟黄柏之属，可以降之。按：火有虚火、实火、燥火、湿火、郁火、相火之异。虚火宜补，实火宜泻，燥火宜滋润，郁火宜升发。湿火由湿郁为热，多病肿。经所谓诸腹胀大，皆属于热；诸病肿，皆属于火是也。宜利湿清热而兼补脾。相火寄于肝肾，乃龙雷之火，非苦寒所能胜，宜滋阴养血，壮水之主，以制阳光。又按：诸病之中，火证为多，有本经自病者，如忿怒生肝火，焦思生心火之类是也；有子母相克者，如金火克肺金，肝木克脾火之类是也；有脏腑相移者，如肺火咳嗽，久则移热于大肠而泄泻，心火烦焦，久则移热于小肠，而为淋闭之类是也。又有别经相移者，有数经合病者，当从其重者而治之]。**川产、肉浓色深者良。生用降实火，蜜炙则不伤胃，炒黑能止崩带。酒制治上，蜜制治中，盐制治下**[又末乳调，能涂冻疮]。《本草备要》

【专题发挥】

生用降实火；酒制治阴火上炎；盐制治下焦之火；姜制治中焦痰火；姜汁炒黑治湿热；盐酒炒黑治虚火；阴虚火盛，面赤戴阳，附子汁制。

一种小而实如酸石榴者，名曰小柏，性亦不甚相远，《千金翼》阿伽佗丸用之。

黄芩、黄连、黄柏均可清热燥湿，泻火解毒，同可用治湿热火毒为病。然黄芩善除上焦湿热，主清肺火，并能清热安胎，黄连大苦大寒，为治湿火郁结之主药，主清心火，善解疔毒，黄柏苦寒沉降，能除下焦及膀胱湿热，善泄肾经相火，多用治下焦湿热、疮毒及阴虚阳亢等证。

［处方用名］黄柏、川黄柏、盐水炒黄柏。

吴茱萸

吴茱萸，一名藙。味辛，温，有小毒。主温中，下气，止痛，咳逆，寒热，除湿，血痹，逐风邪，开腠理。去痰冷，腹内绞痛，诸冷实不消，中恶，心腹痛，逆气，利五藏。**根，**温，杀三虫。久服轻身。生川谷。九月九日采，阴干。蓼实为之使。恶丹参、消石、白垩。畏紫石英。

【本经释难】

《本经》温中下气止痛，除湿血痹，逐风邪，开腠理，咳逆寒热。

《本经》主温中下气止痛、咳逆寒热，专取辛温散邪之力；又言除湿血痹、逐风邪、开腠理者，以风寒湿痹，靡不由脾胃而入，辛温开发，表里宣通，而无拒闭之患矣。至于定吐止泻，理关格中满、脚气疝瘕，制肝燥脾风，厥气上逆，阴寒膈塞，气不得上下，腹胀下痢，及冲脉为病、逆气里急，并宜苦热以泄之。东垣云：浊阴不降，厥气上逆，甚而胀满者，非吴茱萸不可治。

【功能特性】

吴茱萸，辛，苦，温，小毒。吴茱萸气味俱浓，阳中之阴。其性好上者，以其辛也；又善降逆气者，以味厚也。辛散燥热，而燥入肝行脾。味辛、苦，性大热，有小毒。归肝、脾、肾经。本品辛散苦降，大热燥烈，长于疏肝下气，温中而和肝胃，散寒燥湿而助脾肾之阳。故用治厥阴头痛、胃痛，可以散厥阴之寒邪而止疼痛，用治胸腹胀满、呕吐吞酸，可以温中而消胀满，疏肝胃而止呕制酸，用治寒湿泻痢、吐泻转筋、寒疝脚气、少腹冷痛，可以助脾肾之阳，散寒燥湿而降逆气。

【配伍应用】

仲景吴茱萸汤、当归四逆加吴茱萸生姜汤，治厥阴病及温脾，皆用之。寇氏言其下气最速，肠虚人服之愈甚。凡病非寒滞者勿服。按：椒性善下，茱萸善上，故服茱萸者有冲膈冲眼、脱发咽痛、动火发疮之害。其治暴注下重、呕逆吐酸、肝脾火逆之证，必兼苦寒以降之，如左金丸，治肝火痰运嘈杂最效。小儿痘疮口噤，嚼吴茱萸抹之即开，亦取辛散之意。

1. 疏肝下气，温中散寒，燥湿助阳：适用于肝胃虚寒、浊阴上逆所致的厥阴头痛（巅顶头痛，呕吐涎沫），肝寒犯胃，胃脘疼痛，常用本品配党参、生姜、大枣同用，如吴茱萸汤；用治寒滞肝脉所致的疝气腹痛，常配木香、小茴香、川楝子同用，如导气汤；又本品配当归、川芎、桂枝等温经散寒、活血调经的药物同用，还可用治经寒腹痛、月经后期等症，如温经汤，均取本品暖肝散寒止痛之效。

2. 吴茱萸为厥阴肝经之主药，性虽大热，但可以少量与寒药同用，以治肝火上逆、呕吐吞酸及湿热泻痢之症，可起反佐、从治与引经的作用。如用治胸腹胀满、呕吐吞酸之症，本品又能疏肝和胃、止呕制酸，偏于寒湿者，可配伍生姜、半夏同用；如肝火犯胃者，又当配黄连同用，如左金丸。用治寒湿脚气，本品又有散寒下气、燥湿止痛之效，常与木瓜同用，即吴萸木瓜汤，治脚气入腹，胀满疼痛。

3.若用治阳虚泄泻，又用本品配五味子、肉豆蔻、补骨脂同用，如四神丸，有温中助阳止泻之功，为脾肾阳虚，五更泄泻，常用之品。

此外，本品研末醋调外敷足心，可以引火下行，治口舌生疮；并用此法治疗高血压症。

用量1.5～6.0g，外用生者适量，研末醋调涂足心。本品辛热燥烈，能损气动火，故阴虚有热者不宜服。

【汇要学按】

吴茱萸，辛，苦，温，小毒。吴茱萸气味俱浓，阳中之阴。其性好上者，以其辛也；又善降逆气者，以味厚也。辛散燥热，而燥入肝行脾。味辛、苦，性大热，有小毒。归肝、脾、肾经。本品辛散苦降，大热燥烈，长于疏肝下气，温中而和肝胃，散寒燥湿而助脾肾之阳。

【范式开合】

吴茱萸，燥，祛风寒湿，宣，下气开郁，辛苦大热，有小毒。入足太阴[脾]血分，少阴、厥阴[肾、肝]气分[其气燥，故专入肝而旁及脾、肾]。润肝燥脾，温中下气，除湿解郁，去痰杀虫，开腠理，逐风寒。治厥阴头痛[仲景用吴茱萸汤]，阴毒腹痛[痛在小腹]，呕逆吞酸[俗名醋心。亦有吐酸者，宜降火清痰，用吴萸作向导。蔡中丞苦痰饮，率十日一发，头痛背寒，呕酸不食。得一方，茯苓、吴萸汤泡七次，等分，蜜丸，名吴仙丹。前、后痰方无此者]，痞满噎膈[胃冷]。食积泻痢，血痹阴疝，痔疾肠风，香港脚水肿，口舌生疮[为末，醋调贴足心，过夜便愈，能引热下行]，冲脉为病，气逆里急[宜此主之]。性虽热，而能引热下行[段成式言：椒性善下，吴萸性上，似不尽然。寇宗奭曰：此物下气甚速。东垣曰：浊阴不降，厥气上逆，膈塞胀满，非吴萸不可治也。昂按：吴萸辛热，故性上。气味俱浓，故善降]，利大肠壅气[故治肠风痔痢]，下产后余血[故产后必用之]。然走气动火，昏目发疮，血虚有火者禁用。陈者良。泡去苦烈汁用[须泡数次]。止呕，黄连水炒。治疝，盐水炒。治血，醋炒。恶丹参、硝石。《本草备要》

【专题发挥】

吴茱萸宜拣去闭口者，否则令人躁闷。拣净以滚汤泡七次，去其浊气，则清香扶胃，而无辛燥之患也。

吴茱萸、干姜均有温中散寒、燥湿助阳等作用，但吴茱萸主入肝经，善疏肝下气，故可用于厥阴头痛、胃痛、寒疝作痛、少腹冷痛及呕吐吞酸等症，干姜主入脾经，为温中的主药，最适用于脘腹冷痛吐泻，兼可温肺化痰，又治寒痰喘咳。吴茱萸助阳，多用于五更泄泻，干姜助阳可用于回阳救逆。

吴茱萸、黄连、生姜均有止呕作用，然而吴茱萸能温肝而治肝寒犯胃之呕酸；黄连能清胃而治胃中湿热之呕苦，生姜能温中而治胃寒上逆之呕水。

[处方用名] 吴茱萸、吴萸、淡吴萸。

桑根白皮 [桑白皮]

桑根白皮，味甘，寒，无毒。治伤中，五劳，六极，羸瘦，崩中，脉绝，补虚益气。去肺中水气，唾血，热渴，水肿腹满，胪胀，利水道，去寸白，可以缝金疮。采无时，出土上者杀人。续断、桂心、麻子为之使。

叶，主除寒热，出汗。

桑耳，一名桑菌，一名木麦。平。黑者，治女子漏下赤白，血病，癥瘕积聚，阴痛，阴阳寒热，无子。月水不调。五木耳，一名檽。益气，不饥，轻身，强志。生山谷。六月多雨时采，即曝干。

【本经释难】

甄权治肺中水气，唾血，热渴，水肿腹满胪胀，利水道，去寸白虫。可以缝金疮，缝后以热鸡血涂之，桑皮之功用尽矣。

【功能特性】

桑根白皮，甘，寒，无毒。桑根白皮泻肺气之有余，止嗽而能利水。肺中有水气，及肺火有余者，宜之。肺虚无火、因风寒而嗽者服之，风邪反闭固不散，而成久嗽者有之。味甘，性寒。归肺经。甘淡能行肺中痰水而利小便，寒能清肺中之火，为泻肺行水之品。故凡肺热咳喘、吐血及肺气壅实之水肿胀满、小便不利之证，皆可用之。

【配伍应用】

1. 泻肺平喘：适用于肺热咳嗽喘促。如《小儿药证直诀》泻白散，即地骨皮、桑白皮、甘草同用，治小儿肺热气急喘嗽证。

2. 利水消肿：适用于肺气壅实之水肿胀满喘急、小便不利。如《本草汇言》以桑白皮配伍麻黄、桂枝、杏仁、细辛、干姜，治水饮停肺；胀满喘急，《中藏经》五皮散，本品配伍茯苓皮、大腹皮等，治全身皮肤浮肿，小便不利。

行水宜生用，平喘止嗽宜炙用。须蜜酒相和，拌令湿透，炙熟用，否则伤肺泄气，大不利人。根见土面者，有毒伤人。肺虚无火，小便利及肺寒咳嗽不宜用。

【汇要学按】

桑根白皮，甘，寒，无毒。桑根白皮泻肺气之有余，止嗽而能利水。味甘，性寒。归肺经。甘淡能行肺中痰水而利小便，寒能清肺中之火，为泻肺行水之品。

【范式开合】

桑根白皮，泻肺，行水，《十剂》作燥，以其行水也。甘辛而寒。泻肺火[罗谦甫曰：是泻肺中火邪，非泻肺气也。火与元气不两立，火去则气得安矣，故《本经》又云益气。东垣曰：甘，固元气之不足而补虚。辛，泻肺气之有余而止嗽。然性不纯良，不宜多用。钱乙泻白散，桑皮、地骨各一两，甘草五钱，每服二钱，入粳米百粒煎。时珍曰：桑皮、地骨，皆能泻火从小便出。甘草泻火缓中，粳米清肺养血，乃泻肺诸方之准绳也。一妇，鼻久不闻香臭，后因他疾，缪仲醇为处方，每服桑皮至七八钱，服久而鼻塞忽通]，利二便，散瘀血，下气行水，止嗽清痰[《发明》曰：肺中有水，则生痰而作嗽，除水气，正所以泻火邪，实则泻其子也。火退气宁，则补益在其中矣。《十剂》曰：燥可去湿，桑白皮、赤小豆之类是也]。治肺热喘满，唾血热渴，水肿肤胀。肺气虚及风寒作嗽者慎用。为线可缝金疮。刮去外皮，取白用[如恐其泻气，用蜜炙之]。续断，桂心为使。忌铁。桑乃箕星之精。其木利关节，养津液，行水[《录验》方：枝皮细，酿酒服良]祛风[桑枝一升，细锉，炒香，水三升，熬至二升，一日服尽，名桑枝煎，治风气、香港脚、口渴]。其火拔引毒，祛风寒湿痹[凡痈疽不起，瘀肉不腐，瘰疬、流注、臁顽、恶疮不愈，用桑木片扎成小把，燃火，吹息，灸患处。内服补托药良]。煎补药，熬诸膏，宜用桑柴，内亦宜桑枝搅。桑椹甘凉。色黑入肾而补水。利五脏关节，安魂镇神，聪耳明目。生津止渴[炼膏，治服金石药热渴]，利水消肿，解酒乌髭。晒干为末，蜜丸良。取极熟者，沪汁熬膏，入蜜炼稠，点汤和酒并妙。入烧酒经年愈佳[每日汤点服，亦治瘰疬，名文武膏，以椹名文武实也]。桑叶甘寒。手、足阳明[大肠、胃]之药，凉血[刀斧伤者，为末干贴之妙]燥湿，祛风明目[采经霜者，煎汤洗眼，去风泪。洗手足，祛风痹。桑叶、黑芝麻等分，蜜丸，名扶桑丸，除湿祛风，乌须明目。以五月五日，六月六日，立冬日，采者佳。一老人年八十四，夜能细书，询之云得一奇方，每年九月二十三日，桑叶洗目一次，永绝昏暗]。末服止盗汗[严州有僧，每就枕，汗出遍身，比旦，衣被皆透，二十年不能疗。监寺教采带露桑叶，焙干为末，空心米饮下二钱，数日而愈]，代茶止消渴。

《本草备要》

【专题发挥】

桑皮、桑叶、桑枝均能除热，桑皮走肺性降，能泻肺中之火而行肺中痰水；桑叶质轻性升，善疏散肺、肝二经之风热，桑枝走络，祛风湿，利关节。

[处方用名]桑白皮、桑根白皮、炙桑皮。

枳实

枳实，味苦，寒，无毒。治大风在皮肤中，如麻豆苦痒，除寒热结，止利，长肌肉，利五藏，益气，轻身。<small>除胸胁痰癖。逐停水，破结实，消胀满，心下急痞痛，逆气，胁风痛，安胃气，止溏泄，明目。</small>生川泽。<small>九月、十月采，阴干。</small>

【本经释难】

《本经》止痢，长肌肉，利五脏，益气轻身。

好古曰：益气则佐之以参、术、干姜，破气则佐之以大黄、芒硝。此《本经》所以言益气，而洁古复言消瘀也。

【功能特性】

枳实，辛、苦，平，无毒。枳实入肝脾血分，消食泻痰，滑窍破气。李士材云：自东垣分枳壳治高、枳实治下，好古分枳壳治气、枳实治血，然究其功用，皆利气也。味苦、性微寒。归脾、胃经。本品苦降下行，气锐力猛，为破气消积、化痰除痞的要药，作用颇为强烈，朱丹溪说它有"冲墙倒壁之功"，适用于食积痰滞所致的胸腹痞满胀痛、大便不通或泻痢后重等症。《药品化义》云"消痰癖，祛停水，逐宿食，破结胸，通便闭，非此不能也。"

【配伍应用】

心下痞及宿食不消并宜枳术，故洁古枳术丸以调脾胃，实祖《金匮》治心下坚大如盘，用枳实白术汤之法，腹即软消。洁古曰：心下痞及宿食不消、发热，并宜枳实、黄连。好古曰：益气则佐之以参、术、干姜，破气则佐之以大黄、芒硝。

1. 破气消积：适用于饮食停滞、脾胃失运所致的腹胀痞满。常与白术同用，寓消于补，功补兼施，如枳术丸。若湿热积滞，停留肠胃，脘痞呕吐，泻痢后重或大便不通，常与大黄、泽泻、神曲等同用，如枳实导滞丸。若热结便秘，腹痛脉实，又当与大黄、芒硝、厚朴同用，如大承气汤。

2. 化痰消痞：适用于痰湿阻滞所致的胸膈痞满。如本品配橘皮、生姜同用，即《金匮要略》橘枳生姜汤，治寒邪痰饮停留胸膈所致的胸中气塞、短气痞闷的胸痹轻症。若与厚朴、薤白、桂枝等同用，即《金匮要略》枳实薤白桂枝汤，主治痰浊痹阻胸阳、气逆不下的胸痹重症，均取本品行气宽中、化痰消痞的功效。

用量 3～10g，大剂量至 30g，入煎剂或入丸散剂。麸皮拌炒至黄后名炒枳实，药性比生用和缓。**凡气弱脾虚，致停食痞满，治当补中益气，则食自化、痞自散。若用枳壳、枳实是抱薪救火也。**然破气之药必损真气，若非实证，切勿妄投。体虚者及孕妇，均当慎用。

【汇要学按】

枳实，辛、苦，平，无毒。枳实入肝脾血分，消食泻痰，滑窍破气。味苦、性微寒。归脾、胃经。本品苦降下行，气锐力猛为破气消积、化痰除痞的要药。

【范式开合】

枳实，泻，破气，行痰。枳实小，枳壳大。苦酸微寒。其功皆能破气。气行则痰行喘止，痞胀消[脾无积血；心下不痞；浊气在上，则生腹胀。东垣曰：枳实治下而主血，枳壳治上而主气]，痛刺息，后重除。治胸痹结胸，食积五膈，痰癖癥结，呕逆咳嗽，水肿胁胀[肝郁]，泻痢淋闭，痔肿肠风。除风去痹[辛散风]，开胃健脾。所主略同，但枳实利胸膈，枳壳宽肠胃。枳实力猛[大、小承气汤皆用之。丹溪曰：枳实泻痰，能冲墙倒壁]，枳壳力缓为少异。孕妇及气虚人忌用[按：《本草》壳、实皆云明目。思之不得其解，然目疾方中多用之，岂以其破浊气？即能升而清气乎？《本经》又言枳实益气，想亦同此理也。故浓朴调中，亦有益气明目之文。王好古曰：枳实佐以参、术、干姜则益气，佐以硝、黄、牵牛则破气，此本经所以言益气，而复言消痞也。张元素曰：枳壳泄肺、走大肠，多用损胸中至高之气。昔湖阳公主难产，方士进瘦胎饮，用枳壳四两，甘草三两，五月后日服一钱。张洁古改以枳术名束胎丸。寇宗奭明其不然，盖孕妇全赖血气以养胎，血气充实，胎乃易生。彼公主奉养太过，气实有余，故可服之，若概施则误矣。时珍曰：八九月胎，气盛壅滞，用枳壳、苏梗以顺气，胎前无滞，则产后无虚也。气弱者，大非所宜矣]。**皮厚而小为枳实，壳薄虚大为枳壳。陈者良。麸炒用**[时珍曰：壳、实上世未分，魏、晋始分用。洁古、东垣，始分壳治上，实治下。海藏始分壳主气，实主血。然仲景治上焦胸痹、痞满用枳实；诸方治下血、痢、痔、肠秘、后重用枳壳，则实不独治下，而壳不独治高也。盖自飞门至魄门，皆肺主之，三焦相通，一气而已。飞门，口也。魄门，即肛门]。《本草备要》

【专题发挥】

枳实、枳壳，本属一类，大者为壳，小者为实。李时珍说"枳实、枳壳，性味功用俱同，上世亦无分别，魏晋以来，始分实壳之用。"但在实际应用上，枳实作用猛烈，枳壳比较和缓。所以破积导滞、通利大便多用枳实，理气宽中、消除胀满多用枳壳。

[处方用名]枳实、枳壳、江枳实、江枳壳、炒枳实、炒枳壳。

厚朴

厚朴，一名厚皮，一名赤朴。其树名榛。其子名逐折。味苦，温，无毒。治中风，伤寒，头痛，寒热，惊悸气，血痹，死肌，去三虫。温中，益气，消痰，下气，疗霍乱及腹痛，胀满，胃中冷逆，胸中呕吐不止，泻痢，淋露，除惊，去留热，心烦满，厚肠胃。生山谷。三月、九月、十月采皮，阴干。干蔓为之使。恶泽泻、寒水石、消石。

【本经释难】

《本经》主中风伤寒，头痛寒热，惊悸逆气，血痹死肌，去三虫。

《本经》中风伤寒、头痛寒热者，风寒外伤于阳分也；其治惊悸逆气、血痹死肌者，寒湿入伤于腠理也。湿热内着于肠胃而生三虫，此药辛能散结，苦能燥湿，温能祛虫，故悉主之，消风散用之，深得《本经》之义。

【功能特性】

厚朴，苦、辛，温，小毒。厚朴苦温，先升后降，为阴中之阳药，故能破血中气滞。今世但知厚朴为温中散滞之药，而治肠胃湿满寒胀，温中下气，消痰止吐。味苦、辛，性温。归脾、胃、肺、大肠经。本品若能下气，辛以散结，温可燥湿，故有下气除满、燥湿消痰之功。既可下有形实满，又可除无形湿满。凡食积停留，大便秘结，气滞不通，脘腹胀痛及湿滞伤中，脾胃失和而致胸腹满闷、呕吐泻痢等证，均可用之。又治痰饮阻肺，肺气不降而致喘咳，此亦属燥湿消痰、下气降逆之功。

【配伍应用】

湿热内着于肠胃而生三虫，此药辛能散结，苦能燥湿，温能祛虫，故悉主之，消风散用之。平胃散用以治腹胀者，味辛能散滞气也，若气实人误服参、芪，胀闷作喘，宜此泻之。与枳实、大黄同用能泻实满，所谓消痰下气也；与苓、术、橘皮同用能泻湿满，所谓温中益气也。

1. 下气除满：适用于食积停留所致的大便秘结、气滞不通、脘腹胀痛等证，常与大黄、枳实同用，如《金匮要略》厚朴三物汤。若热结便秘，腹痛脉实，又当配大黄、芒硝、枳实同用，如大承气汤。还可用治湿滞伤中，脾胃失和，而致胸腹滞闷、呕吐便清者，常与苍术、陈皮、甘草同用，如平胃散。

2.燥湿消痰：适用于痰饮阻肺所致的气逆不降的气喘咳嗽，常与麻黄、半夏、杏仁等同用，如厚朴麻黄汤。

然行气峻猛，虚者勿服；气温即止，不可久服。体虚者及孕妇慎用。

紫厚者佳，姜汁炒用。忌黑豆，宜用滚水泡数次切之，不可久浸，气有伤脾气。

【汇要学按】

厚朴，苦、辛，温，小毒。厚朴苦温，先升后降，为阴中之阳药，故能破血中气滞。今世但知厚朴为温中散滞之药，而治肠胃湿满寒胀，温中下气，消痰止吐。味苦、辛，性温。归脾、胃、肺、大肠经。本品苦能下气，辛以散结，温可燥湿，故有下气除满、燥湿消痰之功。既可下有形实满，又可除无形湿满。

【范式开合】

厚朴，泻，下气，散满。苦降能泻实满，辛温能散湿满[王好古曰：《别录》言浓朴温中益气，消痰下气。果泄气乎？益气乎？益与枳实、大黄同用，则泻实满，所谓消痰下气是也；与橘皮、苍术同用，则除湿满，所谓温中益气是也。与解利药同用，则治伤寒头痛；与泻利药同用，则厚肠胃。大抵味苦性温，用苦则泻，用温则补也。同大黄、枳实，即承气汤。同橘皮、苍术，即平胃散。按：胀满症多不同，清、补贵得其宜。气虚宜补气，血虚宜补血，食积宜消导，瘀滞宜行痰，挟热宜清热，湿盛宜利湿，寒郁者散寒，怒郁者行气，蓄血者消瘀，不宜专用行散药。亦有服参芪而胀反甚者，以挟食、挟血、挟热、挟寒，不可概作脾虚气弱治也]。入足太阴、阳明[脾、胃]。平胃调中[佐苍术为平胃散。平湿土之太过，以致于中和]，消痰化食，厚肠胃，行结水，破宿血，杀脏虫。治反胃呕逆，喘咳泻痢，冷痛霍乱。误服脱人元气，孕妇忌之。榛树皮也，肉浓、紫润者良。去粗皮，姜汁炙，或醋炒用。干姜为使。恶泽泻、硝石。忌豆，犯之动气。《本草备要》

【专题发挥】

枳实、厚朴均能治食积便秘，去有形实满，又能治湿滞伤中，散无形湿满。然厚朴苦温燥湿，散满力强，又长于燥湿化痰，以治湿满为优，枳实苦降下行，气锐力猛，尤善逐宿食，通便闭，以治实满为良。

［处方用名］厚朴、川厚朴、川朴、制川朴。

秦皮

秦皮，一名岑皮，一名石檀。味苦，微寒，无毒。治风寒湿痹，洒洒寒气，除热，目中青翳，白膜。久服头不白，轻身。男子少精。妇人带下，小儿痫，身热。生川谷。二月、八月采皮，阴干。可作洗目汤。大戟为之使。恶吴茱萸。

【本经释难】

《本经》治风寒湿痹，洒洒寒气，除热，目中青翳白膜，久服头不白，轻身。

《本经》治风寒湿痹，取其苦燥也；又主青白翳障，取其苦降也；小儿惊痫，取其平木也；崩中带下，热痢下重，取其涩收也。老子云天道贵啬，此服食之品，故《本经》有久服头不白、轻身之说。

【功能特性】

秦皮，苦，微寒，无毒。秦皮浸水色青，气寒，性涩，肝胆药也。味苦、涩，性寒。归肝、胆、大肠经。苦寒泻火，涩能收敛，因能清肝热，肝开窍于目，最能明目，善治肝热目赤肿痛，因能清火涩肠，所以又可用于热痢下重。

【配伍应用】

仲景白头翁汤治热痢下重，以黄柏、黄连、秦皮同用，皆苦以坚之也。秦皮、黄连等分，治赤眼肿痛。又一味煎汤洗赤目甚效。

1. 清热燥湿涩肠：适用于湿热下痢，如《伤寒论》白头翁汤即以秦皮配伍白头翁、黄连、黄柏而成，治热痢后重。并能清热燥湿，收涩止带，还可与黄柏、椿根白皮、蛇床子等同用治赤白带下。

2. 清肝明目：适用于肝热的目赤肿痛，如《外台秘要》单用本品煎水洗眼，治目赤生翳。又可与菊花、黄连配合，内服，治眼暴肿痛。

用量 3～10 g，外用适量煎汤洗眼。其味最苦，胃虚少食者禁用。

【汇要学按】

秦皮，苦，微寒，无毒。秦皮浸水色青，气寒性涩，肝胆药也。味苦、涩，性寒。归肝、胆、大肠经。苦寒泻火，涩能收敛，因能清肝热，肝开窍于目，最能明目，善治肝热目赤肿痛，因能清火涩肠，所以又可用于热痢下重。

【范式开合】

秦皮，涩而补，明目。苦寒，色青，性涩。补肝胆而益肾。以能平木[能除肝热]，故治目疾[洗目赤，退翳膜]惊痫。以其收涩而寒，故治崩带下痢[仲景白头翁汤用之]。以其涩而补下焦，故能益精有子[时珍曰：天道贵啬，惟收涩故能补。今人只知治目一节，几于废弃，良为可婉]。出西土。皮有白点、渍水碧色、书纸不脱者真。大戟为使。恶吴茱萸。

［处方用名］秦皮、北秦皮、梣皮。

秦椒

秦椒，味辛，温，有毒。治风邪气，温中，除寒痹，坚齿发，明目。久服轻身，好颜色，耐老，增年，通神。喉痹，吐逆，疝瘕，去老血，产后余疾，腹痛，出汗，利五藏。生川谷。八月、九月采实。恶栝蒌、防葵。畏雌黄。

【本经释难】

《本经》除风邪气，温中，去寒痹，坚齿发，明目。

其温中去痹、除风邪气、治吐逆疝瘕、下肿湿气，皆取辛烈以散郁热，乃从治之法也。

【功能特性】

秦椒，辛，温，有毒。秦椒味辛气烈，过于蜀椒，其温中去痹、除风邪气、治吐逆疝瘕、下肿湿气，皆取辛烈以散郁热，乃从治之法也。不宜多服，令须发易白，以其气辛，非蜀椒之比。臭毒疮毒腹痛，冷水下一握效，其能通三焦、引正气、下恶气可知也。味辛，性热，有大毒。本品辛热燥散，入脾以散寒燥湿，可用治寒湿伤中、脘腹冷痛、饮食不消、吐泻冷痢诸症。又能散肺部寒邪，补命门之火，所以又可用治肺寒咳嗽或命门火衰、肾气上逆之痰喘。兼有杀虫之功，可用治蛔虫引起的腹痛、吐蛔等症。由于本品长于散寒燥湿补火，还可用治风寒湿痹、呃噫短气、痰饮水肿诸症。煎汤外洗，能治湿疮作痒。

【配伍应用】

1.散寒燥湿：用治胸腹冷痛，或寒湿下利腹痛。用治虚寒胸腹作痛或呕吐，常与干姜、人参等配伍，如《金匮要略》大建中汤，用治寒湿泄泻冷痢，可配伍苍术、陈皮、厚朴、甘草等。

2.杀虫：用治蛔厥腹痛、吐蛔等症，常与乌梅配伍，如乌梅丸、清中安蛔汤。

3.益火止喘：用治肾虚腰痛痰喘、足冷等症，常与茯苓配伍，如椒苓丸。

内服3～6g，外用适量。本品辛热有毒，故阴虚火旺者忌用。

【汇要学按】

秦椒，辛，温，有毒。秦椒味辛气烈，过于蜀椒，其温中去痹、除风邪气、治吐逆疝瘕、下肿湿气，皆取辛烈以散郁热，乃从治之法也。味辛，性热，有大毒。本品辛热燥散，入脾以散寒燥湿，又能散肺部寒邪，补命门之火，兼有杀虫之功，可用治蛔虫引起的腹痛、吐蛔等症。煎汤外洗，能治湿疮作痒。

【范式开合】

秦椒，宣，散寒湿，燥，补火。辛热纯阳。入肺，发汗散寒，治风寒咳嗽。入脾，暖胃燥湿，消食除胀，治心腹冷痛、吐泻痢、痰饮水肿[《千金方》有人冷气入阴囊肿满，生椒择净，帛裹着丸囊，浓半寸，须臾热气大通，日再易，取消瘥。梅师用桂末涂亦良]；入右肾命门，补火，治肾气上逆[能下行导火归元。每日吞三十粒，大能温补下焦]，阳衰溲数、阴汗泄精[下焦虚寒]。坚齿明目，破血通经，除癥安蛔[虫见椒则伏。仲景蛔厥乌梅丸用之。凡虫嚼腹痛者，面白唇红，时发时止]。杀鬼疰、虫、鱼毒[最杀劳虫。危氏神授丸。川椒炒出汗，为末，米饮下三钱。有人病传尸劳，遇异人传此方，服至二斤，吐出虫如蛇而安]。肺、胃素热者忌服。秦产名秦椒，俗名花椒，实稍大；蜀产肉浓皮皱为川椒。闭口者杀人，微炒去汗，捣，去里面黄壳，取红用[名椒红]。得盐良[入肾]。使杏仁。畏款冬、防风、附子、雄黄、麻仁、凉水[椒乃玉衡星之精，辟疫伏邪，故岁旦饮椒柏酒]。子，名椒目，苦辛。专行水道，不行谷道。能治水臌，除胀定喘，及肾虚耳鸣。《本草备要》

【专题发挥】

去目炒去汗，取红用，其叶九瓣者，秦椒也。闭口者有毒，误食之，戟入咽喉，气欲绝，或吐下白沫，身体痹冷，肉桂煎汁饮之，多饮冷水一二升，或食蒜，或饮地浆，或浓煎豆豉饮之，并解。

［处方用名］秦椒。

山茱萸

山茱萸，一名蜀枣。味酸，平，无毒。治心下邪气，寒热，温中，逐寒湿痹，去三虫。久服轻身。<small>肠胃风邪，寒热疝瘕，头风，风气去来，鼻塞，目黄，耳聋，面疱，出汗，强阴，益精，安五藏，通九窍，止小便利，明目，强力，长年。</small>生山谷。<small>九月、十月采实，阴干。蓼实为之使。恶桔梗、防风、防己。</small>

【本经释难】

《本经》食茱萸主治，从古误列山茱萸条内，今移入彼，庶不失先圣立言本旨，具眼者辨诸。甄权治脑骨痛，疗耳鸣，补肾气，兴阳道，坚阴茎，添精髓，止老人尿不节，治面上疮，能发汗，止月水不定。详能发汗，当是能敛汗之误，以其酸收，无发越之理。

【功能特性】

山茱萸，酸，温，无毒。滑则气脱，涩以收之。山茱萸止小便利、秘精气、取其酸涩以收滑也。味甘、酸，性温。归肝、肾经。本品既具收敛之性，以秘藏精气固摄下元，又能补益肝肾，以滋养精血而助元阳之不足。故凡肝肾不足、精气失藏之证，如腰膝酸冷、耳鸣耳聋、阳痿遗精、小便不禁、崩漏带下等，均为适用。此外，元气欲脱、大汗淋漓之证，用之也有良好功效。

【配伍应用】

仲景八味丸用之，盖肾气受益，则风藏有度，肝阴得养则疏泄无虞，乙癸同源也。

1. 补益肝肾，收敛固涩：凡肝肾不足、精气失藏之证均可应用。如《小儿药证直诀》六味地黄丸，以之配伍熟地黄、山药、泽泻等，治肝肾阴亏、腰膝酸软、头目眩晕之证，《扶寿方》草还丹，以之配伍补骨脂、当归、麝香，治肝肾亏虚所致的腰酸眩晕、阳痿精滑、小便频数不禁等症；《医学衷中参西录》固冲汤，以之与茜草、乌贼骨、棕榈炭等配用，治冲任损伤所致的崩漏及月经过多。

2. 敛汗固脱：用于大汗欲脱及久病虚脱之证。常与党参、龙骨、牡蛎等同用，如来复汤，也可配伍四逆汤、参附汤同用。

去核微焙用，核能泄精。用量16～15g，大剂量可用30g。命门火旺、赤浊淋痛及小便不利者禁服。本品温补收敛，故命门火炽、素有湿热及小便不利者不宜用。

【汇要学按】

山茱萸，酸，温，无毒。滑则气脱，涩以收之。山茱萸止小便利、秘精气、取其酸涩以收滑也。味甘、酸，性温。归肝、肾经。本品既具收敛之性，以秘藏精气固摄下元，又能补益肝肾，以滋养精血而助元阳之不足。

【范式开合】

山茱萸，补肝肾，涩精气。辛温酸涩。补肾温肝[入二经气分]。固精秘气，强阴助阳，安五脏，通九窍[《圣济》云：如何涩剂以通九窍？《经疏》云：精气充则九窍通利。昂按：山茱萸通九窍，古今疑之，得《经疏》一言，而意旨豁然。始叹前人识见深远，不易测识，多有如此类者，即《经疏》一语而扩充之，实可发医人之慧悟也]，暖腰膝，缩小便。治风寒湿痹[温肝故能逐风]，鼻塞目黄[肝虚邪客，则目黄]，耳鸣耳聋[肾虚则耳鸣耳聋，皆固精通窍之功。王好古曰：滑则气脱，涩剂所以收之，仲景八味丸用之为君，其性味可知矣。昂按：《别录》、甄权皆云能发汗，恐属误文。酸剂敛涩，何以反发？仲景亦安取发汗之药为君乎？李士材曰：酸属东方，而功多在北方者，乙癸同源也。肝为乙木，肾为癸水]，去核[核能滑精]用。恶桔梗、防风、防己。《本草备要》

[处方用名] 山萸肉、净萸肉、山茱萸、枣皮。

紫葳［凌霄花］

紫葳，一名茇华，一名陵苕。味酸，微寒。无毒。治妇人产乳余疾，崩中，癥瘕，血闭，寒热，羸瘦，养胎。生西海川谷及山阳。正月、八月采。

【本经释难】

《本经》主妇人产乳余疾，崩中癥瘕，血闭寒热，羸瘦，养胎。

《本经》主妇人崩中癥瘕，又治血闭寒热、羸瘦。云养胎者，以有积瘀在内，瘀散则胎自安也，与《金匮》桂枝茯苓丸中用桃仁、牡丹皮治妊娠癥痼害无异；癥瘕、血闭、血气刺痛、疠风恶疮多用之，皆取其散恶血之功也。

【功能特性】

紫葳—名凌霄，酸，微寒，无毒。凌霄花，手足厥阴血分药也，能去血中伏火。癥瘕、血闭、血气刺痛、疠风恶疮多用之，皆取其散恶血之功也。味辛，性微寒。归肝、心包经。本品味辛行散，微寒清热，既能行血破瘀，又可凉血祛风，故可用治瘀血阻滞、经闭癥瘕，又可用治血热风盛、周身风痒，以及皮肤湿癣等症。由于本品能破瘀消癥，近人又用本品治疗癌肿。

【配伍应用】

1.行血破瘀：适用于瘀血阻滞所致的月经闭止、发热腹胀等症，以血热血瘀月经不调为宜，常与赤芍、牡丹皮、红花等同用，如《沈氏尊生书》紫葳散，用治久疟、疟母、肝脾大，本品也可配䗪虫、鳖甲、大黄等同用，如鳖甲煎丸。

2. 凉血祛风：适用于血热风盛的周身痒症，可单用本品煎服，或用散剂酒调服。本品配生地黄、赤芍、当归尾及白鲜皮、荆芥、防风等凉血活血散风之品，还可用治风疹瘙痒，疹块发红，遇热痒甚者。此外，本品配雄黄、白矾、黄连、羊蹄根、天南星等外擦，可用治皮肤湿癣，如《证治准绳》凌霄花散。

用量 3 ～ 10 g。**若无瘀血而胎息不安者，禁用。孕妇忌服。**

【汇要学按】

紫葳，酸，微寒，无毒。手足厥阴血分药也，能去血中伏火。癥瘕、血闭、血气刺痛、疠风恶疮多用之，皆取其散恶血之功也。 味辛，性微寒。归肝、心包经。本品味辛行散，微寒清热，既能行血破瘀，又可凉血祛风。由于本品能破瘀消癥，近人又用本品治疗癌肿。

【范式开合】

紫葳，泻血热。甘酸而寒。入厥阴[心包、肝]**血分。能去血中伏火，破血去瘀。生产乳余疾，崩带癥瘕，肠结**[不大便]**血闭，淋风痒，血热生风之证。女科多用，孕妇忌之**[《本经》云：养胎。《经疏》云：破血之药，非所宜也。肺痈有用之为君药者。凌霄花为末，和密陀僧唾调，敷酒齄甚验]**。藤生，花开五瓣，黄赤有点，不可近鼻，嗅之伤脑。**《本草备要》

［处方用名］凌霄花、紫葳。

猪苓

猪苓，一名豭猪屎。味甘，平，无毒。治痎疟，解毒，蛊疰不祥，利水道。久服轻身，耐老。生山谷。二月、八月采，阴干。

【本经释难】

《本经》主痎疟，解毒蛊疰不祥，利水道，久服轻身耐老。

猪苓入肾与膀胱血分，性善疏利经府，世人但知为利水专药，不知其有治痎疟蛊疰之功。而《本经》又云：久服轻身耐老，是指素多湿热者而言，不可一律而推。

【功能特性】

猪苓，甘、淡、微苦，平，无毒。猪苓入肾与膀胱血分，性善疏利经府，世人但知为利水专药，不知其有治痎疟蛊疰之功。味甘，性平。归肾、膀胱经。本品甘淡，功专利水渗湿。其利尿作用比茯苓强，但无补益心脾之功。

故凡水湿为病，皆可用之，总以淡渗见长。

【配伍应用】

仲景治消渴脉浮、小便不利微热者，猪苓散汗之；病欲饮水而复吐，名曰水逆，五苓散主之。

利水渗湿：用于水肿、泄泻等症，配伍白术、茯苓等应用，如四苓散，用于阴虚有热之小便不利、淋浊癃闭等症，可配伍泽泻、阿胶、滑石等同用，如猪苓汤。

猪苓专司引水之功，久服必损肾气，昏人目，利小便之剂无如此快，故不入补剂，非泽泻之比也。

【汇要学按】

猪苓，甘、淡、微苦，平，无毒。猪苓入肾与膀胱血分，性善疏利经府，世人但知为利水专药，不知其有治痎疟蛊疰之功。味甘，性平。归肾、膀胱经。本品甘淡，功专利水渗湿。

【范式开合】

猪苓，通，行水。苦泄滞，淡利窍，甘助阳。入膀胱、肾经。升而能降，开腠发汗，利便行水，与茯苓同而不补。治伤寒、温疫大热，[《经疏》曰：大热利小便，亦分消之意]，懊憹消渴，肿胀淋浊，泻痢疟[疟多由暑，暑必兼湿。经曰：夏伤于暑，秋必疟]。然耗津液，多服损肾昏目[肾水不足则目昏。仲景五苓散，猪苓、茯苓、泽泻、白术、桂，为治水之总剂。昂按：《经》曰：膀胱者，州都之官，津液藏焉，气化则能出矣。用肉桂辛热引入膀胱，所以化其气也。除桂名四苓散。《资生经》曰：五苓散能生津液，亦通大便。曾世荣治惊风，亦用五苓散。白茯苓安心神，泽泻导小便，小肠利而心气平，木得桂而枯，能抑肝而风自止，可谓善用五苓者矣]。多生枫树下，块如猪屎故名[马屎曰通，猪屎曰苓。苓即屎也，古字通用]。肉白而实者良。去皮用。《本草备要》

［处方用名］猪苓、粉猪苓。

龙眼［龙眼肉］

龙眼，一名益智。味甘，平，无毒。治五藏邪气，安志、厌食。久服强魂魄，聪明，轻身，不老，通神明。除虫，去毒。生南海山谷。其大者似槟榔。

【本经释难】

皆取甘味归脾、能益人智之义。

【功能特性】

龙眼_{俗名圆眼}，甘，平，无毒。味甘，性平。归心、脾经。本品有补心脾、益气血作用，既不滋腻，又不壅气，为滋补良药。常用于思虑过度、劳伤心脾引起的惊悸、怔忡、失眠健忘、食少体倦及脾气虚弱、便血崩漏，也适用于一般气血不足之证。

【配伍应用】

龙眼补血益肝，同枸杞熬膏，专补心脾之血。归脾汤用之，治思虑伤心脾，皆取甘味归脾、能益人智之义。

补心脾，益气血：用于心脾两虚所致的惊悸、怔忡、失眠、健忘等症，单用本品即有效，也可配伍黄芪、党参、白术、炙甘草、当归、酸枣仁、远志、茯神等补气养血安神药同用，如归脾汤。用于气血亏虚，可以单服本品，如《随息居饮食谱》玉灵膏（代参膏）即以本品加白糖蒸熟，开水冲服，可起到补气养血的作用。

用量 10 ～ 15 g，大量 30 ～ 60 g。中满家、呕家勿食，为其气壅也；师尼寡妇勿用，以其能助心包之火，与三焦之火相煽也。湿阻中焦或有停饮痰火者忌服。

【汇要学按】

龙眼，甘，平无毒。甘味归脾、能益人智。味甘，性平。归心、脾经。本品有补心脾、益气血的作用，既不滋腻，又不壅气，为滋补良药。

【范式开合】

龙眼，补心脾。甘温归脾。益脾长智_{［一名益智］}，养心补血_{［心为脾母］}，故归脾汤用之。治思虑劳心脾，及汤风下血_{［心生血，脾统血。思虑过多，则心脾伤而血耗，致有健忘、怔忡、惊悸诸病。归脾汤能引血归脾而生补之。肠风亦由血不归脾而妄行］}。 《本草备要》

【专题发挥】

桂产者佳，粤东者性热，不堪入药。

［处方用名］龙眼肉、桂圆肉。

桑上寄生［桑寄生］

桑上寄生，一名寄屑，一名寓木，一名宛童。味苦，平，无毒。治腰痛，小儿背强，痈肿，安胎，充肌肤，坚发齿，长须眉。主金疮，去痹，女子崩中，内伤不足，产后余疾，下乳汁。其实，明目，轻身，通神。生川谷桑树上。三月三日采茎叶，阴干。

【本经释难】

《本经》主腰痛，小儿背强，痈肿，充肌肤，坚发齿，长须眉，安胎。

寄生得桑之余气而生，性专祛风逐湿、通调血脉。故《本经》取治妇人腰痛、小儿背强等病，血脉通调而肌肤眉发皆受其荫，即有痈肿，亦得消散矣。古圣触物取象，以其寓形榕木，与子受母气无异，故为安胎圣药。《别录》言：去女子崩中、产后余疾，亦是祛风除湿、益血补阴之验。

【功能特性】

桑寄生，苦、甘，平，无毒。寄生得桑之余气而生，性专祛风逐湿、通调血脉。故古方此味之下有云：如无，以续断代之。于此可以想象其功用也。苦、甘，平。入肝、肾经。桑寄生苦、甘，性平，其质偏润，能除血中风湿，为祛风益血之品，兼能润筋通络。故对痹痛日久，损伤肝肾，筋骨不利，腰膝酸痛之症，用之最宜。以其能入肝肾，以养血益精，因此，胎动、胎漏由于精血不足者，以及妊娠腰痛，亦常应用。但本品祛邪之力有余，补养之功不足，故不能专恃为滋补之剂。

【配伍应用】

1. 祛风通络：用于风湿腰膝酸痛、风邪偏胜、拘挛掣痛游走不定者，亦可用于血不养筋的肌体关节疼痛及偏枯脚气等症，常与独活、牛膝、续断、当归等同用（如独活寄生汤、筋骨痹痛方）。

2. 养血安胎：用于血虚胎动、胎漏，常与当归、续断、阿胶等同用（如桑寄生散）。

此外，本品尚有降血压作用（如治高血压方）。用量 15 ～ 30 g，煎服。

【汇要学按】

桑寄生，苦、甘，平，性专祛风逐湿、通调血脉。入肝、肾经，苦甘性平，其质偏润，能除血中风湿，为祛风益血之品，兼能润筋通络。故对痹痛日久、损伤肝肾所致筋骨不利、腰膝酸痛之症，用之最宜。以其能入肝肾，以养血益精，因此，胎动、胎漏由于精血不足者，以及妊娠腰痛，亦常应用。

【范式开合】

桑寄生，补筋骨、散风湿。苦坚肾，助筋骨而固齿、长发[齿者骨之余，发者血之余]。甘益血，主崩漏而下乳、安胎[三症皆由血虚]。外科散疮疡，追风湿。

他树多寄生，以桑上采者为真，杂树恐反有害。茎、叶并用，忌火。

《本草备要》

243

【专题发挥】

惟西蜀、南粤不经饲蚕之地始有，故真者绝少，今世皆榕树枝赝充，慎勿误用，其真者绝不易得。

［处方用名］桑寄生。

合欢［合欢皮］

合欢，一名蠲忿。味甘，平，无毒。主安五藏，和心志，令人欢乐无忧。久服轻身，明目，得所欲。生山谷。

【本经释难】

《本经》安五脏、合心志，令人欢乐无忧，久服轻身明目。

合欢所主诸病，不过长肌肉、续筋骨，故用以填补肺之溃缺。而《本经》安五脏、和心志等语，岂特诸疾而已？嵇康《养生论》云：合欢蠲忿，萱草忘忧，宁无顾名思义之实乎？

【功能特性】

合欢皮—名合昏，《千金》名黄昏，俗名乌绒树，**甘，平，无毒。合欢属土与水，补阴之功最捷。单用煎汤，治肺痈唾浊。**味甘，性平。归心、脾、肺经。具有解郁安神的功效，可治心神不安、忧郁失眠。又有和血消肿、止痛生肌等作用，善治肺痈；并治筋骨折伤及痈肿等症，内服外敷均可。但药力缓和，需重用久服方能见效。

【配伍应用】

合阿胶煎膏，治肺痿、吐血皆验。与白蜡同熬膏，为长肌肉、续筋骨之要药，而外科家未尝录用，何也？按：合欢所主诸病，不过长肌肉、续筋骨，故用以填补肺之溃缺。而《本经》安五脏、和心志等语，岂特诸疾而已？嵇康《养生论》云：合欢蠲忿，萱草忘忧，宁无顾名思义之实乎？

1. 解郁安神：用于心神不安所致的忧郁失眠，可以单用，也可与柏子仁、龙齿、琥珀、夜交藤等配成复方应用。

2. 和血消肿，止痛生肌：用于肺痈，如《备急千金要方》黄昏汤，即单用本品煎汤服，治肺痈唾浊、咳嗽胸痛；《景岳全书》合欢饮，以本品配白蔹同煎服，治肺痈日久不愈。用于筋骨折伤，如《百一选方》，合欢皮炒四两，芥菜子炒一两，研细末，酒调，临卧服酒，渣敷患处。

用量 10 ～ 15 g。

【汇要学按】

合欢皮，甘，平，无毒。合欢属土与水，补阴之功最捷。单用煎汤，治肺痈唾浊。味甘，性平。归心、脾、肺经。具有解郁安神的功效，可治心神不安、忧郁失眠。又有和血消肿、止痛生肌等作用，善治肺痈；并治筋骨折伤及痈肿等症，内服外敷均可。但药力缓和，需重用久服方能见效。

【专题发挥】

合欢花，味甘性平。功能解郁安神、理气开胃，适用于忧郁失眠、胸闷食少。用量 5 ～ 10 g。

［处方用名］合欢皮。

干漆

干漆，味辛，温，有毒。治绝伤，补中，续筋骨，填髓脑，安五藏，五缓，六急，风寒湿痹。<small>咳嗽，消瘀血、痞结，腰痛，女子疝瘕，利小肠，去蛕虫。</small>

生漆，去长虫。久服轻身，耐老。生川谷。<small>夏至后采，干之。半夏为之使。畏鸡子。</small>

【本经释难】

《本经》主绝伤，补中，续筋骨，填髓脑，安五脏，五缓六急，风寒湿痹。生漆去长虫。久服轻身耐老。

《本经》治绝伤、补中，是取其破宿生新之力也。

【功能特性】

干漆<small>漆叶，漆子</small>，辛、苦、咸，温，有毒。干漆灰辛温，性善下降而破血，故消肿杀虫，通月闭，皆取去恶血之用。盖胃中有瘀积留滞，则阳气竭绝，不能敷布中外，故脏腑筋骨髓脑皆失营养，乃致健运失常，肢体缓纵，用此以铲除瘀积，中气得复，绝伤皆续，而缓急和矣。元素云：削年深坚结之积滞，破日久凝结之瘀血，斯言尽干漆之用矣。味辛、苦，性温，有毒。归肝、胃经。本品辛温散结，入肝经血分，能活血通经，祛瘀破癥，入胃肠可消积易滞杀也。故可用治瘀血阻滞、经闭癥瘕，以及虫积腹痛等症。本品有较强的破血消癥导滞的作用，故张元素云其可"削年深坚结之积滞，放日及凝结之瘀血"。

【配伍应用】

生漆去长虫，故《千金》去三虫方以之为君，三虫去，轻身长年，所不待言，但恒人艰于久服耳。产后血晕，以旧漆器烧烟熏之即醒，盖亦取下血之义。而破经络中血滞，用真漆涂鲮鲤甲，煅入药，破血最捷。妇人血虚经闭，为之切禁。凡畏漆者，嚼椒涂口鼻，免生漆疮。误中其毒，以生蟹捣汁，或紫苏解之。

1. 祛瘀破癥：适用于瘀血阻滞的经闭、癥瘕等症。如《济生拔萃方》万病丸，用本品配牛膝共末，生地黄汁合丸，治女人经闭、月信不来及癥结等证；《备急千金要方》治妇人血瘕，月水不通；脐下坚如杯，发热羸瘦，用本品与地黄汁煎煮和丸酒服，临床也可配当归、红花、桃仁、三棱、莪术等同用，以增强活血通经、祛瘀破癥的作用。

2. 消积杀虫：适用于虫积腹痛，常与其他杀虫健胃药同用。如《本事方》用本品与槟榔、龙胆草配伍，杀虫解热；《直指方》治虫积蛊毒，又用生漆合平骨散同用。目前临床用本品配雷丸、雄精等同用，等份为丸，每服4.5 g，用治脑囊虫病有效。

用量2.5～4.5 g，入丸散服。无积血者切忌，以大伤营血，损胃气，故胃虚人服之，往往作呕，此与《本经》之义，似乎相背，而实不相违。但能伤营血、损脾胃，用当注意。孕妇及体虚无瘀者慎服。

【汇要学按】

干漆，辛、苦、咸，温，有毒。干漆灰辛温，性善下降而破血，故消肿杀虫，通月闭，皆取去恶血之用。味辛、苦，性温，有毒。归肝、胃经。本品辛温散结，入肝经血分，能活血通经，祛瘀破癥，入胃肠可消积易滞杀也。故可用治瘀血阻滞、经闭癥瘕，以及虫积腹痛等症。本品有较强的破血消癥导滞的作用，故张元素云其可"削年深坚结之积滞，放日及凝结之瘀血"。

【专题发挥】

炒令烟尽，否则损人肠胃。今人多用漆渣伪充，必凝结如砖者佳。

漆叶涂紫云风，面生紫肿，取其散瘀之功也。

漆子专主下血，《千金方》用之。审无瘀滞，慎勿漫投。

〔处方用名〕干漆。

石南

石南，一名鬼目。味辛，平，有毒。主养肾气，内伤阴衰，利筋骨皮毛。脚弱，五藏邪气，除热。女子不可久服，令思男。

实，杀蛊毒，破积聚，逐风痹。生山谷。二月、四月采叶，八月采实，阴干。五加皮为之使。

【本经释难】

《本经》养肾气，内伤阴衰，利筋骨皮毛。

《本经》养肾气，内伤阴衰，利筋骨皮毛，皆取益肾之功。

【功能特性】

石南，辛、苦，平，无毒。石南严冬不凋，凌霜正赤，性温益肾可知。味辛、苦，性平，有小毒。归肝、肾经。有祛风及补肾作用，可治风湿痹痛、腰背酸疼、肾虚脚弱，对肾虚而有风湿之症最为适用。又治头风头痛、风疹等症。

【配伍应用】

古方为风痹肾弱要药，今人绝不知用，盖由甄氏《药性论》有令人阴痿之说，殊不知服此药者，能令肾强，嗜欲之人借此放恣以致痿弱，而归咎于药，良可慨也。

祛风补肾：用于肾虚而有风湿，腰背酸痛，脚弱无力。如《圣济总录》石楠丸，即以本品与白术、黄芪、鹿茸、肉桂、枸杞子、牛膝、木瓜、防风、天麻同用，制丸剂服。用治头风头痛，可以本品与白芷、川芎等药同用。用于风疹瘙痒，可以单用本品，水煎服。

【汇要学按】

石南，辛、苦，平，无毒。石南严冬不凋，凌霜正赤，性温益肾可知。味辛、苦，性平，有小毒。归肝、肾经。有祛风及补肾作用，可治风湿痹痛、腰背酸疼、肾虚脚弱，对肾虚而有风湿之症最为适用。又治头风头痛、风疹等症。

【范式开合】

石南，宣，祛风，补肾。辛散风、苦坚肾。补内伤阴衰，利筋骨皮毛，为治肾虚、脚弱、风痹要药。妇人不可久服，令思男［时珍曰：今人绝不知用，盖为《药性论》有令人阴痿之说也。不知此药能令肾强，人或借此纵欲，以致瘘弱，归咎于药，良可慨也。昂按：石南补阴祛风则有之，然味辛不热，不助相火，亦未闻淫邪方中用石南者，《别录》思男之说，殆不可信］。关中者佳。炙用。《本草备要》

［处方用名］石楠叶、石南叶。

梅实［乌梅］

梅实，味酸，平，无毒。主下气，除热，烦满，安心，止肢体痛，偏枯不仁，死肌，去青黑痣，恶疾。能益气，不饥。止下痢，好唾，口干。生川谷。五月采，火干。

【本经释难】

《本经》主下气，除热烦满，安心，止肢体痛，偏枯不仁，死肌，去青黑痣、蚀恶肉。

《本经》下气、除热烦满、安心、止肢体痛，皆指陈藏者而言，若青梅则凝涩滞气，决非偏枯不仁者所宜，凡谷食菜果皆尔，不独青梅为然。

【功能特性】

梅榔梅，酸，平，无毒。得木之全气，故其味最酸，所主之病，皆取酸收之义。味酸、涩，性平。归肝、脾、肺、大肠经。本品性主收涩，能涩肠止泻、敛肺止咳、固崩止血。且酸以益胃生津，"虫得酸则伏"，故又有止渴安蛔的功效。凡肺虚久咳、脾虚久泻久痢、崩漏便血、烦热口渴、胃呆不食及蛔虫引起的呕吐腹痛等，均能治之。此外，外用有开窍启闭及去胬肉死肌的功能。

【配伍应用】

乌梅酸收，益津开胃，同建茶、干姜治休息痢，能敛肺涩肠、止呕敛汗、定喘安蛔。仲景治蛔厥，乌梅丸用之，虫得酸即止，用丸不用汤者，欲留有形之物入于虫口也。今治血痢必用之。中风惊痰、喉痹肿痛、痰厥僵仆、牙关紧闭者，取乌梅擦牙龈即开。血痢不止，以乌梅烧存性，米汤服之渐止。恶疮胬肉，亦烧灰研敷，恶肉自消，此即《本经》去死肌恶肉之验。又《丹方》治女人脚上鸡眼，乌梅肉饭上蒸烂，和米醋研如糊，涂上一宿即去。

1. 敛肺止咳：适用于肺虚久咳。如《本草纲目》治久咳，即以本品配伍罂粟壳等份为末，每服二钱，睡时蜜汤调下；《世医得效方》一服散，治肺虚久咳，则与半夏、杏仁、阿胶等配伍。

2. 涩肠止泻：用于久泻久痢。如《证治准绳》固肠丸，以之配伍肉豆蔻、诃子、苍术、党参、茯苓、木香等，治久痢滑泻，《太平圣惠方》乌梅丸，以之配伍黄连，治下痢病不能食者。

3. 和胃安蛔：适用于蛔虫引起的腹痛、呕吐，常与黄连、花椒等配用，如乌梅丸。

4. 固崩止血：用于便血、尿血、崩漏等。如《济生方》单用本品烧存性，研末用醋糊丸，治大便下血不止，《妇人大全良方》以本品烧灰为末，以乌梅汤调下，治妇人崩漏不止。

5. 生津止渴：用于虚热消渴，可单味煎水服或配入复方用之。如《沈氏尊生书》玉泉丸，以之配伍天花粉、葛根、党参、麦冬、黄芪、甘草，治虚热烦渴。

此外，以乌梅肉擦牙龈处，可治牙关紧闭；对于外疡胬肉可以乌梅炭敷之。

用量 3～10 g，大剂量可用到 30～60 g，外用适量。止泻、止血宜炒炭。本品酸敛之性颇强，故外有表邪及内有实热积滞者均不宜服。

【汇要学按】

梅，酸，平，无毒。得木之全气，故其味最酸，所主之病，皆取酸收之义。味酸、涩，性平。归肝、脾、肺、大肠经。本品性主收涩，能涩肠止泻、敛肺止咳、固崩止血。且酸以益胃生津，止渴安蛔。此外，外用有开窍启闭及去胬肉死肌的功能

【范式开合】

乌梅，涩肠，敛肺。酸涩而温。脾、肺血分之果，敛肺[肺欲收，急食酸以收之]涩肠，涌痰消肿，清热解毒，生津止渴，醒酒杀虫。治久咳泻痢[梁庄肃公血痢，陈应之用乌梅、胡黄连、灶下土等分为末，茶调服而愈。曾鲁公血痢百余日，国医不能疗，应之用盐梅肉研烂，合腊茶入醋服，一啜而安]。瘴疟[诸症初起者，皆禁用]霍乱，吐逆反胃，劳热骨蒸[皆取其酸收]，安蛔厥[蛔虫上攻而眩仆。虫得酸则伏，仲景有蛔厥乌梅丸]，去黑痣，蚀恶肉[痔疮后生恶肉，烧梅存性，研末敷之]。多食损齿伤筋[经曰：酸走筋，筋病无多食酸]。白梅功用略同。治痰厥僵仆，牙关紧闭[取肉揩擦牙龈，涎出即开。盖酸先入筋，齿软则易开。若用铁器撬开，恐伤其齿]，惊痫喉痹，敷乳痈肿毒，刺入肉中[嚼烂罨之即出。疮中肉。捣饼贴之即收]。青梅熏黑为乌梅[稻灰汁淋蒸，则不蠹。孟诜云：乌梅十颗，汤熬去核，纳肛中，通大便]，盐渍为白梅[时珍曰：梅、花于冬，而实于夏，得木之全气，故最酸。胆为甲木，肝为乙木。人舌下有四窍，两通胆液，故食酸则津生。食梅齿齼，嚼胡桃即解。衣生霉点者，梅叶煎汤洗之。捣洗葛衣亦佳]。

《本草备要》

【专题发挥】

梅花开于冬，而实熟于夏，得木之全气，故其味最酸。人舌下有四窍，两窍通胆液，故食则津生，类相感应也。所主之病，皆取酸收之义。梅之种类最多，惟榔梅最胜，相传是真武折梅枝，插榔树株而誓曰：吾道若成，花开果实。其种从均州太和山来，榔即榆树中之一种，其梅如杏而松脆异常，故近世谓之消梅，食之开胃生津，清神安睡，乃榔之本性也。

白梅咸酸，主中风牙关紧闭，擦牙根，涎出即开。去胬肉方多用之，竹木针刺在肉中者，嚼敷即出。

梅核仁明目益气，除烦热，能治妇人子脏中风气积滞，《千金》承泽丸用之。梅叶煮汁，治休息痢及干霍乱效，以之渍水洗葛则不脆，洗夏衣生霉点即去，有验。

乌梅与诃子均为酸涩之品，其敛肺涩肠的功能相近。但乌梅之酸，能生津安蛔，外用能蚀死肌胬肉；诃子苦降之性较好，能降火利咽开音。

［处方用名］乌梅、乌梅肉、乌梅炭。

瓜蒂

瓜蒂，味苦，寒，有毒。治大水身面四肢浮肿，下水，杀虫毒，咳逆上气，及食诸果不消，病在胸腹中，皆吐下之。去鼻中息肉，治黄疸。生平泽。七月七日采，阴干。

【本经释难】

《本经》主大水身面浮肿，下水杀虫毒，咳逆上气，及食诸果不消，病在胸腹中，皆吐下之。

瓜蒂乃阳明除湿热之药，能引去胸膈痰涎，故能治面目浮肿、咳逆上气、皮肤水气、黄疸湿热诸症，即《本经》主治也。

【功能特性】

甜瓜蒂俗名苦丁香，苦，寒，有毒。瓜蒂乃阳明除湿热之药，能引去胸膈痰涎，故能治面目浮肿、咳逆上气、皮肤水气、黄疸湿热诸症，味苦，性寒，有小毒。归胃经。本品为涌吐专药。凡痰热郁于胸中而为癫痫发狂，喉痹喘息，烦躁不眠，或宿食停留于胃，而至胸脘痞硬，以及误食毒物等症，均可用瓜蒂催吐。外用研末吹鼻，可治湿热黄疸、湿家头痛、身面浮肿等证。李时珍认为能引去阳明经湿热，所以有效。

【配伍应用】

酸苦涌泄为阴。仲景瓜蒂散用瓜蒂之苦寒，合赤小豆之酸甘，以吐胸中寒邪。《金匮》瓜蒂汤治中暍无汗，今人罕能用之。又搐鼻取头中寒湿黄疸，得麝香、细辛治鼻不闻香臭。

1. 内服涌吐热痰、宿食、毒物：适用于痰热郁于胸中、蒙蔽清窍所致的癫痫，壅塞肺系所致的喉痹喘息，内扰神明所致的烦躁不眠诸症。如《太平圣惠方》单用瓜蒂研末取吐治发狂欲走，东垣《活法机要》治诸风膈痰、诸痫涎涌者，用瓜蒂炒黄为末，量入以酸齑水调下取吐，风痫加蝎尾半钱。《本草衍义》主张如服本药后良久涎未出，可含沙糖一块，下咽，涎自出，以助药力。又《金匮要略》瓜蒂散治宿食、痰涎在上脘，以合赤小豆为末，香豉煮汁，温服以吐之。还再用治食物中毒，以涌吐有害毒品。

2. 外用研末吹鼻可引去湿热：适用于湿热黄疸、湿家头痛、身面浮肿。如《千金翼方》瓜丁散，用瓜丁细末如一大豆许，纳鼻中，令病人吸入，鼻中黄水出即愈，治黄疸目黄不除。又《类证活人书》用瓜蒂末，口含水，口蓄一字许入鼻中，少时黄水出，治湿家头中寒湿、头疼鼻塞而烦者。

凡尺脉虚，胃气弱，病后、产后，吐药皆宜戒慎，何独瓜蒂为然哉？故膈上无热痰邪，热者切禁。但吐药能伤胃气，故胃弱者及病后、产后皆宜慎用。如服瓜蒂吐不止，用麝香少许泡汤服可解救。体虚、失血及上部无实邪者忌服。

用量 2.5～4.5 g 煎汤内服，0.3～1.0 g 入丸散，外用适量研末口蓄鼻。

【汇要学按】

甜瓜蒂，苦，寒，有毒。瓜蒂乃阳明除湿热之药，能引去胸膈痰涎，故能治面目浮肿、咳逆上气、皮肤水气、黄疸湿热诸症。味苦，性寒，有小毒。归胃经。本品为涌吐专药。外用研末吹鼻，可治湿热黄疸、湿家头痛、身面浮肿等证。

【范式开合】

甜瓜蒂，宣，涌，吐。与淡豆豉、赤小豆，并为吐药。苦寒。阳明[胃]吐药，能吐风热痰涎，上隔宿食[吐去上焦之邪，经所谓其高者因而越之。在上者涌之，木郁达之是也。越以瓜蒂、淡豉之苦，涌以赤小豆之酸，吐去上焦有形之物，则木得舒畅，天地交而万物通矣。当吐而胃弱者，代以参芦。朱丹溪曰：吐中就有发散之义。张子和曰：诸汗法，古方多有之，惟以吐发汗，世罕知之。故予尝曰：吐法兼汗以此夫。昂按：汗、吐、下、和，乃治疗之四法。仲景瓜蒂散、栀豉汤，并是吐药。子和治病，用吐尤多。丹溪治许白云大吐二十余日，治小便不通，亦用吐法，甚至用四物、四君以引吐，成法具在。今人惟知汗、下、和，而吐法绝置不用。遇邪在上焦及当吐者，不行涌越，致结塞而成坏证。轻病致重，重病致死者多矣！时医皆弃古法，枉人性命，可痛也夫！**治风眩头痛，懊忱不眠，癫痫喉痹，头目湿气，水肿黄疸**[或合赤小豆煎，或吹鼻中，取出黄水]，**湿热诸病。上部无实邪者禁用**[能损胃耗气，语曰：大吐亡阳，大下亡阴。凡取吐者，须天气清明，巳午以前，令病患隔夜勿食，卒病者不拘。《类编》云：一女子病喘不止，遇道人教取瓜蒂七枚为末，调服其汁，即吐痰如胶粘，三进而病如扫]。《本草备要》

［处方用名］瓜蒂、甜瓜蒂、苦丁香、瓜丁。

麻蕡［火麻仁］

麻蕡，一名麻勃。味辛，平，有毒。治五劳七伤，利五藏，下血，寒气，多食，令人见鬼狂走。久服通神明，轻身。破积，止痹，散脓。生川谷。七月七日采，良。此麻花上勃勃者。

麻子，味甘，平，无毒。主补中益气。久服肥健，不老。中风，汗出，逐水，利小便，破积血，复血脉，乳妇产后余疾，长发。生川谷。九月采，入土者损人。可为沐药。畏牡蛎、白薇。恶茯苓。

【本经释难】

《本经》实名麻仁，补津益气，久服肥健不老神仙。

《日华》止消渴，通乳汁，主催生难产，及老人血虚，产后便秘宜之。初服能令作泻，若久服之，能令肥健，有补中益气之功，脏腑结燥者宜之。

【功能特性】

麻子仁即麻子蕡，甘，平，无毒，入药微炒研用。麻仁入手阳明、足太阴，其性滋润。初服能令作泻，若久服之，能令肥健，有补中益气之功，脏腑结燥者宜之。味甘，性平。归脾、胃、大肠经。本品甘平油润，有润燥滑肠之功，兼能补虚，"凡老年血液枯燥，产后气血不顺，病后元气未复或禀弱不能运行"（《药品化义》）所致肠燥便秘者，均可应用。

【配伍应用】

仲景治阳明病汗多胃热便难，脾约丸用之，取润脾土枯燥也。麻勃治身中伏风，同优钵罗花为麻药，砭痈肿不知痛。润燥滑肠、兼能补虚：适用于老人、虚人、妇女产后所致的血虚津枯、大便秘结，常与当归、熟地黄、杏仁等养血滋阴润燥之品同用，如润肠丸。又本品配伍润肠敛阴的杏仁、白芍和泄热通肠的大黄、芒硝、厚朴同用，如麻子仁丸，还可用治邪热伤阴或素体火旺、大便秘结（脾约证）及痔疮便秘或习惯性便秘等证。

用量 3 ～ 30 g，打碎、煎服。

【汇要学按】

麻子仁，甘，平，无毒，麻仁入手阳明、足太阴，其性滋润。初服能令作泻，若久服之，能令肥健，有补中益气之功，脏腑结燥者宜之。味甘，性平。归脾、胃、大肠经。本品甘平油润，有润燥滑肠之功，兼能补虚。

【范式开合】

麻子仁 [即麻子黄]，花名麻勃，治一百二十种恶风黑色，遍身苦痒，逐诸风恶血，女人经候不通。

麻子仁，入丸，汤泡去壳，取帛包煮，沸汤中浸，至冷出之，垂井中一夜，勿著水，次日日中曝干，按去壳，箕扬取仁。叶绞汁，服五合下蛔虫，捣烂敷蝎毒，俱效。

黄麻破血利小便。麻根捣汁治产难衣胞不下，煮服治崩中不止，生走而熟守也，并治热淋下血不止。根叶并治挝打瘀血，心腹满痛，捣汁服之皆效。陈黄麻烧灰，酒服方寸匕，散内伤瘀血。

［处方用名］火麻仁、大麻仁、麻子仁、麻蕡、麻勃。

石硫黄［硫黄］

石硫黄，味酸，温，有毒。治妇人阴蚀，疽，痔，恶血，坚筋骨，除头秃，能化金银铜铁奇物。青白色。主益肝明目。止血，杀疥虫。生东海、山谷中。八月、九月采。

【本经释难】

《本经》主妇人阴蚀疽痔恶血，坚筋骨，除头秃。

《本经》治阴蚀疽痔，乃热因热用，以散阴中蕴积之垢热，但热邪亢盛者禁用。又言坚筋骨者，取以治下部之寒湿，若湿热痿痹，良非所宜。人身阴常不足，阳常有余，苟非真病虚寒，胡可服此毒热类？

【功能特性】

石硫黄，酸、咸，大热，有毒。硫黄禀纯阳之精，赋大热之性，助命门相火不足。寒郁火邪，胃脘结痛，脚冷疼弱者宜之。其性虽热，而能疏利大肠，与燥涩之性不同。但久服伤阴，大肠受伤，多致便血。伤寒阴毒，爪甲纯青，火焰散屡奏神功。

味酸，性温，有毒。归肾、心包经。外用有杀虫、止痒功效，常用于疥、癣、皮肤湿痒等症。内服有助阳益火、通便作用，可治下焦虚冷、腰膝冷痛、阳痿、肾不纳气的气逆喘息，以及虚冷便秘等症。但有毒性，不可久服。

【配伍应用】

伤寒阴毒，爪甲纯青，火焰散屡奏神功。阴水腹胀，水道不通，金液丹服之即效。

1. 杀虫、止痒：治顽癣瘙痒，可与白矾、冰片等药同用；治疥疮，可单用，如《急救良方》以硫黄为末，香油调涂，亦可与大风子、轻粉、黄丹之类解毒、杀虫、收湿、止痒药同用。治阴蚀瘙痒，可与蛇床子、明矾同用。

2. 助阳益火：适用于肾火衰微、下元虚冷诸证。如治肾虚寒喘，常与附子、肉桂、黑锡等配伍，如黑锡丹；治火衰阳痿、小便频数、腰膝冷痛等症，可配伍鹿茸、补骨脂等药；治虚冷便秘，可配伍半夏，如半硫丸。

外用适量。内服 1～3 g，入丸散。但久服伤阴，大肠受伤，多致便血。

【汇要学按】

石硫黄，酸、咸，大热，其性虽热，而能疏利大肠，与燥涩之性不同。纯阳之精，赋大热之性，助命门相火不足。寒郁火邪，胃脘结痛，脚冷疼弱者宜之。味酸，性温，有毒。归肾、心包经。外用有杀虫、止痒功效，常用于疥、癣、皮肤湿痒等症。内服有助阳益火、通便作用，可治下焦虚冷、腰膝冷痛、阳痿、肾不纳气的气逆喘息，以及虚冷便秘等症。

【范式开合】

石硫黄，燥，补阳，杀虫。味酸有毒。大热纯阳[硫黄阳精极热，与大黄极寒，并号将军]，补命门真火不足。性虽热而疏利大肠，与燥涩者不同[热药多秘，惟硫黄暖而能通；寒药多泄，惟黄连肥汤而止泻]，若阳气暴绝，阳毒伤寒，久患寒泻，脾胃虚寒，命欲垂尽者用之，亦救危妙药也。治寒痹冷癖，足寒无力，老人虚秘[《局方》用半硫丸]，妇人阴蚀，小儿慢惊。暖精壮阳，杀虫疗疮，辟鬼魅，化五金，能干汞[王好古曰：太白丹、来复丹皆用硫黄佐以硝石：至阳佐以至阴，与仲景白通汤佐以人尿、猪胆汁意同。所以治内伤生冷，外冒暑湿、霍乱诸病。能除扞格之寒，兼有伏阳，不得不尔。如无伏阳，只是阴虚，更不必以阴药佐之。《夷坚志》云：唐与正亦知医，能以意治病。吴巡检病不得溲，卧则微通，立则不能涓滴，遍用通药不效。唐问其平日自制黑锡丹常服，因悟曰：此必结砂时，硫飞去，铅不死，铅砂入膀胱，卧则偏重犹可溲，立则正塞水道故不通。取金液丹三百粒，分十服，瞿麦汤下，铅得硫则化，水道遂通。家母舅时亦病溺涩，服通淋药周效，老医黄五聚视之曰：此乃外皮窍小，故溺时艰难，非淋症也。以牛骨作楔，塞于皮端，窍渐展开，勿药而愈。使]

重服通利药，得不更变他证乎？乃知医理非一端也。硫能化铅为水，修炼家尊之为金液丹）。番舶者良［难得］。取色黄坚如石者，以莱菔剜空，入硫合定，糠火煨熟，去其臭气，以紫背浮萍煮过，消其火毒，以皂荚汤淘其黑浆。一法绢袋盛，酒煮三日夜。一法入猪大肠烂煮三时用。畏细辛、诸血、醋。土硫黄辛热、腥臭，只可入疮药，不可服饵。《本草备要》

【专题发挥】

石硫黄，以莱菔挖空，入硫黄蒸熟用，或入豆腐中煮七次用，或醋用，或猪脏中制用，各随本方。硫是矾之液，矾是铁之精，磁石是铁之母，故针砂磁石，制入硫黄，立成紫粉，硫能干汞，见五金而黑，得水银则赤也。

有久服硫黄，人渐缩小之例，石顽亲见李尧占服此数年，临毙缩小如七八岁童子状，正《内经》所谓热则骨消筋缓是也。

［处方用名］硫黄、石硫黄。

石膏

石膏，一名细石。味辛，微寒，无毒。治中风寒热，心下逆气，惊喘，口干，舌焦，不能息，腹中坚痛，除邪鬼，产乳，金疮。除时气头痛，身热，三焦大热，皮肤热，肠胃中膈热，解肌，发汗，止消渴，烦逆，腹胀，咽热。生山谷。采无时。细理白泽者良。黄者令人淋。亦可作浴汤。鸡子为之使，恶莽草，马目毒公。

【本经释难】

《本经》主中风寒热，心下逆气、惊喘，口干舌焦，不能息，腹中坚痛，除邪鬼、产乳金疮。

《本经》治中风寒热，是热极生风之象；邪火上冲，则心下有逆气及惊喘；阳明之邪热甚，则口干舌焦不能息；邪热结于腹中，则坚痛；邪热不散，则神昏谵语，等乎邪鬼；解肌散热外泄，则诸证自退矣；即产乳金疮，亦是郁热蕴毒、赤肿神昏，故可用辛凉以解泄之，非产乳金疮可泛用也。《别录》治时气头痛身热，三焦大热，皮肤热，肠胃中热气，解肌发汗，止消渴烦逆腹胀，暴气喘息咽热者，以诸病皆由足阳明胃经邪热炽盛所致，惟喘息略兼手太阴病，此药能散阳明之邪热，阳明热邪下降，则太阴肺气自宁，故悉主之。

【功能特性】

石膏，辛、甘，大寒，无毒，清胃热煅用，治中暍热生用。味辛、甘，性大寒。归肺、胃经。本品生用功能清热泻火，除烦止渴。内可清肺胃之火，外可解肌表之热，为治肺胃二经气分实热要药。适用于热病而见高热、汗出、烦躁、口渴、脉象洪大等气分实热证；对于邪热郁肺、气急鼻扇、上气喘咳，以及胃火炽盛的头痛、牙龈肿痛、口舌生疮等症，颇为有效。若气血两燔，症见高烧、神昏谵语、发斑发疹者，与凉血清热药同用，有双清气血的功效。煅石膏，外敷湿疹疮疡，有收湿敛疮功效。

【配伍应用】

《金匮》越婢汤治风水，恶寒无大热，身肿，自汗不渴，以麻黄发越水气，使之从表而散；石膏化导胃热，使之从胃而解。如大青龙、小续命等制，又不当以此执泥也。至于三黄石膏汤，又以伊尹三黄、河间解毒，加入石膏、麻黄、香豉、姜、葱，全以麻黄开发伏气，石膏化导郁热，使之从外而解。盖三黄石膏之有麻黄，越婢、青龙、续命之有石膏，白虎之加桂枝，加苍术，加人参，加竹叶、麦门冬，皆因势利导之捷法。《千金》五石丸等方，用以解钟乳、紫白石英、石脂之热性耳。

1. 清气分实热：适用于外感热病、邪在气分之高热不退、烦渴引饮、脉象洪大之症。治宜重用石膏，并配伍知母以增强清泄实热功效，如白虎汤，若气血两燔，神昏谵语，发斑发疹，前配伍犀角、生地黄、牡丹皮等同用，如清瘟败毒饮。

2. 清肺热：适用于邪热郁肺之气急鼻扇、喘促咳嗽、口渴欲饮者，常与麻黄、杏仁、甘草等宣肺平喘药配伍使用，如麻杏石甘汤。

3. 清胃火：适用于胃火炽盛之头痛、牙龈肿痛、口舌生疮等证，多与黄连、升麻、牡丹皮等同用，有清胃降火之效，如清胃散。若胃火牙痛，兼有阴虚，又当配生地黄、麦冬、牛膝等同用，共奏清胃火、养肾阴、引火下行之效，如玉女煎。

4. 收湿敛疮：适用于湿疹浸淫，或疡疮不敛，宜煨石膏粉，配伍青黛、黄柏粉等外用。

用量 15～60 g，或大剂量 120～240 g，内服生用，粉碎、先煎，徐徐温服，外用适量，须煅后研细末掺敷。胃寒食少者，不宜服。

【汇要学按】

石膏，辛、甘，大寒，无毒，清胃热煅用，治中暍热生用。散阳明之邪热，阳明热邪下降，则太阴肺气自宁。味辛、甘，性大寒。归肺、胃经。本品生用功能清热泻火，除烦止渴。内可清肺胃之火，外可解肌表之热，为治肺胃二经气分实热要药。煅石膏，外敷湿疹疮疡，有收湿敛疮功效。

【范式开合】

石膏，体重，泻火气，轻，解肌。甘辛而淡，体重而降。足阳明经[胃]大寒之药。色白入肺，兼入三焦[诸经气分之药]。寒能清热降火，辛能发汗解肌，甘能缓脾益气，生津止渴。治伤寒郁结无汗，阳明头痛，发热恶寒，日晡潮热。肌肉壮热[经云：阳盛生外热]，小便赤浊，大渴引饮，中暑自汗[能发汗，又能止自汗]，舌焦[胎浓无津]牙痛[阳明经热，为末擦牙固齿]。又胃主肌肉，肺主皮毛，为发斑、发疹之要品[色赤如锦纹者为斑，隐隐见红点者为疹，斑重而疹轻。率由胃热，然亦有阴阳二证，阳证宜用石膏。又有内伤阴证见斑疹者，微红而稀少，此胃气极虚，逼其无根之火游行于外，当补益气血，使中有主，则气不外游，血不外散，若作热治，死生反掌，医者宜审]，但用之甚少，则难见功[白虎汤以之为君，或自一两加至四两，竹叶、麦冬、知母、粳米，亦加四倍，甚者加芩、连、柏，名三黄石膏汤，虚者加人参，名人参白虎汤]。然能寒胃，胃弱血虚及病邪未入阳明者禁用[成无己解大青龙汤曰：风、阳邪伤卫，寒、阴邪伤营，营卫阴阳俱伤，则非轻剂所能独散，必须重轻之剂同散也，乃得阴阳之邪俱去，营卫俱和，石膏乃重剂，而又专达肌表也。质重气轻，又成氏以桂麻为轻剂，石膏为重剂也。东垣曰：石膏足阳明药，仲景用治伤寒阳明证，身热、目痛、鼻开、不得卧，邪在阳明，肺受火制，故用辛寒以清肺气，所以有白虎之名，肺主西方也。按：阳明主肌肉，故身热；脉交额中，故目痛；脉起于鼻，循鼻外，金燥，故鼻干；胃不和，则卧不安，故不得卧。然亦有阴虚发热，及脾胃虚劳，伤寒阴盛格阳、内寒外热，类白虎汤证、误投之不可救也。按阴盛格阳，阳盛格阴二证，至为难辨，盖阴盛极而格阳于外，外热而内寒；阳盛极而格阴于外，外冷而内热。经所谓重阴必阳，重阳必阴，重寒则热，重热则寒是也。当于小便分之，便清者，外虽燥热，而中实寒；便赤者，外虽厥冷，而内实热也。再看口中之燥润，及舌苔之浅深，胎黄、黑者为热，宜白虎汤；然亦有舌黑属寒者，舌无芒刺，口有津液也，急宜温之，误投寒剂即死矣]。亦名寒水石[时珍曰：古方所用寒水石是凝水石，唐、宋诸方用寒水石即石膏。凝水石乃盐精渗入土中，年久结成，清莹有棱，入水即化。辛咸大寒，治时气热盛，口渴水肿]莹白者良。研细，甘草水飞用。近人因其寒，或用火，则不伤胃，味淡难出。若入煎剂，须先煮数十沸，鸡子为使。忌巴豆、铁。《本草备要》

【专题发挥】

古人以石膏、葛根并为解利阳明经药。盖石膏性寒，葛根性温，功用讵可不辩？葛根乃阳明经解肌散寒之药；石膏为阳明经辛凉解热之药，专治热病，暍病，大渴引饮，自汗头痛，尿涩便闭，齿浮面肿之热证，仲景白虎汤是也。东垣云：立夏前服白虎，令人小便不禁，降令大过也。今人以此汤治冬月伤寒之阳明证，服之未有得安者，不特石膏之性寒，且有知母引邪入犯少阴，非越婢、大青龙、小续命中石膏佐麻黄化热之比。先哲有云；凡病虽

257

有壮热，而无烦渴者，知不在阳明，切勿误与白虎。

一种微硬，有肌理，名理石，主治与粗理黄石相类。粗理黄石破积聚，去三虫。《千金》炼石散醋煅水飞，同白蔹、鹿角治石痈，以火针针破敷之。

〔处方用名〕石膏、生石膏、煅石膏。

磁石

磁石，一名玄石。味辛，寒，无毒。治周痹，风湿，肢节中痛，不可持物，洒洒酸消，除大热烦满，及耳聋。养肾藏，养骨气，益精，除烦，通关节，消痈肿，鼠瘘，颈核，喉痛，小儿惊痫，亦令人有子。生川谷及山阴，有铁处则生其阳。采无时。炼水饮之。柴胡为之使。杀铁毒。恶牡丹、莽草。畏黄石脂。

【本经释难】

《本经》主周痹风湿，肢节中痛，不可持物，洒洒酸消，除大热烦满及耳聋。

《本经》主周痹风湿，肢节中痛，洒洒酸消，取辛以通痹而祛散之，重以去怯而镇固之，则阴邪退听，而肢节安和，耳目精明，大热烦满自除矣。

【功能特性】

磁石《本经》名玄石，俗名吸铁石，辛、咸，微寒，无毒。磁石为铁之母，肾与命门药也，惟其磁，故能引铁。味辛、咸，性寒。归肝、肾经。为补肾益精、重镇安神之品。用治肾虚精亏所致的耳鸣耳聋、目暗不明，可以聪耳明目；用治肾亏不能养肝，肝阳上亢所致的头晕目眩，可以补肾潜阳；用治肾不纳气的虚喘，可以纳气平喘；用治恐怯怔忡、失眠、惊风癫痫等症，可以重镇安神。

【配伍应用】

《千金》磁朱丸治阴虚龙火上炎，耳鸣嘈嘈，肾虚瞳神散大，盖磁石入肾，镇养真精，使神水不外移。朱砂入心，镇养心血，使邪火不上侵，耳目皆受荫矣。《济生方》治肾虚耳聋，以磁石豆大一块，同煅穿山甲末，绵裹塞耳中，口含生铁一块，觉耳中如风雨声即通。

1. 补肾益精：用于肾虚精亏所致的耳鸣耳聋、目暗不明。如耳聋左慈丸，以本品配伍熟地黄、山药、山黄肉、茯苓、泽泻、牡丹皮、菖蒲、五味子同用，治肾虚耳鸣、耳聋；磁朱丸，以本品配朱砂、神曲同用，治肾虚目暗不明。

2. 平肝潜阳：用于肝阳上亢所致的头晕目眩，多与石决明、生牡蛎等平肝潜阳药配伍同用。

3. 纳气平喘：用于肾不纳气的虚喘，可配伍熟地黄、山药、山萸肉、五味子、沉香等药同用。

4. 重镇安神，用于恐怯怔忡、失眠、癫痫等症，如磁朱丸。

磁石，入药煅过，醋淬七次，研细，水飞用。用量 10～30 g，入汤剂宜打碎先煎，如入丸散内服，必须煅透，否则令人腹痛。

【汇要学按】

磁石，辛、咸，微寒，无毒。磁石为铁之母，肾与命门药也，惟其磁，故能引铁。味辛、咸，性寒。归肝、肾经。为补肾益精、重镇安神之品。

【范式开合】

磁石，重，补肾。辛咸。色黑属水，能引肺金之气入肾。补肾益精，除烦祛热，通耳明目[耳为肾窍，肾水足，则目明]。**治羸弱周痹，骨节酸痛**[肾主骨]，**惊痫**[重镇怯]**肿核**[咸软坚]，**误吞针铁**[末服]，**止金疮血**[《十剂》曰：重可去怯，磁石、铁粉之属是也。《经疏》云：石药皆有毒，独磁石冲和，无悍猛之气。又能补肾益精，然体重溃酒优于丸散。时珍曰：一士病目渐生翳，珍以羌活胜湿汤加减，而以磁朱丸佐之，两月而愈。盖磁石入肾，镇养真阴，使神水不外移；朱砂入心，镇养心血，使邪火不上侵；佐以神曲，消化滞气，温养脾胃生发之气，乃道家黄婆媒合婴之理。方见孙真人《千金方》，但云明目，而未发出用药微义也。黄婆，脾也；女，心也；婴儿，肾也]。**色黑，能吸铁者真。火醋淬，碾末，水飞，或醋煮三日夜用。柴胡为使。杀铁消金。恶牡丹。《本草备要》**

【专题发挥】

磁石的重镇安神作用不如朱砂，但能补肾益精，有聪耳、明目、潜阳、纳气等功效，朱砂兼有解毒明目的作用。

［处方用名］磁石、灵磁石、活磁石、煅磁石。

阳起石

阳起石，一名白石。味咸，微温，无毒。治崩中漏下，破子藏中血，癥瘕结气，寒热，腹痛，无子，阴痿不起，补不足。去臭汗，消水肿，久服不饥。生山谷。

采无时。云母根也。桑螵蛸为之使。恶泽泻、菌桂、雷丸、蛇蜕皮。畏菟丝。

【本经释难】

《本经》主崩中漏下，破子脏中血，癥瘕结气，寒热腹痛，无子，阴痿不起，补不足。

《本经》治崩中漏下，阳衰不能统摄阴血也。又言破子脏中血，癥瘕结气，是指阴邪蓄积而言。用阳起石之咸温，散其所结，则子脏安和，孕自成矣。

【功能特性】

阳起石《本经》名白石，咸，温，无毒。阳起石乃云母之根，右肾命门药，下焦虚寒者宜之。味咸，性微温。归肾经。本品为温肾壮阳药。适用于肾阳虚衰，如男子阳痿、女子宫冷及下焦虚寒、腰膝冷痹等症。阳起石壮阳药性峻烈，并能温暖下元；韭菜子壮阳兼能固涩，又可固精缩尿止带。

【配伍应用】

黑锡丹用此，正以补命门阳气不足也。

温肾壮阳：用于阳痿、宫冷。如《普济方》单用本品研末，每服二钱，治阳痿《济生方》阳起石丸，以本品配伍鹿茸为丸，治宫冷。

煅过，烧酒淬七次，杵细水飞用。用量 3～6 g，入丸、散服。阴虚火旺者忌用，以其性专助阳也。阴虚火旺忌用，不宜久服。

【汇要学按】

阳起石味咸，性温，无毒。阳起石乃云母之根，右肾命门药，下焦虚寒者宜之。味咸，性微温。归肾经。本品为温肾壮阳药。适用于肾阳虚衰，如男子阳痿、女子宫冷及下焦虚寒、腰膝冷痹等症。阳起石壮阳药性峻烈，并能温暖下元；韭菜子壮阳兼能固涩，又可固精缩尿止带。

【范式开合】

阳起石，重，补肾命。咸温，补右肾命门。治阴痿精乏，子宫虚冷，腰膝冷痹，水肿癥瘕[寇宗奭曰：凡石药冷热皆有毒，宜酌用。按：经曰，石药发癫，芳草发狂。芳草之气美，石药之气悍。二者相遇，恐内伤脾]。出齐州阳起山，云母根也。虽大雪遍境，此山独无。以云头、雨脚鹭鸶毛、色白滋润者良[真者难得]。火、醋淬七次，研粉，水飞用。亦有用烧酒、樟脑升炼取粉者。桑螵蛸为使。恶泽泻、菌桂。畏菟丝子。忌羊血。

【专题发挥】

阳起石《本经》名白石，色白，揉之如绵不脆者真，质坚脆者即伪。

阳起石壮阳药性峻烈，并能温暖下元；韭菜子壮阳兼能固涩，又可固精缩尿止带。

［处方用名］阳起石。

鹿茸

鹿茸，味甘，温，无毒。治漏下，恶血，寒热，惊痫，益气，强志，生齿，不老。虚劳，洒洒如疟，羸瘦，四肢酸疼，腰脊痛，小便利，泄精，溺血，破留血在腹，散石淋，痈肿，骨中热，疽痒。四月、五月解角时采，阴干，使时燥。

角，温，无毒。治恶疮，痈肿，逐邪恶气，留血在阴中。七月采。杜仲为之使。

【本经释难】

《本经》主漏下恶血，寒热惊痫，益气强志，生齿不老。

《本经》治漏下恶血，是阳虚不能统阴，即寒热惊痫，皆肝肾精血不足所致也。角乃督脉所发，督为肾脏外垣，外垣既固，肾气内充，命门相火不致妄动，气血精津得以凝聚，扶阳固阴，非他草木可比。

【功能特性】

鹿茸，甘，温，无毒。鹿茸功用，专主伤中劳绝，腰痛羸瘦，取其补火助阳、生精益髓、强筋健骨、固精摄便。下元虚人，头旋眼黑，皆宜用之。味甘，性温。归肝、肾经。本品为补肾阳，益精血之药。凡肾阳不足、精血亏虚之症，均可应用。"肾藏精主骨、肝藏血主筋"，能补肝肾精血，所以又有强筋骨的作用，可治筋骨无力，也可用于小儿发育不良。此外，对阳虚精血不足引起的冲任失调，带脉不固的崩漏带下，可以起到调冲任、固带脉的作用。又对阴疽久溃不敛，脓出清稀者，用之有温补内托的功效。

【配伍应用】

八味丸中加鹿茸、五味子，名十补丸，为峻补命门真元之专药。传尸痨瘵，脊中生虫，习习痒痛，淅淅作声者，同生犀、鳖甲入六味丸中，其杀虫之力与天灵盖同功。

1. 补肾阳，益精血：适用于肾阳不足、精血亏虚之畏寒肢冷、阳痿早泄、宫冷不孕、小便频数、腰膝疼痛、头晕耳聋、精神疲乏等症。可以单用本品，也可配成复方应用，如参茸固本丸。

2. 强筋骨：适用于精血不足、筋骨无力之小儿发育不良、骨软行迟、颅囟过期不合等。可以单用本品，也可与熟地黄、山萸肉、山药等同用，如加味地黄丸。

3. 调冲任、固带脉：适用于冲任虚寒、带脉不固的崩漏不止、白带过多。如《备急千金要方》鹿茸散，即以本品与当归、阿胶、乌贼骨、蒲黄等同用，治崩漏不止，济生方以本品与狗脊、白蔹等同用治白带过多。

4. 温补内托：适用于阴疽久溃不敛、脓出清稀者，可与黄芪、当归等补气养血药同用。

用量 1～3 g，研细末，一日三次分服。服用鹿茸，宜从小量开始，缓缓增加，不宜骤用大量，以免阳升风动，头晕目赤，或伤阴动血，吐衄下血。本品性偏补阳，凡阴虚火旺，血分有热，或肺有痰热及有胃火者忌服。外感热病禁用。

【汇要学按】

鹿茸，甘，温，无毒。鹿茸功用，专主伤中劳绝，腰痛羸瘦，取其补火助阳、生精益髓、强筋健骨、固精摄便。味甘，性温。归肝、肾经。本品为补肾阳，益精血之药。"肾藏精主骨、肝藏血主筋"，能补肝肾精血，所以又有强筋骨作用，可治筋骨无力，也可用于小儿发育不良。此外，对阳虚精血不足引起的冲任失调，带脉不固的崩漏带下，可以起到调冲任、固带脉作用。又对阴疽久溃不敛，脓出清稀者，用之有温补内托的功效。

【范式开合】

鹿茸，大补阳虚。甘温[一云咸热]纯阳。生精补髓，养血助阳，强筋健骨。治腰肾虚冷[《百一方》：鹿角屑熬黄为末，酒服，主腰脊虚冷刺痛]，四肢酸痛，头眩眼黑，崩带遗精，一切虚损劳伤。惟脉沉细、相火衰者宜之。鹿角初生，长二三寸，分歧如鞍，红如玛瑙。破之如朽木者良[太嫩者，血气未足，无力]。酥涂微炙用[不酥涂则伤茸]，或酒炙。不可嗅之，有虫恐入鼻颡[猎人得鹿，紧之取茸，然后毙鹿，以血未散故也。最难得之不破，未出血者。沈存中《笔谈》云：凡含血之物，血易长，筋次之，骨最难长。故人二十岁，骨髓方坚，麋、鹿角无两月长至二十余斤，凡骨之长，无速于此，草木亦不及之。头为诸阳之会，钟于茸角，岂与凡血比哉！鹿阳兽，喜居山；麋阴兽，喜居泽，麋似鹿，色青而大。皆性淫，一牡辄交十余牝。麋鹿阴，鹿补阳，故冬至麋角解也。麋、鹿茸角，罕能分别。雷曰：鹿角胜麋角。孟诜、苏恭、苏颂，并云麋茸、麋胶胜于鹿。时珍曰：鹿补右肾精气，麋补左肾血液]。鹿角咸温。生用则散热行血，消肿[醋磨，涂肿毒。为末，酒服，治折伤。《医余》曰：有疮赤肿而痛，用黄连凉药久不愈者，却当用温药，如鹿角灰、发灰、乳香之类，此阴阳寒暑往来之理也]，辟邪，治梦与鬼交[酒服一撮，鬼精即出]。能逐阴中邪气恶血]。炼霜熬膏，则专于滋补[时珍曰：鹿仍仙兽，纯阳多寿，能通督脉。又食良草，故其角、肉食之，有益无损。鹿，一名斑龙，西蜀道士尝货斑龙丸，歌曰：尾闾不禁沧海竭，九转灵丹都漫说，惟有斑龙顶上珠，能补玉堂门下穴。盖用鹿茸与胶、霜也]。造胶、霜法，取新角寸截，河水浸七日，刮净，桑火煮七日，入醋少许，取角捣成霜用，其汁加无灰酒熬成膏用。畏大黄_{[鹿，鹿相}交之精也。设法取之，大补虚劳]。《本草备要》

【专题发挥】

鹿茸，形如茄子、色如玛瑙者良，紫润圆短者为上，毛瘦枯绉、尖长生岐者为下。酥炙酒炙，各随本方，但不可过焦，有伤气血之性，炙后去顶骨用茸。

鹿是山兽属阳，性淫而游山，夏至得阴气而解角，从阳退之象；麋是泽兽属阴，性淫而游泽，冬至得阳气而解角，从阴退之象。近世鹿茸与麋茸罕能辨别，大抵其质粗壮而脑骨坚厚，其毛苍黧而杂白毛者为麋茸；其形差瘦而脑骨差薄，其毛黄泽而无白毛者，为鹿茸。鹿茸补督脉之真阳，麋茸补督脉阴中之阳，不可不辩。

[处方用名] 鹿茸、鹿茸血片、鹿茸片。

羚羊角

羚羊角，味咸，寒，无毒。主明目，益气，起阴，去恶血，注下，辟蛊毒、恶鬼、不祥，安心气，常不魇寐。久服强筋骨，轻身。_{伤寒，时气，寒热，热在肌肤，温风，注毒伏在骨间，除邪气及食噎不通。}生川谷。_{采无时。}

【本经释难】

《本经》主明目，益气起阴，去恶血注下，辟蛊毒恶鬼、不祥魇寐。

《本经》所主皆取散厥阴血结耳。

【功能特性】

羖羊角_{即羚羊角}，咸，寒，无毒。羚羊属木，入厥足阴，伐肝最捷。目暗翳障，而羚羊角能平之。痘疮正面稠密，不能起发，而羚羊能分之。小儿惊痫，妇人子痫，大人中风搐搦，及筋寒历节痛，而羚羊角能舒之。惊骇不宁，狂越魇寐，而羚羊角能安之。恶鬼不祥，而羚羊角能辟之。恶血注下，蛊毒疝痛，疮肿瘰疬，产后血气，而羚羊角能散之。湿热留滞，阳气不振，阴气衰痿，而羚羊角能起之。烦悬气逆，噎塞不通，郁为寒热，而羚羊角能降之。味咸，性寒。归肝、心、肺经。本品主泻肝火，兼清心肺。肝主风，开窍于目而藏血，所以有明目、平肝息风、散血解毒等作用。用治肝火上升引起的目赤翳障、头痛眩晕，可以泻火明目；用治热甚风动引起的神昏痉厥、惊痫抽搐，可以平肝息风；用治热毒血瘀发为斑疹，痈肿疮毒，可以散血解毒。

【配伍应用】

1.泻火明目：用于肝火上升所致目赤翳障、头痛眩晕，如《太平惠民和剂局方》羚羊角散，即以本品配伍龙胆草、栀子、黄芩、决明子、车前子等药同用。

2.平肝息风：用于热甚风动所致神昏痉厥或惊痫抽搐，如《通俗伤寒论》羚角钩藤汤，以本品与钩藤、鲜生地黄、生白芍、桑叶、菊花、茯神、川贝母、竹茹、甘草同用，治肝风内动、手足瘈疭；《普济本事方》羚羊角散以本品配伍防风、独活、川芎、当归、杏仁、薏苡仁、甘草等药治子痫。

3.散血解毒：用于斑疹、痈肿、疮毒，如王孟英方，以本品配伍犀角加入白虎汤中，治温热病之壮热、神昏谵语、斑疹不透；痈肿疮毒血热毒盛者，可以本品配伍清热解毒药同用。

水煎3～6g，为泻火散邪之品，无火热之证忌服。

【汇要学按】

羚羊角，咸，寒，无毒。羚羊属木，入厥足阴，伐肝最捷。目暗翳障，而羚羊角能平之。痘疮正面稠密，不能起发，而羚羊能分之。小儿惊痫，妇人子痫，大人中风搐搦，及筋寒历节痛，而羚羊角能舒之。惊骇不宁，狂越魇寐，而羚羊角能安之。恶鬼不祥，而羚羊角能辟之。恶血注下，蛊毒疝痛，疮肿瘰疬，产后血气，而羚羊角能散之。湿热留滞，阳气不振，阴气衰痿，而羚羊角能起之。烦惫气逆，噎塞不通，郁为寒热，而羚羊角能降之。味咸，性寒。归肝、心、肺经。本品主泻肝火，兼清心肺。肝主风，开窍于目而藏血，所以有明目、平肝息风、散血解毒等作用。

【范式开合】

羚羊角，泻心、肝火。苦咸微寒。羊属火，而羚羊属木，入足厥阴[肝]、手太阴、少阴[肺、心]经。目为肝窍，此能清肝，故明目去障。肝主风，其合在筋，此能祛风舒筋，故治惊痫搐搦，骨痛筋挛；肝藏魂，心主神明，此能泻心、肝邪热，故治狂越僻谬，梦魇惊骇；肝主血，此能散血，故治瘀滞恶血，血痢肿毒；相火寄于肝胆，在志为怒，[《经》曰：大怒则形气绝，而血菀于上]此能下气降火，故治伤寒伏热，烦懑气逆，食噎不通；羚之性灵，而精在角，故又辟邪而解诸毒[昂按：痘科多用以清肝火，而《本草》不言治痘]。似羊而大，角有节、最坚劲、能碎金刚石与貘骨[貘，音麦，能食铁]。夜宿防患，以角挂树而栖[角有挂纹者真。一边有节

264

而疏，乃山驴、山羊，非羚也]。多两角。一角者胜。锉研极细，或磨用。《本草备要》

【专题发挥】

诸角皆能入肝散血解毒，而犀角为之首推，以其专食百草之毒，兼走阳明，力能祛之外出也，故痘疮之血热毒盛者，为之必需。若痘疮之毒并在气分，而正面稠密、不能起发者，又须羚羊角以分解其势，使恶血流于他处，此非犀角之所能也。人但知羚羊角能消目翳、定惊痫，而散痘疮恶血之功，人所共昧。羚羊角治青盲目暗，与羚羊角不殊，而辟除邪魅蛊毒，亦相仿佛，惜乎从未之闻。惟消乳癖，丹方用之。白羖羊角亦能消乳癖，而方家每用琉璃角灯磁片刮取薄屑，置胸中候脆，杵细，酒服方寸匙，屡效，专取宿腐之味，以消陈积之垢也。

其鹿角刮屑，善消虚人乳肿，未溃即消，已溃即敛，即《本经》主漏下恶血之治。龙角治神魂不宁，功用与龙齿略同，《千金方》中有齿角并用者。牛角䚡专主闭血、血崩，牛之一身惟此无用，而《本经》特为采录，《千金》尤为崩漏要药，可见天地间无弃物也。

［处方用名］羚羊角、羚羊片、羚羊粉。

牛黄

牛黄，味苦，平，有小毒。治惊痫，寒热，热盛，狂，痓，除邪，逐鬼。又堕胎，久服轻身，增年，令人不忘。生平泽。于牛得之，即阴干百日，使时燥，无令见日月光。人参为之使。得牡丹、菖蒲利耳目。恶龙骨、地黄、龙胆、蜚蠊。畏牛膝。

牛角䚡，温，无毒。下闭血，瘀血疼痛，女人带下血。燔之。

髓，味甘，温，无毒。补中，填骨髓。久服增年。主安五藏，平三焦，温骨髓，补中，续绝，益气，止泻痢，消渴。以酒服之。

胆，味苦，大寒。治惊，寒热。可丸药。

【本经释难】

《本经》主惊痫寒热，热盛狂痓，除邪逐鬼。

《本经》治惊痫寒热、狂痓、邪鬼，皆痰热所致。

【功能特性】

牛黄，苦，平，小毒。牛有黄，是牛之病也，因其病之在心及肝胆之间，凝结成黄，故还治心及肝胆之病。其功长于清心化热，利痰凉惊，安神辟恶，故清心牛黄丸以之为君。其风中心脏者，亦必用之。味苦，性凉。归心、肝经。其气芳香，既有凉肝息风定惊之效，又有清心开窍豁痰之功，且有良好的凉血解毒功能。对于热病神昏谵语、中风痰迷昏厥、癫痫发狂、惊风抽搐等证，均为适用，对于痈肿疔毒、咽肿目赤、牙疳口疮之证，不论内服外用，都有良好功效。

【配伍应用】

1. 开窍豁痰：用于热病神昏谵语、烦躁不安，以及中风窍闭、痰热壅盛等证，常与犀角、麝香、朱砂等配伍。如《温病条辨》安宫牛黄丸，以之配伍犀角、黄连、栀子、朱砂、麝香等，治温病邪入心包，神昏谵语，以及突然昏厥之症属于热者；万氏牛黄清心丸，以牛黄配伍朱砂、黄连、黄芩、栀子、郁金，治热病神昏、中风痰闭及小儿惊厥等证。

2. 息风定惊：用于热盛所致的惊厥、抽搐之证，常与天竺黄、朱砂、钩藤、全蝎等息风止痉药配用。如《明医杂著》牛黄抱龙丸，牛黄配伍天竺黄、雄黄、朱砂、麝香、陈胆星，治小儿急惊、痰迷心窍、手足抽搐、谵语狂乱等证。

3. 清热解毒：用于痈毒疮疡及各种火毒证候。如《外科全生集》犀黄丸，牛黄同麝香、乳香、没药配伍，治疗乳癌、瘰疬、痰核、肺痈、肠痈等证。《保婴撮要》牛黄解毒丸，牛黄配伍甘草、金银花、草河车，治疗一切痈肿疮疡；八宝吹喉散，牛黄配伍麝香、珍珠、冰片等药，外治咽喉肿痛、溃烂、白喉、口舌疮疡等证。

用量 0.15 ～ 0.30 g，入丸、散剂。**其风若中经、中府者误用，引邪深入，如油入面，莫之能出，宜详审而用可也。**非实热证及孕妇慎用。

【汇要学按】

牛黄，苦，平，小毒。其功长于清心化热，利痰凉惊，安神辟恶，故清心牛黄丸以之为君。其风中心脏者，亦必用之。味苦，性凉。归心、肝经。其气芳香，既有凉肝息风定惊之效，又有清心开窍豁痰之功，且有良好的凉血解毒功能。

【范式开合】

牛黄，泻热，利痰，凉惊。甘凉。牛有病，在心、肝、胆之间凝结成黄，故还以治心、肝、胆之病[《经疏》云：牛食百草，其精华凝结成黄，犹人之有内丹。故能散火、消痰、解毒，为世神物。或云牛病乃生黄者，非也]。**清心解热，利痰凉惊，通窍辟邪。治中风入脏，惊痫口噤**[心热则火自生焰，肝热则木自生风，风火相搏，胶痰上壅，遂致中风不语。东垣曰：中脏宜之。若中腑及血脉者用之，反能引风入骨，如油入面。按：中风中脏者重，多滞九窍；中腑稍轻，多着四肢。若外无六经形证，内无便溺阻隔，为中经络，为又轻。初宜顺气开痰，次宜养血活血，不宜专用风药。大抵五脏皆有风，而犯肝者为多。肝属风木而主筋，肝病不能营筋，故有舌强口噤、斜、瘫痪、不遂、不仁等症。若口开为心绝；手散为脾绝；眼合为肝绝；遗尿为肾绝；吐沫鼻衄为肺绝；发直头摇、面赤如妆、汗缀如珠者，皆不治。若只见一二症，犹有可治者」，小儿百病 [皆胎毒、痰热所生。儿初生时未食乳，用三五厘，合黄连、甘草末蜜调，令咂之良]，发痘堕胎 [善通窍]。牛有黄，必多吼唤，以盆水承之，伺其吐出迫喝即堕水，名生黄，如鸡子黄大，重叠可揭。轻虚、气香者良 [观此则非病乃生黄矣]。杀死，角中得者名角黄，心中者名心黄，肝、胆中者名肝、胆黄。成块成粒，总不及生者。但磨指甲上，黄透指甲者为真 [骆驼黄极易得，能乱真]。得牡丹、菖蒲良 [聪耳明目]，人参为使。恶龙骨、龙胆、地黄、常山。《本草备要》

【专题发挥】

试真假法：揩摩透甲，其体轻气香，置舌上先苦后甘，清凉透心者为真。喝迫而得者，名生神黄，圆滑、外有血丝、嫩黄层多者为上；杀后取者，其形虽圆、下面必扁者次之。在角中者名角黄，心中剥得者名心黄，胆中得之名胆黄，则又次之。产西戎者为西黄，产广东者为广黄。

［处方用名］牛黄、西黄、犀黄。

麝香

麝香，味辛，温，无毒。主辟恶气，杀鬼精物，温疟，蛊毒，痫，痓，去三虫。久服除邪，不梦寤魇寐。风毒，妇人产难，堕胎，去面，目中肤翳，通神仙。生川谷及山中。春分取之，生者益良。

【本经释难】

《本经》辟恶气，杀鬼精物，去三虫蛊毒，温疟惊痫。

麝香辛温芳烈，为通关利窍之专药。故《本经》有辟恶气、杀鬼精物、去三虫蛊毒诸治也。其主温疟惊痫者，借其气以达病所也。

【功能特性】

麝香，辛，温，无毒。麝香辛温芳烈，为通关利窍之专药。凡邪气著人，淹伏不起，则关窍闭塞，辛香走窜，自内达外，则毫毛骨节俱开，从此而出。味辛，性温。通行十二经。本品辛散温通，芳香走窜，故能开窍醒神、行经通络、消肿止痛。为治中风、痰厥、高热等症引起的神昏不醒的主药，并可用于经络阻滞所致的经闭、癥瘕、难产、死胎不下等症，而对痈疽肿毒或跌打损伤疼痛，其消肿止痛之功，尤为显著，所以又为外科良药。

【配伍应用】

救苦丹治痈肿结块，方用硫黄、辰砂，入麝烊化，隔纸压成薄片，以少许灸患处，无不立应。《济生方》治食瓜果成积作胀，及饮酒成消渴者，皆用之。盖果得麝则坏，酒得麝则败，此得用麝之理也。

1. 开窍醒神：用于中风、痰厥、高热神昏等症，多用本品研末，制成丸散服。如常用的安宫牛黄丸、至宝丹等，都有使神志清醒的功效，其中均有本品。

2. 行经通络：用于经闭、癥瘕，可配伍桃仁、红花、赤芍、川芎等活血化瘀药同用；用于难产、死胎、胞衣不下，可用麝香五厘、肉桂五分，研末，分二次服，即香桂散。

3. 消肿止痛：用于痈疽肿毒，跌打损伤，如六神丸，即本品配伍牛黄、冰片、雄黄、珍珠、蟾酥等研末为小丸，每服 10 ～ 15 丸，治痈肿疮毒，咽喉肿痛有良效；七厘散，以本品配伍冰片、血竭、乳香、没药、红花、朱砂、儿茶等，制成散剂，每服七厘至三分，治跌打损伤、瘀血肿痛，确有功效。又以本品研末，配伍乳香、没药等，制成膏药外贴，消肿止痛的功效也很显著。

用量 0.1 ～ 0.2 g，多用丸散服。外用 0.3 ～ 0.6 g，研末入膏药中敷贴。**妊妇禁用，力能堕胎。**孕妇忌用。

【汇要学按】

麝香，辛，温，无毒。麝香辛温芳烈，为通关利窍之专药。凡邪气著人，淹伏不起，则关窍闭塞，辛香走窜，自内达外，则毫毛骨节俱开，从此而出。味辛，性温。通行十二经。本品辛散温通，芳香走窜，故能开窍醒神、行经通络、消肿止痛。为治中风、痰厥、高热等症引起的神昏不醒的主药，并可用于经络阻滞所致的经闭、癥瘕、难产、死胎不下等症，而对痈疽肿毒或跌打损伤疼痛，其消肿止痛之功，尤为显著，所以又为外科良药。

【范式开合】

麝香，宣，通窍。辛温香窜。开经络，通诸窍，透肌骨，暖水脏。治卒中诸风、诸气、诸血、诸痛，痰厥惊痫[严用和云：中风不醒者，以麝香清油灌之，先通其关。东垣曰：风病在骨髓者宜之。若在肌肉用之，反引风入骨，如油入面。时珍曰：严氏言风病必先用，东垣谓必不可用，皆非通论。若经络壅闭，孔窍不利者，安得不用为引导以开通之耶！但不可过耳。昂按：据李氏之言，似乃以严说为长。《广利方》中恶客忤垂死，麝香一钱，醋和灌之]，癥瘕瘴疟，鼻室耳聋，目翳阴冷。辟邪解毒，杀虫堕胎。坏果败酒，故治果积、酒积[东垣曰：麝香入脾治肉，牛黄入肝治筋，冰片入肾治骨]。研用。凡使麝香，用当门子尤妙。忌蒜。不可近鼻，防虫入脑[麝见人捕之，则自剔出其香，为生香尤难得。其香聚处，

草木皆黄。市人或搀荔枝核伪之〕。《本草备要》

【专题发挥】

严氏言：风病必先用麝香，丹溪谓：风病必不可用，皆非通论。盖麝香走窍入筋，能通筋窍之不利，开经络之壅遏。若诸风诸气、诸血诸痛、惊痫癥瘕，诸病经络壅闭、孔窍不利者，安得不用为引导以开之通之？惟中风表证未除而误用之，引邪入犯，如油入面，莫之能出，致成痼疾，为之切戒。

〔处方用名〕麝香、当门子、元寸香。

乌贼鱼骨［海螵蛸］

乌贼鱼骨，味咸，微温，无毒。治女子漏下赤白经汁，血闭，阴蚀肿痛，寒热，惊气，癥瘕，无子。<small>阴中寒肿，令人有子，又止疮多脓汁不燥。</small>生东海，池泽。<small>恶白蔹、白及、附子。取无时。</small>

【本经释难】

乌贼鱼骨，厥阴血分之药，兼入少阴，其味咸而走血。厥阴为藏之室，少阴为隐曲之地，故诸血病、阴病皆治之。

【功能特性】

乌贼鱼骨，俗名海螵蛸。咸，微温，无毒。乌贼骨，厥阴血分之药，兼入少阴，其味咸而走血，故治血枯血瘕，经闭崩带，阴蚀肿痛，丈夫阴肿，下痢疳疾，厥阴本药也；寒热疟疾，聋瘿，少腹痛，阴痛，厥阴经病也；目翳流泪，厥阴窍病也。厥阴为藏之室，少阴为隐曲之地，故诸血病、阴病皆治之。

味咸、涩，性微温。归肝、肾经。本品咸能走血，涩能收敛，微温和血，为收敛止血药。用治崩漏下血、肺胃出血、外伤出血等症，有良好止血作用。因长于收敛，又能固精止带，还可用治遗精滑精、赤白带下。近人用治溃疡病、胃痛吐酸，甚则呕血便血，既能制酸止痛，又能收敛止血。外用又有燥湿止血、生肌敛疮之功，还可用治疮多脓汁、阴囊湿痒、下肢溃疡等症。唯久服多服，易致便秘。

【配伍应用】

《素问》云，有病胸胁支满，妨于食，病至则先闻腥臊臭，出清液，吐血，四肢清，目眩，时时前后血，病名曰血枯。得之年少时有所大脱血，或醉入房，中气竭，肝伤，月事衰少不来，治之以四乌贼骨、一藘茹，为末，丸以雀卵，大如小豆，每服五丸，饮以鲍鱼汁，所以利肠中及伤肝也。观此入厥阴血分可知。

1. 收敛止血：适用于妇女崩漏下血，常与棕榈炭、茜草、黄芪等同用，如固冲汤。用治吐血衄血、肺胃出血，常与白及等份为末服，即乌及散。单用焙黄研粉服还可用治便血痔血。单用研粉外敷，又止外伤出血；若配地骨粉、蒲黄炭等份，研极细制成止血粉，加压外敷，对多种外伤出血均有良好止血之效。

2. 固精止带：用治男子遗精滑精，常与山萸肉、沙苑子、菟丝子等同用；用治女子赤白带下，常与白芷、血余炭同用，如《妇人大全良方》白芷散。

3. 制酸止痛：用治胃脘疼痛、泛吐酸水，或溃疡病出血，常用本品与大贝母、瓦楞子、甘草同用（5∶2∶3∶2）为散剂调服；若疼痛较重，也可与延胡索、白矾同用（8∶1∶4），研末蜜丸服，均效。

4. 收湿敛疮：用治疮多脓汁，可单用外敷，也可与煅石膏、煅龙骨、白矾及白芷、红升、冰片同用，共研细末；撒敷患处，即《经验方》祛湿排脓散。用治湿疮湿疹，可与黄连、黄柏、青黛等研末外敷。用治阴囊湿痒，可用本品配猫黄研粉扑之（《医宗三法百证图》）。用治下肢溃疡，用本品与炉甘石、赤石脂、煨石膏同用（6∶1∶2∶3）研末外用有效。

【汇要学按】

海螵蛸，咸，微温，无毒。乌贼骨，厥阴血分之药，兼入少阴，其味咸而走血，故治血枯血瘕，经闭崩带，阴蚀肿痛，丈夫阴肿，下痢疳疾，厥阴本药也；寒热疟疾，聋瘿，少腹痛，阴痛，厥阴经病也；目翳流泪，厥阴窍病也。厥阴为藏之室，少阴为隐曲之地，故诸血病、阴病皆治之。味咸、涩，性微温。归肝、肾经。本品咸能走血，涩能收敛，微温和血，为收敛止血药。近人用治溃疡病、胃痛吐酸，甚则呕血便血，既能制酸止痛，又能收敛止血。外用又有燥湿止血、生肌敛疮之功。唯久服多服，易致便秘。

【范式开合】

乌贼鱼骨，宣，通血脉。咸走血、温和血。入肝、肾血分。通血脉，祛寒湿，治血枯[《内经》：血枯，治之以乌骨]，血瘕，血崩血闭，腹痛环脐，阴蚀肿痛[烧末，酒服]，疟痢疳虫，目翳泪出，耳出脓[性能燥脓收水。为末，加麝少许掺入]，厥阴、少阴[肝、

270

肾]经病。出东海，亦名墨鱼[腹中有墨，书字逾年乃灭。常吐黑水，自罩其身，人即于黑水处取之]。取鱼骨，卤浸、炙黄用。恶附子、白及、白蔹。能淡盐。《本草备要》

［处方用名］乌贼骨、海螵蛸。

海蛤

海蛤，一名魁蛤。味苦，平，无毒。治咳逆上气，喘息，烦满，胸痛，寒热。_{治阴痿。}生东海。_{蜀漆为之使。畏狗胆、甘遂、芫花。}

文蛤，味咸，平，无毒。治恶疮蚀，五痔，大孔出血。_{咳逆，胸痹，腰痛，胁急，鼠瘘，大孔出血，崩中，漏血。}生东海。表有文。

【本经释难】

《本经》主恶疮，蚀五痔。

《别录》治咳逆胸痹、腰痛胁急、鼠瘘崩中，即《本经》主恶疮、蚀五痔之义，取咸能软坚、入血分也。

【功能特性】

海蛤_{海蛤壳、文蛤}，咸，平，微寒，走足少阴经，为润下之味，故能止渴、利小便。味咸，性寒。归肺、肾二经。本品寒以清热，咸以软坚，善清泄肺热而化稠痰，并软化瘿瘤痰核。适用于痰火郁结之胸胁疼痛、痰稠咳喘及瘿瘤瘰疬等。此外，尚有利水消肿、制酸止痛等功效。

【配伍应用】

仲景伤寒太阳病，用水劫，益烦，意欲饮水反不渴者，及《金匮》渴欲饮水不止，并用文蛤散，其治反胃吐后渴欲饮水而贪饮者，则有文蛤汤，总取咸寒涤饮之义。

1.清肺化痰：用于痰火郁结之胸胁疼痛、咳痰不爽，常与青黛、瓜蒌、黄芩等配伍，如化痰丸；用于痰稠咳喘，可与海浮石、桑白皮、白前等同用。

2.软坚散结：用于瘿瘤、瘰疬。常与海藻、昆布等药同用，如《证治准绳》含化丸治瘿气，即以上述三药为主，并加用猪靥等，研末水泛为丸，每服三钱。

3.利水消肿：用于水肿、腹水等证。如《太平圣惠方》治水肿、咳逆上气、坐卧不得，即以本品配伍葶苈子、汉防己、杏仁、甘遂、大枣等药方研末为丸如梧子大，于食前用大麻子汤下七丸；圣济海蛤丸，以本品配伍防己、葶苈、桑白皮、郁李仁等，治鼓胀腹水、小便不利。

此外，经煅制后，内服常用于胃痛泛酸，油调外敷可治湿疹、烫伤等。一般内服宜生用，制酸、外敷宜煅用。

【汇要学按】

海蛤，咸，平，微寒，走足少阴经，为润下之味，故能止渴、利小便。咸能软坚、入血分，治咳逆胸痹、腰痛胁急、鼠瘘崩中。味咸，性寒。归肺、肾二经。本品寒以清热，咸以软坚，善清泄肺热而化稠痰，并软化瘿瘤痰核。适用于痰火郁结之胸胁疼痛，痰稠咳喘及瘿瘤瘰疬等。此外，尚有利水消肿、制酸止痛等功效。

【范式开合】

海蛤，涩。蛤蜊壳为粉。与牡蛎同功 [海藏曰：肾经血分药。宋徽宗宠妃病痰嗽，面肿不寐，李防御治之，三日不效，当诛，李技穷忧泣，忽闻市人卖嗽药，一文一帖，吃了今夜得睡，色淡碧，李市之。恐药猛悍，先自试，觉无害，共并三帖为一以进，妃服之，是夕寝安嗽止，面肿亦消。帝大悦，赐直万金。李不知其方，惧得罪。伺得市人，重价求之，乃蚌壳研粉，少加青黛也。以淡荠水，加麻油数滴，调服。《圣惠方》：白蚬壳研粉，米饮调，治咳嗽不止]。肉，咸冷，止渴解酒 [牡蛎、蛤蜊、海蛤、文蛤，并出海中，大抵海物咸寒，功用略同。江湖蛤蚌，无咸水浸渍，但能清热利湿，不能软坚]。文蛤。背有花纹，兼能除烦渴，利小便。《本草备要》

【专题发挥】

海蛤，海蛤壳、文蛤，即蛤蜊之壳厚口、光有紫斑纹者。用醋浆水或醋煮半日许，捣粉用。

海蛤壳与海浮石的功能相近，均为清肺化痰、软坚散结之品。但海蛤壳清降痰热之中，尚有化瘀滞作用，故痰火郁结胸胁疼痛多用之，其利水重在消肿，水气头面浮肿用之，经煅制后尚可制酸止痛。海浮石利水重在通淋，血淋、砂淋用之。

［处方用名］海蛤、海蛤壳、文蛤。

白僵蚕［僵蚕］

白僵蚕，味咸，平，无毒。治小儿惊痫，夜啼，去三虫，灭黑，令人面色好，男子阴疡病。女子崩中赤白，产后余痛，灭诸疮瘢痕。生平泽。四月取自死者，勿令中湿，湿有毒，不可用。

【本经释难】

《本经》主小儿惊痫夜啼，去三虫，灭黑黚，令人面色好，男子阴疡病。

《本经》治惊痫，取其散风痰之力也；去三虫，灭黑黚，男子阴疡，取其涤除浸淫之湿，三虫亦湿热之蠹也。

【功能特性】

白僵蚕，咸，平，无毒。僵蚕，蚕之病风者也，功专祛风化痰，得乎桑之力也。凡咽喉肿痛及喉痹用此，下咽立愈。其治风痰结核，头风，皮肤风疹，丹毒作痒，疳蚀，金疮疔肿，风疾，皆取散结化痰之义。味咸、辛，性平。归肺、肝经。本品辛能发散，咸能软坚，而为祛风解痉、化痰散结之药。所以适用于风热头痛、皮肤疮疹作痒、风痰喘咳、中风口喝、小儿惊痫抽搐等症，并治咽喉肿痛、瘰疬痰核，对咽喉肿痛功效尤捷。

【配伍应用】

1. 祛风：用于风热头痛，如《证治准绳》白僵蚕散，即以本品配伍桑叶、荆芥、细辛、木贼草、旋覆花、甘草等药同用。用于皮肤疮疹作痒，如《太平圣惠方》单用本品研末服；一般可配伍蝉蜕、白蒺藜、豨莶草、地肤子等药同用。

2. 祛风解痉化痰：用于中风口喝、小儿惊痫抽搐，如《杨氏家藏方》牵正散，以本品配伍全蝎、白附子治中风口眼喝斜；《寿世保元》千金散，以本品配伍全蝎、天麻、牛黄、朱砂、胆南星、黄连、冰片等药，治小儿惊风、痰喘发痉。

3. 祛风化痰、消肿散结：用于咽喉肿痛、瘰疬痰核，如《咽喉秘集》六味汤，以本品配伍荆芥、防风、桔梗，薄荷，治外感风热、咽喉肿痛；治瘰疬痰核，可以本品配伍玄参、贝母、牡蛎、天花粉、夏枯草等药同用。

一般多制用，散风热宜生用。

【汇要学按】

白僵蚕，咸，平，无毒。僵蚕，蚕之病风者也，功专祛风化痰，得乎桑之力也。味咸、辛，性平。归肺、肝经。本品辛能发散，咸能软坚，而为祛风解痉、化痰散结之药。

【专题发挥】

白僵蚕，色白者良，入药惟取直者为雄，去黑口及丝，炒用。

地龙清热定惊，僵蚕祛风解痉，二药均可止痉，但药力不强，只可用于抽搐瘛疭的轻症。地龙有平喘、通络、利尿作用，而僵蚕有化痰散结消肿的功效。

[处方用名] 制僵蚕、灸僵蚕、白僵蚕、制天虫。

桑螵蛸

桑螵蛸，一名蚀肬。味咸，平，无毒。治伤中，疝瘕，阴痿。益精生子，女子血闭，腰痛，通五淋，利小便水道。五藏气微，遗溺，久服益气，养神。生桑枝上。螳螂子也。二月、三月采，蒸之。当火灸、不尔，令人泄。得龙骨疗泄精。畏旋覆花。

【本经释难】

《本经》主伤中疝瘕、阴痿，益精生子，女子月闭腰痛，通五淋，利小便水道。

《本经》又言通五淋、利小便水道，盖取以泄下焦虚滞也。

【功能特性】

桑螵蛸，甘、咸，平，无毒，肝肾命门药也，功专收涩。故男子虚损，肾衰阳痿，梦中失精，遗溺白浊，方多用之。味甘、咸、涩，性平。归肝、肾二经。本品既解补益，又具收涩，为补肾助阳、固精缩尿的良药，适用于肾虚阳痿、梦遗滑精、遗尿尿频、白带过多等证，而遗尿尿频尤为常用。

【配伍应用】

桑螵蛸散治小便频数，如稠米泔，心神恍惚，瘦悴食少，得之女劳者，方用桑螵蛸、远志、龙骨、菖蒲、人参、茯苓、当归、龟甲各一两，卧时人参汤调下二钱，如无桑树上者，以他树上者浓煎桑白皮汁佐之。生研烂涂之出箭镞。

补肾助阳，固精缩尿：用于阳痿、遗精、遗尿、尿频及带下等，可单味用，也可入复方配用。如《（新刊）胎产书方》单用桑螵蛸捣为散，用米汤送服，治妊娠小便数、小便不禁；《外台秘要》用本品配伍龙骨为末，盐汤送服，治遗精白浊、盗汗虚劳；《本草衍义》桑螵蛸散，以本品为主，配伍远志、菖蒲、龙骨、人参、茯神等，治肾虚遗尿白浊、小便频数、遗精滑泄、心神恍惚之证。

若阴虚多火人误用，反助虚阳，多致溲赤茎痛，强中失精，不可不知。本品助阳固涩，故阴虚多火，膀胱有热而小便短数者忌用。

【汇要学按】

桑螵蛸，甘、咸，平，无毒，肝肾命门药也，功专收涩。故男子虚损，肾衰阳痿，梦中失精，遗溺白浊，方多用之。味甘、咸、涩，性平。归肝、肾二经。本品既解补益，又具收涩，为补肾助阳、固精缩尿的良药。

【范式开合】

桑螵蛸，补肾。甘咸。入肝、肾、命门，益精气而固肾。治虚损阴痿，梦遗白浊，血崩腰痛，伤中疝瘕[肝肾不足]，通五淋，缩小便[能通故能缩。肾与膀胱相表里，肾得所养，气化则能出，故能通；肾气既固，则水道安常，故又能止也。寇宗奭治便数，有桑螵蛸散，桑螵蛸、茯神、远志、菖蒲、人参、当归、龙骨、鳖甲醋炙，各一两，为末。卧时，人参汤下二钱，是补心安神，亦治健忘]。炙，饲小儿，止夜尿。螳螂卵也。桑树产者为好[房长寸许，有子如蛆，芒种后齐出，故仲夏螳螂生也。如用他树者，以桑皮佐之，桑皮善行水，能引达肾经]。炙黄，或醋煮汤泡，煨用。畏旋覆花[螳螂能出箭镞，螳螂一个，巴豆半个，研敷伤处。微痒且忍，极痒乃撼拔之。以黄连贯众汤洗，锻石敷之。《杨氏方》：用蜣螂，镞出后，敷生肌散。螳螂、蜣螂，皆治惊风，今人罕用。蜣螂兼治腹痛、便秘、下痢、脱肛、疮疽、虫痔]。《本草备要》

【专题发挥】

桑螵蛸，桑枝上螳螂子也，火炙黄用。

桑螵蛸与海螵蛸都为收敛固涩之品，都走肾经止带。但桑螵蛸又能补肾助阳，偏于固肾精、缩小便；海螵蛸功专收敛，偏于止血止带，并能制酸止痛。外用尚有去湿生肌作用。

[处方用名] 桑螵蛸。

附子

附子，一名堇。味辛，温，有大毒。治风寒，咳逆，邪气，温中，金疮，破癥坚，积聚，血瘕，寒湿痿躄，拘挛，膝痛，不能行步。霍乱转筋，下利赤白，坚肌骨，强阴，又堕胎。为百药长。生山谷。冬月采为附子，春采为乌头。地胆为之使。恶蜈蚣。畏防风、黑豆、甘草、黄芪、人参、乌韭。

【本经释难】

《本经》主风寒咳逆邪气，寒湿痿躄拘挛，膝痛不能行步，破癥坚积聚，血瘕金疮。

《本经》治风寒咳逆，当是阴寒呃逆，亥豕之谬。详《本经》所主诸证，皆阴寒之邪乘虚客犯所致。其主金疮者，是伤久气血虚寒，不能收敛，非血出不止之金疮也。《别录》又主腰脊风寒、脚气疼弱、心腹冷痛等病，总取温经散寒之力耳。

【功能特性】

附子，辛，热，大毒。附子气味俱浓而辛烈，能通行十二经，无所不至，暖脾胃而通噎膈，补命门而救阳虚，除心腹腰膝冷痛，开肢体痹湿痿弱，疗伤寒呃逆不止，主督脉脊强而厥，救寒疝引痛欲死，敛痈疽久溃不收，及小儿脾弱慢惊，并须制熟用之。附子为阴证要药，凡伤寒阴证厥逆，直中三阴，及中寒夹阴，虽身热而脉沉细或浮虚无力者，非此不治。或厥冷腹痛，脉沉细，甚则唇青囊缩者，急须生附以峻温散之。附子禀雄壮之质，有斩关夺将之能，能引补气药行十二经，以追复散失之元阳；引补血药入血分，以培养不足之真阴；引发散药开腠理，以驱逐在表之风寒；引温暖药达下焦，以祛除在里之冷湿。味大辛，性大热，有大毒。归十二经。为纯阳燥烈之品，其性善走，功能峻补下焦之元阳，而遂在里之寒湿，又可外达皮毛，而散在表之风寒。用治亡阳欲脱、脉微欲绝者，可以回阳复脉；用治肾阳不足所致阳痿滑精、腰膝冷弱者，可以补火壮阳；用治阴寒内盛所致脘腹冷痛、呕吐泄泻、痰饮水肿尿少者，可以温里散寒而逐冷湿；用治风寒湿痹、疼痛麻木者，可以祛风散寒止痛；用治阳气不足，兼感风寒，而致恶寒发热脉沉者，可以助阳发表。此外，与补益药同用，可治一切内伤不足、阳气衰弱之症。总之，彻内彻外，"果有真寒，无所不治"。

【配伍应用】

附子以白术为佐，乃除寒湿之圣药，然须并用生者，方得开通经络。若气虚热甚，宜少用熟附，以行参、芪之力。肥人多湿，亦宜少加乌附行经。附子得干姜、炙甘草，名四逆汤，主少阴经寒证；得桂枝、甘草、姜、枣，名桂枝附子汤，治风湿相搏，身体疼烦不能转侧；得白术、甘草、姜、枣，名术附汤，治风虚头重眩极；得麻黄、细辛，名麻黄附子细辛汤，治少阴病发热、脉沉；得大黄、芩、连，名附子泻心汤，治心下痞而恶寒汗出；得大黄、细辛，名大黄附子汤，治胁下偏痛、发热、脉弦紧；得参、术、苓、芍，名附子汤，治少阴病始得之，背恶寒；得茯苓、白术、芍药、生姜，名真武汤，治少阴病腹痛，小便不利，四肢疼痛自利；得干姜、葱白，名白通汤，治少阴病利下脉微；若厥逆无脉，干呕而烦，面色赤，加葱白以通阳气，此皆得配合之神妙，能起死回生于反掌间，生熟各随本方。赵嗣真云：生附配干姜补中有发，熟附配麻黄发中有补，宜生、宜熟不出此中妙用也。至于崔氏八味丸用为少阴向导，后世认为补药，误矣。东垣治阴盛格阳，面赤目赤，烦渴引饮，脉来七八至，但按之即散者，用干姜附子汤加人参半斤，服之得汗而愈。时珍云：阴寒在下，虚阳在上，治之以寒，则阴气愈盛，治之以热，则拒而不纳。热药冷服，下咽之后，冷性即消，热性便发，病气随愈，此热因寒用之法也。附子性沉著，温脾逐寒；乌头性升发，温脾祛风。若寒疾即用附子，风疾即用乌头。二药俱走而不守，故堕胎为百药长。然妊娠脉弦，发热，胎胀，恶寒，小腹如扇，《金匮》用附子汤以安其胎，此神圣之妙用也。若伤寒发热头痛皆除，热传三阴而见厥逆脉沉，此厥深热深之候，证必先发热头痛，七八日或十余日后而见厥冷脉沉，此为阳厥，大便必不泻而闭，及温疫热伏厥逆，与阴虚内热、火郁于内而恶寒者，误用，不旋踵告变矣。附子乃退阴回阳必用之药。近世疑而不用，直待阴极阳竭而用已迟矣。且夹阴头痛足冷，上热下寒，阴邪内盛，阳气外衰，急需人参健脉以益其原，佐以附子温经散寒，舍此不用，将何救之？

1. 回阳救逆：用治阳气衰微，阴寒内盛，或因大汗、大吐、大泻，以及其他原因而致的四肢厥冷、脉微欲绝的亡阳虚脱证，常与干姜、甘草配伍，以增强回阳救逆之功效，如四逆汤；用治阳衰而表不固，汗出不止者，可与黄芪同用，以温阳固表，如芪附汤；用治因大出血而致亡阳者，可配伍人参，以利回阳救逆、益气固脱，如参附汤。

2. 补阳益火：用治肾阳不足所致的腰膝酸痛、畏寒足冷、阳痿滑精、小便频数等症，常与肉桂、熟地黄、枸杞子、山萸肉等同用，如右归丸；用治脾肾阳虚所致脘腹冷痛，大便溏泄之症，可与党参、白术、干姜等配伍，如附子理中汤；用治阳虚水肿、小便不利之症，可配伍白术、茯苓等，如真武汤。

3. 散寒通痹：用治风寒湿痹，尤适合周身骨节疼痛属于寒湿偏胜者，常与桂枝白术甘草等配伍，如甘草附子汤。

4. 助阳解表：用治素体阳虚，感受风寒，所致恶寒发热，而脉反沉者，常配伍麻黄、细辛，如麻黄附子细辛汤。

久煎，至口尝无麻辣感为度。生用作用峻烈，宜于回阳救逆，熟用作用缓和，宜于补火助阳。本品辛热燥烈，有毒，故非阴盛阳衰之证不宜服用。阴虚内热患者及孕妇忌用。**反半夏、瓜蒌、贝母、白蔹。**反半夏、瓜蒌、白蔹、白及、贝母。畏犀角。

【汇要学按】

附子，气味俱浓而辛烈，能通行十二经，无所不至，味大辛，性大热，有大毒。归十二经。为纯阳燥烈之品，其性善走。暖脾胃而通噎膈，补命门而救阳虚，除心腹腰膝冷痛，开肢体痹湿痿弱，疗伤寒呃逆不止，主督脉脊强而厥，救寒疝引痛欲死，敛痈疽久溃不收，及小儿脾弱慢惊，并须制熟用之。附子为阴证要药，凡伤寒阴证厥逆，直中三阴，及中寒夹阴，虽身热而脉沉细或浮虚无力者，非此不治。或厥冷腹痛，脉沉细，甚则唇青囊缩者，急须生附以峻温散之。附子禀雄壮之质，有斩关夺将之能，能引补气药行十二经，以追复散失之元阳；引补血药入血分，以培养不足之真阴；引发散药开腠理，以驱逐在表之风寒；引温暖药达下焦，以祛除在里之冷湿。功能峻补下焦之元阳，而遂在里之寒湿，又可外达皮毛，而散在表之风寒。用治亡阳欲脱、脉微欲绝者，可以回阳复脉；用治肾阳不足、阳痿滑精、腰膝冷弱者，可以补火壮阳；用治阴寒内盛、脘腹冷痛、呕吐泄泻、痰饮水肿尿少者，可以温里散寒而逐冷湿；用治风寒湿痹、疼痛麻木者，可以祛风散寒止痛；用治阳气不足，兼感风寒，而致恶寒发热脉沉者，可以助阳发表。此外，与补益药同用，可治一切内伤不足、阳气衰弱之症。总之，彻内彻外，"果有真寒，无所不治"。

【范式开合】

附子，大燥，回阳，补肾命火，逐风寒湿。辛甘有毒，大热纯阳。其性浮而不沉，其用走而不守，通行十二经，无所不至。能引补气药以复散之元阳，引补血药以滋不足之真阴，引发散药开腠理，以逐在表之风寒[同干姜、桂枝，温经散寒发汗]，引温暖药达下焦，以祛在里之寒湿[能引火下行，亦有津调贴足心者。入八味丸内，亦从地黄等补阴]。治三阴伤寒[吴绶曰：附子阴证要药。凡伤寒传变三阴，中寒夹阴，身虽大热，而脉沉细者；或厥阴腹痛，甚则唇青、囊缩者，急须用之。若待阴极阳竭而用之，已迟矣。东垣治阴盛格阳，伤寒面赤目赤，烦渴引饮，脉七八至。但按之则散，用姜附汤加人参，投半斤，得汗而愈，此神圣之妙也]，中寒中风[卒中曰中，渐伤曰伤。轻为感冒，重则为伤，又重则为中]，气厥痰厥[虚寒而厥者宜之。如伤寒阳盛格阴，身冷脉伏，热厥似寒者，误投立毙，宜承气、白虎等汤]，咳逆[风寒]呕哕[胃寒]，膈噎[膈噎，多由气血虚、胃冷、胃槁而成。饮可下而食不可下，槁在吸门，喉间之厌会也。食下胃脘痛，须臾吐出，槁在贲门，胃之上口也，此上焦，名噎。食下良久吐出，槁在幽门，胃之下口也，此中焦，名膈。朝食暮吐，槁在阑门，大、小肠下口也，此下焦，名反胃。又有痰饮、食积、瘀血壅塞胃口者。如寒痰胃冷，则宜姜、附、参、术；胃槁者，当滋润，宜四物牛羊乳，血瘀者加韭汁。当与韭汁、牛乳二条参看论治]，脾泄[命火不足]，冷痢寒泻，霍乱转筋[脾虚，寒客中焦为霍乱。寒客下焦肝肾为转筋。热霍乱者禁用]，拘挛风痹，癥瘕积聚，督脉为病，脊强而厥，小儿慢惊，痘疮灰白，痈疽不敛，一切沉寒痼冷之证[经曰：

阴盛主内寒，阳虚生外寒]。助阳退阴，杀邪辟鬼[本草未载]，通经堕胎[凡阴证用姜、附药，宜冷服，热因寒用也。盖阴寒在下，虚阳上浮。治之以寒，则阴益盛，治之以热，则拒格不纳。用热药冷冻饮料，下嗌之后，冷体既消，热性便发，情且不违，而致大益，此反治之妙也。又有寒药热饮治热证者，此寒因热用，义亦相同也。经曰：正者正治，反者反治。如用寒治热，用热治寒，此正治也。或以寒治热，以热治寒，此反治也。经所谓必伏其所主，而先其所因。盖借寒药、热药为反佐，以作向导也，亦曰从治。王好古曰：用附子以补火，必防涸水。如阴虚之人，久服补阳之药，则虚阳益炽，真阴愈耗，精血日枯，而气无所附丽，遂成不救者多矣]。母为乌头，附生者为附子，连生者为侧子，细长者为天雄，两岐者为乌喙。五物同出异名。附子以西川彰明赤水产者为最，皮黑体圆、底平八角、重一两以上者良[或云二两者更胜，然难得]。生用发散，熟用峻补[赵嗣真曰：仲景麻黄附子细辛汤，熟附配麻黄，发中有补；四逆汤生附配干姜，补中有发，其旨微矣。丹溪曰：乌附行经，仲景八味丸用为少阴向导，后世因以为补药，误矣！附子走而不守，取其健悍走下，以行地黄之滞耳。相习用为风及补药，杀人多矣。昂按：附子味甘气热，峻补元阳。阳微欲绝者、回生起死，非此不为功，故仲景四逆、真武、白通诸汤多用之。其有功于生民甚大，况古人日用常方，用之最多，本非禁剂。丹溪乃仅以为行经之药，而云用作补药多致杀人，言亦过矣。盖丹溪法重滋阴，故每訾阳药，亦其偏也。王节斋曰：气虚用四君子汤，血虚用四物汤，虚甚者俱宜加熟附。盖四君、四物，皆平和宽缓之剂，须得附子健悍之性行之，方能成功。附子热药，本不可轻用，但当病，则虽暑热时月，亦可用也]。水浸，面裹煨，令发坼，乘热切片，炒黄，去火毒用。又法，甘草二钱，盐水、姜汁、童便各半盏，煮熟用[今人用黑豆煮亦佳]。畏人参、黄芪、甘草、防风、犀角、绿豆、童便。反贝母、半夏、瓜蒌、白及、白蔹。中其毒者，黄连、犀角、甘草煎汤解之，黄土水亦可解。乌头功同附子而稍缓。附子性重峻，温脾逐寒；乌头性轻疏，温脾逐风。寒疾宜附子，风疾宜乌头。乌附尖吐风痰，治癫痫，取其锋锐，直达病所[丹溪治许白云，屡用瓜蒂、栀子、苦参、藜芦等剂，吐之不透。后用附子尖和浆水与之，始得大吐胶痰数碗]。天雄补下焦命门阳虚[寇宗奭、张元素皆曰补上焦。丹溪曰：可为下部之佐。时珍曰：其尖皆向下生，故下行。然补乃所以盖上也，若上焦阳虚，则属心、肺之分，当用参，不当用雄、附矣]，治风寒湿痹，为风家主药，发汗又能止阴汗。侧子散侧旁生，宜于发散四肢，充达皮毛，治手足风湿诸痹。

《本草备要》

【专题发挥】

古方以一两一枚者为力全，近时专取大者为胜。用盐过多，虽一两五六钱，制熟不及七八钱，且容易腐烂。若欲久藏，须同灶灰入罐中，置近火处，庶可经久。其性热有毒，必正节、角少、顶细、脐正者为上，顶粗、有节、多鼠乳者次之，伤缺偏皱者为下。有两岐者名乌喙，此禀气不正，专主大风顽痹。附子生用则散阴寒，熟用则助真元；生用去皮脐，熟用甘草、童便制。若欲久藏，一味甘草浓煎汁煮，汁尽为度。入阳虚补剂，用黄连、甘草制。凡中其毒，生莱菔汁及黄连解之。近时乌附多产陕西，其质粗、其皮厚、其色白、其肉松、其味易行易过，非若川附之色黑、皮薄、肉理紧细，性味之辛而不烈，久而愈辣，峻补命门真火也。

〔处方用名〕制附片、熟附片、淡附片、黑附块、炮附子。

半夏

半夏，一名地文，一名水玉。味辛，平，有毒。治伤寒，寒热，心下坚，下气，喉咽肿痛，头眩，胸胀，咳逆，肠鸣，止汗。消痈肿，堕胎，疗痿黄，悦泽面目。生山谷。五月、八月采根，曝干。用之汤洗，令滑尽。射干为之使。恶皂荚。畏雄黄、生姜、干姜、秦皮、龟甲。反乌头。

【本经释难】

《本经》主伤寒寒热，心下坚，胸胀，咳逆，头眩，咽喉肿痛，肠鸣下气，止汗。

《本经》治伤寒寒热，非取其辛温散结之力欤？治心下坚、胸胀，非取其攻坚消痞之力欤？治咳逆、头眩，非取其涤痰散邪之力欤？治咽喉肿痛，非取其分解阴火之力欤？治肠鸣下气、止汗，非取其利水开痰之力欤？

【功能特性】

半夏，辛，温，有毒。半夏为足少阳本药，兼入足阳明、太阴。虚而有痰气宜加用之，胃冷呕哕方药之最要。味辛，性温，有毒。归脾、胃经。本品具有辛散温燥的特点。能行水湿、降逆气，水湿去则脾健而痰涎自消，逆气降则胃和而痞满呕吐自止，所以为燥湿化痰、和胃消痞、降逆止呕之良药。凡脾湿生痰，痰多而清稀，或痰湿上犯所致的心悸、失眠、眩晕之证，半夏均为主治，痰湿犯胃、和降失司所致的恶心呕吐、饮食呆滞、胸下痞结之证，半夏亦为常用。但经适当配伍，对痰湿挟热咳喘、胃虚及胃热呕吐、妊娠呕吐、痰湿入络之痰核等证，亦可应用。此外，还可行湿润燥、通肠和胃，所以古方治老人虚秘及胃不和而卧不安之证。

【配伍应用】

止呕为足阳明，除痰为足太阴，柴胡为之使，故小柴胡汤用之，虽为止呕，亦助柴胡、黄芩主往来寒热也。同苍术、茯苓治湿痰，同瓜蒌、黄芩治热痰，同南星、前胡治风痰，同芥子、姜汁治寒痰，惟燥痰宜瓜蒌、贝母，非半夏所能治也。半夏性燥，能去湿、豁痰、健脾，今人惟知半夏去痰，不言益脾利水。脾无留湿则不生痰，故脾为生痰之源，肺为贮痰之器。半夏能主痰饮及腹胀者，为其体滑而味辛性温也，二陈汤能使大便润而小便长。世俗皆以半夏、南星为性燥，误矣，湿去则土燥，痰涎不生，非二物之性燥也，古方治咽痛喉痹，吐血下血多用二物，非禁剂也。

《灵枢》云：阳气满则阳跷盛不得入于阴，阴虚则目不瞑，饮以半夏汤一剂，通其阴阳，其卧立至。半夏得瓜蒌实、黄连，名小陷胸汤，治伤寒小结胸；得鸡子清、苦酒，名苦酒汤，治少阴咽痛生疮，语声不出；得生姜，名小半夏汤，治支饮作呕。得人参、白蜜，名大半夏汤，治呕吐反胃。得麻黄，蜜丸，名半夏麻黄丸，治心下悸怵；得茯苓、甘草，以醋煮半夏，共为末，姜汁面糊丸，名消暑丸，治伏暑引饮，脾胃不和，此皆得半夏之妙用。

1. 燥湿化痰：用于湿痰咳嗽、痰多清稀，或痰逆眩晕、心悸、失眠等，常与陈皮、茯苓、白术、天麻等配伍，如二陈汤、半夏白术天麻汤，用于风痰吐逆所致头痛眩晕、手足顽麻、半身不遂、口眼㖞斜之症，半夏又常辅佐天南星用之，如玉壶丸、青州白丸子；若属痰热内结所致咳嗽痰黄之症，须配伍黄芩、瓜蒌等清热化痰药而用，如清气化痰丸。

2. 降逆止呕：主要用于胃寒及痰饮呕吐，常与生姜相辅为用，如小半夏汤；若用于胃虚呕吐，又常与补中益气药党参等配用，如大半夏汤；若用于热证呕吐；须配伍清热泻火止呕药黄连、竹茹等同用，如黄连橘皮竹茹半夏汤。此外，也常用于妊娠呕吐，如《金匮要略》治妊娠呕吐不止的干姜人参半夏丸，即以半夏与益气温中药同用。

3. 消痞散结：用于胸脘痞闷胀满，或坚痞作痛等证。如《伤寒论》半夏泻心汤，以之配伍黄连、木姜等，治痰热呕而心下痞者；小陷胸汤，以之配伍黄连、瓜蒌，治小结胸证心下按之痛者。

此外，半夏与补火之硫黄配用的半硫丸，治老人火衰便秘，半夏与调中养胃之秫米配伍的半夏秫米汤，治胃不和、卧不安之证。

惟阴虚羸瘦，骨蒸汗泄，火郁头痛，热伤咳嗽，及消渴肺痿，咳逆失血，肢体羸瘦禁用，以非湿热之邪，而用利窍行湿之药，重竭其津，医之罪也，岂药之咎哉！本品辛散温燥，故阴虚燥咳、津伤口渴及血证者忌用。反乌头。此外，古籍记载半夏为妊娠所禁用，但从古今临床证明，半夏用于妊娠呕吐，不但未见明显不良反应，而且止呕疗效肯定。生半夏有毒，内服须经炮制，炮制后，特别经明矾处理后，已无明显毒性。

【汇要学按】

半夏，辛，温，有毒。半夏为足少阳本药，兼入足阳明、太阴。虚而有痰气宜加用之，胃冷呕哕方药之最要。味辛，性温，有毒。归脾、胃经。本品具有辛散温燥的特点。为燥湿化痰、和胃消痞、降逆止呕之良药。

【范式开合】

半夏，燥湿痰，润肾燥，宣通阴阳。辛温有毒，体滑性燥，能走能散，能燥能润。和胃健脾［去湿］，补肝［辛散］润肾，除湿化痰，发表开郁，下逆气，止烦呕，发音声，利水道［燥去湿，故利水；辛通气，能化液，故润燥。丹溪谓：二陈汤能使大便润而小便长］，救暴卒［葛生曰：凡遇五绝之病，用半夏末吹入鼻中即活，盖取其能作嚏也。五绝，谓缢死、溺死、压死、魇死、产死也］。治咳逆头眩［火炎痰升则眩］，痰厥头痛，眉棱骨痛［风热与痰］，咽痛［成己曰：半夏辛散，行水气而润肾燥。又局方半硫丸，治老人虚秘，皆取其润滑也。俗以半夏、南星为性燥误矣，湿去则土燥，痰涎不生，非二物之性燥也。古方用治咽痛、喉痹、吐血，非禁剂也。二物亦能散血，故破伤、扑打皆主之。惟阴虚劳损，则非湿热之邪，而用利窍行湿之药，是重竭其津液，医之罪也，岂药之咎哉。《甲乙经》用治之眠，是果性燥者乎！半夏、硫黄等分，生姜糊丸，名半硫丸］胸胀［仲景小陷胸汤用之］，伤寒寒热［故小柴胡汤用之］，痰疟不眠［《素问》曰：胃不和，则卧不安。半夏能和胃气而通阴阳。《灵枢》曰：阳气满，不得入于阴，阴气虚，故目不得瞑，饮以半夏汤，阴阳既通，其卧立安。又有喘嗽不得眠者。左不得眠属肝胀，宜清肝；右不得眠属肺胀，宜清肺］，反胃吐食［痰膈］，散痞除瘿［瘿多属痰］，消肿止汗［胜湿］。孕妇忌之［王好古曰：肾主五液，化为五湿，本经为唾、入肝为泪、入心为汗、入肺为涕、入脾为痰。痰者因咳而动，脾之湿也，半夏泄痰之际，不能治痰之本，治本者治肾也。咳无形，痰有形，无形则润，有形则燥，所以为流脾湿而润肾燥之剂也。俗以半夏为肺药非也，止呕为足阳明，除痰为足太阴。柴胡为之使，故柴胡汤用之。虽云止呕，亦助柴、芩主寒热往来，是又为足少阳也。时珍曰：脾无湿不生痰，故脾为生痰之源，肺为贮痰之器。按：有声无痰曰咳，盖伤于肺气；有痰无声曰嗽，盖动于脾湿也；有声有痰曰咳嗽，或因火、因风、因寒、因湿、因虚劳、因食积，宜分证论治。大法治嗽，当以治痰为先，而治痰又以顺气为主。宜以半夏、南星燥其湿，枳壳、橘红利其气，肺虚加温敛之味，肺热加凉泻之剂。赵继宗曰：二陈治痰，世医执之，内有半夏，其性燥烈，若风、寒、湿、食诸痰则相宜，至于劳病、失血诸痰，用之反能燥血液而加病。按古有三禁，血家、汗家、渴家忌之，然亦间有用之者。俗以半夏专为除痰，而半夏之功用，不复见知于世矣。小柴胡汤、半夏泻心汤，皆用半夏，岂为除痰乎？火结为痰，气顺则火降而痰消］。圆白而大，陈久者良，浸七日，逐日换水，沥去涎，切片，姜汁拌［性畏生姜，用之以制其毒，得姜而功愈彰］。柴胡、射干为使。畏生姜、秦皮、龟甲、雄黄。忌羊肉、海藻、饴糖。恶皂角。反乌头［合陈皮、茯苓、甘草、名二陈汤，为治痰之总剂。寒痰佐以干姜、芥子，热痰佐以黄芩、瓜蒌，湿痰佐以苍术、茯苓，风痰佐以南星、前胡，痞痰佐以枳实、白术。更看痰之所在，加导引药，惟燥痰非半夏所司也］。韩飞霞造曲十法［一姜汁浸造，名生姜曲，治浅近诸症。一矾水煮透，兼姜糊造，名矾曲，矾最能却水，治清水痰。一煮皂角汁，炼膏，和半夏末为曲，或加南星，或加麝香，名皂角曲，治风痰开经络。一用白芥子等分，或三分之一，竹沥和成，略加曲糊，名竹沥曲，治皮里膜外结核隐显之痰。

一麻油浸半夏三五日，炒干为末，曲糊造成。油以润燥，名麻油曲，治虚热劳咳之痰。一用腊月黄牛胆汁，略加热蜜和造，名牛

胆曲，治癫痫风痰。一用香附、苍术、抚芎等，熬膏，和半夏末作曲，名开郁曲，治郁痰；一用芒硝居半夏十分之三，煮透为末，

煎大黄膏和成，名硝磺曲，治中风、卒厥、伤寒宜下由于痰者。一用海粉一两、雄黄一两、半夏二两，为末炼蜜和造，名海粉曲，

治积痰沉痼；一用黄牛肉煎汁炼膏，即霞天膏，和半夏末为曲，名霞天曲，治沉疴痼痰，功效最烈）。以上并照造曲法，

草庵七日，待生黄衣晒干，悬挂风处，愈久愈良。《本草备要》

【专题发挥】

汤浸，同皂荚、白矾煮熟，姜汁拌、焙干用；或皂荚、白矾、姜汁、竹沥四制尤妙。咽痛醋炒用。小儿惊痰发搐，及胆虚不得眠，猪胆汁炒。入脾胃丸剂，为细末，姜汁拌和作面，候陈炒用。反乌附者，以辛燥鼓激悍烈之性也。忌羊血、海藻、饴糖者，以甘腻凝滞开发之力也。

生半夏外用，可消痈疽肿毒。半夏因加工炮制的不同，其功能亦有所差异。法半夏偏于燥湿健脾；清半夏长于化痰；姜半夏善于止呕；半夏曲化痰消食；竹沥半夏化痰清热；生半夏消肿散结。

［处方用名］半夏、制半夏、清半夏、姜半夏、法半夏、半夏曲、生半夏、竹沥半夏。

虎掌［天南星］

虎掌，味苦，温，有大毒。治心痛，寒热，结气，积聚，伏梁，伤筋，痿，拘缓，利水道。除阴下湿，风眩。生山谷。二月、八月采，阴干。蜀漆为之使。恶莽草。

【本经释难】

《本经》主心痛寒热结气，积聚，伏梁、筋痿拘缓，利水道。

《本经》治心痛寒热结气，即《开宝》之下气利胸膈也；《本经》之治积聚伏梁，即《开宝》之破坚积也；《本经》之治筋痿拘缓，即《开宝》之治中风、除麻痹也；《本经》之利水道，即《开宝》之散血堕胎也。

【功能特性】

虎掌天南星，苦、辛，温，有毒。为开涤风痰之专药。味苦、辛，性温，有毒；归肺、肝、脾经。本品苦温燥烈，作用很强。既能理脾胃湿痰；然主入肝经，又善治经络风痰而解痉，所以通治中风痰涌及风痰所致的肢体麻痹、眩晕、惊痫口噤、口眼㖞斜等病证。此外，尚有散血消肿之功，故外用可治痈肿疮毒、

痰核癌肿、外伤瘀肿等症。

【配伍应用】

治口㖞舌糜，诸风口噤，更以石菖蒲、人参佐之。《千金》治妇人头风，攻目作痛，掘地作坑烧赤，入南星于中，以醋沃之，盖定候冷为末，酒服半钱。《易简》治面生疣子，醋调南星末涂之。其新生之芽曰由跋，《本经》治毒肿结气，《千金方》用之，取其开结热之用耳。

1. 燥湿化痰：适用于顽痰、湿痰咳嗽痰多，胸膈胀闷。如张洁古玉粉丸，即以陈皮、半夏配伍本品而成，治痰气咳嗽、胸闷不爽之证。若以健脾燥湿药白术易陈皮，名白术丸，治湿痰证；以温阳补火药官桂易陈皮，食后生姜汤下，名姜桂丸，治寒痰证；若以清痰热之黄芩易陈皮，名小黄丸，适用于肺热多痰者。总之，以半夏、天南星这一基本配伍，随证加味，可以治各种痰嗽证。

2. 祛风解痉：适用于风痰昏迷、眩晕、头痛、癫痫。口眼㖞斜、手足痉挛、麻痹及破伤风口噤强直等证。如《太平和剂局方》青州白丸子，以之配白附子、生半夏、生川乌等，治风痰壅盛、口眼㖞斜、手足顽麻之证；《医宗金鉴》玉真散，以本品配伍防风，等份为末，内服或外用，治破伤风之抽搐、口噤；《魏氏家藏方》上清丹，以天南星、茴香等份为末，醋糊丸梧子大，每服三五十丸，食后姜汤下，治风痰头痛不可忍。

3. 散血消肿：用于疮疖痈肿、瘰疬结核，可以生南星醋研浓汁，涂患处；用于毒蛇咬伤，可以鲜南星捣烂敷患处，或以干南星与雄黄为末，白酒调敷患处。近年用生南星制成栓剂、棒剂等剂型，并配合内服，治子宫颈癌取得一定疗效。

本品性燥走散，易伤阴液，故阴虚燥咳及孕妇均忌用。

【汇要学按】

虎掌，苦、辛，温，有毒。为开涤风痰之专药。味苦、辛，性温，有毒；归肺、肝、脾经。本品苦温燥烈，作用很强。既能理脾胃湿痰；然主入肝经，又善治经络风痰而解痉，所以通治中风痰涌及风痰所致的肢体麻痹、眩晕、惊痫口噤、口眼㖞斜等病证。此外，尚有散血消肿之功，故外用可治痈肿疮毒、痰核癌肿、外伤瘀肿等症。

【范式开合】

虎掌，燥湿，宣，祛风痰。味辛而苦，能治风散血 [《是斋方》：南星、防风等分为末，治破伤风、刀伤、扑伤如神，名玉真散。破伤风者，药敷疮口，温酒调下二钱；打伤至死，童便调灌二钱，连进三服必活］；气温而燥，能胜湿除痰；性紧而毒，能攻积拔肿，补肝风虚［凡味辛而散者，皆能补肝，木喜条达故也］，为肝、脾、肺三经之药。治惊痫风眩［丹溪曰：无痰不作眩］，身强口噤，喉痹舌疮，结核疝瘕，痈毒疥癣，蛇虫咬毒［调末箍之］，破结下气，利水堕胎，性更烈于半夏［与半夏皆燥而毒，故堕胎。半夏辛而能守，南星辛而不守。然古安胎方中，亦有用半夏者］。阴虚燥痰禁用。根似半夏而大，形如虎掌，故一名虎掌。以矾汤或皂角汁浸三昼夜，曝用；或酒浸一宿，蒸，竹刀切开，至不麻乃止；或姜渣、黄泥和包，煨熟用。造曲法与半夏同。造胆星法：腊月取黄牛胆汁，和南星末纳入胆中，风干，年久者弥佳。畏附子、干姜、防风［得防风则不麻，火炮则毒性缓，得牛胆则不燥，且胆有益肝胆之功］。

《本草备要》

【专题发挥】

夫水由血不归经所化，蕴积于经而为湿热，则风从内发，津液凝聚，为肿胀，为麻痹，为眩晕，为颠仆，为口噤身强，为筋脉拘缓，为口眼㖞斜，各随身之所偏而留着不散，内为积聚，外为痈肿，上为心痛，下为堕胎，种种变端，总由湿热所致。盖缘一物二名，后世各执一例，是不能无两岐之说，即仲淳之明，尚以《开宝》之文，衍之为疏，而《本经》主治，置之罔闻，何怪诸家采集药性，一皆舍本逐末乎？

南星、半夏皆治痰药也，然南星专走经络，故中风麻痹以之为向导；半夏专走肠胃，故呕逆泄泻以之为向导。南星与半夏均为燥湿化痰之品，对于脾胃湿痰，两药可同用。然半夏专理脾胃湿痰，且能止呕消痞；南星辛散之力胜过半夏，主入肝经，善治经络风痰，且散血消肿之功较好。临床治痰，属湿痰者，以半夏为君，南星佐之；风痰者，南星为君，半夏助之。总之，两药常常同用。而燥烈之性，南星更甚于半夏。

虎掌，天南星，《本经》名虎掌，治风痰生用，须以矾汤浸。若熟用，以湿纸包，于炭火中炮制。用造胆星法：以南星磨末，筛去皮，腊月入黄牛胆中，悬当风处干之，年久多拌者良。或兼蜂蜜以润其燥，但色易黑，不能久藏。

天南星之名，始自《开宝》，即《本经》之虎掌也，以叶取象，则名虎掌，根类取名，故名南星，虽具二名，实系一物。

［处方用名］天南星、制南星、生南星、胆南星。

大黄

大黄，一名黄良。味苦，寒，无毒。主下瘀血，血闭，寒热，破癥瘕积聚，留饮，宿食，荡涤肠胃，推陈致新，通利水谷，调中化食，安和五藏。生山谷。

二月、八月采根，火干。得芍药、黄芩、牡蛎、细辛、茯苓疗惊、恚怒、心下悸气。得消石、紫石英、桃仁疗女子血闭。黄芩为之使。无所畏。

【本经释难】

《本经》下瘀血，血闭，寒热，破癥瘕积聚，留饮宿食，荡涤肠胃，推陈致新，通利水谷，调中化食，安和五脏。

《本经》与元素皆谓去留饮宿食者，以宿食留滞中宫，久而发热，故用苦寒化热，宿食亦乘势而下。后世不察，以为大黄概能消食，谬矣。

【功能特性】

大黄《本经》名黄良，一名将军，苦，寒，无毒。大黄气味俱浓，沉降纯阴，乃脾、胃、大肠、肝与三焦血分之药，凡病在五经血分者宜之。若在气分者用之，是诛伐无过矣。其功专于行瘀血，导血闭，通积滞，破癥瘕，消实热，泻痞满，润燥结，敷肿毒，总赖推陈致新之功。味苦，性寒。归脾、胃、大肠、肝、心包经。本品苦寒沉降，峻下实热，荡涤肠胃，走而不守，斩关夺门，有将军之号，为治疗热结便秘、壮热神昏阳明腑实证的要药。还可用治湿热泻痢、里急后重、积滞泻痢、大便不爽，可攻积导滞，泄热通肠。本品不但泻胃肠实感，还可泄血分实热，有清热泻火凉血解毒之效。还可用治血热吐衄、目赤咽肿、痈肿疮毒。本品能行瘀破积、活血通经，还可用治瘀血经闭、产后瘀阻、癥瘕积聚、跌打损伤等症。外用尚可清火消肿。

【配伍应用】

盖胃性喜温恶湿，温之则宿食融化，寒之则坚滞不消，以其能荡涤肠胃，食积得以推荡，然后谷气通利，中气调畅，饮食输化，五脏安和矣。若食在上脘，虽经发热，只须枳实、黄连以消痞热，宿食自通。若误用大黄，推荡不下，反致结滞不消，为害不浅。如泻心汤治心气不足，吐血衄血者，乃包络肝、脾之邪火有余也，虽曰泻心，实泻四经血中伏火也。仲景治心下痞满，按之濡者，用大黄黄连泻心汤，此亦泻脾胃之湿热，非泻心也。若心下痞，而复恶寒汗出者，其人阳气本虚，加附子以温散之。病发于阴，而反下之，因作痞，乃痰实与邪气乘虚结于心下，故曰泻心，实泻脾也。病发于阳，而反下之，则成结胸，乃热邪陷入阴分而结于膈上。仲景大陷胸汤、丸，皆用大黄，亦泻血分之邪，而降其浊气也。若结胸在气分，则用小陷胸汤；痞满在气分，则用半夏泻心汤矣。若病本阳邪，或兼停食，而攻发太过，正气消乏，实结不解，拟欲攻之，而正气不能行其药力，则加人参于桃核承气中，以助硝黄之势。如陶氏黄龙汤之制，乃先辈之成则也。盖大黄、芒硝泻肠胃之燥热，牵牛、甘遂泻肠胃之湿热，巴豆、硫黄泻肠胃之寒结，各有定例。至于老人血枯便秘，气虚便难，脾虚腹胀少食，妇人血枯经闭，阴虚寒热，脾气痞积，肾虚动气，及阴疽色白不起等证，不可妄用，以取虚虚之祸。

1. 泄热通肠：适用于胃肠实热积滞、便秘腹痛，甚至壮热不退、神昏谵语，常与芒硝、枳实、厚朴等同用，以增强峻下热结的作用，如大承气汤。如胃肠湿热、下痢腹痛、里急后重者，常与黄连、芍药、木香等同用，如芍药汤。如食积泻痢、大便不爽，又与青皮、木香、槟榔等同用，如木香槟榔丸。适当配伍还可用治寒积便秘，但须与附子、干姜等温里药同用，如温脾汤。

2. 凉血解毒：适用于血热妄行的吐血衄血及火热上攻所致的目赤、咽肿、牙痛等症，常与黄芩、黄连等同用，如泻心汤。还可用于火毒壅盛、气滞血凝所致痈肿疔疮，如用本品与芒硝、牡丹皮、桃仁同用，即大黄牡丹皮汤，治肠痈；与野菊花、黄连、蒲公英等同用，治疗肿便秘。

3. 行瘀破积：适用于瘀血阻滞引起的多种病证。如与当归、红花等同用治瘀血经闭，即无积丸；与桃仁、䗪虫等破血消癥之品同用治产后瘀阻，如下瘀血汤；用治跌打损伤，瘀血肿痛，又可与桃仁、红花等同用，如复元活血汤。

4. 泄热通肠：导湿热从大便而出，还可用治湿热内蕴所致的黄疸、水肿等症。如与茵陈、栀子同用即茵陈蒿汤，治湿热黄疸；与椒目、防己、葶苈子等同用如己椒苈黄丸，治饮留肠间，郁而化热，腹满舌燥咽干、便秘溲赤等症。又大黄外用能清火消肿、凉血解毒，常用治水火烫伤及火毒疮疡，可单用或配地榆研末油调外敷患处。

邪气在上，必用酒浸上引而驱热下行。破瘀血，韭汁制。虚劳吐血，内有瘀积，韭汁拌，炒黑用之。大肠风秘燥结，皂荚、绿矾酒制。又尿桶中浸过，能散瘀血，兼行渗道。实热内结，势不可缓，酒蒸用之。妊娠产后，慎勿轻用。

凡服大黄下药须与谷气相远，得谷气则不行矣。本品为峻烈攻下破瘀之品，易伤正气，如非实证，不宜妄用。且孕妇、月经期、哺乳期均当慎用或忌用。

入煎剂当后下，不宜久煎。外用适量。大黄生用泻下力强，制用力缓，酒制大黄善清上部火热，炒炭化瘀止血。**若峻用攻下，生用。**

【汇要学按】

大黄，苦，寒，无毒。大黄气味俱浓，沉降纯阴，乃脾、胃、大肠、肝与三焦血分之药，凡病在五经血分者宜之。若在气分者用之，是诛伐无过矣。其功专于行瘀血，导血闭，通积滞，破癥瘕，消实热，泻痞满，润燥结，敷肿毒，总赖推陈致新之功。味苦，性寒。归脾、胃、大肠、肝、心包经。本品苦寒沉降，峻下实热，荡涤肠胃，走而不守，斩关夺门，有将军之号，为治疗热结便秘、壮热神昏阳明腑实证的要药。还可用治湿热泻痢、里急后重、积滞泻痢、大便不爽，可攻积导滞，泄热通肠。本品不但泄胃肠实热，还可泄血分实热，有清热泻火凉血解毒之效。能行瘀破积、活血通经。外用尚可清火消肿。

【范式开合】

大黄，大泻血分湿热，下有形积滞。大苦大寒。入足太阴[脾]，手足阳明、厥阴[大肠、胃、心包、肝]血分。其性浮而不沉，其用走而不守。若酒浸，亦能引至高之分[仲景太阳门调胃承气汤，大黄注曰酒浸；阳明门大承气汤，大黄注曰酒洗；少阳阳明小承气汤，大黄不用酒制，皆有分别。东垣曰：邪气在上，非酒不至。若用生者，则遗至高之邪热。病愈后，或目赤、喉痹、头痛、膈上热疾生也]。用以荡涤肠胃，下燥结而除瘀热。治伤寒时疾，发热谵语[大肠有燥粪，故谵语，宜下之。谵，音占]，温热瘴疟，下痢赤白，腹痛里急，黄疸水肿，癥瘕积聚[积久成形谓之积，属阴；聚散无常谓之聚，属阳。积多是血或食或痰，聚多是气]，留饮宿食，心腹痞满，二便不通[皆土郁，夺之]，吐血衄血，血闭血枯，损伤积血，一切实热，血中伏火。行水除痰，蚀脓消肿，能推陈致新。然伤元气而耗阴血[下多亡阴]，若病在气分，胃虚、血弱人禁用[病在气分而用之，是为诛伐无过。东垣曰：能推陈致新，如定祸乱以致太平，所以有将军之号。时珍曰：仲景泻心汤，治心气不足吐衄血者，用大黄。黄连、黄芩，乃泻心包、肝、脾、胃四经血中之伏火也。又治心下痞满按之软者，用大黄、黄连泻心汤，亦泻脾胃之湿热，非泻心也。病发于阴，而反下之，则痞满。乃寒伤营血，邪结上焦，胃之上脘当心，故曰泻心。经曰：太阴所至，为痞满。又曰：浊气在上，则生䐜胀是已。病发于阳，而反下之，则结胸。乃热邪陷入血分，亦在上脘，故大陷胸汤、丸皆用大黄，亦泻脾胃血分之邪，而降其浊气也。若结胸在气分，只用小陷胸汤；痞满在气分，只用半夏泻心汤。或问心气不足而吐衄，何以不补心而反泻心？丹溪曰：少阴不足，亢阳无辅，致阴血妄行，故用大黄泻其亢甚之火。又心本不足，肝、肺各受火邪而病作，故用黄芩救肺、黄连救肝。肺者阴之主，肝者心之母，血之合也，肺、肝火退，则血归经而自安矣。寇宗奭曰：以苦泄其热，就以苦补其心，盖一举而两得之。李士材曰：古人用大黄治虚劳吐衄，意甚深微。盖浊阴不降，则清阳不生，瘀血不去，则新血不]

生也]。川产锦纹者良。有酒浸、酒蒸、生、熟之不同。生用更峻。黄芩为使[欲取通利者，不得骤进谷食，大黄得谷食，便不能通利耳。《夷坚志》：汤，火伤者，捣生大黄，醋调敷，止痛无瘢]。《本草备要》

【专题发挥】

产川中者，色如锦纹而润者良。

［处方用名］生大黄、熟大黄、酒大黄、大黄炭、川军、酒军、锦文、制绵纹、将军。

葶苈［葶苈子］

葶苈，一名大室，一名大适。味辛，寒，无毒。治癥瘕，积聚，结气，饮食寒热，破坚，逐邪，通利水道。面目浮肿，身暴中风，热痱痒，利小腹，久服令人虚。生平泽及田野。立夏后采实，阴干。得酒良。榆皮为之使。恶僵蚕、石龙芮。

【本经释难】

《本经》主癥瘕，积聚结气，饮食寒热，破坚逐邪，通利水道。

肺气壅塞，则膀胱之气化不通，譬之水注，上窍闭则下窍不通，水湿泛溢，为喘满，为肿胀，为积聚，种种诸病生矣。辛能散，苦能泄，大寒沉降，能下行逐水，故能疗《本经》诸病。

【功能特性】

葶苈葶苈子，辛、苦，寒，小毒。葶苈苦寒不减硝黄，专泄肺中之气，亦入手阳明、足太阳，亦能泄大便，为其体轻，性沉降，引领肺气下走大肠。又主肺痈喘逆，痰气结聚，通身水气。味辛、苦，性大寒。归肺、膀胱、大肠经。本品辛散苦泄，功专泻肺气之实而下气定喘。肺为水上之源，肺气壅实多则膀胱气化不行，肺气通则水道利，所以又能下行逐水，兼可泻大便。李时珍称"肺中永气贲郁满急者，非此不能除"。可知其泻肺的作用很强。临床适用于肺气壅塞，痰饮喘咳，水肿胀满及肺痈初起，喘不得卧等证。

【配伍应用】

泄肺中之气，仲景泻肺汤用之。大戟去水，葶苈愈胀，用之不节，反乃成病。葶苈有甘、苦二种，缓、急不同，大抵甜者下泄性缓，虽泄肺而不伤胃；苦者下泄之性急，既泄肺而复伤胃，故以大枣辅之。然肺之水气膹满急者，非此不能除。但水去则止，不可过剂。《金匮》方云：葶苈敷头疮，药气入脑杀人。

泻肺定喘，行水消肿：用于肺气壅实、痰饮阻塞所致的咳嗽喘满及面目浮肿、胸腹积水等。如《金匮要略》葶苈大枣泻肺汤，本品用大枣辅佐，治痰饮咳喘不得卧、一身面目浮肿之证候；《伤寒论》大陷胸丸，以之配伍大黄、芒硝、杏仁，治结胸证胸胁积水、大便不利等证；《金匮要略》己椒苈黄丸，治胸腹积水、小便不利而属实证者。

酒洗净焙用。疗实水满急，生用。脾胃虚者宜远之。本品专泻肺气之实而行痰水，故凡肺虚喘促、脾虚肿满之证，均当忌用。

【汇要学按】

葶苈，辛、苦，寒，小毒。葶苈苦寒不减硝黄，专泄肺中之气，亦入手阳明、足太阳，亦能泄大便，为其体轻，性沉降，引领肺气下走大肠。又主肺痈喘逆，痰气结聚，通身水气。味辛、苦，性大寒。归肺、膀胱、大肠经。本品辛散苦泄，功专泻肺气之实而下气定喘。肺为水上之源，肺气壅实多则膀胱气化不行，肺气通则水道利，所以又能下行逐水，兼可泻大便。

【范式开合】

葶苈，大泻气秘，通，行水。辛苦大寒。属火性急，大能下气，行膀胱水。肿中水气急者，非此不能除。破积聚癥结，伏留热气，消肿除痰，止嗽定喘 [水湿泛溢，为肿胀，为痰嗽，为喘满] 通经利便。久服令人虚 [《十剂》曰：泄可去闭，葶苈、大黄之属是也。大黄泄阴分血闭，葶苈泄阳分气闭，气味俱浓，不减大黄。然有甜、苦二种，甜者性缓，苦者性急，泄肺而伤胃，宜大枣辅之。仲景有葶苈大枣泻肺汤，治肺气喘急不得卧。昂按：辅以大枣，补土所以制水]。子如黍米，微长色黄。合糯米微炒，去米用。得酒良。榆皮为使。《本草备要》

【专题发挥】

葶苈子有甜、苦二种，大抵甜者下泻之性缓，虽泻肺而不伤胃；苦者下泻之性急，既泻肺而又易伤胃。临床为防备葶苈子伤胃，常以大枣辅之。

葶苈子与桑白皮均为泻肺行水以定喘消肿满，对于肺气壅实，痰饮停于胸肺之胀满喘咳及小便不利、面目浮肿之证，常可同用。但葶苈子重在泻肺行痰水，并能泻大便，故痰水壅盛，大便不利之喘满肿胀之证多用之，桑白皮重在清泻肺热，肺热咳喘痰黄稠者多用之。

[处方用名] 葶苈子、甜葶苈、苦葶苈、炒葶苈、炙葶苈。

草蒿［青蒿］

草蒿，一名青蒿，一名方溃。味苦，寒，无毒。治疥瘙痂痒，恶疮，杀虱，留热在骨节间，明目。生川泽。

【本经释难】

《本经》主疥瘙痂痒，恶疮，杀虫，留热在骨节间，明目。

其治骨蒸劳热，有杀虫之功，而不伤伐骨节中阳和之气者，以其得春升之令最早也，此与角蒿之性大都相类；又能明目，善清在上之虚热。

【功能特性】

草蒿_{黄花蒿、青蒿}，苦，寒，无毒。青蒿亦有二种，一种发于早春，叶青如绵茵陈，专泻丙丁之火，能利水道，与绵茵陈之性不甚相远；一种盛于夏秋，微黄如地肤子，专司甲乙之令，为少阳、厥阴血分之药，故茎紫者为良。其治骨蒸劳热，有杀虫之功，而不伤伐骨节中阳和之气者，以其得春升之令最早也，此与角蒿之性大都相类；又能明目，善清在上之虚热。味苦，性寒而芳香。入肝、胆经。本品苦寒以清热，芳香而透散，长于清泄肝胆和血分之热，可使阴分伏热由阴分透出阳分。常用治暑邪发热、温邪伤阴发热、疟疾寒热、骨蒸劳热，以及血分有热的风疹瘙痒等症。由于本品芳香气清，苦寒而不伤脾胃，不伤阴血，故最宜于血虚有热之证。

【配伍应用】

烧灰淋汁，和石灰剪，治恶疮息肉瘢黶。苏恭生捣敷金疮。《经验方》和桂心治寒疟。但性偏苦寒，脾虚虚寒泄泻者勿服。

1.清解暑热：用于暑热外感，有清解暑邪、宣化湿热的作用，常和藿香、佩兰、滑石等配伍。

2.退疟疾寒热：用于疟疾或温热病寒热往来等，常与黄芩、半夏、竹茹等配伍，如蒿芩清胆汤。

3.清热凉血：用于温热病邪入阴分所致夜热早凉、热退无汗等症；常与鳖甲、生地黄、知母等配伍，如青蒿鳖甲汤。

4.退虚热：用治骨蒸劳热、盗汗诸症，常与银柴胡、胡黄连、地骨皮等配伍，如清骨散。

虚寒泄泻者不宜用，多汗者宜慎用。

【汇要学按】

草蒿，苦，寒，无毒。其治骨蒸劳热，有杀虫之功，而不伤伐骨节中阳和之气者；又能明目，善清在上之虚热。味苦，性寒，而芳香。入肝、胆经。本品苦寒以清热，芳香而透散，长于清泄肝胆和血分之热，可使阴分伏热由阴分透出阳分。由于本品芳香气清，苦寒而不伤脾胃，不伤阴血，故最宜于血虚有热之证。

【范式开合】

青蒿，泻热，补劳。苦寒。得春木少阳之令最早 [二月生苗]，故入少阳、厥阴 [肝胆] 血分。治骨蒸劳热 [童便捣汁，取汁熬膏]，蓐劳虚热 [凡苦寒之药，多伤胃气。惟青蒿芳香入脾，独宜于血虚有热之人，以其不犯胃气也]，风毒热黄，久疟久痢，瘙疥恶疮，鬼气尸疰 [时珍曰：《月令通纂》言伏内庚日，采蒿悬门庭，可辟邪。冬至元旦，各服一钱亦良，则青蒿之治鬼疰，盖亦有所伏也]，补中明目。童便浸叶用，熬膏亦良。使子勿使叶，使根勿使茎。《本草备要》

【专题发挥】

茎紫者真。根、茎、子、叶不可并用，恐成痼疾。叶主湿热，子治骨蒸，俱宜童便制用。

［处方用名］青蒿、香青蒿、鳖血拌青蒿、青蒿梗。

旋覆花

旋覆花，一名金沸草，一名盛椹。味咸，温，有小毒。治结气，胁下满，惊悸，除水，去五藏间寒热，补中，下气。膀胱留饮，风气湿痹，皮间死肉，目中眵䁾，利大肠，通血脉，益色泽。生平泽、川谷。五月采花，日干，二十日成。

【本经释难】

《本经》主结气胁下满，惊悸，除水，去五脏间寒热，补中下气。

《本经》言补中下气者，甘能缓中，咸能润下，痰气下而中气安，胁下满结、寒热惊悸、水气皆除矣。

【功能特性】

旋覆花《本经》名金沸草，咸、甘，温，小毒。旋覆花升而能降，肺与大肠药也。其功在于开结下气，行水消痰，治惊悸，祛痞坚，除寒热，散风湿，开胃气，止呕逆，除噫气，故肺中伏饮寒嗽宜之。味苦、辛、咸，性微温。归肺、胃、大肠经。本品苦降辛散，咸以软坚消痰，温以宣通壅滞，既善于下气行水消痰，又长于降逆止呕噫。凡痰壅气逆、喘咳痰多、胸脘水饮、呕吐噫气等症，皆宜应用。

【配伍应用】

仲景治伤寒汗下后，心下痞坚，噫气不除，有旋覆代赭石汤；《金匮》半产漏下，有旋覆花汤；胡洽治痰饮在两胁胀满，有旋覆花汤，皆取其能下气也。

1. 下气行水消痰：用于痰壅气逆及痰饮蓄结所致的咳喘多痰证。如《圣济总录》旋覆花汤，以本品配伍桔梗、桑白皮、大黄、槟榔等药，治疗痰饮蓄积之胸膈痞实、大便秘涩、喘逆气促之证；《南阳活人书》金沸草散，以本品配伍荆芥、细辛、前胡、半夏等药，治疗咳嗽痰喘而有表证者，若痰结胸痞，唾如胶漆者，又常与海浮石配伍。

2. 降逆止呕噫：用于脾胃虚寒、痰湿内阻所致的呕吐、噫气。如《伤寒论》旋覆代赭石汤，以本品配伍代赭石、半夏、生姜、人参、甘草、大枣等药，用于吐下后心下痞、噫气不除者；《产科发蒙》旋覆半夏汤，以本品配伍半夏、茯苓、青皮等药，治疗痰饮在胸膈呕不止、心下痞硬者。

但性专温散，故阴虚劳嗽，风热燥咳，不可误用，用之嗽必愈甚。本品温散降逆，故阴虚劳嗽、风热燥咳及脾虚大便清泻者，均不宜用。

【汇要学按】

旋覆花，咸、甘，温，小毒。旋覆花升而能降，肺与大肠药也。其功在于开结下气，行水消痰，治惊悸，祛痞坚，除寒热，散风湿，开胃气，止呕逆，除噫气，故肺中伏饮寒嗽宜之。味苦、辛、咸，性微温。归肺、胃、大肠经。本品苦降辛散，咸以软坚消痰，温以宣通壅滞，既善于下气行水消痰，又长于降逆止呕噫。

【范式开合】

旋覆花，一名金沸草，泻，下气消痰。咸能软坚，苦、辛能下气行水，温能通血脉。入肺、大肠经。消痰结坚痞，唾如胶漆，噫气不除［噫，于介切，俗作嗳。胸中气不畅，故嗳以通之，属不足。亦有挟痰、挟火者，属有余。仲景治汗吐下后，痞硬噫气，有代赭旋覆汤］。**大腹水肿，**

去头目风。然走散之药，冷利大肠，虚者慎用。

类金钱菊。去皮、蒂、蕊、壳蒸用。根能续筋。筋断者，捣汁滴伤处，滓敷其上，半月不开，筋自续矣。《本草备要》

【专题发挥】

其地上部分全草称金沸草，又名覆花梗，功能与旋覆花相似。

［处方用名］旋覆花、覆花。

藜芦

藜芦，一名葱苒。味辛，寒，有毒。治蛊毒，咳逆，泄利，肠澼，头疡，疥瘙，恶疮，杀诸蛊毒，去死肌。哕逆，喉痹不通，鼻中息肉。生山谷。三月采根，阴干。不入汤。黄连为之使。反细辛、芍药、五参。恶大黄。

【本经释难】

《本经》主蛊毒，咳逆，泻痢肠澼，头疡疥瘙恶疮，杀诸蛊毒，去死肌。

藜芦服钱匙则恶吐，而《本经》治蛊毒、咳逆、泄利肠澼，是指积气内盛者而言，积去则咳与利止矣。《别录》治喉痹不通、鼻中息肉，并为散，吹鼻孔效。

【功能特性】

藜芦，辛、苦，寒，有毒。主积气内盛咳逆、泄利肠澼，又通顶，令人嚏。味辛、苦，性寒。归肺经。本品善吐风痰，杀虫毒，而有宣壅导滞、杀虫疗疮之功。内服催吐作用较强，可治中风痰壅喉痹不通及癫痫等证，偶作急救之用。油调外涂，还可用治疥癣秃疮，研末外掺有灭虱之效。

【配伍应用】

凡胸中有老痰，或中蛊毒，只可借其宣吐，切勿沾口，大损胃中津液也。若咳、逆泄利肠澼等证，苟非实邪壅滞，慎勿轻试，不可因《本经》之言而致惑也。

1.吐风痰：适用于风痰壅塞所致中风不语、喉痹不通、癫痫等证。如治诸风痰饮，多配伍郁金为末，温浆水和服探吐（《经验方》）；配伍天南星同用，治中风不语、痰涎壅盛，喉中如曳锯，口中涎沫者（《经验方》）。又用本品配瓜蒂、防风同用，涌吐痰涎、毒物，如《儒门事亲》三圣散。

2. 杀虫毒：适用于疥癣秃疮。如《斗门方》用本品细捣为末，以生油调之，治疥癣。又《肘后备急方》以藜芦为末，腊月猪脂调涂治白秃虫疮。又头生虮虱，用藜芦末掺之（《仁斋直指方》），有灭虱之效。

用量 0.3～0.9g，宜作丸散。外用适量，加生油调成软膏外涂。体虚气强及孕妇忌服。反细辛、芍药及诸参。**反五参。服之吐不止者，饮葱汤即止。**但毒性猛烈，服之令烦闷吐逆，大损津液，用时宜慎。服藜芦吐不止，服葱汤可以解其毒。

【汇要学按】

藜芦，辛、苦，寒，有毒。主积气内盛咳逆、泄利肠澼，又通顶，令人嚏。味辛、苦，性寒。归肺经。本品善吐风痰，杀虫毒，而有宣壅导滞、杀虫疗疮之功。内服催吐作用较强，可治中风痰壅喉痹不通及癫痫等证，偶作急救之用。油调外涂，还可用治疥癣秃疮，研末外掺有灭虱之效。

【范式开合】

藜芦，宣，引吐。辛寒至苦，有毒。入口即吐，善通顶，令人嚏，风病证多用之[张子和曰：一妇病风痫，初一二年一作，后渐日作，甚至一日数作，求死而已。值岁大饥，采百草食，见野草若葱，采蒸饱食，觉不安，吐胶涎数日，约一二斗，汗出如洗，甚昏困，后遂轻健如常人。以所食葱访人，乃憨葱苗，即藜芦是矣。时珍曰：和王妃年七十，中风不省，牙关紧闭。先考太医吏目月池翁诊视，药不得入。不获已，打去一齿，浓煎藜芦汤灌之，少顷嚏气，遂吐痰而苏。药不瞑眩，厥疾不瘳，诚然]。取根去头。用黄连为使。反细辛、芍药、诸参。恶大黄。畏葱白[吐者、服葱汤即止]。《本草备要》

【专题发挥】

常山吐疟痰，瓜蒂吐热痰，乌附尖吐湿痰，莱菔子吐气痰，藜芦则吐风痰者也。

［处方用名］藜芦、黑藜芦。

射干

射干，一名乌扇，一名乌蒲。味苦，平，有毒。治咳逆上气，喉痹，咽痛，不得消息，散结气，腹中邪逆，食饮大热。久服令人虚。生川谷田野。三月三日采根，阴干。

【本经释难】

《本经》主咳逆上气，喉痹咽痛，不得消息，散结气，腹中邪逆，食饮大热。

《本经》治咳逆上气，喉痹咽痛，不得消息，专取散结气之功，为喉痹咽痛要药。痘中咽痛，随手取效，以其力能解散毒郁也。治腹中邪逆，食饮大热，是指宿血在内发热而言，即《别录》疗老血在心脾间之谓。

【功能特性】

射干，苦、辛，微温，有毒。苦能下泄，辛能上散。味苦，性寒。入肺经。本品苦能泄降，寒能清热，为散血消肿、解毒利咽之品，常用治咽喉肿痛之症。兼可消痰散结，痰消结散则喘咳自平，故又可治痰水咳喘证。

【配伍应用】

《金匮》治咳而上气，喉中水鸡声，有射干麻黄汤。又治疟母，鳖甲煎丸，用乌扇烧过，取其降厥阴之相火也，火降则血散肿消，而痰结自解。《千金》治喉痹有乌扇膏。中射工毒生疮，乌扇、升麻煎服，以淬敷疮上效。治便毒，射干同生姜煎服，利两三行即效。以其性善降，服之必泻，虚人禁用。苗名鸢尾，根名鸢头，又名东海鸢头。《千金》治蛊毒方用之。

1. 清热解毒、消肿利咽：治热结血瘀，痰热壅盛，咽喉肿痛，有单用的，如《医方大成论》治喉痹不通方，即以本品捣汁咽之；亦可配伍黄芩、甘草、桔梗等同用，如《便民方》夺命散。

2. 消痰散结：适用于痰多喘咳，常与麻黄、紫菀、款冬花等化痰宣肺药配合应用，如射干麻黄汤。

米泔浸，煮熟炒用。其性善降，服之易泻，故脾虚者不宜服；孕妇忌用。

【汇要学按】

射干，苦、辛，微温，有毒。苦能下泄，辛能上散。味苦，性寒。入肺经。本品苦能泄降，寒能清热，为散血消肿、解毒利咽之品，常用治咽喉肿痛之症。兼可消痰散结，痰消结散则喘咳自平，故又可治痰水咳喘证。

【范式开合】

射干，泻火，解毒，散血，消痰。苦寒有毒。能泻实火，火降则血散肿消，而痰结自解，故能消心、脾老血，行太阴[肺、脾]、厥阴[肝]之积痰。治喉痹、咽痛，为要药[擂汁醋和，噙之引涎。《千金方》：治喉痹，有乌扇膏]。治结核瘰疬，便毒疟母[鳖甲煎丸，治疟母用之，皆取其降厥阴相火也]。通经闭，利大肠，镇肝明目。扁竹花根也[叶横铺，如乌羽及扇，故一名乌扇，乌]，泔水浸一日，竹叶煮半日用。《本草备要》

【专题发挥】

射干，《本经》名乌扇，其叶丛生，横铺一面如乌翅及扇之状，故有乌翼、乌吹、乌蒲、风翼、鬼扇、扁竹、仙人掌等名。

［处方用名］射干、嫩射干。

蜀漆［常山］

蜀漆，味辛，平，有毒。治疟，及咳逆，寒热，腹中癥坚，痞结，积聚，邪气，蛊毒，鬼痊。胸中邪结。生川谷。恒山苗也。五月采叶，阴干。吐出之。瓜蒌为之使，恶贯众。

【本经释难】

《本经》主疟，及咳逆寒热，腹中癥坚积聚，邪气蛊毒鬼痊。

蜀漆即常山之苗，故《本经》治疟，及咳逆寒热，积聚蛊毒，功效与之相类。

【功能特性】

蜀漆，苦、辛，温，有毒。味苦、辛，性寒，有毒，归肺、心、肝经。本品辛开苦泄，宣可去壅，善开痰结，既能上行引吐胸中痰水，又能行胁下痰水，故可用治胸中痰饮积聚欲吐不能吐者。又古云"无痰不成疟"，本品能开痰行水泄热破结，故又有良好的截疟之功，还可用治多种疟疾，唯药力猛烈，易伤正气，虚人当慎用。

【配伍应用】

《金匮》治牝疟独寒不热者，有蜀漆散，用蜀漆、云母、龙骨，酢浆水服之。温疟加蜀漆一钱。用酸浆者，取酸以收敛蜀漆之辛散也。

1. 引吐痰饮：适用于老痰积饮、胸膈胀满、欲吐不能吐者，如《备急千金要方》，常用本品配甘草煎汤，加蜜温服，不吐更服。

2. 截疟：适用于一切新久疟疾。如常与草果、厚朴、槟榔等同用，即《易简方》截疟七宝饮，用治疟疾夹湿的病证，以增强祛邪燥湿止疟之功；如邪热较甚，本品又可与知母、贝母、草果等同用以增强清热化湿止疟的作用，即《太平惠民和剂局方》常山饮。但由于本品有引起恶心呕吐的不良反应，临床应用本品时常与半夏、陈皮、藿香等同用，以减少其胃肠反应。

用量 4.5～10.0 g，煎汤内服或入丸散。正气虚弱，久病体弱者忌服。治疗疟疾应在寒热发作前服用为宜。

【汇要学按】

蜀漆，**苦、辛，温，有毒**。味苦、辛，性寒，有毒，归肺、心、肝经。本品辛开苦泄，宣可去壅，善开痰结，既能上行引吐胸中痰水，又能行胁下痰水，故可用治胸中痰饮积聚欲吐不能吐者。又古云"无痰不成疟"，本品能开痰行水、泄热破结，故又有良好的截疟之功，还可用治多种疟疾，唯药力猛烈，易伤正气，虚人当慎用。

【范式开合】

蜀漆，**宣，吐痰，截疟，通，行水**。辛苦而寒，有毒。能引吐行水，祛老痰积饮 ［痰有六：风痰、寒痰、湿痰、热痰、食痰、气痰也。饮有五，流于肺为支饮，于肝为悬饮，于心为伏饮，于经络为溢饮，于肠胃为痰饮也。常山力能吐之，下之］，**专治诸疟**。**然悍暴能损真气，弱者慎用** ［时珍曰：常山蜀漆，韧痰截疟，须在发散表邪及提出阳分之后用之。疟有经疟、脏疟、风、寒、暑、湿、痰、食、瘴、鬼之别，须分阴、阳、虚、实，不可概论。常山蜀漆，得甘草则吐，得大黄则利，得乌梅、穿山甲则入肝，得小麦、竹叶则入心，得秫米、麻黄则入肺，得龙骨、附子则入肾，得草果、槟榔则入脾。盖无痰不作疟，一物之功，亦在驱逐痰水而已。李士材曰：常山发吐，唯生用、多用为然。与甘草同用亦必吐。若酒浸炒透，但用钱许，每见奇功，未见其或吐也。世人泥于雷，老人久病忌服之说，使良药见疑，沉疴难起，抑何愚也。常山吐疟痰，瓜蒂吐热痰，乌附尖吐湿痰，莱菔子吐气痰，藜芦吐风痰］。**鸡骨者良。酒浸蒸或炒用。瓜蒌为使。忌葱、茗。茎叶名蜀漆，功用略同** ［古方有蜀漆散，取其苗性轻扬，发散上焦邪结］。**甘草水拌蒸**。《本草备要》

【专题发挥】

藜芦善吐风痰，毒性猛烈，偶作中风痰壅急救之用，兼可杀虫灭虱；常山功专涌吐胸中痰水，尤善开痰截疟为治疟之主药。

蜀漆又名甜茶，即常山的苗叶，性味、归经、功能主治与常山略同，《本草衍义》谓"治疟多吐人"，故涌吐作用较常山为胜。《金匮》用本品配云母、龙骨同用即蜀漆散，可治寒多热少的牝疟证。用量禁忌同常山。

［处方用名］常山、黄常山、生常山、炒常山、鸡骨常山。

甘遂

甘遂，一名主田。味苦，寒，有毒。治大腹疝瘕，腹满，面目浮肿，留饮，宿食，破癥坚积聚，利水、谷道。皮中痞热，气肿满。生川谷。二月采根，阴干。瓜蒂为之使。恶远志。反甘草。

【本经释难】

《本经》主大腹疝瘕，腹满，面目浮肿，留饮宿食，破癥坚积聚，利水谷道。

《本经》治大腹疝瘕、面目浮肿、留饮宿食等病，取其苦寒迅利，疏通十二经，攻坚破结，直达水气所结之处。

【功能特性】

甘遂，苦、甘，大寒，有毒。甘遂色白味苦，先升后降，乃泻水之峻药。味苦，性寒，有毒。归肺、脾、肾经。本品苦能泄降、寒能除热，功能通利二便而为泻水除湿之峻药。又能逐痰涤饮，主要用治水湿壅盛所致水肿胀满、二便不通，形证俱实的阳实水肿证，以及痰饮积聚、胸满气喘及癫痫痰涎壅盛者。外用还可消肿散结。但本品峻烈有毒，要控制剂量，中病即止，不可过服以防中毒。

【配伍应用】

仲景大陷胸汤、《金匮》甘草半夏汤用之。但大泻元气，且有毒，不可轻用。肾主水，凝则为痰饮，溢则为肿胀。甘遂能泻肾经湿气，治痰之本也。不可过服，中病则止。仲景治心下留饮，与甘草同用，取其相反而立功也。《肘后方》治身面浮肿，甘遂末二钱，以雄猪肾一枚，分七片，入末拌匀，湿纸裹、煨令熟，每日服一片，至四五服，当腹鸣小便利是其效也。然水肿鼓胀，类多脾阴不足，土虚不能制水，法当辛温补脾实土，兼利小便，若误用甘遂、大戟、商陆、牵牛等味，祸不旋踵。而癫痫心风血邪，甘遂二钱为末，以猪心管血和药，入心内缚定，湿纸裹、煨熟，取药入辰砂末一钱，分四丸，每服一丸，以猪心煎汤下，大便利下恶物为效，未下更服一丸。凡水肿未全消者，以甘遂末涂腹，绕脐令满，内服甘草汤，其肿便去。二物相反，而感应如此，涂肿毒如上法，亦得散。又治肥人卒然耳袭，甘遂一枚，绵裹塞耳中，口嚼甘草，耳卒然自通也。

1. 泻水除湿：适用于水湿壅滞、水肿胀满、口渴气粗、便秘脉实的阳实水肿证，常与大戟、芫花、黑丑等同用，如舟车丸。因能峻下通利二便，故《太平圣惠方》单用甘遂末，炼蜜为丸服，治热结便秘、二便不通。

2. 逐痰涤饮：适用于痰饮积聚、胸满气喘、胁肋疼痛等症，常与大戟、芫花等同用，如十枣汤。若水饮与热邪结聚所致的水饮结胸，症见气逆喘促，可与大黄、芒硝同用，如《伤寒论》大陷胸汤。又本品与朱砂研末吞服，还可用治痰迷癫痫发狂。

3.本品研末水调外敷，还可用治痈肿疮毒，有消肿散结之功。

用量1.5～3.0 g，煎汤内服，反甘草。本品峻烈有毒，凡气虚、阴伤、脾胃虚弱者及孕妇均当忌服。

【汇要学按】

甘遂，苦、甘，大寒，有毒。甘遂色白味苦，先升后降，乃泻水之峻药。味苦，性寒，有毒。归肺、脾、肾经。本品苦能泄降、寒能除热，功能通利二便而为泻水除湿之峻药。又能逐痰涤饮，外用还可消肿散结。但本品峻烈有毒，要控制剂量，中病即止，不可过服以防中毒。

【范式开合】

甘遂，大通，泻经隧水湿。苦寒有毒。能泻肾经及隧道水湿，直达水气所结之处，以攻决为用，为下水之圣药[仲景大陷胸汤用之]。主十二种水，大腹肿满[名水蛊。喻嘉言曰：肾为水谷之海，五脏六腑之源。脾不能散胃之水精于肺，而病于中；肺不能通胃之水道于膀胱，而病于上。肾不能司胃之关，时其输泄，而病于下，以致积水浸淫，无所底止。肾者，胃之关也。前阴利水，后阴利谷。王好古曰：水者，脾肺肾三经所主。有五脏六腑十二经之部分，上头面，中四肢，下腰脚，外皮肤，中肌肉，内筋骨。脉有尺寸之殊，浮沉之别，不可轻泻药，当知病在何经何脏，方可用之。按：水肿有痰裹食和瘀血、致清不升浊不降而成者，有湿热相生、隧道阻塞而成者；有燥热冲击、秘结不通而成者，证属有余。有服寒凉伤饮食、中气虚衰而成者；有大病后正气衰惫而成者，有小便不通、水液妄行、脾莫能制而成者，证属不足。宜分别治之。然其源多由中气不足而起。丹溪曰：水病当以健脾为主，使脾实而气运，则水自行。宜参、苓为君，视所挟证加减，苟徒用利水药，多致不救]，癥瘕积聚，留饮宿食，痰迷癫痫。虚者忌用。皮赤肉白，根作连珠。重实者良。面裹煨熟用[或用甘草、荠汁浸三日，其水如墨，以清为度，再面裹煨]。瓜蒂为使。恶远志。反甘草[张仲景治心下留饮，与甘草同用，取其相反以立功也。有治水肿及肿毒者，以甘遂末敷肿处，浓煎甘草汤服之，其肿立消，二物相反，感应如此]。《本草备要》

[处方用名]甘遂、生甘遂、制甘遂。

白蔹

白蔹，一名菟核，一名白草。味苦，平，无毒。治痈肿，疽，疮，散结气，止痛，除热，目中赤，小儿惊痫，温疟，女子阴中肿痛。下赤白。生山谷。

二月、八月采根，曝干。代赭为之使。反乌头。

【本经释难】

《本经》主痈肿疽疮，散结气，止痛，除热，目中赤，小儿惊痫，温疟，女子阴中肿痛，带下赤白。

《本经》治目赤、惊痫、温疟，非取其解热毒之力欤？治阴肿带下，非取其去湿热之力欤？

【功能特性】

白蔹，苦、甘、辛，微寒，小毒。白蔹性寒解毒，敷肿疡疮有解散之功，以其味辛也。但阴疽色淡不起，胃气弱者，非其所宜。味苦，性微寒。归心、胃经。善于清解心胃二经火毒，故为解毒消痈之品。用治疮疡，内服、外用均有良效。亦可由于汤火灼伤。

【配伍应用】

《金匮》薯蓣丸用之，专取其辛凉散结，以解风气百疾之蕴蓄也。世医仅知痈肿解毒之用，陋哉。同地肤子治淋浊失精，同白及治金疮失血，同甘草解野狼毒之毒，其辛散之功可知。而痈疽已溃者不宜用。

清热解毒、消痈肿：适用于疮痈火毒症，可单用，如《肘后备急方》治发背初起，独用白蔹末，水调涂之；甄权用治一切痈肿，配伍赤小豆等为末，鸡子白调涂之，《滇南本草》治疗；肿毒红肿不出头者，用白蔹水煮内服，有脓则出头，无脓则消散；此外用治水火烫伤，用本品研末外敷。

反乌附。解狼毒。

【汇要学按】

白蔹，苦、甘、辛，微寒，小毒。白蔹性寒解毒，敷肿疡疮有解散之功，以其味辛也。但阴疽色淡不起，胃气弱者，非其所宜。味苦，性微寒。归心、胃经。善于清解心胃二经火毒，故为解毒消痈之品。用治疮疡，内服、外用均有良效。亦可由于汤火灼伤。

【范式开合】

白蔹，泻火，散结。苦能泄，辛能散，甘能缓，寒能除热。杀火毒，散结气，生肌止痛。治痈疽疮肿，面上疮，金疮扑损[箭镞不出者，同牡丹皮或半夏为末，酒服]，敛疮方多用之[故名，每与白及相须]，搽冻耳[同黄柏末油调]。蔓赤，枝有五叶，根如卵而长，三五枝同窠，皮乌肉白。一种赤蔹，功用皆用[郑荛一曰：能治温疟血痢，肠风痔，赤白带下]。

《本草备要》

［处方用名］白蔹、白蔹根。

青葙子

青葙子，一名草蒿，一名萋蒿。味苦，微寒，无毒。治邪气，皮肤中热，风瘙身痒，杀三虫。

子，名草决明，治唇口青，生平谷道傍。_{三月采茎叶，阴干。五月、六月采子。}

【本经释难】

《本经》主邪气，皮肤中热，风瘙身痒，杀三虫。子治唇口青。

《本经》虽不言治目疾，而主唇口青，为足厥阴经药，其明目之功可推。其治风瘙身痒、皮肤中热，以能散厥阴经中血脉之风热也。

【功能特性】

青葙子，即鸡冠花，苦，微寒，无毒。青葙子治风热目疾，与决明子同功。味苦，性微寒。归肝经。本品苦寒沉降，功专清肝凉血，明目退翳，主要用于肝火上炎、热毒冲眼所致的目赤肿痛、目生翳膜、视物昏暗等症。

【配伍应用】

清肝明目：适用于肝热目赤翳障、视物昏暗，常与决明子、菊花、密蒙花同用。本品有扩散瞳孔的作用，故瞳孔散大者忌用。

【汇要学按】

青葙子，苦，微寒，无毒。青葙子治风热目疾，与决明子同功。味苦，性微寒。归肝经。本品苦寒沉降，功专清肝凉血，明目退翳。现代研究证明含有马兜铃酸，慎用。

【范式开合】

青葙子，泻肝，明目。味苦微寒。入厥阴_[肝]。祛风热，镇肝明目。治青盲障翳，虫疥恶疮。瞳子散大者忌服_[能助相火]。类鸡冠而穗尖长。_{《本草备要》}

密蒙花、青葙子，均能清肝明目退翳，同可用治目赤翳障。然密蒙花兼养肝血，清中有补，还可用治肝虚目盲，虚实目疾，均可选用。青葙子苦寒沉降，清肝明目，唯肝火上攻，热毒冲眼，用之为宜。

［处方用名］青葙子。

藋菌［芦根］

藋菌，一名灌芦。味咸，平，有小毒。治心痛，温中，去长虫，白癣，蛲虫，蛇螫毒，癥瘕，诸虫。生东海池泽及渤海。八月采，阴干。

【本经释难】

藋菌主消渴、胃中客热，利小便，治噎哕，反胃，呕逆不下食，妊娠心热，时疫，寒热烦闷，专于利窍，善治肺痈，吐脓血臭痰。

【功能特性】

藋菌芦根、苇茎，甘，寒，无毒，主消渴、胃中客热，利小便，治噎哕，反胃，呕逆不下食，妊娠心热，时疫寒热烦闷。解河豚诸鱼毒，其笋尤良。味甘，性寒。归肺、胃、肾经。本品能清肺胃气分之热，因其清淡不腻，生津而无敛邪之弊，所以，常用于温病初起或热病伤津而有烦热口渴之症。又可清胃热、止呕哕，宜用治胃热呕逆。且能清肺热、利小便，导肺部热毒下行从小便排出，因此，又可用于肺热咳嗽、肺痈及肺肾郁热、小便频数等症。此外，用于麻疹初起，有透疹作用。鲜芦根清热、生津、利尿功效较佳；干芦根的作用则次。

【配伍应用】

苇茎，中空，专于利窍，善治肺痈，吐脓血臭痰，千金苇茎汤以之为君，服之热毒从小便泄去最捷。

1. 清胃除烦止呕：适用于胃热津伤，烦热口渴，常与天花粉、麦冬等同用。若津伤烦渴较甚，常用本品捣汁，与梨汁、藕汁、麦冬汁、荸荠汁同用，如五汁饮。还可用治胃热呕哕，如《肘后备急方》单用本品清胃止呕。《备急千金要方》则配竹茹、姜汁、粳米同用，治热呕效果更佳。

2. 清肺热：用于外感风热、发热咳嗽，多与菊花、桑叶、杏仁等同用，如桑菊饮；又可用于痰稠口干、痰火咳嗽，常与黄芩、瓜蒌、桑白皮等同用。由于本品既清肺热，又导肺部热毒从小便而出，故可用治肺痈，多与鱼腥草、金银花、桔梗等同用，如复方鱼桔汤治疗肺痈、咳吐脓血，获得了较好的治疗效果。

3.以本品配伍车前子、萹蓄、白茅根等利尿通淋之品，治热淋、尿少赤涩者，取其利小便之效；民间又常以本品配伍芫荽、柽柳煎汤内服并浴洗，治疹痘初起，透发不畅，取其透疹作用。

【汇要学按】

藋菌，甘，寒，无毒，主消渴、胃中客热，利小便，治噎哕，反胃，呕逆不下食，妊娠心热，时疫寒热烦闷。解河豚诸鱼毒，其笋尤良。味甘，性寒。归肺、胃、肾经。本品能清肺胃气分之热，又可清胃热、止呕哕，清肺热、利小便，透疹。

【范式开合】

苇茎，泻热，止呕。甘益胃，寒降火。治呕哕反胃[胃热火升，则呕逆，食不下。《金匮》方：芦根煎服]，消渴客热，伤寒内热，止小便数[肺为水之上源，脾气散精，上归于肺，始能通调水道，下输膀胱。肾为水脏，而主二便，三经有热。则小便数，甚至不能少忍，火性急速故也。芦中空，故入心肺，清上焦热，热解则肺之气化行，而小便复其常道矣]。能解鱼、蟹、河豚毒。取进水肥浓者，去须、节用。《本草备要》

【专题发挥】

藋菌——芦根、苇茎，笋名蕹芦，茎名苇茎，花名蓬蕽。

蕹芦，治脐下坚癖，小便不利。

芦花，煮汁治干霍乱心腹胀痛。若烧存，治吐衄诸血。

千金苇茎汤中所用的苇茎为芦苇的地上茎，而不是根茎，但一般药店不备，俱以芦根代之。临床沿用已久，说明苇茎与芦根功效基本相同，入药当以芦根为佳。

［处方用名］芦根、鲜芦根、干芦根、苇根、苇茎。

白及

白及，一名甘根，一名连及草。味苦，平，无毒。治痈肿，恶疮，败疽，伤阴，死肌，胃中邪气，贼风，鬼击，痱缓不收。除白癣疥虫。生川谷。紫石英为之使。恶理石。畏李核、杏仁。

【本经释难】

《本经》主痈肿恶疮，败疽，伤阴死肌，胃中邪气贼风鬼击，痱缓不收。

《本经》主败疽伤阴死肌，皆热壅血伤。胃中邪气，亦邪热也。贼风、痹缓，皆血分有热，湿热伤阴所致也。其治吐血咯血，为其性敛也，用此为末，米饮服之即止。

【功能特性】

白及，苦、辛，平，微寒，无毒。白及性涩而收，得秋金之气，故能入肺止血，生肌治疮。味苦、甘、涩，性微寒。归肺、胃、肝经。本品质黏而涩，为一味收敛止血的要药。兼能补益肺胃，故常用治肺胃损伤所引起的咯血、呕血、衄血等多种出血症，均有良效。且味苦微寒，入血泄热而有消肿生肌之功，用治痈疽疮疡不论已溃未溃均可应用。内服本品用治疮疡初起，有散结消肿的作用，若疮痛已溃久不收口或皮肤破裂，外用本品又能生肌敛疮。故《本草求真》谓其"涩中有散，补中有破"，概括了本药的特点。

【配伍应用】

以羊肺、肝、心煮熟，蘸白及末，每日食之。其治金疮及痈疽方多用之。

1.收敛止血：适用于肺胃损伤引起的咯血、呕血、衄血，常单用本品研末，糯米汤调服即可，如验方独圣散。若与三七同用（2∶1）作散剂服，效果更好。又本品与枇杷叶、藕节、蛤粉、阿胶等同用，即《证治准绳》白及枇杷丸，治劳嗽咯血。本品还常与海螵蛸同用，即乌及散，对胃痛泛酸呕血有效。现代临床常用本品治疗肺结核空洞咯血、支气管扩张咯血，以及胃、十二指肠溃疡出血有效。

2.消肿生肌：适用于痈肿疮毒初起未溃时，常与金银花、皂角刺、天花粉等同用，如《外科正宗》内消散。若痈疽已溃、久不收口，可单用本品研粉外敷，有吸湿生肌敛疮、加速疮口愈合的作用。与煅石膏同用，为末外敷，还可用治外伤出血，加油调成软膏，又能用治肛裂，对手足皲裂也有效。

反乌、附。

【汇要学按】

白及，苦、辛，平，微寒，无毒。白及性涩而收，得秋金之气，故能入肺止血，生肌治疮。味苦、甘、涩，性微寒。归肺、胃、肝经。本品质黏而涩，为一味收敛止血的要药。兼能补益肺胃，消肿生肌。内服本品用治疮疡初起，有散结消肿的作用，若疮痛已溃久不收口或皮肤破裂，外用本品又能生肌敛疮。

【范式开合】

白及，涩，补肺、逐瘀生新。味苦而辛，性涩而收。得秋金之令，入肺止吐血[《摘玄》云：试血法，吐水内，浮者肺血也，沉者肝血也，半浮沉者心血也、各随所见，以羊肺、肝、心蘸白及末，日日服之佳]。肺损者能复生之[以有形生有形也。人之五脏，惟肺叶损坏者，可以复生。台州狱吏悯一重囚，囚感之曰：吾七犯死罪，遭刑拷，肺皆损伤，得一方用白及末米饮日服，其效如神，后囚凌迟，剖其胸，见肺间窍穴数十，皆白及填补，色犹不变也]。治跌打折骨[酒服二钱]，汤火灼伤[油调末敷]，恶疮痈肿，败疽死肌。盖去腐逐瘀以生新之药，除面上皯疱[皯音干，去声，面黑气；疱音炮，面疮也]，涂手足皴裂，令人肌滑。

紫石英为使，畏杏仁，反乌头。《本草备要》

【专题发挥】

试血法：吐水盆内，浮者肺血，沉者肝血，半浮半沉者心血，各随所见。

［处方用名］白及、白及粉。

大戟

大戟，一名邛巨。味苦，寒，有小毒。治蛊毒，十二水，腹满急痛，积聚，中风，皮肤疼痛，吐逆。颈腋痈肿，头痛，发汗，利大小肠。生常山。十二月采根，阴干。反甘草。

【本经释难】

《本经》主蛊毒，十二水，腹满急痛，积聚，中风皮肤疼痛，吐逆。

大戟性禀阴毒，峻利首推，苦寒下走肾阴，辛散上泻肺气，兼横行经脉。故《本经》专治蛊毒、十二水、腹满急痛等证，皆浊阴填塞所致，然惟暴胀为宜；云中风者，是指风水肤胀而言，否则传写之误耳，夫大戟、甘遂之苦以泄水者，肾所主也。

【功能特性】

大戟，苦、辛，大寒，有毒，反甘草。戟性禀阴毒，峻利首推，苦寒下走肾阴，辛散上泻肺气，兼横行经脉。味苦，性寒，有毒。归肺、脾、肾经。本品苦寒下泄，通利二便，而为泻水逐痰之峻药，功同甘遂而药力稍逊，适用于水肿喘满、痰饮积聚等症。并可攻毒消肿，所以又治痈肿疮毒。但峻烈有毒，能损真气，非元气充实者，不宜轻用。

【配伍应用】

痰涎之为物，随气升降，无处不到，入于心，则迷窍而成癫痫、妄言妄见；入于肺，则塞窍而成咳唾稠黏、喘急背冷；入于肝，则留伏蓄聚而成胁痛、干呕、寒热往来；入于经络则麻痹疼痛；入于筋骨，则颈项胸背腰胁手足牵引隐痛，《三因方》并以控涎丹主之。大戟能泻脏腑之水湿，甘遂能行经隧之水湿，白芥子能散皮里膜外之痰气，惟善用者能收奇功也。痘疮变黑归肾，枣变百祥丸用大戟制枣，去戟用枣以泻肝邪，非泻肾也，实则泻其子，因肾邪实而泻其肝也。仲景云：心下痞满，引胁下痛，干呕短气者，十枣汤主之。其中亦有大戟。夫干呕胁痛，岂非肝胆之病乎，百祥丸之泻肝明矣。至玉枢丹同续随子、山慈菇等解蛊毒药，则又不独肝胆矣。

1. 泻水除湿：适用于水肿胀满、二便不通、水肿实证，常与甘遂、芫花、牵牛子等同用，如舟车丸。也可用大戟 3 g、牵牛子 3 g、木香 1.5 g 为末，以猪肾一对，劈开掺药末入内，湿纸裹煨熟，空腹食之，治水肿腹大如鼓，如大戟散。

2. 逐痰涤饮：适用于痰饮积聚、胸膈胀满、胁肋隐痛，常与甘遂、白芥子同用，如《三因方》控涎丹。

3. 攻毒消肿：适用于热毒塞滞所致的痈肿疮毒，以及痰火凝聚的瘰疬痰核，常配山慈菇、雄黄、麝香等同用，如紫金锭，内服、外敷均可。

用量 1.5 ～ 3.0 g，煎汤内服。**其脾胃肝肾虚寒，阴水泛滥，犯之立毙，不可不审。阴寒水肿及孕妇忌服、体虚者慎用。反甘草。**

【汇要学按】

大戟，苦、辛，大寒，有毒，反甘草。戟性禀阴毒，峻利首推，苦寒下走肾阴，辛散上泻肺气，兼横行经脉。味苦，性寒，有毒。归肺、脾、肾经。本品苦寒下泄，通利二便，而为泻水逐痰之峻药，并可攻毒消肿，所以又治痈肿疮毒。但峻烈有毒，能损真气，非元气充实者，不宜轻用。

【范式开合】

大戟，大泻，通脏腑水湿。苦寒有毒。能泻脏腑水湿，行血发汗，利大小便。治十二种水，腹满急痛，积聚癥瘕，颈腋痈肿，风毒脚肿，通经堕胎。误服损真气 [时珍曰：痰涎为物，随气升降，无处不到。入心则迷，成癫痫；入肺则塞窍，为咳喘背冷；入肝则胁痛干呕，寒热往来；入经络则麻痹疼痛；入筋骨则牵引隐痛；入皮肉则瘰疬痈肿。陈无择并以控涎丹主之，殊有奇效，此乃治痰之本。痰之本，水也，湿也，得气与火。则结为痰。大戟能泄脏腑水湿，甘遂能行经络水湿，白芥子能散皮里膜外痰气，惟善用者能收奇功也。又曰：钱仲阳谓肾为真水，有补无泻。复云痘症变黑归肾者，用百祥膏下之，非泻肾也，泻其腑，则脏自不实。腑者，膀胱也。百祥惟大戟一味，能行膀胱之水故也。窍谓非独泻腑，乃肾邪实而泻其肝也。实则泻其子，大戟浸水青绿，肝胆之色也。痘症毒盛火炽，则水益涸，风挟火势，则土受亏，故津液内竭，不能化脓，而成黑陷之证，泻其风火之毒，所以救肾扶脾也。昂按：泻心乃所以补心，泻肾即所以救肾，邪热退，则真阴复矣。《机要》用大戟一两，枣三枚，同煮焙干，去戟，用枣丸服，名枣变

百祥丸]。杭产紫者为上，北产白者伤人。浆水煮，去骨用。得大枣则不损脾。畏菖蒲。反甘草。《本草备要》

【专题发挥】

入药惟用正根，误服傍株，令人冷泻。枣煮则不损脾，乘软去骨用。

［处方用名］大戟、红芽、京大戟。

贯众

贯众，一名贯节，一名贯渠，一名百头，一名虎卷，一名扁苻。味苦，微寒，有毒。治腹中邪热气，诸毒，杀三虫。破癥瘕，除头风，止金疮。生山谷。二月、八月采根，阴干。崔菌为之使。

【本经释难】

《本经》主腹中邪热气诸毒，杀三虫。《别录》名草鸱头，苦，微寒，有毒。

《本经》治腹中邪热气诸毒，以其性专散结积诸毒。而虫积皆由湿热所生，苦寒能除湿热，故亦主之。

【功能特性】

贯众苦寒而降，辟时行疫疠不正之气。疫发之时，以此药置水食之，则不传染，且能解毒软坚，治妇人血气。味苦，性微寒。归肝、脾经。有驱虫作用，适用于多种肠寄生虫，但以治疗绦虫、蛲虫效果较好。其性寒，又止血，宜于血热吐血、衄血、便血，而对崩漏功效尤良。又有解毒作用，故可治斑疹痘毒、疮毒、痄腮肿痛等症。此外，将其置水中，取水饮之，能预防麻疹、流感等疾病，亦属解毒作用。

【配伍应用】

王海藏治夏月痘出不快，快斑散用之，云贯众有毒而能解腹中邪热、杀三虫，病从内发者多效。王璆《百一选方》言：食鲤鱼羹，为肋骨所鲠，百药不效，或令以贯众煎浓汁连进，一咯而出，可见软坚之功，不但治疮治血而已。

1. 驱虫：用治绦虫，多与槟榔、雷丸等配伍制成丸剂服用；治蛲虫，可与百部、苦楝皮、鹤虱等同用。

2. 止血：用治子宫出血效果较好，如《濒湖集简方》治女人血崩，即单用贯众半两，酒煎服之，立止；《妇人大全良方》治产后失血过多，单用本品以好醋蘸湿，炙熟为末服；近入多配入复方中应用。

3. 清热解毒：用治热毒斑疹、疮肿、痒腮及流行性感冒等疾病，常与大青叶、板蓝根、金银花等清热解毒药配合使用。

用于驱虫及清热解毒宜生用，用于止血，宜炒炭用。**病人虚寒无实热，勿服。**

【汇要学按】

贯众，苦，微寒，有毒。贯众苦寒而降，辟时行疫疠不正之气，且能解**毒软坚，治妇人血气。治腹中邪热气诸毒，以其性专散结积诸毒。而虫积皆由湿热所生，苦寒能除湿热，故亦主之。**味苦，性微寒。归肝、脾经。有驱虫作用，适用于多种肠寄生虫，但以治疗绦虫、蛲虫效果较好。其性寒，又止血，又有解毒作用。此外，将其置水中，取水饮之，能预防麻疹、流感等疾病，亦属解毒作用。

【范式开合】

贯众，泻热，解毒。味苦微寒，有毒，而能解邪热之毒。治崩中带下，产后血气胀痛，破癥瘕，发斑痘 [王海藏快斑散用之]，化骨鲠 [能软坚]，杀三虫。根似狗脊而大。汁能制三黄，化五金，伏钟乳、结砂、制汞，解毒软坚 [以此浸水缸中，日饮其水，能辟时疾]。《本草备要》

[处方用名] 贯众、贯仲、贯众炭。

牙子 [仙鹤草]

牙子，一名狼牙。味苦，寒，有毒。治邪气热气，疥瘙，恶疡，疮痔，去白虫。生川谷。八月采根，曝干。中湿腐烂，生衣者杀人。芜荑为之使，恶地榆、枣肌。

【本经释难】

《本经》名牙子，主邪气热气，疥瘙，恶疡，疮痔，去白虫。

《本经》治邪气热气、去白虫，益心痛多有属虫积者，故前方用之；亦治恶疡疮痔。

【功能特性】

牙子_{仙鹤草}，苦、辛，寒，有毒。狼牙较野狼毒之性稍缓，而所治亦相类。味苦涩，性平，归心、肝经。本品苦涩性平。归心、肝二经血分，功能收敛止血，广泛用治吐血、咯血、衄血、便血、尿血、崩漏下血等多种出血症，不论寒热虚实，适当配伍均可应用，且疗效颇著。又江南民间称本品为"脱力草"，认为又有补虚强壮、减轻疲劳的作用，又可用治脱力劳伤及贫血衰弱、精力委顿等症。又据本草文献记载本品还有截疟、止痢、解毒等作用，还可用治疟疾、血痢及痈肿疮毒等症，但临床目前仍以止血补虚用之为多。

【配伍应用】

《金匮》九痛丸用野狼牙，《局方》用野狼毒，方用附子三两，狼牙、人参、吴茱萸、干姜各一两，巴霜一钱，蜜丸梧子大，日服二三丸，治九种心痛，并卒中恶、腹胀满；又连年积冷，流注心胸痛，及冷冲上气，落马坠车，血疾，皆主之。《金匮》《外台》《千金》并以煎洗阴疮蚀痒，捣汁治射工溪毒；《肘后》以之捣贴金疮；《外台》以之蜜丸，浆水服一丸，治寸白虫，皆取杀虫解毒之功也。中湿糜烂生衣者杀人。

1. 收敛止血：广泛用治周身各部多种出血症，单用浓煎服有效。配伍生地黄、牡丹皮、侧柏叶、藕节，可治血热吐衄；配伍血余炭、棕榈炭等，可治崩漏下血；配伍槐花、地榆、黄芩炭等，可治便血属热；配伍黄芪、党参、当归及附子、炮姜、阿胶等益气养血、温经止血药，可治体质属虚寒的人群。从本品提炼出仙鹤草素制成针剂、片剂，临床用治各种出血症。近年来又将仙鹤草制成止血粉，用于外伤出血、内脏手术时出血、渗血，也均有较好的止血效果。

2. 补虚强壮：用治贫血衰弱、精力委顿或脱力劳伤、疲惫不堪，常用本品 30 g，红枣 10 g，浓煎一日分服。

3. 用治疟疾大剂量水煎服。治血痢不止，单用或与铁苋、凤尾草等同用；治痈肿疮毒、痔疮、乳痈肿痛，可用本品浸膏蜜调外涂有效；用本品嫩茎叶浓煎汁冲洗阴道，可治湿热阴痒（滴虫性阴道炎）也取杀虫解毒之效。

用量 10～15 g，大剂量 30～60 g。外用适量。

【汇要学按】

牙子，苦、辛，寒，有毒。**邪气热气、去白虫，益心痛多有属虫积者，亦治恶疡疮痔**。味苦涩，性平，归心、肝经。归心、肝二经血分，功能收敛止血，补虚强壮，截疟、止痢，解毒。

【专题发挥】

以其形似兽牙故名。白者良。

［处方用名］仙鹤草、龙牙草、脱力草。

芫花

芫花，一名去水。味辛，温，有小毒。治咳逆上气，喉鸣，喘，咽肿，短气，蛊毒，鬼疟，疝瘕，痈肿，杀虫、鱼。喜唾，水肿，五水在五藏皮肤及腰痛，下寒毒肉毒，久服令人虚。生川谷。三月三日采花，阴干。决明为之使。反甘草。

【本经释难】

《本经》主咳逆上气，喉鸣咽肿短气，蛊毒鬼疟，疝瘕痈肿，杀虫鱼。

芫花消痰饮水肿，故《本经》治咳逆、咽肿疝瘕痈毒，皆是痰湿内壅之象。不可轻用。此外兼有杀虫疗癣、攻毒消肿之功。

【功能特性】

芫花，苦、辛，温，有毒。芫花消痰饮水肿。味苦，性寒，有毒。入肺、脾、肾经。《本经》虽称本品辛温，然所主诸病，均以湿热痰水为患，皆以实证立论，故实为寒泄之品，也是泻水逐痰之峻药。用治水肿胀满、二便不通、痰饮喘咳、痛引胸胁，形症俱实者，故非元气壮实者不可轻用。

【配伍应用】

仲景治伤寒表不解，心下有水气，干呕发热而咳，或喘，或利者，小青龙汤主之；若表已解，有时头痛，汗出恶寒，心下有水气，干呕痛引两胁，或喘或咳者，十枣汤主之。盖小青龙汤驱逐表邪，使水气从毛窍而出，《内经》开鬼门法也；十枣汤驱逐里邪，使水气从大小便而泄，《内经》洁净府、去菀陈莝法也。

1. 泻水除湿：配伍甘遂、大戟、牵牛子，治水肿胀满、二便不通的阳实水肿证，如舟车丸。

2. 逐痰涤饮：配伍甘遂、大戟、大枣，治痰饮喘咳、痛引胸胁、形症俱实者，如十枣汤。

3. 杀虫疗癣：用醋炒芫花合雄黄，研末服，治虫积腹痛。又用芫花研末猪油拌合，外涂治头癣。与甘草煎水，外洗治冻疮。

用量 1.5～3.0 g，煎汤内服，或入丸散。阴寒水肿及孕妇忌服，体虚者慎用。反甘草。

【汇要学按】

芫花，苦、辛，温，有毒。芫花消痰饮水肿。味苦，性寒，有毒。实为寒泄之品，也是泻水逐痰之峻药。入肺、脾、肾经。用治水肿胀满、二便不通、痰饮喘咳、痛引胸胁，形症俱实者，故非元气壮实者不可轻用。此外兼有杀虫疗癣、攻毒消肿之功。

【范式开合】

芫花，大通，行水。苦寒有毒。去水饮痰癖。疗五水在五脏、皮肤，胀满喘急，痛引胸胁，咳嗽瘴疟 [五水者，风水、皮水、正水、石水、黄汗也。水积胸中，坚满如石，名石水。汗如柏汁，名黄汗，久不愈必致痈脓。时珍曰：仲景治伤寒太阳证，表未解，心下有水而咳，干呕发热，或喘或利者，小青龙汤主之。表已解，有时头痛，汗出恶寒，心下有水，干呕，痛引两胁，或喘或嗽者，十枣汤主之。盖青龙散表邪，使水从汗出，《内经》所谓开鬼门也；十枣逐里邪，使水从两便出，《内经》所谓洁净府、去菀陈莝法也。十枣汤：芫花、甘遂、大戟等分，枣十枚]。叶似柳，二月开花紫碧色，叶生花落。陈久者良。醋煮过，水浸曝用。根疗疥，可毒鱼。反甘草 [斗讼者，取叶擦皮肤，辄作赤肿，假伤以诬人]。《本草备要》

【专题发挥】

芫花、大戟、甘遂之性，逐水泻湿，能直达水饮窠囊隐僻处，取效甚捷。不可过剂，泄人真元。

甘遂、大戟、芫花，苦寒泻下、通利二便，均为泻水逐痰之峻药。同可用治水肿胀满、痰饮积聚、形症俱实者。然药力以甘遂最盛，大戟次之，芫花较缓。所谓"甘遂泄经隧之水湿，大戟泄脏腑之水湿，芫花泄窠囊之水饮"，是言其作用有强弱不同而已。三药均峻烈有毒，然毒性芫花最烈，甘遂、大戟则稍缓。毒消肿三药之中，又以大戟为胜。

陈者良。水浸一宿晒干，醋炒以去其毒。弘景曰：用者微熬，不可近眼。反甘草。

[处方用名] 芫花、陈芫花。

商陆

商陆，一名莴根。味辛，平，有毒。治水胀，疝瘕，痹，熨除痈肿，杀

鬼精物。_{腹满洪直，疏五藏。}生川谷。_{如人形者有神。}

【本经释难】

《本经》主水肿、疝瘕痹，除痈肿，杀鬼精物。

《本经》专主水肿、疝瘕等疾，与大戟、甘遂异性同功，胃气虚弱者不可用。

【功能特性】

商陆，色白者良，辛，寒，有毒。商陆苦寒伤脾，其性下行利水。味苦，性寒，有毒。归肺、脾、肾经。本品苦、寒，沉降下行，有通利二便、行水退肿之效。功能与甘遂、大戟相近，而药力稍逊，用治水肿胀满，疗效颇速。捣烂外敷，用治痈肿疮毒，又有消肿散结之效。峻下之品，非气结水壅、急胀不通者，不可轻用。

【配伍应用】

肿满，小便不利者，以赤根捣烂，入麝香三分，贴于脐心，以帛束之，得小便利即肿消。或以大蒜同白商陆煮汁服，亦治肿疾。仲景治大病后腰以下肿，牡蛎泽泻散用之，以其病后不堪受邪，故用急迫以散之也。然水肿因脾虚者，若误用之，一时虽效，未几再发，决不可救。

1. 行水退肿：配伍槟榔、泽泻、茯苓等，治水肿胀满、大便不通、小便不利等水肿实证，如疏凿饮子；《圣济总录》中的商陆豆方，配伍甘遂、赤小豆等，古方中也有单用的记载。也有用本品与糯米煮粥，与鲤鱼同煎，治疗水肿，有攻补兼施的含义。

2. 散结消肿：适用于一切痈肿疮毒，可用生商陆根和盐少许捣敷，日再易之。脾虚水肿及孕妇忌服。

【汇要学按】

商陆，色白者良，辛，寒，有毒。商陆苦寒伤脾，其性下行利水。味苦，性寒，有毒。归肺、脾、肾经。本品苦、寒，沉降下行，有通利二便、行水退肿之效。峻下之品，非气结水壅，急胀不通者，不可轻用。

【范式开合】

商陆，大通，行水。苦寒有毒_[诸家辛酸，时珍苦寒]。沉阴下行，与大戟、甘遂同功。疗水肿胀满_[肿属脾，胀属肝。肿则阳气犹行，如单胀而不肿者名臌胀，为木横克土，难治。肿胀朝宽暮急为血虚，朝暮俱急为气血两虚。肿胀由心腹而散四肢者吉，由四肢而入心腹者危。男自下而上，女自上而下，皆难治]。瘕疝痈肿。喉痹不通_[薄切醋炒，涂喉中良]，湿热也病。泻蛊毒，敷恶疮，堕胎孕，令人见鬼神。取花白者根_[赤者伤人，只堪贴脐，入麝三分捣贴，小便利则，肿消]，黑豆汤浸蒸用。

得蒜良。《本草备要》

【专题发挥】

商陆，一名当陆，赤者性劣，色白者良，铜刀刮去皮，水浸一宿，或醋炒，或黑豆拌蒸用。其赤者，服之伤人，令人见鬼。同生水服杀人。

［处方用名］商陆、商陆根。

羊蹄

羊蹄，一名东方宿，一名连虫陆，一名鬼目。味苦，寒，无毒。治头秃，疥瘙，除热，女子阴蚀。浸淫，疽，痔，杀虫。生川泽。

【本经释难】

《本经》主头秃，疥瘙，除热，女子阴蚀。

羊蹄根属水走血分，为除湿杀虫要药。故《本经》治头秃、疥瘙、女子阴蚀之患。

【功能特性】

羊蹄根俗名秃菜，辛、苦，寒，小毒。傍茎有钩，如波棱菜状，夏末结子便枯者是也。羊蹄根属水走血分，为除湿杀虫要药。味苦、酸，性寒。本品酸寒，清热凉血止血；苦寒，解毒杀虫通便。故可用治血热妄行的咯血、呕血、衄血、尿血、痔血、崩漏下血等症，疗效顺捷。还可用治水火烫伤、无明肺毒、疥疮顽癣、热结便秘等症，又有良好清热解毒、杀虫疗癣、泄热通便的功效。

【配伍应用】

新采者醋捣涂癣，杀虫加轻粉尤效。

1. 清热凉血止血：适用于咯血、呕血、尿血、痔血、崩漏等血热出血症，还可用治紫癜和外伤出血。可单用本品，每日 15 g，浓煎分服，连服 15～60 天。目前已制成针剂（每支 2 mL，含生药 2 g，肌内注射每次 2～4 mL，每日 2～6次），片剂（每片含生药 0.5 g，每次 3 片，日服 3 次），有良好止血作用，针剂比片剂好。又本品配乌贼骨等份为末外敷，可止外伤出血。

2. 解毒杀虫疗癣：用鲜根捣烂外敷，治水火烫伤、无名肿毒；单用煎汤外洗或用醋磨汁外涂，治疥疮顽癣；又《医宗金鉴》羊蹄根散，治诸疮湿痒，以之配枯白矾同用。单用本品 15 g 浓煎服或用煎液冲元明粉 10 g 内服，治热结便秘。

【汇要学按】

羊蹄根，辛、苦，寒，小毒。羊蹄根属水走血分，为除湿杀虫要药。味苦、酸，性寒。本品酸寒，清热凉血止血；苦寒，解毒杀虫通便。

【范式开合】

羊蹄属水，走血分，苦，寒，无毒。主治头秃疥瘙，除热，女子阴蚀。浸淫疽痔，杀虫。疗蛊毒。治癣，杀一切虫。醋磨，贴肿毒。捣汁二三匙，入水半盏煎之，空腹温服，治产后风秘，殊验。[新采者，磨醋涂癣速效。亦煎作丸服。采根不限多少，捣绞汁一大升，白蜜半升，同熬如稠饧，更用防风末六两，搜和令可丸，丸如梧子大。用栝楼、甘草煎酒下三二十丸，日二三服。]

［处方用名］羊蹄根、土大黄、牛西西。

萹蓄

萹蓄，一名萹竹。味苦，平，无毒。治浸淫，疥瘙，疽，痔，杀三虫。治女子阴蚀。生山谷。五月采，阴干。

【本经释难】

《本经》主浸淫疥瘙疽痔，杀三虫。

《本经》专主浸淫疥瘙疽痔，所主皆湿热之病，三虫亦湿热所化也。

【功能特性】

苦，平，无毒。萹蓄利水散湿热，治黄疸、霍乱，疗小儿魅病，女子阴蚀。味苦，性平。入胃、膀胱经。本品苦降，功专除膀胱湿热而利尿通淋，且有杀虫止痒作用。适用于湿热下注、小便短赤、淋痛及蛔虫、蛲虫等症。

【配伍应用】

1.利尿通淋：用于小便淋沥涩痛等症，常与瞿麦、滑石、木通等同用，如八正散。

2.杀虫止痒：用于皮肤湿疹、阴道滴虫等局部瘙痒，可单味煎汤外洗，鲜品为佳；用于蛔虫、蛲虫、钩虫等，可配伍榧子、槟榔等杀虫药应用，亦可单味煎服。

无湿热或脾虚者忌用。

【汇要学按】

萹蓄，苦，平，无毒。萹蓄利水散湿热，治黄疸、霍乱，疗小儿魃病，女子阴蚀。味苦，性平。入胃、膀胱经。本品苦降，功专除膀胱湿热而利尿通淋，且有杀虫止痒作用。适用于湿热下注、小便短赤、淋痛及蛔虫、蛲虫等症。

【范式开合】

萹蓄，一名扁竹。通淋。苦，平。杀虫疥，利小便。治黄疸热淋，蛔咬腹痛，虫蚀下部 [煮服]。

叶细如竹，弱茎蔓引，促节有粉，三月开细红花。《本草备要》

［处方用名］萹蓄、萹蓄草。

白头翁

白头翁，一名野丈人，一名胡王使者。味苦，温，有毒，治温疟，狂易，寒热，癥瘕积聚，瘿气，逐血，止痛，治金疮。鼻衄。生山谷及田野。四月采。

【本经释难】

《本经》主温疟狂狷，寒热癥瘕积聚，瘿气，逐血，止腹痛，疗金疮。

《本经》言：苦温者，传写之误也。其治温疟狂狷寒热等症，皆少阳、阳明热邪固结之病，结散则积血去，而腹痛止矣。《别录》止鼻衄，弘景止毒痢，亦是热毒入伤血分之候。

【功能特性】

白头翁—名野丈人，苦，微寒，无毒。白头翁味苦微寒，入手足阳明血分。味苦，性寒。入胃、大肠经。本品苦寒泄降，清热凉血解毒，尤善除肠胃热毒蕴结，为治热痢下重之良药，对赤痢之功效更佳。

【配伍应用】

仲景治热痢下重，有白头翁汤，盖肾欲坚，急食苦以坚之，痢则下焦虚，故以纯苦之剂坚之。男子阴疝偏坠，小儿秃顶、鼻衄，及热毒下痢紫血、鲜血，用此并效。但胃虚，大便完谷不化，痢久下稀淡血水者勿服，以其苦寒降泄也。

清热解毒、凉血治痢：以白头翁配伍黄连、黄柏、秦皮，治热痢下重或毒痢，如《伤寒论》白头翁汤，现代研究证实白头翁治阿米巴痢疾也有良效。

【汇要学按】

白头翁，苦，微寒，无毒。白头翁味苦微寒，入手足阳明血分。味苦，性寒。入胃、大肠经。本品苦寒泄降，清热凉血解毒，尤善除肠胃热毒蕴结，为治热痢下重之良药，对赤痢之功效更佳。

【范式开合】

白头翁，泻热，凉血。苦坚肾，寒凉血。入阳明[胃，大肠]血分。治热毒血痢[仲景治热痢，有白头翁汤合黄连、黄柏、秦皮。东垣曰：骨欲坚，急食苦以坚之。痢则下焦虚，故以纯苦之剂坚之]，温疟寒热，齿痛骨痛[肾主齿骨，龈属阳明]，鼻衄秃疮，瘰疬疝瘕，血痔偏坠[捣敷患处]。明目消疣。有风反静，无风则摇，近根外有白茸。得酒良。《本草备要》

［处方用名］白头翁。

连翘

连翘，一名异翘，一名兰华，一名折根，一名轵，一名三廉。味苦，平，无毒。治寒热，鼠瘘，瘰疬，痈肿，恶疮，瘿瘤，结热，蛊毒。去白虫。生山谷。八月采，阴干。

【本经释难】

《本经》主寒热鼠瘘，瘰疬痈肿，恶疮瘿瘤，结热蛊毒。

《本经》专主寒热鼠瘘、瘰疬瘿瘤、结热等病，皆由足少阳胆经气郁而成，此药正清胆经郁热。痈疽恶疮，无非营卫壅遏，得清凉以散之；蛊毒所结，得辛香以解之。

【功能特性】

连翘，苦，平，无毒。根名连轺，甘寒平，小毒。连翘轻清而浮，本手少阴、厥阴气分药。泻心经客热，破血结，散气聚，消肿毒，利小便。诸痛痒疮，皆属心火，连翘泻心，为疮家之圣药，十二经疮药中不可无此，乃结者散之之义。味苦，性微寒。归心、小肠经。苦能泻火，寒能清热，轻清上浮，善清心火而散上焦之热。常用于外感风热及温邪发热。连翘心尤长于清泻心火，为治邪入心包，烦热神昏之良药。"诸痛疮疡皆属于火"，本品既清心火，又能消散血气结聚，而有泻火解毒消肿散结之功。可治疮毒痈肿、瘰疬等症。此外，兼有清热利尿作用，可用于热淋、小便不利。

【配伍应用】

痈疽恶疮，无非营卫壅遏，得清凉以散之；蛊毒所结，得辛香以解之。然苦寒之性，仅可以治热肿。故痈疽溃后，脓清色淡及胃弱食少者，禁用。

根寒降，专下热气，治湿热发黄，湿热去而面悦好，眼目明矣。仲景治瘀热在里发黄，麻黄连翘赤小豆汤主之。奈何世鲜知此，如无根，以实代之。

1. 清热解毒：凉散上焦邪热，与辛凉解表药配伍，可治风热感冒、温病初起，如银翘散。连翘心配犀角、玄参、麦冬等，可治邪入心包、烦热神昏，如清宫汤。

2. 消痈散结：配伍玄参、夏枯草、贝母等，可治瘰疬结核；配伍黄芩、栀子、玄参、赤芍等清热解毒药，可治痈肿，如《医宗金鉴》连翘消毒饮。

3. 清热利尿：配伍车前子、竹叶、木通等药，适用于热结尿赤淋痛。

然苦寒之性，仅可以治热肿，故痈疽溃后，脓清色淡及胃弱食少者，禁用。

【汇要学按】

连翘，苦，平，无毒。连翘轻清而浮，本手少阴、厥阴气分药。泻心经客热，破血结，散气聚，消肿毒，利小便。诸痛痒疮，皆属心火，连翘泻心，为疮家之圣药，十二经疮药中不可无此，乃结者散之之义。味苦，性微寒。归心、小肠经。苦能泻火，寒能清热，轻清上浮，善清心火而散上焦之热。常用于外感风热及温邪发热。本品既清心火，又能消散血气结聚，而有泻火解毒消肿散结之功。此外，兼有清热利尿作用，可用于热淋、小便不利。

【范式开合】

连翘，轻，宣，散结，泻火。微寒升浮。形似心 [实以莲房有瓣]，苦入心，故入手少阴，厥阴 [心、心包] 气分而泻火，兼除手、足少阳 [三焦、胆]，手阳明经 [大肠] 气分湿热。散诸经血凝、气聚 [营气壅遏，卫气郁滞，遂成疮肿]，利水通经，杀虫止痛，消肿排脓 [皆结者散之。凡肿而痛者为实邪，肿而不痛为虚邪，肿而赤者为结热，肿而不赤为留气停痰]，为十二经疮家圣药 [经曰：诸疮痛痒皆属心火]。《本草备要》

【专题发挥】

金银花、连翘皆有清热解毒及凉散上焦风热的作用，常同用于火毒疮疡及外感热病，然连翘心专清心火，除烦热，可用治热入心包，神昏谵语。连翘兼可消肿散结、利尿通淋，还可用治瘰疬结核、癃闭淋痛，而金银花炒炭还能凉血止痢，为其特点。

[处方用名] 连翘、青连翘。

蚤休［重楼］

蚤休，一名螫休。味苦，微寒，有毒。治惊痫，摇头，弄舌，热气在腹中，癫疾，痈疮，阴蚀，下三虫，去蛇毒。生川谷。

【本经释难】

《本经》主惊痫摇头弄舌，热气在腹中。

蚤休，足厥阴经药，能治惊痫疟疾，瘰疬痈肿，详《本经》主治，总取开结导热，而惊痫摇头弄舌之热邪自除。

【功能特性】

蚤休_{即草紫河车，金线重楼，俗名七叶一枝花}，苦，微寒，有毒。蚤休，足厥阴经药，能治惊痫疟疾，瘰疬痈肿。味苦，性微寒。归肝经。有清热解毒、消肿定痛功效，可用于痈疽疔疮；且有凉肝定惊之功，适用于小儿惊风抽搐及癫痫等症。此外，民间用治毒蛇咬伤。

【配伍应用】

瘰疬痈肿，总取开结导热，而惊痫摇头弄舌之热邪自除。

1.清热解毒、消肿定痛：配伍金银花、赤芍、黄连、甘草，可治痈肿疔毒，如《外科全生集》夺命汤。又单用本品或配青木香同用嚼服，醋研浓汁外敷，还可用治毒蛇咬伤。

2.凉肝定惊：配伍天花粉、麝香、薄荷等药，可治小儿惊风发搐，如《小儿药证直诀》栝蒌汤。

元气虚者禁用，醋磨敷痈肿蛇毒有效。

【汇要学按】

蚤休，苦，微寒，有毒。足厥阴经药，能治惊痫疟疾，瘰疬痈肿。味苦，性微寒。归肝经。有清热解毒、消肿定痛功效，可用于痈疽疔疮；且有凉肝定惊之功，适用于小儿惊风抽搐及癫痫等症。此外，民间用治毒蛇咬伤。

【范式开合】

蚤休，苦，微寒，有毒。足厥阴经药也。主治惊痫，摇头弄舌，热气在腹中，癫疾，痈疮阴蚀，下三虫，去蛇毒，利水。治胎风手足搐，能吐泄瘰疬，去疟疾寒热。摩醋，傅痈肿蛇毒，甚有效。

【专题发挥】

蒲公英、紫花地丁、蚤休，均能清热解毒，消肿定痛。同可用治痈肿疔毒，为解毒要药。然蒲公英又能利尿通淋，用治黄疸、热淋疗效亦佳；紫花地丁，长于凉血解毒，为治一切痈肿疔毒通用之品；蚤休又可凉肝定惊，还可用治小儿惊风抽搐，且善解蛇毒。

［处方用名］蚤休、七叶一支花、重楼。

夏枯草

夏枯草，一名夕句，一名乃东。味苦、辛，寒，无毒。治寒热瘰疬，鼠瘘，头疮，破癥，散瘿结气，脚肿，湿痹，轻身。生川谷。四月采。土瓜为之使。

【本经释难】

《本经》主寒热瘰疬，鼠瘘，头疮，破癥散瘿结气，脚肿湿痹，轻身。

夏枯草，《本经》专治寒热瘰疬，有补养厥阴血脉之功，以辛能散结，苦能除热，而癥结瘿气散矣。言轻身者，脚肿湿痹愈，而无重着之患也。

【功能特性】

夏枯草，苦、辛、温，无毒。味辛、苦，性寒。归肝经。本品散结气，苦寒泄热，故有清肝火、散郁结之功效。目为肝窍，肝火得清，则阴血上荣而目明，故又能明目。常用于肝火上升所致头痛、目痛、眩晕，以及阴血不足，虚火上冲所致目珠作痛等症。用治肝郁化火，炼液为痰，痰火结聚，所致瘰疬、瘿瘤等症，又有清肝散结的作用。

【配伍应用】

佐以香附、甘草，治目珠疼、夜甚者，以其禀纯阳之气，而散阴中结滞之热也。又能解内热，缓肝火，从治之法，并治痘后余毒，及肝热目赤者效。久服亦防伤胃，以善走厥阴，助肝木之气耳。

1. 清肝火：配伍牛膝、龙胆草、羚羊角等，可治肝火上升所致头痛、眩晕、目赤肿痛；配伍香附、生地黄、枸杞子等养血疏郁药，可治肝郁血虚所致目珠作痛、至夜尤甚者，如楼氏验方；配伍杜仲、牛膝、石决明等，可治阴虚阳亢、头痛眩晕。目前还用于防治高血压。

2.散郁结：适用于瘰疬瘿瘤，如《外科经验方》治瘰疬，不问已溃未溃，或日久成漏者，单用夏枯草熬膏内服，并以膏外涂患处；虚者兼以十全大补汤加香附、贝母投之。治瘿瘤，则多与海藻、昆布、玄参等软坚散结之品合用。目前试用本品防治淋巴结炎、淋巴结核及淋巴系统肿瘤，有一定的效果。

【汇要学按】

夏枯草，苦、辛、温，无毒。辛能散结，苦能除热，而症结瘿气散矣。味辛、苦，性寒。归肝经。本品辛散结气，苦寒泄热，故有清肝火、散郁结之功效。

【范式开合】

夏枯草，补阳，散结，消瘿。辛苦微寒，气禀纯阳。补肝血，缓肝火，解内热，散结气。治瘿湿痹，目珠夜痛 [楼全善曰：目珠连目本，即目系也。夜痛及点苦寒药更甚者，夜与寒皆阴也，夏枯草气禀纯阳，补厥阴血脉，故治此如神，以阳和阴也。按目白珠属阳，故昼痛，点苦寒药则效；黑珠属阴，故夜痛，点苦寒药反剧]。冬至生，夏至枯，故名，用茎叶。《本草备要》

［处方用名］夏枯草。

败酱

败酱，一名鹿肠。味苦，平，无毒。治暴热，火疮赤气，疥瘙，疽，痔，马鞍热气。除痈肿，浮肿，结热，风痹不足，产后疾痛。生川谷。八月采根，曝干。

【本经释难】

《本经》主暴热火疮赤气，疥瘙疽痔，马鞍热气。

取苦寒散毒，其治疽痔、马鞍热气，以其性专下泄也。

【功能特性】

败酱草—名苦菜，又名鹿肠，根作败酱气，故名，苦，平，无毒。败酱乃手阳明、厥阴药，善除暴热火疮，皆取苦寒散毒之用。味辛、苦，性微寒。归胃、大肠、肝经。本品辛散苦泄，微寒清热，既能解毒排脓，又可活血消痈，并行胃肠瘀滞，故为治肠痈之要药。亦可用于瘀血阻滞之胸腹疼痛。

【配伍应用】

《金匮》薏苡附子败酱散，治肠痈固结未溃，故取薏苡下达，败酱苦降，附子开结，而为热因热用之向导，深得《本经》之旨。若脓成热毒势张，不可用也。而妇人下部疽蚀方中亦恒用之，近世医师罕有识者。惟徽人采取笮干，曰苦苣菜，惜乎不知治疗之功用也。

1. 清热解毒、消痈排脓：适用于肠痈，如《金匮要略》薏苡附子败酱散，治肠痈即以败酱配伍薏苡仁、附子而成。

2. 活血行瘀：适用于血滞胸腹疼痛，如《卫生易简方》治产后腹痛如锥刺者，独用败酱草一物水煮服。或配当归、川芎、乳香等活血化瘀药同用。

【汇要学按】

败酱草，苦，平，无毒。败酱乃手阳明、厥阴药，善除暴热火疮，皆取苦寒散毒之用。味辛、苦，性微寒。归胃、大肠、肝经。本品辛散苦泄，微寒清热，既能解毒排脓，又可活血消痈，并行胃肠瘀滞，故为治肠痈之要药。亦可用于瘀血阻滞之胸腹疼痛。

【范式开合】

败酱，苦，平，无毒，乃手足阳明厥阴药也。善排脓破血，故仲景治痈及古方妇人科皆用之。除痈肿浮肿结热，风痹不足，破多年凝血，破癥结，催生落胞，血运鼻衄吐血，赤白带下，赤眼障膜努肉，聤耳，疮疖疥癣丹毒，排脓补瘘。

［处方用名］败酱、败酱草。

白薇

白薇，一名白幕，一名薇草，一名春草，一名骨美。味苦，平，无毒。治暴中风，身热，肢满，忽忽不知人。狂惑，邪气，寒热，酸疼，温疟洒洒、发作有时。伤中，淋露，下水气，利阴气，益精。生平原、川谷。三月三日采根，阴干。恶黄芪、大黄、大戟、干姜、干漆、山茱萸、大枣。

【本经释难】

《本经》主暴中风，身热肢满，忽忽不知人，狂惑邪气，寒热酸疼，温疟洒洒，发作有时。

《本经》主暴中风身热肢满，是热郁生风，痰随火涌，故令忽忽不知人，狂惑邪气，寒热酸疼，皆热邪所致。温疟乃冬时伏邪，至春而发，缪氏《经疏》言"暑邪所伤，秋必发为温疟"，恐非《经》旨。《别录》疗伤中淋露者，女子伤犯阴中营血，而成淋露之疾，用以除热益阴，则前证瘳矣。下水气、利阴气者，总取益阴之功，真阴益而邪水下。

【功能特性】

白薇，苦、咸，平，无毒。白薇咸平降泄，抑阳扶阴，为足阳明经本药，兼行足少阴、手太阴。性善降泄，故久服利人。味苦、咸，性寒。归胃、肝经。本品苦能降泄，咸能入血，寒能清热，故能清血热，而有益阴除烦之功效。常用于温邪入营，能清解营分之热，又治阴虚发热，妇人产后阴虚烦热，以及因血热阴虚而致热淋、血淋、月经先期等症。

【配伍应用】

《金匮》治妇人产中虚烦、呕逆，安中益气，竹皮丸中用之。《千金》治风温发汗后身灼热，自汗，身重，多眠，鼻息必鼾，语言难出，葳蕤汤中用之。又治妇人遗尿，不拘胎前产后，有白薇芍药汤，取其有补阴之功。而兼行手太阴，以清膀胱之上源，殊非虚寒不禁之比也。古方多用治妇人者，以《别录》有疗伤中淋露之功也。

1. 清热凉血：配伍生地黄、赤芍、青蒿等，可治热病邪入营分，身热经久不退；配伍地骨皮、牡丹皮等，可治阴虚发热、骨蒸盗汗；配伍竹茹、石膏、甘草等，可治产后虚烦呕逆者，如《金匮要略》竹皮大丸。

2. 凉血利尿：适宜于热淋、血淋。如《备急千金要方》治胎前产后的热淋、血淋，配白芍等份为末冲服，亦可与淡竹叶、生地黄、滑石等配伍。

凡胃虚少食泄泻，及喘咳多汗、阳气外泄者禁用。脾胃虚寒之食少便溏者，不宜服。

【汇要学按】

白薇，苦、咸，平，无毒。白薇咸平降泄，抑阳扶阴，为足阳明经本药，兼行足少阴、手太阴。性善降泄，故久服利人。味苦，咸，性寒。归胃、肝经。本品苦能降泄，咸能入血，寒能清热，故能清血热，而有益阴除烦之功效。

【范式开合】

白薇，泻血热。苦咸而寒，阴阳、冲、任之药。利阴气，下水气。主中风身热支满，忽忽不知人[阴虚火旺，则内热主风。火气焚灼，故身热支满。痰随火涌，故不知人]，血厥[汗出过多血少，阳气独上，气塞不行而厥，妇人尤多。此证宜白薇汤，白薇、当归各一两，参五钱，甘草钱半，每服五钱]热淋，温疟洒洒，寒热酸痛[寒热作，则营气不能内营，故酸痛]，妇人伤中淋露[血热。千金白薇散治胎前产后遗尿不知时，白薇、芍药等分，酒调服。丹溪曰：此即河间所谓热甚廷孔郁结，神无所依，不能收禁之意也。廷孔，女人溺孔也]，产虚烦呕[仲景安中益气竹皮丸用之。《经疏》曰：古方调经种子，往往用之。盖不孕缘于血热血少，而其源起于真阴不足，阳胜而内热，故营血日枯也。益阴清热，则血自生旺而有子矣，须佐以归、地、芍药、杜仲、苁蓉等药]。似牛膝而短

小柔软。去须酒洗用。恶大黄、大戟、山茱、姜、枣。《本草备要》

[处方用名] 白薇、嫩白薇、香白薇。

巴豆

巴豆，一名巴菽。味辛，温，有大毒。治伤寒，温疟，寒热，破癥瘕，结聚坚积，留饮痰癖，大腹水胀，荡涤五脏六腑，开通闭塞，利水谷道，去恶肉，除鬼毒、蛊疰邪物，杀虫、鱼。女子月闭，烂胎，不利丈夫阴，杀斑蝥毒，益血脉，令人色好，变化与鬼神通。生川谷。八月采，阴干。用之去心皮。可炼饵之。芫花为之使。恶蘘草。畏大黄、黄连、藜芦。

【本经释难】

《本经》主伤寒湿疟寒热，破癥瘕结聚，坚积留饮，痰癖大腹，荡练五脏六腑，开通闭塞，利水谷道，去恶肉，除鬼毒蛊疰邪物，杀虫鱼。

【功能特性】

巴豆，辛，热，大毒。巴豆辛热，能荡涤五脏六腑，不特破癥瘕结聚之坚积，并可治伤寒湿疟之寒热，其性峻利，有破血排脓、攻痰逐水之力。味辛，性热，有大毒。归胃、大肠经。本品辛热，生用能峻下寒积，《本经》谓能"荡涤五脏六腑，开通闭塞，利水谷道。"故既可荡涤肠胃之沉寒痼冷、宿食积滞，又可攻痰逐湿、利水退肿。通便利水，药力刚猛。故可用治肠胃寒积、脘腹冷痛、大便秘结，以及痰饮腹水、胀满不通等症。本品熟用，或压油取霜名巴豆霜，则药力较缓，可温通去积，推陈致新，常可用于小儿乳食积滞。外用可疗疮毒、蚀腐肉，治恶疮疥癣。但药性毒烈，内服最易劫液伤阴，故非气壮力强之人不可轻用。

【配伍应用】

如仲景治寒实结胸用白散，深得《本经》之旨。世本作温疟，当是湿疟，亥豕之谬也。一老妇人，久病溏泄，遍服调脾升提止涩诸药，则泻反甚，脉沉而滑，此脾胃久伤、冷积凝滞所致，法当以热下之，则寒去利止。自后每用以治泻痢结聚诸病，多有不泻而病瘥者，妙在得宜耳。苟用不当，则犯损阴之戒矣。

1. 峻下寒积：适用于寒滞食积、阻结肠胃所致心腹冷痛、痛如锥刺及气急口噤暴厥者，常与干姜、大黄同用，如《金匮要略》三物备急丸。也可与杏仁同用，如《外台秘要》走马汤。

2.逐痰行水：适用于腹水膨胀、二便不通、水肿实症，如《备急千金要方》用巴豆90枚、杏仁60枚，均去皮心炙黄，捣丸小豆大，每服一丸，以利为度，治腹水膨胀。近代常与绛矾同用，如含巴绛矾丸；也可与干漆、陈皮、生苍术同用，如巴漆丸，对血吸虫病及肝硬化晚期腹水均效。因能逐痰行水，还可用于痰涎壅塞、胸膈窒闷、肢冷汗出的寒实结胸证，常与贝母、桔梗同用，如《伤寒论》三物小白散。

3.温通去积：适用于小儿痰壅、乳食停滞，常用巴豆霜配胆南星、朱砂、六神曲等，如保赤万应散。

4.疗疮毒、蚀腐肉：适用于疮疡脓成未溃者，常与乳香、没药、木鳖子、蓖麻子同用，外贴患处，能腐蚀皮肤，促其溃破，如《梅氏验方新编》拔疔膏。又《普济方》用巴豆30粒麻油煎黑，去豆，以油调雄黄、轻粉末频涂疮面，用治一切恶疮。

用量0.15～0.30g，内服入丸散（用巴豆霜）。外用适量，研末或捣膏或炸油外敷患处。无寒实积滞、孕妇及体弱者忌服。巴豆畏牵牛。

【汇要学按】

巴豆，辛，热，大毒。巴豆辛热，能荡涤五脏六腑，不特破癥瘕结聚之坚积，并可治伤寒湿疟之寒热，其性峻利，有破血排脓、攻痰逐水之力。味辛，性热，有大毒。归胃、大肠经。本品辛热，生用能峻下寒积，《本经》谓能"荡涤五脏六腑，开通闭塞，利水谷道。"故既可荡涤肠胃之沉寒痼冷、宿食积滞，又可攻痰逐湿、利水退肿。通便利水，药力刚猛。本品熟用，或压油取霜名巴豆霜，则药力较缓，可温通去积，推陈致新，常可用于小儿乳食积滞。外用可疗疮毒、蚀腐肉，治恶疮疥癣。但药性毒烈，内服最易劫液伤阴，故非气壮力强之人不可轻用。

【范式开合】

巴豆，大燥，大泻。辛热有大毒。生猛而熟少缓。可升可降，能止能行，开窍宣滞，去脏腑沉寒，最为斩关夺门之将。破痰癖血瘀，气痞食积，生冷硬物所伤，大腹水肿，泻痢惊痫，口㖞耳聋，牙痛喉痹[缠喉急痹，缓治则死。用解毒丸，雄黄一两，郁金一钱，巴豆十四粒，去皮油，为丸。每服五分，津咽下。雄黄破结气，郁金散恶血，巴豆下稠涎，然系厉剂，不可轻用。或用纸拈蘸巴豆油，燃火刺喉；或捣巴豆，绵裹，随左、右纳鼻中，吐出恶涎，紫血即愈。鼻虽小，生疮无碍]。**其毒性又能解毒、杀虫，疗疮疡、蛇蝎诸毒。峻用大可劫病，微用亦可和中。通经烂胎**[巴豆禀火烈之气，烂人肌肉。试以少许擦皮肤，即发一泡，况肠胃耶，不可轻用。王好古曰：去心、皮膜、油，

生用，为急治水谷道路之剂。炒去烟、令紫黑用。为缓治消坚磨积之剂。可以通畅，可以止泻，世所不知也。时珍曰：一妇年六十余，

溏泻五载，犯生冷油腻肉食，即作痛，服升涩药，泻反甚，脉沉而滑，此乃脾胃久伤，积冷凝滞。法当以热下之。用蜡匮巴豆丸

五十粒，服二日，不利而愈。自是每用治泻痢，愈者近百人]。**一名刚子**［雷曰：紧小、色黄者为巴，三棱、色黑者为豆，

小而两头尖者为刚子。刚子杀人。时珍曰：此说殊乖。盖紧小者为雌，有棱及两头尖者为雄，雄者更峻耳。用之得宜，皆有功力。

不去膜则伤胃，不去心则作呕。《藏器》法连白膜服]。**或用谷、用仁、用油、生用、炒用、醋煮**

烧存性用。研去油，名巴豆霜。芫花为使。畏大黄、黄连、凉水［中其毒者，以此解之，

或黑豆、绿豆汁亦佳］。**得火良。巴豆油作纸捻燃火，吹息，或熏鼻，或刺喉，能行**

恶涎恶血。治中风中恶，痰厥气厥，喉痹不通，一切急病［大黄、巴豆，同为峻下之剂。

但大黄性寒，腑病多热者宜之。巴豆性热，脏病多寒者宜之。故仲景治伤寒传里多热者，多用大黄；东垣治五积属脏者，多用巴豆。

与大黄同服，反不泻人]。 《本草备要》

【专题发挥】

生用则峻攻，熟用则温利，去油用霜则推陈致新，随证之缓急，而施反

正之治。峻用则有戡乱却病之功，少用亦有抚绥调中之妙，可以通肠，可以

止泻，此发千古之秘也。

巴豆、大黄同为攻下之剂，但大黄性寒，腑病多热者宜之；巴豆性热，

脏病多寒者宜之。其壳烧灰存性，能止泻痢，亦劫病之效也。孕妇禁用，以

力能堕胎也。元素曰：巴豆乃斩关夺门之将，不可轻用。世以治酒病膈气，

以其辛热，能开通肠胃郁热耳。第郁结虽通，血液随亡，其阴亏损，伤寒结胸、

小儿疳积用之，不死亦危。奈何庸人畏大黄而不畏巴豆，以其性热剂小耳。

试以少许轻擦完肤，须臾发泡，况下肠胃能无熏灼溃烂之患乎？即有急证，

不得已而用之，压去其油取霜少许入药可也。

［处方用名］巴豆、巴豆霜、巴霜。

蜀椒

蜀椒，一名巴椒，一名蓎藙。味辛，温，有毒。治邪气，咳逆，温中，

逐骨节皮肤死肌，寒湿痹痛，下气，久服之头不白，轻身，增年。温疟，大风，汗不出，

心腹留饮，宿食，肠澼，下痢，泄精，女子字乳余疾，散风邪，瘕结，水肿，黄疸，鬼疰，蛊毒，杀虫鱼毒。生川谷。八月采实，

阴干。可作脅药。多食令人乏气。口开者杀人。杏仁为之使。畏款冬。

【本经释难】

《本经》主邪气咳逆，温中，逐骨节皮肤死肌，寒热痹痛，下气，久服头不白。

《本经》谓之下气。其主邪气咳逆等证，皆是脾肺二经受病，肺虚则不能固密腠理，外邪客之为咳逆；脾虚则不能温暖肌肉，而为痛痹等证。《本经》言久服头不白者，辛温上通肾气之力可知。

【功能特性】

蜀椒，辛，温，小毒。去目，勿炒用。蜀产者微辛不辣，色黄者气味微辛，散心包之火最胜；色红者气味辛辣，壮命门之火最强。椒乃手足太阴、少阴、厥阴气分之药，禀五行之气而生，叶青皮红、花黄膜白、子黑，其气馨香，能使火气下达命门。味辛，性热，有大毒。本品辛热燥散，入脾以散寒燥湿，可用治寒湿伤中、脘腹冷痛、饮食不消、吐泻冷痢诸症。又能散肺部寒邪，补命门之火，所以又可用治肺寒咳嗽或命门火衰、肾气上逆之痰喘。兼有杀虫之功，可用治蛔虫引起的腹痛、吐蛔等症。由于本品长于散寒燥湿补火，还可用治风寒湿痹、呃噫短气、痰饮水肿诸症。煎汤外洗，能治湿疮作痒。

【配伍应用】

其治呕吐、服药不纳者，必有蛔在膈间，但于呕吐药中加川椒数十粒，盖蛔闻药则动，遇椒则头伏也，故仲景治蛔厥，乌梅丸用之。又能开痹湿，温中气，助心包命门之火。今乌须发方用之。一人腰痛痰喘，足冷如冰，六脉洪大，按之却软，服八味丸无功，用椒红、茯苓蜜丸，盐汤下，甫二十日而安。

1. 散寒燥湿：用治胸腹冷痛，或寒湿下利腹痛。用治虚寒胸腹作痛或呕吐，常与干姜、人参等配伍，如《金匮要略》大建中汤；用治寒湿泄泻冷痢，可配伍苍术、陈皮、厚朴、甘草等。

2. 杀虫：用治蛔厥腹痛、吐蛔等症，常与乌梅配伍，如乌梅丸、清中安蛔汤。

3. 益火止喘：用治肾虚腰痛痰喘、足冷等症，常与茯苓配伍，如椒苓丸。用量 3～6 g，外用适量。但其性辛温气窜，阴虚火旺人禁之。

【汇要学按】

蜀椒，辛，温。蜀产者微辛不辣，色黄者气味微辛，散心包之火最胜；色红者气味辛辣，壮命门之火最强。椒乃手足太阴、少阴、厥阴气分之药，禀五行之气而生，叶青皮红、花黄膜白、子黑，其气馨香，能使火气下达命门。

味辛，性热，有大毒。本品辛热燥散，入脾以散寒燥湿，又能散肺部寒邪，补命门之火，兼有杀虫之功，可用治蛔虫引起的腹痛、吐蛔等症。煎汤外洗，能治湿疮作痒。

【范式开合】

蜀椒，宣，散寒湿，燥，补火。辛热纯阳。入肺，发汗散寒，治风寒咳嗽。入脾，暖胃燥湿，消食除胀，治心腹冷痛、吐泻痢、痰饮水肿 [《千金方》有人冷气入阴囊肿满，生椒择净，帛裹着丸囊，浓半寸，须臾热气大通，日再易，取消瘥。梅师用桂末涂亦良]；入右肾命门，补火，治肾气上逆 [能下行导火归元。每日吞三十粒，大能温补下焦]，阳衰溲数、阴汗泄精 [下焦虚寒]。坚齿明目，破血通经，除癥安蛔 [虫见椒则伏。仲景蛔厥乌梅丸用之。凡虫嚼腹痛者，面白唇红，时发时止]。杀鬼疰、虫、鱼毒 [最杀劳虫。危氏神授丸。川椒炒出汗，为末，米饮下三钱。有人病传尸劳，遇异人传此方，服至二斤，吐出虫如蛇而安]。肺、胃素热者忌服 [丹溪曰：食椒既久，则火自水中生，多被其毒也]。秦产名秦椒，俗名花椒，实稍大；蜀产肉浓皮皱为川椒。闭口者杀人，微炒去汗，捣，去里面黄壳，取红用 [名椒红]。得盐良 [入肾]。使杏仁。畏款冬、防风、附子、雄黄、麻仁、凉水 [椒乃玉衡星之精，辟疫伏邪，故岁旦饮椒柏酒]。子，名椒目，苦辛。专行水道，不行谷道。能治水臌，除胀定喘，及肾虚耳鸣。《本草备要》

［处方用名］川椒、蜀椒。

皂荚［猪牙皂］

皂荚，味辛，咸，温，有小毒。治风痹，死肌，邪气，风头，泪出，利九窍，杀精物。治腹胀满，消谷，除咳嗽，囊结，妇人胞不落，明目，益精。生川谷。九月、十月采荚，阴干。如猪牙者良。可为沐药，不入汤。柏实为之使。恶麦门冬。畏空青、人参、苦参。

【本经释难】

《本经》主风痹死肌邪气，头风泪出，利九窍，杀精物。

观《本经》主治风痹死肌、头风泪出，皆取其祛风拔毒、通关利窍，有破坚积、逐风痰、辟邪气、杀虫毒之功。吹之导之，则通上下之窍；煎之服之，则治风痰喘满；涂之擦之，则散肿消毒、去面上风气；熏之蒸之，则通大便秘结；烧烟熏之，则治疮癞、湿毒，即《本经》治风痹死肌之意，用之无不效验。

【功能特性】

皂荚—名皂角，辛、咸、温，小毒。皂荚辛散属金，治厥阴风木之病。味辛、咸，性温，有小毒。归肺、大肠经。本品辛散走窜，咸以软坚消痰，入鼻则嚏，入喉则吐，服之能豁痰导滞，祛湿除垢，通利二便，为强烈的祛痰、通窍之品。主要用于顽痰壅盛、喘急胀满，以及中风口噤、癫痫痰盛、关窍阻闭的病证。内服或捣碎外敷可消肿止痒，用治痈肿疮毒，功效亦良。

【配伍应用】

凡人卒中风昏昏如醉、形体不收、口角流涎者，急用稀涎散吐之。若南方类中，由于阴虚火炎者，误用涌剂，愈竭其津液矣，得不在所切禁乎？然治湿热痰积，肺痈吐腥，及痰迷颠妄，千缗汤、皂荚丸、来苏膏等，诚为圣药。惟孕妇禁服。

1. 祛痰：用于痰多阻塞、咳喘上气之证。如《金匮要略》皂荚丸，单用皂荚制蜜丸，以枣膏汤送服，治咳逆上气，时时吐浊，但坐不得眠；《灵苑方》以生皂荚去皮子，研末，每服少许，以箸头点肿处，更以醋调药末，厚敷项下，治急喉闭；《太平圣惠方》钓痰膏，即以本品熬膏，再配伍半夏及明矾，合柿饼捣为丸，治胸中痰结证，使痰涎易于吐出。

2. 通窍：适用于卒然昏迷、口噤不开及癫痫痰盛、关窍阻闭等病证。如《证治准绳》通关散，用本品配伍细辛、生南星等药为末，吹鼻取嚏，治卒中风口噤、昏迷不省人事者；《太平惠民和剂局方》稀涎散，用猪牙皂、明矾研末，温水调灌，取吐，治中风牙关紧闭之证；《永类钤方》砥柱丸，以之配伍苍耳根茎叶、密陀僧、朱砂，治风邪痫疾。

此外，内服或外敷可消肿止痒，除湿毒杀虫。如《仁斋直指方论》皂角丸，单用一味皂荚制丸，治大风诸癞。

用量 1.5 ～ 5.0 g，宜入丸、散剂用。本品辛散走窜，易伤正气，非实邪痰痞者，以及虚弱者、孕妇和有咯血倾向者均忌用。

【汇要学按】

皂荚，辛、咸、温，小毒。皂荚辛散属金，治厥阴风木之病。味辛、咸，性温，有小毒。归肺、大肠经。本品辛散走窜，咸以软坚消痰，入鼻则嚏，入喉则吐，服之能豁痰导滞，祛湿除垢，通利二便，为强烈的祛痰、通窍之品。

【范式开合】

皂荚，泻热毒。辛温。除风湿，去垢腻[故澡身，靧面用之]，疗无名肿毒有奇功[不拘奇疡恶毒，用生肥皂去子、弦及筋捣烂，酽醋和敷立愈，不愈再敷奇验。此方方书未载，若贫人，僻地仓卒无药者，用之甚便，

故特著之。《集成》曰：生肥皂火存性，生油，腻粉调敷诸恶疮]。《本草备要》

【专题发挥】

大小二皂，所治稍有不同，用治风痰，牙皂最胜；若治湿痰，大皂力优。古方取用甚多，然入汤药最少。有病医以牙皂煎汤涌吐风痰，服后遍体赤痱，数日后皮脱，大伤元气，不可不慎。至于锁喉风证，尤为切禁，常见有激动其痰，锁住不能吐出，顷刻立毙者。其子烧灰存性，能治大肠风秘燥结，祛风逐秽之性可知。

大的称皂荚，化湿痰力胜，故治湿痰较好；小者名猪牙皂，开窍力较强，故治风痰口噤较优；皂荚子辛温润滑，能利大肠燥结，可用于肠燥便秘、肠风下血及下痢里急后重等症。

［处方用名］皂荚、皂角、焦皂角、猪牙皂。

楝实［苦楝皮］

楝实，味苦，寒，有小毒。治温疾，伤寒，大热，烦狂，杀三虫，疥，疡，利小便水道。生山谷。

【本经释难】

《本经》主温病伤寒，大热烦狂，杀三虫疥疡，利小便水道。

《本经》主温病烦狂，取以引火毒下泄，而烦乱自除。其温病之下，又续出伤寒二字，以温病原从冬时伏邪，至春随阳气而发，故宜苦寒以降泄之。其杀三虫、利水道，总取以苦化热之义。其花烧烟辟蚊虫，亦《本经》杀虫之验。

【功能特性】

川楝实即金铃子，苦楝根附，苦，寒，小毒。川楝苦寒性降，能导湿热下走渗道。人但知其有治疝之功，而不知其荡热止痛之用。味苦，性寒，有毒。归脾、胃经。其驱虫效力较使君子强大而可靠。用治蛔虫、钩虫等疗效颇佳，兼能燥湿止痒，可治疮癣疥癞。

【配伍应用】

古方金铃子散治心包火郁作痛，即妇人产后血结心疼，亦宜用之，以金铃子能降火逆，延胡索能散结血，功胜失笑散，而无腥秽伤中之患。昔人以川楝为疝气腹痛、杀虫利水专药，然多有用之不效者，不知川楝所主，乃囊肿茎强木痛湿热之疝，非痛引入腹、厥逆呕涎之寒疝所宜。此言虽迥出前辈，然犹未达至治之奥。夫疝瘕皆由寒束热邪，每多掣引作痛，必需川楝之苦寒，兼茴香之辛热，以解错综之邪，更须察其痛之从下而上引者，随手辄应。设痛之从上而下注者，法当辛温散结，苦寒良非所宜。诸痛皆尔，不独疝瘕为然。近有一人，牙宣出血不止，诸治罔效，或令以楝实研细，绵裹塞齿龈即止。详血从内出，外治何能即应？因以少许置舌上，其苦直透诸龈，况有罅漏，安得不渗入于经也？

1. 驱蛔虫：用治蛔虫腹痛者，可单味使用，如《本草纲目》单用楝木皮削去苍皮，水煮，量儿大小饮之，治疗小儿蛔虫；《简便方》则以本品制成膏滋，每次温酒服一匙；虫证重者，亦可配伍其他杀虫药以增强疗效，如《小儿卫生总微论方》抵圣散，用本品与芜荑研末，水煎服。又如苦楝槟榔糖浆，用鲜苦楝根皮八钱，槟榔五钱，水煎后兑入少量蜂蜜，于睡前空腹1次服完，连服两晚，小儿酌减，治钩虫病。此外，有用本品配伍百部、乌梅浓煎，每晚用煎液灌肠1次，连用2～4晚，治疗蛲虫病。

2. 疗疥癣：用治头癣、疥疮，每以本品研末，用醋或猪脂调涂患处；亦可煎汤浴洗。

苦楝根治蛊毒，煎汤服之，即时吐出。又能杀虫治疟。

【汇要学按】

川楝实，苦，寒，小毒。川楝苦寒性降，能导湿热下走渗道。人但知其有治疝之功，而不知其荡热止痛之用。味苦，性寒，有毒。归脾、胃经。用治蛔虫、钩虫等疗效颇佳，兼能燥湿止痒，可治疮癣疥癞。

【范式开合】

川楝实，泻湿热，治疝，杀虫。苦寒有小毒。能入肝舒筋，能导小肠、膀胱之热，因引心包相火下行，通利小便。为疝气要药。亦治伤寒热狂、热厥，腹痛心痛。杀三虫，疗疮疥[《夷坚志》：消渴症有虫、耗其津液者，取根、皮浓煎，加少麝服，下其虫而渴自止]。脾胃虚寒忌之。川产良。酒蒸[寒因热用]。去皮取肉、去核用。用核则槌碎，浆水煮一伏时去肉用。茴香为使。《本草备要》

［处方用名］苦楝根皮、苦楝皮。

郁李仁

郁李仁，一名爵李。味酸，平，无毒。治大腹水肿，面目四肢浮肿，利小便水道。根，治齿䐀肿，龋齿，坚齿。去白虫。生高山川谷及丘陵。五月、六月采根。

【本经释难】

《本经》主大腹水气，面目、四肢浮肿，利小便水道。

《本经》治大腹水气，面目、四肢浮肿，取其润下之意。利小便水道者，水气从之下趋也。

【功能特性】

郁李仁即棠棣，一名雀李，仁辛、苦，平，无毒。郁李仁性润而降，为大便风秘专药。味辛、苦、甘，性平。归脾、大小肠经。本品质润苦降，既能润肠通便，又能下气利尿，可通大小肠之秘结。故可用治气滞肠燥、大便不通及水肿胀满、小便不利等症。"然下后令人津液亏损，燥结愈甚，乃治标救急之药"，故实证宜之，虚证慎用。

【配伍应用】

利小便水道者，水气从之下趋也，搜风顺气丸用之。虽有润燥之功，而下后令人津液亏损，燥结愈甚，老人津液不足而燥结者戒之。根治风虫牙痛，浓煎含漱，冷即吐去，更含，勿咽汁，以其能降泄也。

1. 润肠通便：适用于气滞津枯、肠燥便秘，多与杏仁、柏子仁、蜂蜜等养阴润燥滑肠之品同用，如五仁丸。

2. 下气利尿：适用于水肿胀满、小便不利之症，常与白术、茯苓、槟榔等同用，如郁李仁散。由于本品善导大肠之燥结，利周身之水气，故还可用于癃闭便秘、二便不通的阳实水肿证，又常与甘遂、大黄、牵牛子等同用，如浚川散。

本品配生薏苡仁、赤小豆等同用，还可治脚气浮肿。阴虚液亏者及孕妇慎用。

【汇要学按】

郁李仁，仁辛、苦，平，无毒。郁李仁性润而降，为大便风秘专药。味辛、苦、甘，性平。归脾、大小肠经。本品质润苦降，既能润肠通便，又能下气利尿，可通大小肠之秘结。

【范式开合】

郁李仁，润燥，泻气，破血。辛苦而甘。入脾经气分。性降下气行水，破血润燥。治水肿癃急，大肠气滞，关格不通。用酒能入胆，治悸、目张不眠[一妇因大恐而病，愈后目张不瞑。钱乙曰：目系内连肝胆，恐则气结，胆横不下。郁李润能散结，随酒入胆，结去胆下，而目瞑矣]。然治标之剂，多服渗人津液。去皮、尖，蜜浸研。《本草备要》

【专题发挥】

火麻仁、郁李仁均为润下药，但火麻仁甘平油润、润燥滑肠，兼有补虚之功，适用于病后体虚及胎前产后便秘；郁李仁则质润苦降，滑肠通便作用较强，且可下气利尿，故以气滞肠燥便秘及二便不利的水肿实症，用之为宜。

［处方用名］郁李仁。

雷丸

雷丸，一名雷矢。味苦，寒，有小毒。主杀三虫，逐毒气，胃中热，利丈夫，不利女子。作膏摩，除小儿百病。汗出，除皮肤中热结积，蛊毒。生山谷土中。八月采根，曝干。赤者杀人。久服令人阴痿。荔实、厚朴为之使。恶葛根。

【本经释难】

《本经》杀三虫，逐毒气，胃中热，利丈夫不利女子。

《本经》称其利丈夫，《别录》云：久服阴痿。似乎相反，不知利者，疏利之也，疏利太过则闭藏失职，故阴痿也。

【功能特性】

雷丸，苦、咸，寒，小毒。雷丸功专杀虫。味苦，性寒。归胃、大肠经。功能杀虫。近人研究，用治绦虫，能使虫体破坏，无论有钩绦虫、无钩绦虫均有良效；对于蛔虫、钩虫也有破坏虫体作用，故又可用于蛔虫、钩虫症。

【配伍应用】

杨勔得异疾，每发语则腹中有小声，渐渐声大，有道士曰：此应声虫也，但读《本草》，取不应者治之。读至雷丸不应，遂顿服数粒而愈，此追虫下积之验也。《千金》治小儿伤寒，不能服药，治方中恒用之，取其逐毒气之功也。

杀虫：用治绦虫病，《本草纲目》经验方，单用雷丸，水浸去皮，切焙为末，五更初以稀粥饮服一钱，《证治准绳》追虫丸，用雷丸配伍槟榔、牵牛子、木香、苦楝皮等药，能增强驱杀肠内寄生虫的作用，以治一切虫。

粉剂每次 10～20g，日服 2～3 次，连服 3 天。宜入丸、散剂。

【汇要学按】

雷丸，苦、咸，寒，小毒。雷丸功专杀虫。味苦，性寒。归胃、大肠经。功能杀虫。近人研究，用治绦虫，能使虫体破坏，无论有钩绦虫、无钩绦虫均有良效；对于蛔虫、钩虫也有破坏虫体作用，故又可用于蛔虫、钩虫症。

【范式开合】

雷丸，泻，消积，杀虫。苦寒有小毒。入胃、大肠经。功专消积杀虫[杨勔得异疾，每发语，腹中有小声应之，久渐声大。有道士曰：此应声虫也，但读本草，取不应者治之。读至雷丸，不应，服之而愈]。竹之余气，得霹雳而生，故名。大小如栗，竹刀刮去黑皮。甘草水浸一宿，酒拌蒸，或炮用。浓朴、芫花为使。恶葛根。《本草备要》

［处方用名］雷丸、白雷丸。

桃核仁［桃仁］

桃核仁，味苦，平，无毒。治瘀血，血痹癥瘕，邪气，杀小虫。止咳逆上气，消心下坚，除卒暴击血，止痛。七月采，取仁，阴干。

桃花，味苦，平，无毒。杀疰恶鬼，令人好颜色。主除水气，破石淋，利大小便，下三虫。三月三日采，阴干。

桃枭，一名桃奴，一名枭景。在树不落，微温，主杀百鬼精物。正月采之。

桃毛，平，主下血瘕，寒热，积聚，无子，带下诸疾，破坚闭。刮取毛用之。

桃蠹，杀鬼，辟邪恶不祥。食桃树虫也。生川谷。

【本经释难】

《本经》主瘀血血闭癥瘕邪气，杀三虫。

观《本经》主治，皆取破血之用，亦取散肝经之血结。

【功能特性】

桃仁，苦，甘，平，无毒。桃仁入手足厥阴血分，为血瘀、血闭之专药。苦以泄滞血，甘以生新血，毕竟破血之功居多。味苦、甘，性平。归心、肝、大肠经。本品入心肝二经血分，苦能泄降导下以破瘀，甘能和畅气血以生新，然破瘀之功胜于生新，故为行瘀通经常用之药。主治瘀血不行、经闭癥瘕、蓄血发狂、肺痈肠痈、跌打损伤。本品富含油脂，还可润燥滑肠，可治大肠血燥、大便秘结。此外，本品有类似杏仁的止咳平喘作用，也可用治气逆喘咳。

【配伍应用】

可知仲景桃核承气、抵当汤，皆取破血之用。又治热入血室，瘀积癥瘕，经闭，疟母，心腹痛，大肠秘结，亦取散肝经之血结。熬香治癞疝痛痒，《千金》法也。

1. 破血行瘀：适用于闭经痛经之瘀血腹痛，常与红花、当归、赤芍等同用，如桃红四物汤。用治产后瘀阻，又可与当归、川芎、炮姜等同用，如生化汤。用治蓄血发狂、少腹硬满，常与水蛭、虻虫、大黄同用，如抵当汤。用治跌打损伤、瘀血肿痛，常与红花、当归等同用，如复元活血汤。由于本品能破血去瘀、消肿散结，还可用治火毒壅盛、气滞血凝的肺痈、肠痈，如苇茎汤、大黄牡丹皮汤，均是本品配伍的代表方例。

2. 滑肠通便：适用于阴虚血燥之津亏便秘，常与杏仁、郁李仁等同用，如五仁丸。

3. 本品还可用治气逆喘咳、胸膈痞满，如《食医心镜》单用本品合粳米煮粥食。临床常与杏仁配伍，可以增强疗效，如《圣济总录》双仁丸。亦可根据寒热虚实不同，适当配伍其他止咳平喘药同用。

生用则和血，连皮尖炒用即破血，同干漆拌炒大破宿血。本品走而不守，泻多补少，过用及用之不当，能使血流不止，损伤真阴，故无瘀血之症及便溏者不宜用。咯血及孕妇忌服。

【汇要学按】

桃仁，苦，甘，平，无毒。桃仁入手足厥阴血分，为血瘀、血闭之专药。苦以泄滞血，甘以生新血，毕竟破血之功居多。味苦、甘，性平。归心、肝、大肠经。本品入心肝二经血分，苦能泄降导下以破瘀，甘能和畅气血以生新，然破瘀之功胜于生新，故为行瘀通经常用之药。本品富含油脂，还可润燥滑肠，可治大肠血燥、大便秘结。此外，本品有类似杏仁的止咳平喘作用，也可用治气逆喘咳。

【范式开合】

桃仁，泻，破血，润燥。苦平微甘[孙思邈辛，孟诜温。孙思邈，着《千金方》，孟诜，着《食疗本草》]厥阴[心包、肝]血分药。苦以泄血滞，甘以缓肝气新血[成无己曰：肝者，血之源，血聚，则肝气燥。肝苦急，宜急食甘以缓之]。通大肠血秘。治热入血室[冲脉]，血燥血痞，损伤积血。血痢经闭，咳逆上气[血和则气降]，皮肤血热，燥痒蓄血，发热如狂[仲景治膀胱蓄血，有桃仁承气汤即调胃承气汤加桃仁、桂枝。抵当汤，用桃仁、大黄、虻虫、水蛭。水蛭，即马蟥。蛭食血之虫，能通肝经瘀血，性最难死。虽炙为末，得水即活，若入腹中，生子为患，田泥和水饮下之。虻虫即蚊虫，因其食血，故用以治血]。血不足者禁用。行血连皮、尖生用，润燥去皮、尖炒用，俱研碎，或烧存性用。双仁者有毒，不可食。香附为使。桃花苦平。下宿水，除痰饮，消积聚，利二便，疗风狂[范纯佑女，丧夫发狂，夜断窗，登桃树食花几尽，自是遂愈。以能泻痰饮、滞血也]。桃叶能发汗[凡伤寒、风痹发汗不出，以火烧地，用水洒之，铺干桃叶浓二三寸，席卧，温复取大汗，敷粉极燥，即瘥。麦麸、蚕沙，皆可如此法用。桃为五木之精，其枝、叶、花、仁，并能辟邪。《食医心镜》桃仁煮粥，治鬼证咳嗽。生桃食多生痈疖]。《本草备要》

【专题发挥】

桃实甘酸，多食令人腹热作泻。

桃奴杀百鬼精物，疗中恶腹痛瘀血癥坚。破血，酒磨服；止血，烧灰服。

桃树上胶最通津液，能治血淋、石淋、痘疮黑陷，必胜膏用之。

桃叶治传尸，有水炙法，方用桃叶一斗，艾叶、厚朴各二两，分二囊盛，置以火酒数斤煮沸，更迭煮药，熨患人背脊，酒尽为度，不过三次，瘵虫永绝。又疮中小虫，捣烂涂之。

桃仁、杏仁均能止咳平喘、润肠通便，然杏仁偏于气分，长于降气消痰，桃仁偏行血分，长于破瘀生新。

［处方用名］桃仁、光桃仁。

杏核仁［杏仁］

杏核仁，味甘，温，有毒。治咳逆上气，肠中雷鸣，喉痹，下气，产乳，金疮，寒心，奔豚。惊痫，风气去来，时行头痛，解肌，消心下急，杀狗毒。生川谷。五月采之。其两仁者杀人，可以毒狗。得火良。恶黄芩、黄芪、葛根。解锡毒。畏蘘草。

【本经释难】

《本经》主咳逆上气，雷鸣喉痹，下气产乳，金疮寒心，奔豚。

杏仁入手太阴经，辛能横行而散，苦能直行而降。遂为散血降气，定喘泄泻，散结温燥，除肺中风热咳嗽，总不出《本经》主治也。《本经》治金疮寒心者，伤处风藉，内入胞络，而心下恶寒，用以涂封疮口，拨散风热之邪也。言治奔豚者，辛能散结，润能下气也。

【功能特性】

杏仁，苦、辛、甘，温，小毒，入手太阴经，辛能横行而散，苦能直行而降。元素言：润大肠气秘。之才言：解锡毒。《别录》言：杀狗毒，炒香消狗肉，及索粉积，故六神曲用之。味苦，性温，有小毒。归肺、大肠经。本品苦降、温散、质润。既有下气止咳定喘之功，又有疏散肺经风寒痰湿之能，且多脂质润，善润肠燥。故凡外邪侵袭，痰浊内蕴，以致肺气失降，而为痰多咳喘之证及肠燥便秘之证，用之无不相宜。

【配伍应用】

《千金》以童便浸七日，研如泥，治咳嗽寒热。仲景麻黄汤用杏仁者，为其利气泻肺解肌也；至于陷胸、麻仁等丸，皆熬黑研腻如油，则知此物之性，愈熬黑愈润下矣。入肺寒喘逆发散药，连皮用之。又能治疮杀虫，用其毒也。扁鹊云：杏仁不宜久服，令人面目须发落，耗气之验也。今人以之混治阴虚喘嗽，转耗胸中大气，为患不浅。亡血家尤为切禁，以其味辛、性温，大能破血也。

1. 止咳平喘：用于风寒感冒所致咳嗽痰多者，可与紫苏叶、半夏、茯苓等同用，如杏苏散；喘促明显者，可与麻黄、甘草等配伍，如三拗汤；对于肺热咳喘应配伍清热药生石膏等，如麻杏石甘汤。

2. 润肠通便：用于肠燥便秘。如《沈氏尊生书》润肠丸，即以本品配伍火麻仁、桃仁、当归、生地黄等，治疗老人或产后肠燥便秘之证。

此外，取其疏通肺气之性，故配伍白蔻仁、薏苡仁等，又可治疗湿温初起所致头痛身重、胸闷不饥、午后身热之症，如三仁汤。

苦杏仁有毒，用量当控制；阴虚咳嗽及大便溏泄者不宜用。

【汇要学按】

杏仁，苦、辛、甘，温，小毒，入手太阴经，辛能横行而散，苦能直行而降。味苦，性温，有小毒。归肺、大肠经。本品苦降、温散、质润。既有下气止咳定喘之功，又有疏散肺经风寒痰湿之能，且多脂质润，善润肠燥。

【范式开合】

杏仁，泻肺，解肌，润燥，下气。辛苦甘温而利。泻肺解肌[能发汗]，除风散寒，降气行痰，润燥消积[索面、豆粉，近之则烂]，通大肠气秘。治时行头痛，上焦风燥，咳逆上气[杏仁炒研，蜜和为丸，含咽]，烦热喘促。有小毒，能杀虫治疮，制狗毒[可毒狗，消狗肉积]、毒。肺虚而咳者禁用[东垣曰：杏仁下喘治气，桃仁疗狂治血，俱治大便秘。

当分气血，昼便难属阳气，夜便难属阴血。妇人便秘，不可过泄。脉浮属气，用杏仁、陈皮；脉沉属血，用桃仁、陈皮。肺与大肠相表里，贲门上主往来，魄门下主收闭，为气之通道，故并用陈皮佐之。贲门胃之上口，魄门，即肛门。杏仁、紫菀，并能解肺郁，利小便]。去皮、尖，炒研，发散连皮、尖研。双仁者杀人。得火良。恶黄芪、黄芩、葛根。《本草备要》

【专题发挥】

双仁者捣烂，以车脂调涂，针断人肉，及箭镝在咽隔诸隐处，敷之即出。巴旦杏仁则甘平、无毒，能止咳下气，消心腹逆闷。杏实味酸，伤人筋骨，生者尤甚。

本品有苦杏仁与甜杏仁之分，前者苦降温散，且具毒性，多用于感冒喘咳痰多之证；后者甘平润肺，无毒，适用于虚劳喘咳之证。

[处方用名] 杏仁、苦杏仁、甜杏仁、杏仁泥。

假苏［荆芥］

假苏，一名鼠蓂。味辛，温，无毒。治寒热，鼠瘘，瘰疬生疮，破结聚气，下瘀血，除湿痹，生川泽。叶似落藜而细。蜀中生啖之。

【本经释难】

《本经》主寒热鼠瘘，瘰疬生疮，破结聚气，下瘀血，除湿痹。

观《本经》所主，皆是搜经中风热痰血之病。

【功能特性】

荆芥又名假苏辛，微温，无毒。荆芥穗入手太阴、足厥阴气分，其功长于祛经络中之风热。味辛，性温。归肺、肝经。本品轻扬疏散，辛而不烈，微温不燥，性较和平，善散风邪。既散风寒，又疏风热，并能疏散血中之风热。故适用于外感风寒或风热，症见头痛发热、目赤、咽喉肿痛等，能疏风解表；对麻疹透发不畅或风疹瘙痒及疮疡肿毒之症，可以起到疏散血中风热、透邪外出的作用；对妇女产后冒风、口噤发痉，也可起到祛风解痉的功效。炒炭可以止血，能治吐血、衄血、便血、尿血及妇女崩漏。

【配伍应用】

又能清头目，去瘀血，破结气，消疮毒。故风病、血病、疮病、产后为要药。治风兼治血者，以其入风木之脏，即是藏血之地，故并主之。华元化治产后中风、口噤发痉，及血晕不醒，荆芥末三钱，豆淋酒调服，神效。产后血晕，热童便调服。而表虚自汗、阴虚面赤者禁用。

1. 祛风解表：用于外感风寒或外感风热所致发热恶寒、无汗头痛、身痛及发热恶风、目赤咽痛等症。治疗风寒表证常与防风、羌活等配伍，如荆防败毒散；治疗风热表证常与薄荷、连翘、金银花等配伍，如银翘散。

2. 透疹：用于麻疹透发不畅及风疹瘙痒等症，常配伍蝉蜕、牛蒡子、薄荷、金银花等。

3. 疗疮：用于疮疡初起、恶寒发热，具有表证者，常与防风、金银花、连翘、赤芍等配伍。

4. 止血：荆芥炒炭可用于吐血、衄血、便血、尿血、崩漏等证，常配合其他止血药同用。

5. 祛风止痉：用于产后冒风发痉、项背强直、口噤等症。古时单用为末冲服，如华佗愈风散，或与其他息风止痉药配伍使用。

产后止血，童便制黑用。凡食河豚，及一切无鳞鱼与驴肉俱忌之；食黄鳝鱼后服之，令人吐血，惟地浆可解。与蟹同食动风。

荆芥穗发汗之力大于荆芥。无汗生用，有汗炒用，止血炒炭。本品主要作用为发表祛风，故无风邪或表虚有汗者，皆不宜服。

今人但遇风证，概用荆芥，此流气散之相沿耳。

【汇要学按】

荆芥，辛，微温，无毒。荆芥穗入手太阴、足厥阴气分，其功长于祛经络中之风热。味辛，性温。归肺、肝经。本品轻扬疏散，辛而不烈，微温不燥，性较和平，善散风邪。既散风寒，又疏风热，并能疏散血中之风热。

【范式开合】

荆芥，轻，宣，发表，祛风，理血。辛苦而温，芳香而散。入肝经气分，兼行血分。其性升浮能发汗[又云：止冷汗、虚汗]，散风湿，清头目，利咽喉。治伤寒头痛，中风口噤，身强项直，口面㖞斜，目中黑花。其气温散，能助脾消食[气香入脾]，通利血脉。治吐衄肠风，崩中血痢，产风血运[产后去血过多，腹内空虚，则自生风。故常有崩运之患，不待外风袭之也。荆芥最能散血中之风，华佗愈风散，荆芥三钱，微焙为末，豆淋酒调服，或童便服，诸家云甚效］。**瘰疬疮肿。清热散瘀，破结解毒**［结散热清，则血凉而毒解，为风病、血病、疮家圣药］。**荆芥功本治风，又兼治血者，以其入风木之脏，即是藏血之地也。李士材曰：风在皮里膜外，荆芥主之，非若防风能入骨肉也。连穗用**［穗在于巅，故善升发］，**治血炒黑用**［凡血药用山栀、干姜、地榆、棕榈、五灵脂等，皆应炒黑者，以黑胜红也］。**反鱼蟹、河豚、驴肉。**《本草备要》

【专题发挥】

荆芥与紫苏均能发汗解表。紫苏发散风寒，又能理气宽中、安胎、解鱼蟹毒；荆芥祛风力胜，不论风寒、风热皆可应用，又散血中风热，且可解痉、炒炭止血。

［处方用名］荆芥、荆芥穗、炒荆芥、荆芥炭。

石胆

石胆，一名毕石。味酸，寒，有毒。主明目，目痛，金疮，诸痫、痉，女子阴蚀痛，石淋，寒热，崩中下血，诸邪毒气，令人有子。炼饵服之，不老。久服增寿命，神仙。能化铁为铜，成金银。散癥积，咳逆上气，及鼠瘘，恶疮。生山谷大石间。

二月庚子、辛丑日采。水英为之使。畏牡桂、菌桂、芫花、辛夷、白薇。

【本经释难】

《本经》主目痛，金疮，诸痫痉，女子阴蚀痛，石淋寒热，崩中下血，诸邪毒气。

性寒收敛，味辛上行，能涌风热涎痰，发散风木相火，又能杀虫。《本经》主目痛、金疮、痫痉，取酸辛以散风热痰垢也。

【功能特性】

石胆俗名胆矾，**辛、寒，有毒。**石胆酸辛气寒，入少阳胆经。味酸、辛，性寒，有毒。归肝、胆经。本品辛散酸涩，寒能清热，涌吐之功甚捷，又有燥湿杀虫解毒之效。内服可用于风热痰涎壅盛的癫痫喉痹及误食毒物的解救；外用可治风眼赤烂、牙疳、痔疮肿毒，唯药性毒烈，内服宜慎。

【配伍应用】

治阴蚀崩淋寒热，取酸寒以涤湿热淫火也。又能为咽齿喉痹、乳蛾诸邪毒气要药。涌吐风痰最快，方用米醋煮真鸭嘴，胆矾末醋调，探吐胶痰即瘥。又治紫白癜风，胆矾、牡蛎粉生研，醋调摩之。疯犬咬伤，胆矾末水服探吐，蜜调敷之立愈。胃脘虫痛，茶清调胆矾末吐之。走马牙疳，红枣去核，入胆矾煅赤，研末敷之，追出痰涎即愈。百虫入耳，胆矾和醋灌之即出，《千金》方也。

1. 内服涌吐风热痰涎及毒物：适用于涌吐风热痰涎及风痰癫痫、喉痹等症。如《谭氏小儿方》以之为末，温醋汤调下，用吐风痰；《济生方》二圣散配伍僵蚕为末，吹喉吐涎，以治喉痹。现代临床主要用治误食毒物，单服催吐即可。

2. 外用燥湿收敛杀虫解毒：适用于风眼赤烂、牙疳、痔疮、肿毒等证。如《明目验方》以之烧研，泡汤洗目，治风眼赤烂；《沈氏尊生方》胆矾散，以之同儿茶、胡黄连研末敷，治牙疳；《仁斋直指方论》以之煅研，蜜水调敷，治痔疮热肿。

用量 0.3 ～ 0.6 g，研末水调服，用于催吐，每次用量为 0.9 g，限服一次。外用适量煅研末敷，若洗目，应作千倍之水溶液用之。体虚者忌服。

【汇要学按】

石胆，辛、寒，有毒。石胆酸辛气寒，入少阳胆经。味酸、辛，性寒，有毒。归肝、胆经。本品辛散酸涩，寒能清热，涌吐之功甚捷，又有燥湿杀虫解毒之效。内服可用于风热痰涎壅盛的癫痫喉痹及误食毒物的解救；外用可治风眼赤烂、牙疳、痔疮肿毒，唯药性毒烈，内服宜慎。

【范式开合】

石胆，宣，吐风痰，涩，敛咳逆。酸涩辛寒。入少阳胆经。性敛而能上行，涌吐风热痰涎，发散风木相火。治喉痹[醋调咽，吐痰涎立效]**咳逆，痉痫崩淋。能杀虫，治牙虫、疮毒、阴蚀。产铜坑中，乃铜之精液**[故能入肝、胆治风木]**磨铁作铜色者真，形似空青鸭嘴色为上**[市人多以醋揉青矾伪之]**。畏桂、芫花、辛夷、白薇。**《本草备要》

【专题发挥】

瓜蒂、胆矾均为常用之涌吐药，同可用治痰热癫痫、喉痹及食物中毒等症。然瓜蒂善吐热痰，且外用引湿热外出，可疗湿热黄疸、湿家头痛；胆矾善吐风痰，外用治风眼赤烂、牙疳、痔疮，又有燥湿收敛、杀虫解毒之效。

［处方用名］胆矾、石胆、兰矾。

水银

水银，一名汞。味辛，寒，有毒。治疗瘑痂疡，白秃，杀皮肤中虱，堕胎，除热，杀金、银、铜、锡毒，熔化还复为丹。久服神仙，不死。以傅男子阴，阴消无气。生平土，出于丹砂。畏磁石。

【本经释难】

《本经》主疥瘘痂疡白秃，杀皮肤中虱，堕胎，除热，杀金银铜锡毒，熔化还复为丹。

《本经》主疥疡白秃，皮肤中虱，及堕胎、除热，敷男子阴，则阴消无气，以至阴之精能消阳气，故不利男子阴器也。

【功能特性】

水银—名汞，辛，寒，有毒。味辛，性寒，有大毒。归肺、胃经。外用有攻毒、杀虫的作用，主要用于疥、癣、恶疮肿毒、梅毒等症。内服，古时用以镇逆潜阳、降痰、止呕、下死胎等，因其性毒烈，近代已不作内服之用。

【配伍应用】

水银乃至阴之精，质重着而性流利，得盐矾为轻粉，加硫黄为银朱，炀成罐同硫黄打火升炼，则为灵砂，同硝皂等则为升降灵药，性之飞腾灵变，无似之者，此应变之兵，在用者得其肯綮而执其枢要焉。

《和剂局方》之灵砂丹专取硫黄以制汞，养正丹兼取伏火丹砂以制铅，深得交通阴阳，既济水火之妙用，非寻常草木可以例推也。《千金》治白癜风痒，《外台》治虫癣瘑痒，《梅师》治痔疮作痒，《肘后》治一切恶疮。藏器有云：水银入耳能蚀人脑，令人百节挛缩，但以金银着耳边即出。头疮切不可用，恐入经络，必缓筋骨，百药不治。

攻毒杀虫：用治疥癣，可与大风子、硫黄等配成软膏用；治恶疮肿毒，可与油脂调成水银软膏，或同铅粉研敷患处，用治梅毒恶疮，可单用，或用其制剂，如小升丹。

孕妇忌服，头疮不宜用，以免吸收中毒。

【汇要学按】

水银，辛，寒，有毒。味辛，性寒，有大毒。归肺、胃经。外用有攻毒、杀虫的作用；内服，古时用以镇逆潜阳、降痰、止呕、下死胎等，因其性毒烈，近代已不作内服之用。

【范式开合】

水银，重，外用杀虫。辛寒，阴毒。功专杀虫。治疮疥虮虱[性滑重，且入肉。头疮切不可用，恐入经络，令人筋骨拘挛]，解金、银、铜、锡毒[能杀五金]，堕胎绝孕。从丹砂烧而出。畏磁石、砒霜。得铅则凝，得硫则结，并枣肉入唾研则碎。散失在地者，以花椒、茶末收之。《本草备要》

【专题发挥】

水银，阴毒重著，不可入人腹。古法治误食水银，令其人卧于椒上，则椒内皆含水银。今有误食水银，腹中重坠，用猪脂二斤，切作小块焙熟，入生蜜拌食得下，亦一法也。

水银、砒石均具剧毒，为以毒攻毒之猛药，用治疥癣、恶疮肿毒，解毒杀虫功效显著。但二者属配伍禁忌，不可同用。所不同者，砒石兼有蚀疮去腐作用，为治恶疮死肌坚硬、腐肉不去的要药；水银则无此功效。近人研究，疗梅毒恶疮水银功效逊于砒石。

此外，水银在近代已基本不用于内服，而砒石尚可内服，以治疗疟疾、痰喘等症。

［处方用名］水银。

铁落

铁落，一名铁液。味辛，平，无毒。治风热，恶疮，疡疽疮，痂疥，气在皮肤中。除胸膈中热气，食不下，止烦，去黑子。可以染皂。

铁精，平。主明目，化铜。治惊悸，定心气，小儿风痫，阴㿗，脱肛。

铁，主坚肌，耐痛。生平泽。采无时。

【本经释难】

《本经》主风热恶疮疡疽痂疥，气在皮肤中。

《本经》主风热恶疮等疾，皆肝心火热所致，辛寒能除二经之热也。

【功能特性】

铁落，辛，寒，有毒。味辛，性寒。归肝经。为重镇之品，功能平肝镇惊。可治肝火扰心所致神志失常、善怒发狂、惊悸不安等症。

【配伍应用】

《素问》云：有病怒狂者，治以生铁落为饮。渍汁煎药，取其性沉，下气最疾。不可过服，过服令人凛凛恶寒，以其专削阳气也。苏恭以之炒热投酒中，疗贼风痉病，借酒以行皮肤中气也。

平肝镇惊：用于善怒发狂、惊悸不安，可以单用本品，水煎饮，如《素问》生铁落饮；现多配成复方应用，如《医学心悟》生铁落饮，即以本品与石菖蒲、远志、丹参、朱砂、茯苓、连翘等药所组成。

用量 30 ～ 90 g，先煎。中气虚寒者不宜服。

【汇要学按】

铁落，辛，寒，有毒。辛寒能除心肝二经之热。味辛，性寒。归肝经。为重镇之品，功能平肝镇惊。

【范式开合】

铁落，砧上打落者名铁落 [《素问》用治怒狂]，如尘飞起者名铁精，器物生衣者名铁锈，盐、醋浸出者名铁华 [李时珍曰：大抵借金气以平木、坠下解毒，无他义也]。《本草备要》

【专题发挥】

即烧铁赤沸砧上爆下之屑也，铁铫内煅赤，醋沃七次用。

［处方用名］生铁落。

铅丹

铅丹，一名铅华。味辛，微寒，治吐逆，胃反，惊痫，癫疾，除热，下气，炼化还成九光，久服通神明。止小便利，脐挛，金疮，溢血。生平泽。生于铅。

【本经释难】

《本经》治吐逆胃反，惊痫癫疾，除热下气。

《本经》言止吐逆胃反，治惊痫癫疾，除热下气，取其性重以镇逆满也。

【功能特性】

铅丹一名黄丹，辛，微寒，无毒。铅丹体重性沉，味兼盐矾而走血分，能坠痰止疟。味辛、性微寒，有毒。归心、肝经。外用有良好的解毒、止痒、收敛、生肌功效，多用作外贴膏药的主要原料，常用于疮痈肿毒、溃疡久不收口及黄水湿疮等；内服能截疟、坠痰、镇惊，可用治疟疾、癫狂等症。

【配伍应用】

仲景柴胡龙骨牡蛎汤用之，取其入胆以祛痰积也。但内无积滞误服，不能无伤胃夺食之患。敷疮长肉、坠痰杀虫，皆铅之本性耳。目暴赤痛，铅丹蜜调贴太阳穴立效。

1. 解毒、止痒、收敛生肌：治痈疽溃久不收口、黄水湿疮，多以本品与煅石膏研末外用，如桃花散。

2. 截疟：治疟疾寒热，可单用本品内服，如《刘涓子鬼遗方》治疟疾方；也可配伍使用，如《存仁堂方》用本品与青蒿同研为末，内服。

此外，古时本品尚作镇惊、坠痰之用。因易积蓄中毒，故近代极少作内服药用。

不宜过量或持续服用。内服一次不超过 1.5 g，外用适量。

【汇要学按】

铅丹，辛，微寒，无毒。铅丹体重性沉，味兼盐矾而走血分，能坠痰止疟。味辛、性微寒，有毒。归心、肝经。外用有良好的解毒、止痒、收敛、生肌功效，内服能截疟、坠痰、镇惊，可用治疟疾、癫狂等症。

【范式开合】

铅丹，重，坠痰，解毒。甘寒属肾。禀壬癸之气，水中之金，金丹之母，八石之祖 [丹灶家必用之]。安神解毒，坠痰杀虫，乌须 [制为梳，以梳须] 明目。铅丹 [即黄丹，用黑铅加硝、黄、盐、矾炼成] 咸寒沉重，味兼盐、矾。内用坠痰去怯，消积杀虫，治惊痫疟痢。外用解热拔毒，去瘀长肉，熬膏必用之药 [用水漂去盐硝砂石，微火炒紫色，摊地上，去火毒用]。铅粉主治略同 [亦名胡粉、锡粉。李时珍曰：铅粉亦可代铅丹熬膏，然未经盐矾火。又有豆粉、蛤粉杂之，只入气分，不能入血分也]。《本草备要》

［处方用名］铅丹、黄丹、广丹、东丹。

代赭［赭石］

代赭，一名须丸。味苦，寒，无毒。治鬼疰，贼风，蛊毒，杀精物恶鬼，腹中毒，邪气，女子赤沃漏下。<small>产难，胞衣不出，堕胎，养血气，除五藏血脉中热，血痹，血瘀，大人、小儿惊气入腹，及阴痿不起。</small>生山谷。<small>赤红青色如鸡冠有泽，染爪甲不渝者良。采无时。畏天雄。</small>

【本经释难】

《本经》主鬼疰贼风虫毒，腹中毒邪，女子赤沃漏下。

《本经》治贼风蛊毒，赤沃漏下，取其能收敛血气也。

【功能特性】

代赭，即代赭石<small>《本经》名须丸</small>，苦，甘，平，无毒。赭石之重，以镇逆气，入肝与心包络二经血分。观《本经》所治，皆属实邪。即赤沃漏下，亦是肝心二经瘀滞之患。味苦，性寒。归肝、心包经。为重镇降逆的要药，且有清火平肝、凉血止血的功效。用于气逆不降引起的噫气、呃逆、呕吐、喘息，可以重镇降逆；用于肝火上升引起的眩晕耳鸣，可以清火平肝；用于血热引起的吐衄下血，可以凉血止血。

【配伍应用】

仲景治伤寒吐下后，心下痞硬，噫气不除，旋覆代赭石汤，取重以降逆气，涤涎痰也。其治难产，胞衣不下，及大人小儿惊风入腹，取重以镇之也。阳虚阴痿，下部虚寒忌之，以其沉降而乏生发之功也。

1. 重镇降逆：用于噫气、呃逆、呕吐、喘息等症，如《伤寒论》旋覆代赭石汤，即以本品配伍旋覆花、半夏、生姜、人参、甘草、大枣，治虚气上逆、痰浊内阻引起的上述各症。

2. 清火平肝：用于肝火上升所致头目眩晕，可与龙骨、牡蛎、龟板、牛膝、白芍等药同用，如《医学衷中参西录》镇肝熄风汤。

3. 凉血止血：用于吐衄下血，如《本草纲目》方，单用本品研末，每服一钱，生地黄汁调服。

降逆平肝宜生用，止血宜煅用。本品苦寒重坠，故寒证及孕妇慎用。

【汇要学按】

代赭，即代赭石，苦，甘，平，无毒。赭石之重，以镇逆气，入肝与心包络二经血分。味苦，性寒。归肝、心包经。为重镇降逆的要药，且有清火平肝、凉血止血的功效。

【范式开合】

代赭，重，镇虚逆，养阴血。苦寒。养血气，平血热，入肝与心包，专治二经血分之病，吐衄崩带，胎动产难，小儿慢惊<small>[赭石半钱，冬瓜仁汤调服]</small>，金疮长肉<small>[仲景治伤寒汗吐下后，心下痞硬、噫气，用代赭旋覆汤。取其重以镇虚逆，赤以养阴血也。今人用治膈噎甚效]</small>。

红醋淬，水飞用。干姜为使。畏雄、附。《本草备要》

【专题发挥】

代赭石与磁石均为铁矿石，二药作用有所不同：代赭石重镇降逆、清火平肝、凉血止血，适用于噫气、呃逆、呕吐、喘息，肝阳上亢所致的头目眩晕及吐衄下血；磁石能补肾潜阳、纳气镇惊，适用于肾虚精亏，肝火上升所致的眩晕目暗、耳鸣耳聋、肾虚作喘及惊悸失眠等症。

击碎有乳形者真，火煅醋淬三次，研细，水飞用。

[处方用名] 代赭石、丁头赭石、煅赭石、赭石。

犀角

犀角，味苦，寒，无毒。治百毒，蛊疰，邪鬼，瘴气，杀钩吻、鸩羽、蛇毒，除邪，不迷惑，魇寐，久服轻身。伤寒，温疫，头痛，寒热，诸毒气。生山谷。松脂为之使。恶蘿菌、雷丸。

【本经释难】

《别录》治伤寒温疫，头痛寒热，诸毒。《抱朴子》云，犀食百草之毒，及众木之棘，所以能解毒。犀角能凉血、散血，及蓄血惊狂、斑痘之证，皆取以通利阳明血结耳。

【功能特性】

犀角，苦、微咸，大寒，无毒。犀之精灵皆聚于角，足阳明胃为水谷之海，饮食药物必先受之，故犀角能凉血、散血，及蓄血惊狂、斑痘之证，皆取以通利阳明血结耳。

味咸、苦，性寒。归肝、胃经。本品入营入血，善清心、肝、胃三经血分实热而凉血解毒，为解散血分热毒之专药。故凡热病邪盛火炽、高热神昏、谵语惊狂、小儿急惊，用之则有清心定惊之功；邪入营血、迫血妄行、吐衄下血、班疹发黄者，用之则有凉血解毒之效，并可用于热毒壅盛之疮痈肿毒。

【配伍应用】

其治吐血、衄血、大小便血，犀角地黄汤为之专药。若患久气虚又为切禁，以其能耗散血气也。痘疮之血热毒盛者尤为必需；然在六七日灌浆之时，又为切禁，以其化脓为水也；而结痂后余毒痛肿，则又不忌。惟气虚毒盛之痘，切不可犯。其性大寒，无大热邪者慎不可用。凡中毒箭，以犀角刺疮中立愈。

又感山岚瘴气、射工溪毒，用生犀磨汁，服之即解。

1. 清心定惊：适用于外感热病、热入营血、高热神昏、心烦不寐、舌绛口干，常与黄连、生地黄、丹参等同用，如清营汤；若热盛火炽、内灼心肝、神昏谵语、惊厥抽搐，又常与羚羊角、磁石、石膏、麝香等镇痉开窍、清热解毒之品同用，如紫雪散，均以本品为主药。

2. 凉血解毒：热入营血、血热伤络、迫血妄行所致的班疹发黄、吐衄下血，均可使用本品，配生地黄、牡丹皮、赤芍同用，如犀角地黄汤。若气血两燔、高热神昏、斑疹吐衄又可配石膏、知母、玄参或大青叶、栀子等同用，如化斑汤、犀角大青汤。

在临床上，严重感染所引起的中毒性肺炎并发中毒性肝炎，由于火毒亢盛，烈焰内炽，耗营动血，灼肝扰神而致高热、大渴、舌绛、斑疹、黄疸、吐血、衄血、烦躁神昏、动风抽搐、舌卷、肢厥者，常在抢救休克的同时，配合以犀角为重要成分的安宫牛黄丸、紫雪散、至宝丹等，也为取犀角凉血解毒、清心定惊之功。

凡蛊毒之乡遇有饮食，以犀筋搅之，有毒则生白沫，无毒则否。宗奭曰：鹿取茸，犀取尖，其精锐之力尽在是也。忌卤盐、乌附。孕妇勿服，能消胎气。"十九畏"有不宜与川、草乌同用之说。非实热证不宜用；孕妇慎用。

【汇要学按】

犀角，苦、微咸，大寒，无毒。犀之精灵皆聚于角，足阳明胃为水谷之海，饮食药物必先受之，故犀角能凉血、散血，及蓄血惊狂、斑痘之证，皆取以通利阳明血结耳。味咸、苦，性寒。归肝、胃经。本品入营入血，善清心、肝、胃三经血分实热而凉血解毒，为解散血分热毒之专药。

【范式开合】

犀角，泻心、胃大热。苦酸咸寒。凉心泻肝，清胃中大热，祛风利痰，辟邪解毒。治伤寒时疫，发黄发斑[伤寒下早，热乘虚入胃则发斑；下迟，热留胃中亦发斑]，吐血下血，蓄血谵狂，痘疮黑陷，消痈化脓，定惊明目。妊妇忌之[能消胎气。时珍曰：五脏六腑，皆禀气于胃。风邪热毒，必先干之，饮食药物，必先入胃。角，犀之精华所聚，足阳明胃药也。故能入阳明，解一切毒，疗一切血，及惊、狂、斑、痘之证。《抱朴子》云：犀食百草之毒及棘，故能解毒。饮食有毒，以角搅之，则生白沫]。乌而光润者胜，角尖尤胜[鹿取茸，犀取尖，其精气尽在是也]。现成器物，多被蒸煮，不堪入药。入汤剂磨汁用，入丸散锉细。纸裹纳怀中，待热捣之立碎[《归田录》云：人气粉犀]。升麻为使。忌盐。《本草备要》

【专题发挥】

镑成以热手掌摸之，香者为真，臭者即假。

犀角、石膏均为清热要药，热病高热不退时多用之，但犀角主清血分实热，石膏则主清气分实热，若热病高热，而气血两燔，犀角、石膏同用则功效甚佳。

由于犀角药原逐渐稀少，必须寻找代用药物。据《名医别录》载，水牛角"治时气寒热头痛"，《日华子诸家本草》说，水牛角"煎汁，治热毒风及壮热"；据现代临床及药理研究认为，水牛角与犀角功效相似而药力稍逊，可为犀角之代用品。水牛角用量一般为犀角的 5～10 倍。

又据《本草纲目》记载"瑇瑁（玳瑁）解毒清热之功同于犀角"，现代临床上也可作为犀角的代用品，用于血分热毒亢盛之证。

［处方用名］犀角、犀角粉、犀角尖、乌犀尖。

鼺鼠［五灵脂］

鼺鼠，一名鸓鼠。微温。主堕胎，令产易。生平谷。

【本经释难】

五灵脂，苦、酸，生用则破血，炒用则和血。

【功能特性】

鼺鼠——五灵脂即寒号虫屎，又名鹖鴠，苦、酸，寒，小毒。研细酒飞，去砂石晒干。生用则破血，炒用则和血。状如凝脂而受五行之灵气也，其气腥秽，其味苦酸，大伤胃气。

味甘，性温。归肝经。本品甘缓不峻，性温能通，主入肝经血分，故能通利血脉、散瘀止痛，为一味治疗血滞诸痛的要药。凡心腹胁肋血滞诸痛、妇女经闭痛经、产后瘀阻、瘀血疼痛均可应用。又本品炒用，行中有止，既化瘀又止血，还可用治妇女血崩、月经过多。此外，生用外敷，还可用治蛇蝎咬伤。

【配伍应用】

虽有治目翳、中脘疼痛之功，惟藜藿庶可应用，终非膏粱所宜。同蒲黄名失笑散，治一切心胸腹胁少腹诸痛，及产后结血、血崩，目中生翳往来不定，其性入肝，散血最速，但性极膻恶，脾胃虚者，不能胜其气也。

1. 生用通利血脉、散瘀止痛：适用于气滞血瘀、胃脘胁肋刺痛，本品常与延胡索、香附、没药同用，如《奇效良方》手拈散。用治瘀血阻滞的经闭、痛经、产后瘀阻、血晕腹痛，常与蒲黄同用，如《太平惠民和剂局方》失笑散。

近年来以本品配合瓜蒌、薤白、半夏及桃仁、红花、蒲黄等同用，还可用治冠心病心绞痛，如天津市南开医院方冠心Ⅱ号。

2. 炒用化瘀止血：适用于妇女崩漏经多、紫黑多块、少腹刺痛，可单用本品研末，当归煎汤送服。也可与生地黄、熟地黄、阿胶等凉血止崩药同用。

又外用本品研末涂之，可治蜈蚣、蛇、蝎等毒虫伤。

血虚无瘀及孕妇忌服。十九畏歌诀云"人参最怕五灵脂"，《本草纲目》云"恶人参，损人"，故不宜与人参同用。行血宜生，止血宜炒。

【汇要学按】

五灵脂，苦、酸，寒，小毒。生用则破血，炒用则和血。状如凝脂而受五行之灵气也，其气腥秽，其味苦酸，大伤胃气。味甘，性温，归肝经。本品甘缓不峻，性温能通，主入肝经血分，故能通利血脉、散瘀止痛，为一味治疗血滞诸痛的要药。又本品炒用，行中有止，既化瘀又止血，可用治妇女血崩、月经过多。生用外敷，还可用治蛇蝎咬伤。

【范式开合】

五灵脂，宣，行血，止痛。甘温纯阴，气味俱浓。入肝经血分。通利血脉，散血和血，血闭能通[生用]，经多能止[炒用]。治血痹血积，血眼血痢，肠风崩中，一切血病[《图经》云：血晕者，半炒半生，末服一钱]，心腹血气，一切诸痛。又能除风化痰，杀虫消积[诸痛皆属于木，诸虫皆生于风]，治惊、疳、疟、疝，蛇、蝎、蜈蚣伤。血虚无瘀者忌用[五灵脂一两，雄黄五钱，酒调服，滓敷患处，治毒蛇咬伤。李仲南曰：五灵脂治崩中，非正治之药。乃去风之剂，冲、任经虚，被风袭伤营血，以致崩中暴下，与荆芥、防风治崩义同。方悟古人识见深远如此。时珍曰：此亦一说，但未及肝虚血滞，亦自生风之意。按：冲为血海，任主胞胎。任脉通，冲脉盛，则月事以时下，无崩漏之患，且易有子]。北地鸟名，寒号虫矢也[即曷旦虫。夜鸣求旦。夏月毛采五色，鸣曰凤凰不如我。冬月毛落，忽寒而号，曰得过且过。高士奇曰：月令仲冬之月，不鸣，似与寒号之名未协]。黑色气甚臊恶。糖心润泽者真。研末酒飞，去砂石用。行血宜生，止血宜炒。恶人参。《本草备要》

【专题发挥】

鹖鴠，候时鸟也，晋地有之。春夏羽仪丰盛，冬时裸形，昼夜哀鸣，故杨氏《丹铅录》谓之寒号虫，屎名五灵脂。

[处方用名] 五灵脂。

龟板

龟板，一名神屋。味咸，平，有毒。治漏下赤白，破癥瘕，痎疟，五痔，阴蚀，湿痹，四肢重弱，小儿囟不合，久服轻身，不饥。头疮难燥，及惊恚气，心腹痛，不可久立，骨中寒热，伤寒劳复，或肌体寒热欲死，益气，资智。亦使人能食。生南海、池泽及湖水中。采无时，勿令中湿，中湿即有毒。以作汤良。恶沙参、蜚蠊。

【本经释难】

《本经》主漏下赤白，破癥瘕痎疟，五痔阴蚀，湿痹四肢重弱，小儿囟不合。

大凡滋阴降火之药，多寒凉损胃，惟龟板炙灰则益大肠、止泄泻，故漏下赤白亦能疗之。其治小儿囟不合，专取滋水坚骨之功，皆龟之所主。其破癥瘕痎疟、五痔阴蚀、湿痹重着，皆秦龟之功用，以能入脾经治风湿也。时珍云：龟鹿灵而寿，龟首常藏向腹，能通任脉，故取其腹以补心、补肾、补血，皆养阴也；鹿鼻常反向尾，能通督脉，故取其角以补命门、补精、补气，皆养阳也。观龟板所主之病，皆属阴虚精弱、腰脚酸痿，可心解矣。

【功能特性】

龟板《本经》名曰神屋，咸、甘，平，小毒。龟禀北方之气而生，乃阴中至阴之物，专行任脉，上通心气，下通肾经，故能补阴治血治劳。龟板咸、甘，平。入肾、心、肝经。龟板甘咸而寒，能滋阴益肾，肾阴充足则虚阳下潜，心火降则虚火自清。为治阴虚火旺之骨蒸劳热、盗汗，阴虚阳亢之头晕目眩，以及温热病后、津液不足所致的手足抽动等症常用之品。且有强骨之功，又为治肾阴亏虚所致腰脚痿弱、筋骨不健及小儿囟门不合等症之良药。由于能益肾阴而达任脉，亦可用于阴虚血热之月经过多、崩漏带下等症。

【配伍应用】

烧灰酒服，治痘疮。又合鹿角灰等分，入四物汤服，治血崩。炙末酒服，主风痹脚弱。烧灰敷小儿头疮、妇人阴疮。鳝鱼血调涂流火湿疮。

1. 滋阴潜阳：①用于阴虚火旺所致的骨蒸劳热、盗汗，常与黄柏、知母、熟地黄等同用（如大补阴丸）；②用于阴虚阳亢所致的头晕目眩之症，常与天冬、玄参、龙骨、牡蛎等同用（如镇肝熄风汤）；③用于温热病后、热邪伤阴所致的筋脉拘挛、手足抽动之症，常与白芍、麦冬、生地黄等同用（如大定风珠）。

2.益肾强骨：用于肾阴亏虚所致的腰脚痿弱、筋骨不健及小儿囟门不合等症，常与虎骨、熟地黄、白芍等同用（如虎潜丸）。

3.固经止崩：用于阴虚血热所致的月经过多、崩漏带下等症，常与白芍、黄柏、椿皮、香附等同用（如固经丸）。

此外，又可用于痔疾。

用量10～30g，煎服。滋阴煎服宜生用；入丸散宜炙用。入汤剂宜先煎。**但胃虚少食、大便不实及妊娠禁用，以其无阳生之力耳。**但咸寒之物，只适用于阴虚有热之证，凡脾胃虚寒、外感邪气未解者均忌用。

【汇要学按】

龟板，咸、甘、平，禀北方之气而生，乃阴中至阴之物，专行任脉，上通心气，下通肾经，故能补阴治血治劳。入肾、心、肝经，甘咸而寒，能滋阴益肾，肾阴充足则虚阳下潜，心火降则虚火自清。为治阴虚火旺之骨蒸劳热、盗汗，阴虚阳亢之头晕目眩，以及温热病后、津液不足所致的手足抽动等症常用之品。且有强骨之功，又为治肾阴亏虚所致的腰脚痿弱、筋骨不健及小儿囟门不合等症之良药。由于能益肾阴而达任脉，亦可用于阴虚血热之月经过多、崩漏带下等症。

【范式开合】

龟板，补阴、益血。甘，平，至阴，属金与水。补心益肾，滋阴资智[性灵，故资智通心，益肾以滋阴]。**治阴血不足，劳热骨蒸，腰脚酸痛，久泻久痢**[能益大肠]，**久嗽痎疟**[老疟也。或经数年，中有痞块，名疟母]，**癥瘕崩漏，五痔产难**[为末酒服，或加芎、归、煅发]，**阴虚血弱之症**[益阴清热，故治之。时珍曰：龟、鹿皆灵而寿。龟首常藏向腹，能通任脉，故取其甲，以补心、补肾、补血，以养阴也。鹿首常返向尾，能通督脉，故取其角，以补命、补精、补气，以养阳也。昂按：《本草》有鹿胶而不及龟胶，然板不如胶，诚良药也。合鹿胶，一阴一阳，名龟鹿二仙膏]。

大者良。上下甲皆可用。酥炙，或酒炙、猪脂炙，煅灰用。洗净揪碎，水浸三日用。桑柴熬膏良[自死败龟尤良，得阴气更全也]。**恶人参。**

龟尿，走窍透骨，染须发，治哑聋[以镜照之，龟见其影，则淫发而尿出。或以猪鬃、松毛刺其鼻，尿亦出]。《本草备要》

【专题发挥】

龟板，入药取腹去背，酒浸酥炙，或熬胶用。色黑、产水中者为水龟。

其色黄、出山中者为秦龟，秦龟不入补肾药。一种呷蛇龟，腹折，见蛇则呷而食之，其性最毒，不可误用。方书皆用灼过败龟之板，取其用过，无关生命也。世以自死龟壳为败，既死精气已脱，取用何益？误服反受其毒，以其为蛇虺所伤也。今药肆所卖龟胶，每以鹿角胶冲入，则易凝结，亦有以黄明胶和入者。凡制胶须去背甲，以净腹板，水浸去外衣，则胶无腥浊之气。

龟板，胆汁苦寒，治痘后目肿，经月不开，取汁点之良。溺滴耳治聋，点舌下治大人中风舌喑、小儿惊风不语，摩胸背治龟胸龟背。欲取其溺，以猪鬃刺其鼻即出。

龟板胶：用龟板煎熬而成。功同龟板，但滋补之性过之，且有止血之功，对肾阴不足所致之痿弱、崩漏等症尤效，用量 3～9 g，但味腥败胃，宜酒炒烊化服。

［处方用名］生龟板、炙龟板。

鳖甲

鳖甲，味咸，平，无毒。治心腹癥瘕坚积，寒热，去痞，息肉，阴蚀，痔，恶肉。温疟，血瘕，腰痛，小儿胁下坚。生池泽。取无时。恶矾石。

【本经释难】

《本经》主心腹癥瘕，坚积寒热，去痞疾息肉、阴蚀痔核、恶肉。

鳖色青，入厥阴肝经及冲脉，为阴中之阳。阳奇阴偶，故取支肋为肝经之向导。其所主者，痎疟、疟母，虚劳寒热，癥瘕痞疾，经水阴疮，不出《本经》主治也。

【功能特性】

鳖甲—名上甲，咸，平，无毒。凡骨蒸劳热自汗皆用之，为其能滋肝经之火也。与龟甲同类，并主阴经血分之病。

味咸，性寒。归肝经。本品功能滋阴潜阳，软坚散结。用治阴虚发热、劳热骨蒸所致的潮热盗汗，或热病伤阴、虚风内动而致头目昏眩、心烦作恶，甚则痉厥，可以滋阴清热、潜阳息风；用治久疟、疟母、胁肋作痛、月经不通、癥瘕积聚，可以软坚散结、通经消癥。

【配伍应用】

龟用腹，腹属肾。鳖用肋，肋属肝，然究竟是削肝之剂，非补肝药也。妊妇忌用，以其能伐肝破血也。肝虚无热禁之。煅灰研极细末，疗汤火伤、皮绽肉烂者并效，干则麻油调敷，湿则干掺，其痛立止。其解火毒、疗骨蒸、杀瘵虫之功，可默悟矣。鳖头烧灰酒服，疗小儿脱肛、妇人阴脱下坠，取其善缩之性也，生血涂之尤效。

1. 滋阴潜阳：适用于阴虚发热、劳热骨蒸。例如《温病条辨》青蒿鳖甲汤，即以本品配伍青蒿、生地黄、牡丹皮、知母，治热病伤阴夜热早凉、形瘦脉数、舌红少苔；又如《证治准绳》清骨散，以本品配伍银柴胡、秦艽、青蒿、地骨皮、胡黄连、知母等，治骨蒸劳热。还用于热病伤阴、虚风内动，如《温病条辨》二甲复脉汤，以本品配伍牡蛎、生地黄、阿胶、麦冬、麻仁、白芍、炙甘草治热病后期，阴伤虚风内动，脉沉数，舌干齿黑，手指蠕动，甚则痉厥。

2. 软坚散结：适用于久疟、疟母、经闭、癥瘕。如《金匮要略》鳖甲煎丸，即以本品配伍柴胡、黄芩、桃仁、大黄、䗪虫、牡丹皮等药同用，可治久疟、疟母、肝脾大、胁肋疼痛；《太平圣惠方》鳖甲丸，即鳖甲、大黄、琥珀所组成，可治经闭、癥瘕。

妊娠勿食鳖肉，与苋菜、鸭卵合食尤忌。本品咸寒滋阴，能伤脾胃，且可通经散结，所以脾胃虚寒、食少便溏者及孕妇均忌服。

滋阴潜阳宜生用，软坚散结宜醋炙用。

【汇要学按】

鳖甲，咸，平，无毒。凡骨蒸劳热自汗皆用之，为其能滋肝经之火也。与龟甲同类，并主阴经血分之病。味咸，性寒。归肝经。本品功能滋阴潜阳，软坚散结。用治阴虚发热、劳热骨蒸所致的潮热盗汗，或热病伤阴、虚风内动而致头目昏眩、心烦作恶，甚则痉厥，可以滋阴清热、潜阳息风；用治久疟、疟母、胁肋作痛，月经不通，癥瘕积聚，可以软坚散结、通经消癥。

【范式开合】

鳖甲，补阴，退热。咸平属阴，色青入肝。治劳瘦骨蒸，往来寒热，温疟疟母[疟必暑邪。类多阴虚之人，疟久不愈，元气虚羸，邪陷中焦，则结为疟母。鳖甲能益阴、除热而散结，故为治疟要药]，腰痛胁坚，血瘕痔核[咸能软坚]，经阻产难，肠痈疮肿，惊痫斑痘，厥阴血分之病[时珍曰：介虫阴类，故皆补阴。或曰：木物属金与土，故入脾、肺而治诸症]色绿九肋。重七两者为上。醋炙。若治劳，童便炙，亦可熬膏。鳖肉凉血补阴，亦治疟痢[煮作羹食，加生姜、沙糖，不用盐、酱，名鳖糖汤]。恶矾石。忌苋菜、鸡子[鳖色青，故走肝、益肾而退热；龟色黑，故通心、入肾而滋阴。阴性虽同，所用略别]。鳖胆味辣，可代椒解腥。《本草备要》

【专题发挥】

九肋七肋者佳，以其得阳数也。然多有摘去下肋伪充七肋者，亦有半边只肋、半边双肋者，此团鱼与鳖交合而生，不若纯支肋者为优。醋煅酥炙，各随本方。治疟母，淋灰汤煮糜如饴用。龟用大者力胜，鳖用小者力优。

沈圣符曰：食品中惟鳖最为叵测，其间多有大毒不减河豚者，如三足两头，人所共弃，项强腹赤，毒可伤人。予邻余子坦，曾见蛇盘屡跌而成鳖者，四生之中，物物皆有变化，无足异也。且有鳖宝生鳖腹中之说，说者以为诞妄，姑置罔闻。近日枫江吴氏买一鳖，烹之辄作人言，其家以为怪也，添火烹之，剖腹果得一物，长约三寸，须眉宛然。圣符邀予往看，验其鳖形背高耸起，稍异寻常。圣符属笔命记，以为嗜味伤生之警。

龟板、鳖甲均为滋阴潜阳要药，常同用于阴虚阳亢之证。但龟板滋阴力强，且能益肾强骨、养血补心，虽本草记载兼可软坚去瘀，然仍可用于有血热之崩漏经多之症；鳖甲退热功胜，而软坚散瘀之力亦大于龟板，所以又治癥瘕、久疟、闭经等症。

［处方用名］鳖甲、生鳖甲、炙鳖甲。

蚱蝉［蝉蜕］

蚱蝉，味咸，寒，无毒。治小儿惊痫，夜啼，癫病，寒热。妇人乳难，胞衣不出，又堕胎。生杨柳上。五月采，蒸干之，勿令蠹。

【本经释难】

蝉蜕去翳膜，取其蜕义也。治皮肤疮疡、风热破伤风，取其利窍通声，祛风豁痰之义。

【功能特性】

蚱蝉蝉蜕，咸、甘，寒，无毒。去翅足用。味甘，性寒。归肺、肝经。本品甘寒清热，轻浮宣散，故为散风除热之药。因能疏肺经风热，所以可治外感风热之发热音哑、麻疹不透、风疹作痒等症，有解热、疗哑、透疹、止痒作用。又能除肝经风热，所以可治小儿惊痫夜啼、破伤风、目赤翳障等症，有祛风解痉、明目退翳的功效。

【配伍应用】

蝉蜕去翳膜，取其蜕义也。治皮肤疮疡、风热破伤风者，炒研一钱，酒服神效。痘后目翳，羊肝汤服三钱，则翳渐退。更主痘疮发痒，若气虚发痒，又当禁服。小儿夜啼，取蝉蜕四十九枚，去前截，用后截为末，分四服，钩藤汤服之即止，惊啼加朱砂二字。若用上截，即复啼也。小儿惊痫夜啼，痫病寒热，并用蝉腹，取其利窍通声、祛风豁痰之义，较蜕更捷。

1. 疏散风热：用于外感风热或温病初期有表证者，常与薄荷、连翘、生石膏等配伍，如清解汤；用于风热郁肺、肺气失宣、咽痛音哑等，可配伍胖大海，如海蝉散。

2. 透疹止痒：用于麻疹初期，透发不快，常与牛蒡子、薄荷、葛根等配伍；如热盛疹出不畅，可配伍紫草、连翘等；用于风疹瘙痒之症，可配伍荆芥、防风、白蒺藜、蛇蜕等。

3. 明目退翳：用于风热目赤、翳膜遮睛，常与菊花配伍，如蝉花散。

4. 祛风解痉：用于破伤风轻证，可单用研末以黄酒冲服（每服 10 g，日三次）；重证可配伍天南星、天麻、僵蚕、全蝎等，如五虎追风散；治小儿惊风或夜啼见惊惕不安者，可配伍钩藤、薄荷等。

《名医别录》有"主妇人生子不下"的记载，故孕妇当慎用。

【汇要学按】

蚱蝉，咸、甘，寒，无毒。味甘，性寒。归肺、肝经。本品甘寒清热，轻浮宜散，故为散风除热之药。可疏肺经风热，所以可治外感风热，又能除肝经风热，有祛风解痉、明目退翳之功效。

【范式开合】

蚱蝉，轻，散风热。蝉乃土木余气所化，饮风露而不食。其气清虚而味甘寒，故除风热；其体轻浮，故发痘疹；其性善蜕，故退目翳，催生下胞；其蜕为壳，故治皮肤疮疡瘾疹[与薄荷等分，为末，酒调服]；其声清响，故治中风失音；又昼鸣夜息，故止小儿夜啼，蝉类甚多，惟大而色黑者入药，洗去泥土、翅、足，浆水煮，晒干用[攻毒生用]。蚱蝉，治小儿惊痫夜啼，杀疳去热，出胎下胞[时珍曰：治皮肤疮疡风热，当用蝉蜕；治脏腑经络，当用蝉身。各从其类也]。《本草备要》

[处方用名] 蝉衣、蝉蜕、蝉退、蝉壳。

蚯蚓 [地龙]

蚯蚓，一名土龙。味咸，寒，无毒。治蛇瘕，去三虫，伏尸，鬼疰，蛊毒，杀长虫。仍自化作水。伤寒，伏热，狂谬，大腹，黄疸。生平土。三月取，阴干。

【本经释难】

《本经》主蛇瘕，去三虫伏尸，鬼疰蛊毒，杀长虫。

蚯蚓在物应土德，在星为轸水，体虽卑伏而性善穴窜，专杀蛇蛊、三虫、伏尸诸毒。

【功能特性】

蚯蚓即地龙，咸，寒，小毒。白颈者良。解热毒入盐化水用，通经络炙干用。味咸，性寒。归肝、肾、肺经。本品具有清热定惊、平喘、通络等作用。用治高热狂躁，惊风抽搐，可以清热定惊；用治肺热喘咳，可以清肺平喘；用治风湿痹痛或半身不遂，可以行经通络。此外，还有利尿作用，可治热结膀胱、小便不利。

【配伍应用】

解湿热，疗黄疸，利小便，通经络，故活络丸以之为君。地龙汤治痘疮，脾肾虚热娇红，五六日渐变干紫伏陷者，同荸荠捣，和酒酿，服之即起。若干紫色黯皮坚，为肝脾血热，即宜犀角、紫草、黄连清解，非地龙所宜。温病大热狂妄，天行大热，和人尿捣绞服之，热毒从小便而去也。小便暴秘不通，亦宜用之。入葱化为水，疗暴聋。

1. 清热定惊：用于高热狂躁、惊风抽搐，如《补缺肘后方》，单用本品煎服或绞汁服，一般配成复方应用，如地龙解痉汤，即以本品与钩藤、全蝎、生石膏、金银花、连翘等配伍。

2. 清肺平喘：用于肺热喘咳，可以单用本品研末服，也可与麻黄、杏仁、白果等药同用。

3. 行经通络：用于风湿痹痛或半身不遂，如《太平惠民和剂局方》小活络丹，即以本品配伍川乌、草乌、乳香、没药、制南星等药治风湿疼痛；《医林改错》补阳还五汤，以本品配伍黄芪、当归、赤芍、桃仁、红花、川芎等药，

357

治半身不遂。

此外还可用于小便不通，如《斗门方》单用本品打烂，加冷水过滤服；也可与滑石、木通、车前子等同用。

本品咸寒，能伤脾胃，故无实热及脾胃虚弱者忌服。

【汇要学按】

地龙，咸，寒，小毒。解热毒入盐化水用，通经络炙干用。味咸，性寒。归肝、肾、肺经。本品具有清热定惊、平喘、通络等作用。

［处方用名］地龙、广地龙。

斑蝥

斑蝥，一名龙尾。味辛，寒，有毒。治寒热，鬼疰，蛊毒，鼠瘘，恶疮，疽蚀，死肌，破石癃。血积伤人肌，堕胎。生川谷。八月取，阴干。马刀为之使。畏巴豆、丹参、空青。恶肤青。

【本经释难】

《本经》主寒热鬼疰蛊毒，鼠瘘疮疽，蚀死肌，破石癃。

斑蝥，人获得时，尾后恶气射出，臭不可闻。其性专走下窍，利小便，故《本经》言破石癃，能攻实结而不能治虚秘，不过引药行气，以毒攻毒而已。但毒行小便必涩痛，当以木通、滑石导之。

【功能特性】

斑蝥，辛、咸，温，有毒。去翅足同糯米炒熟，或醋煮用。其性猛毒，力能堕胎，虚者禁用。味辛，性寒，有毒。外用有攻毒蚀疮的功效，用于瘰疬、顽癣、疮疽死肌，能腐蚀恶肉死肌。内服有破癥散结作用，可用于癥瘕积聚。

【配伍应用】

疯犬伤，先于患人头上拔去血发二三茎，以斑蝥七枚，去翅足炙黄，同蟾蜍捣汁服之，疮口于无风处搋去恶血，小便洗净，发灰敷之，服后小便当有瘀毒泄出，三四日后当有肉狗形，三四十枚为尽，如数少，再服七枚。若早服虽无狗形，永不发也。

1. 攻毒蚀疮：多作外用，如《外台秘要》以之研末涂恶疮；生肌干脓散用之同白砒、青黛、麝香等研末掺入疮口，治瘰疬瘘疮；《外科全生集》癣酒，治诸癣，以斑蝥配合樟脑、木槿皮浸酒，外用。

2. 破癥散结：治癥瘕积块，如《沈氏尊生书》以本品与元明粉同用，内服治癥瘕。

用量 0.03 ～ 0.06 g，作丸、散服。外用适量。本品毒性剧烈，内服剂量稍大，即可出现泌尿系统、胃肠系统刺激症状。个别有出现阵发性心动过速者。对皮肤黏膜有强烈刺激性，能引起发赤起疱。孕妇忌服。

【汇要学按】

斑蝥，辛、咸，温，其性猛毒，力能堕胎，虚者禁用，专走下窍，利小便。味辛，性寒，有毒。外用有攻毒蚀疮的功效，用于瘰疬、顽癣、疮疽死肌，能腐蚀恶肉死肌。内服有破癥散结作用，可用于癥瘕积聚。

【专题发挥】

斑蝥、硇砂均有攻毒蚀疮作用，用于腐蚀恶肉死肌功效显著，其中斑蝥毒性强，腐蚀性大，多外用于顽癣、瘰疬、疮疽死肌；内服治癥瘕积块（今有试用于肝、胃癌者）。本品不良反应强，内服时应严密观察！硇砂毒性和腐蚀性均较斑蝥为小，内服比较安全，除外用于恶疮、胬肉、息肉之外，尚可化痰利咽。

［处方用名］斑蝥、斑猫。

蜈蚣

蜈蚣，味辛，温，有毒。治鬼疰，蛊毒，啖诸蛇、虫、鱼毒，杀鬼物老精，温疟，去三虫。治心腹寒热、结聚、堕胎、去恶血。生川谷。赤头足者良。

【本经释难】

《本经》主鬼疰蛊毒，啖诸蛇虫鱼毒，杀鬼物老精，除温疟，去三虫。

《本经》言：啖诸蛇虫鱼毒，悉能解之。能截风，厥阴经药。

【功能特性】

蜈蚣，辛，温，有毒。火炙去足用。盖行而疾者，惟风与蛇，蜈蚣能制蛇，故亦能截风，厥阴经药也。味辛，性温，有毒。归肝经。为祛风镇痉之品，作用颇为强烈，适用于惊痫抽搐、破伤风、中风口眼㖞斜及较重的风湿痹痛等症。此外，还有攻毒散结作用，可治瘰疬疮毒、蛇虫咬伤，内服外用，均有功效。

【配伍应用】

截风：岭南有蛇瘴，项大肿痛连喉，用赤足蜈蚣二节研细，水下即愈。又破伤风欲死，研末擦牙边，去涎沫立瘥。

万金散治小儿急惊，蜈蚣一条，去足炙黄，入朱砂、轻粉，乳汁为丸，服少许即安。双金散治小儿天吊，目久不下，口噤反张，蜈蚣一条，酥炙去头足，入麝香为末，以少许吹鼻，至眼合乃止。若眼未下，再吹之。小儿撮口，刮破舌疮，蜈蚣末敷之。

《千金》治射工毒疮，蜈蚣炙黄，为末敷之。小儿秃疮，蜈蚣浸油搽之。《直指方》治痔疮疼痛，蜈蚣炙末，入片脑少许，唾调敷之。《急救方》治温疟洒洒时惊，凉膈散加蜈蚣、蝎尾服之。《摘要》治妇人趾疮、甲内鸡眼及恶肉突出，蜈蚣一条，去头足焙研，入麝香少许，去硬盖，摊乌金纸，留孔贴上，一夕即效。如有恶肉，外以南星末醋和敷四周，其祛毒之功，无出其右。

1. 祛风镇痉：用于惊痫抽搐，本品止痉作用较强，与全蝎配合应用，名止痉散，功效更好；如有热者，可配伍生石膏、钩藤等药。用于破伤风，如《医宗金鉴》蜈蚣星风散以本品配伍制南星、防风、鱼鳔。用于口眼㖞斜，可以本品研末，每服 1 g，一日 3 次，以防风、僵蚕各 10 g 煎汤送服。用对风湿痹痛之较重者，可以本品与甘草等份研末为丸，每服 1～2 克，一日 3 次（蜈蚣甘草丸）。

2. 攻毒散结：用于瘰疬疮毒、蛇虫咬伤，如《验方》用本品与全蝎、土鳖虫等份研末，成人每次服 10 g，混入鸡蛋内捣匀煮熟食，一日三次，儿童酌减，治瘰疬；《枕中方》以本品与茶为末，外敷瘰疬溃烂；《验方》单用本品研末，每服，1～3 g，一日 3 次，治毒蛇咬伤。此外，以本品油浸外涂，可治烫伤。

虚证及孕妇忌用。

【汇要学按】

蜈蚣，辛，温，有毒。盖行而疾者，惟风与蛇，蜈蚣能制蛇，故亦能截风，厥阴经药也。为祛风镇痉之品，作用颇为强烈，适用于惊痫抽搐、破伤风、中风口眼㖞斜及较重的风湿痹痛等症；攻毒散结，可治瘰疬疮毒、蛇虫咬伤。

【范式开合】

蜈蚣，宣，祛风。辛温有毒。入厥阴肝经。善走能散，治脐风撮口 [炙末，猪乳调服]，惊痫瘰疬，蛇症 [能制蛇] 疮甲 [趾甲内恶肉突出，俗名鸡眼睛，蜈蚣焙研敷之，以南星末醋调，敷四围]，杀虫 [古方治嗽多生用之] 堕胎。取赤足黑头者，火炙，去头、足、尾、甲，将荷叶火煨用，或酒炙。畏蜘蛛、蜒蚰[不敢过所行之路，触着即死]、鸡屎、桑皮、盐[中其毒者，以桑汁、盐、蒜涂之。被咬者，捕蜘蛛置咬处，自吸其毒，蜘蛛死，放水中，吐而活之]。《本草备要》

【专题发挥】

本品作用与全蝎相似，然药力较全蝎更强，二药同用能增强疗效。

［处方用名］蜈蚣。

水蛭

水蛭，一名至掌。味咸，平，有毒。主逐恶血，瘀血，月闭，破血瘕，积聚，无子，利水道。又堕胎。生池泽。五月、六月采，曝干。

【本经释难】

《本经》逐恶血瘀血月闭，破血瘕积聚，无子，利水道。

《本经》言无子，是言因血瘕积聚而无子也。《别录》云：堕胎，性劣可知。

【功能特性】

水蛭，咸、苦，平，有毒。咸走血，苦胜血，水蛭之咸苦以除蓄血，乃肝经血分药，故能通肝经聚血，攻一切恶血聚积。味咸、苦，性平。归肝经。本品咸能走血，苦能泄结，入肝经血分，为破血逐瘀消癥的良药。用治蓄血发狂、少腹满痛、瘀血停滞、经闭癥瘕、跌打损伤、瘀血作痛等症，均有良效。

【配伍应用】

昔人饮水，误食水蛭，腹痛面黄，饮泥浆水数碗乃得下，盖蛭性喜泥，得土气随出，或用牛羊热血同猪脂饮亦下，或以梅浆水多饮，则蛭溶化而出也。

破血逐瘀消癥：适用于伤寒蓄血发狂、少腹满痛，常配虻虫、桃仁、大黄，如《伤寒论》抵当汤；用治五劳虚极、羸瘦腹满不能食、内有干血、肌肤甲错、面目黯黑、月经闭止、干血成劳者，又当与大黄、虻虫、土鳖虫及桃仁、干漆、蛴螬等同用，如大黄䗪虫丸；用治瘀血凝积癥瘕痞块，常与桃仁、三棱、莪术、当归等同用，用治跌打损伤、瘀血肿痛，可配黑丑、大黄同用，如《济生方》夺命散。

此外，用活水蛭外用可吸血，可消痈肿丹毒。国外也有报道，用活水蛭在耳后乳突部位吸血，治疗高血压和脑血循环障碍有效。

血虚无瘀及孕妇忌服。

【汇要学按】

水蛭，咸、苦，平，有毒。咸走血，苦胜血，水蛭之咸苦以除蓄血，乃肝经血分药，故能通肝经聚血，攻一切恶血聚积。味咸、苦，性平。归肝经。本品咸能走血，苦能泄结，入肝经血分，为破血逐瘀消癥的良药。

［处方用名］水蛭。

蜚虻［虻虫］

蜚虻，味苦，微寒，有毒。主逐瘀血，破下血积，坚痞癥瘕，寒热，通利血脉及九窍。女子月水不通，及喉痹结塞。生川谷。五月取，腹中有血者良。

【本经释难】

《本经》逐瘀血，破血积坚痞、癥瘕寒热，通利血脉九窍。

《本经》治癥瘕寒热，是因癥瘕而发寒热，与蛄螂治腹胀寒热不殊。

【功能特性】

蜚虻，苦，微寒，有毒。即啖牛血蝇，去翅足，炒用。虻食血而治血，因其性而为用，肝经血分药也。

味苦，性微寒，有毒，归肝经。本品苦能泄结，寒能清热，入肝经血分，能行经络、通利血脉、破血逐瘀消癥，作用与水蛭相近，而药力猛烈。二药常同用以治蓄血发狂、经闭癥瘕、跌仆瘀血等症。近代试治癌肿，取本品有破血消癥之效。

【配伍应用】

仲景抵当汤、丸，水蛭、虻虫虽当并用，二物之纯阴悬殊。其治经闭，用四物加蜚虻作丸服，甚良，以破瘀血而不伤血也。苦走血，血结不行者，以苦攻之，其性虽缓，亦能堕胎。

1. 破血逐瘀消癥：适用于伤寒蓄血发狂、少腹满痛，常与水蛭、土鳖虫、桃仁等同用，如抵当汤。

2. 用治干血成劳、月经闭止，常与水蛭、土鳖虫、桃仁等同用，如大黄虻虫丸；若月经不利、产后恶露不尽、脐腹作痛，常与水蛭、桃仁、熟地黄同用，如《妇人大全良方》地黄通经丸。

3.用治仆损瘀血，《备急千金要方》用虻虫同牡丹皮为末，酒服取效。体虚无瘀及孕妇均禁用。

【汇要学按】

蜚虻，苦，微寒，有毒。虻食血而治血，因其性而为用，肝经血分药也。味苦，性微寒，有毒，归肝经。本品苦能泄结，寒能清热，入肝经血分，能行经络，通利血脉，破血逐瘀消癥。

［处方用名］虻虫、蜚虻。

䗪虫［土鳖虫］

䗪虫，一名地鳖。味咸，寒，有毒。治心腹寒热洒洒，血积，癥瘕，破坚，下血闭，生子大良。生川泽及沙中、人家墙壁下土中湿处。十月取，曝干。畏皂荚、菖蒲。

【本经释难】

《本经》主心腹寒热洒洒，血积癥瘕，破坚下血闭。

䗪虫伏土而善攻隙穴，伤之不死，与陵鲤不殊。故能和伤损，散阳明积血。《本经》治心腹寒热洒洒，亦是积血所致。

【功能特性】

䗪虫，《本经》名地鳖，咸，寒，有毒。味咸，性寒，有毒。本品咸寒，入血软坚，功能逐瘀血、消癥瘕、通经闭、续筋骨。可治瘀血经闭、癥瘕积聚、产后瘀阻，以及筋骨折伤、瘀血肿痛等症。故为妇科逐瘀通经、内科散结消癥、伤科接骨续筋的要药。

【配伍应用】

《金匮》大黄䗪虫丸用水蛭、䗪虫，取其破坚癥、下积血耳。无实结者勿用。跌扑重伤，焙干为末，酒服二钱，接骨神效。

1.破血逐瘀：适用于妇女干血成劳、经闭腹满，常与水蛭、虻虫、干漆、大黄等同用，如大黄䗪虫丸；用治产后瘀阻，又常与大黄、桃仁等同用，如下瘀血汤；用于久疟不愈，血瘀气滞，结于胁下，扪之有块或胀或痛的疟母证，本品又与柴胡、牡丹皮、桃仁、蜣螂等同用，如鳖甲煎丸；近来也用本品配伍郁金、姜黄、鸡内金、丹参等，治疗肝脾大有效；又用本品配桃仁、海藻、当归及元胡、没药、牡蛎等，还可用治宫外孕、急性腹痛、腹部包块不消者，取本品有良好的逐瘀血、消癥瘕、通经闭的作用。

2. 续筋接骨：适用于筋骨折伤、瘀血肿痛。本品与当归、川芎、桃仁等同用，治跌仆损伤，以疗伤止痛；与乳香、没药、龙骨及自然铜、麝香同用，治骨折损伤，以续筋接骨，如《董炳集验方》接骨方，故为伤科要药。

文献所载，治木舌肿强，乳汁不通，亦取本品有活血消肿及通经下乳之效，但临床应用不多。孕妇忌服。

【汇要学按】

䗪虫，咸，寒，有毒。入血软坚，功能逐瘀血、消癥瘕、通经闭、续筋骨。

【专题发挥】

䗪虫、水蛭、虻虫均为动物药，同为作用强烈的破血逐瘀消癥药。然虻虫苦寒泄降，通行经络，通利血脉，破血消癥攻逐最猛，故尚可用治癌肿；水蛭较虻虫作用和缓且持久，徐灵胎谓其"迟缓、善入，迟缓则生血不伤，善入则坚积易破，"故为破血消癥之佳品，活者外用又能吸血消肿；䗪虫作用更为平稳，为妇科通经、内科消癥、伤科接骨所习用，是一味破坚逐瘀、疗伤止痛的良药。

〔处方用名〕䗪虫、地鳖虫、土元、土鳖虫。

贝子

贝子，一名贝齿。味咸，平，有毒。治目翳，鬼疰，腹痛，下血，五癃，利水道。<small>除寒热，温疟，解肌，散结热。</small>生东海池泽。<small>烧用之良。</small>

【本经释难】

《本经》主目翳、五癃，利水道，鬼疰虫毒，腹痛下血。

因其味咸软坚，故《本经》专主目翳，其治五癃等病，取咸润走血之力。

【功能特性】

贝子，咸、平，小毒。白者入气分，紫者入血分，花者兼入血气。味咸，性平，归肝经。功能清热平肝，明目安神。用于肝阳眩晕头痛，可以清热平肝；用于目赤肿痛，可以清肝明目；用于肝阳扰心、惊惕失眠，可以平肝安神。

【配伍应用】

《千金》脚气丸中用之，专取咸能破坚之意，虽数十年之疾，靡不克效，以其透入骨空，搜逐湿淫之气，和诸药蒸蒸作汗，次第而解也。古方点目，用贝子粉入龙脑少许，有息肉加珍珠末吹点，亦入老翳诸方。紫贝治小儿斑疹、目翳。今人用以砑纸，谓之砑赢。大者曰珂，亦名马轲螺。治目消翳，去筋膜胬肉，与贝子相类，分紫、白，煅灰用之。

1. 清热平肝：用于肝阳眩晕头痛，可与菊花、白芍、牡蛎、龟板等药同用。

2. 明目：用于目赤肿痛，可与黄连、决明子等药同用。

3. 安神：用于惊惕失眠，常与紫石英、龙骨、牡蛎、茯神、酸枣仁、麦冬等药配伍。

【汇要学按】

贝子，咸、平，小毒。其味咸，走血软坚。味咸，性平，归肝经。功能清热平肝，明目安神。

［处方用名］紫贝齿。